专科医师规范化培训创新融合教材

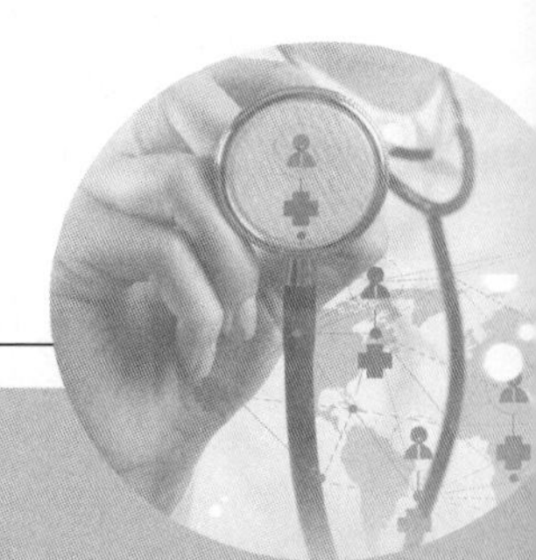

专科技能培训教程

外科学分册

总主编　陈　翔　吴　静　陈俊香

主　　编　常　实　杨一峰　胡懿郃　李小荣　张伟志

副主编　唐举玉　王守满　李劲东　喻孟强　姚　鲲
　　　　　钱　利　裴海平

编委名单（按姓氏笔画排序）

万　军　王守满　王春乐　王炳智　王宪伟　龙海涛
卢邦宝　田　健　皮　立　成　亮　向　军　刘　庆
刘建业　李小荣　李劲东　李新营　杨一峰　肖　亮
吴攀峰　张伟志　张明铭　陈　晨　陈金兰　林昌伟
欧阳竹　郑娇盈　罗　伟　周　军　周乐杜　赵瑞波
胡　桂　胡世军　胡懿郃　段春岳　俞　芳　姚　鲲
袁　健　夏发达　钱　利　徐　备　郭　磊　郭一航
唐举玉　唐敬群　黄　凯　黄　隽　龚连生　常　实
崔　岩　彭　刚　彭　雍　彭慕云　喻孟强　曾　敏
裴海平　廖立秋　谭　靖　谭志刚　谭思创　熊依林
熊瑶瑶

编写秘书　赵盼盼

数字编委（按姓氏笔画排序）

王宪伟　赵盼盼　唐敬群　黄　凯　彭慕云

人民卫生出版社

·北　京·

图书在版编目（CIP）数据

专科技能培训教程．外科学分册 / 常实等主编．—
北京：人民卫生出版社，2023.6
ISBN 978-7-117-34900-0

Ⅰ.①专… Ⅱ.①常… Ⅲ.①外科学—技术培训—教
材 Ⅳ.①R

中国国家版本馆 CIP 数据核字（2023）第 101131 号

专科技能培训教程
外科学分册
Zhuanke Jineng Peixun Jiaocheng
Waikexue Fence

主　　编：常　实　杨一峰　胡懿郃　李小荣　张伟志
出版发行：人民卫生出版社（中继线 010-59780011）
地　　址：北京市朝阳区潘家园南里 19 号
邮　　编：100021
E - mail：pmph @ pmph.com
购书热线：010-59787592　010-59787584　010-65264830
印　　刷：天津善印科技有限公司
经　　销：新华书店
开　　本：787 × 1092　1/16　　印张：24
字　　数：584 千字
版　　次：2023 年 6 月第 1 版
印　　次：2023 年 9 月第 1 次印刷
标准书号：ISBN 978-7-117-34900-0
定　　价：118.00 元
打击盗版举报电话：010-59787491　E-mail：WQ @ pmph.com
质量问题联系电话：010-59787234　E-mail：zhiliang @ pmph.com
数字融合服务电话：4001118166　E-mail：zengzhi @ pmph.com

丛书前言

2020年，国务院办公厅《关于加快医学教育创新发展的指导意见》明确提出要“深化住院医师培训和继续医学教育改革”。临床医师在完成住院医师规范化培训后，需要进一步完成专科医师规范化培训，才能成为能独立从事某一专科临床医疗工作的专科医师。而专科技能作为临床实践能力的一环，在专科医师规范化培训及医护人员的继续医学教育中尤为重要。

中南大学湘雅医学院是久负盛名的老校，创办于1914年，是我国第一所中外合办的医学院，具备医学本科生、研究生、进修生、住院医师规范化培训等完整的学位教育和继续教育教学体系。中南大学湘雅医学院素来治学严谨，坚持把培养学生扎实的临床实践能力和高尚的职业精神作为教学的根本任务；各附属医院历来重视住院医师规范化培训，尤其在专科医师规范化培训上投入大量的人力和物力，培养了一大批专科高端人才，积累了丰富的专科培训经验。

目前尚无一套涵盖临床医学各专科的专科技能培训教材，为了更好地帮助医护人员提高专科技能操作水平，中南大学湘雅医学院召集各附属医院的临床专科教师，讨论需要撰写的专科技能培训项目和内容，编写了这套《专科技能培训教程》系列教材。

《专科技能培训教程》系列教材涵盖范围广、系统性强，综合了各专科的临床技能培训内容。丛书包括临床各专科和护理共12分册，是一套系统的临床专科技能培训教材。内容不但包括常见的各专科技能操作的规范流程、评估标准及操作易犯错误分析，还列出了目前常用的训练方法和相关知识测试题。每一个分册均附有操作视频等数字化资源，生动直观地将专科技能操作全方位多角度展示给学员，让学员有更加身临其境的感受。

本丛书汇聚了湘雅医学院各附属医院临床专家的智慧，紧跟各专科新技术的前沿，对提高各专科医师的专业技能水平有很大的帮助。适用于住院医师及专科医师规范化培训，亦可以用作高等医学院校的专科技能教学的指导用书。

本套丛书由于首次编写，难免有遗漏或错误之处，敬请读者及同仁不吝赐教，予以斧正，以资完善。

陈　翔　吴　静　陈俊香

2021年10月

前言

人民健康是民族昌盛和国家强盛的重要标志。长期以来，党和政府始终把保障人民健康放在优先发展的战略位置。党的十八大以来，党中央明确了新时代党的卫生健康工作方针，把为群众提供安全、有效、方便、价廉的公共卫生和基本医疗服务作为基本职责。党的二十大报告将推进健康中国建设作为增进民生福祉的重要内容。

对标国家《"健康中国 2030"规划纲要》要求，在中南大学"四个转型"战略（加快向高水平综合性大学转型、向基础研究与应用研究并重转型、向人才培养从重规模向重质量转型、加大力度实现向国际化办学转型）指引下，湘雅医学院坚持面向人民生命健康、服务构建人类卫生健康共同体，着力打造"湘雅特色、人民满意、国际一流"的医疗科技与服务高地。

弘扬百年湘雅医疗品牌，提高医学人才培养质量是关键。而在外科专科医师规范化培训及医护人员的继续医学教育中，专科技能的培训尤为重要。本书是《专科技能培训教程》系列教材中的重要组成部分，内容包括普通外科、乳腺外科、骨科、神经外科、泌尿外科、烧伤外科和胸心外科七大专科常用的操作技能。除了传统的外科操作，考虑到外科内镜手术的蓬勃发展，内镜操作技能也是本教材的重要组成部分。

本分册从专科技能的概述到操作规范流程、从操作评估标准到常见操作错误及分析、从常用训练方法到相关知识测试题，详细介绍了外科常用专科技能的操作技术及相关内容，相信对提高外科临床医师的专科技能水平会有很大的帮助。

本分册的编委是来自中南大学各附属医院的外科专家，具有丰富的临床经验和多年的专科医师规范化培训经验。教程的内容由编委们共同讨论确定，力求定位精准、系统性强、涵盖面广，纸质内容与数字化资源紧密结合，多视角、多层次阐明需要掌握的操作技能，是国内第一部综合介绍外科各专科技能的创新融合教材，适用于外科住院医师及专科医师规范化培训，也可以作为高等医学院校外科技能教学的指导用书。

我们衷心希望通过此书，让广大读者有所进益，倘若可以一窥堂奥，则善莫大焉！

常　实　杨一峰

2023 年 5 月 18 日于长沙

目 录

手术视频　扫描二维码,观看本书所有手术视频

第一章

普通外科技能

第一节　入肝血流阻断技术

一、概述

入肝血流阻断技术是在肝脏手术中，将门静脉和肝动脉血流暂时性阻断的技术，其目的是减少术中出血。1908 年，Pringlc 首次报道阻断肝十二指肠韧带，以暂时性阻断全部入肝血流，这一方法后来被称为“Pringle 手法（Pringle maneuver）”，并沿用至今，成为最经典的全入肝血流阻断技术。

随着外科技术的不断进步，外科医生可以将左、右肝蒂内的门静脉和肝动脉游离出来，予以分别阻断，此方法被称为选择性入肝血流阻断技术（鞘内解剖法），它有助于减轻肝脏缺血 - 再灌注损伤。

后来，日本的 Takasaki 教授发明了肝蒂横断式切肝技术（鞘外解剖法）。这一方法将肝蒂分为左（供应左半肝）、中（供应右肝前叶）、右（供应右肝后叶）三支，在 Glisson 鞘外予以解剖游离，再根据手术范围选择性阻断。这一技术较鞘内解剖法简化了术中操作，缩短了手术时间，有助于减少术中出血量。

伴随微创外科的兴起，腹腔镜下肝切除术逐步成熟，它具有创伤小、患者恢复快等优点。腹腔镜下的入肝血流阻断技术也可以分为全入肝血流阻断和选择性入肝血流阻断；按照实施的方式，可分为体内阻断和体外阻断，肝蒂优先法和肝实质解剖优先法，具体可根据外科医生的手术习惯灵活采用。

二、操作规范流程

（一）适应证

1. 开放手术全入肝血流阻断适应证

（1）肝破裂需要迅速止血。

（2）无肝硬化或轻度肝硬化。

（3）对选择性入肝血流阻断左、右肝蒂解剖不熟悉。

（4）高龄或身体条件较差，需要尽快结束手术。

2. 腹腔镜手术全入肝血流阻断适应证

(1) 无肝硬化或轻度肝硬化。

(2) 对选择性入肝血流阻断左、右肝蒂解剖不熟悉。

(3) 高龄或身体条件较差，需要尽快结束手术。

3. 开放 / 腹腔镜手术选择性入肝血流阻断适应证

(1) 全入肝血流阻断对患者循环影响大。

(2) 中、重度肝硬化。

(3) 剩余肝脏体积为临界值或稍有不足(肝硬化者剩余肝体积接近 40%，非肝硬化者剩余肝体积接近 30%)，需要尽量保护剩余肝功能。

(二) 操作前准备

1. 开放手术患者的准备

(1) 平卧位，气管插管全身麻醉，右侧腰背部根据情况适当垫高。

(2) 术者导尿，消毒，铺单，穿好手术衣，戴好手套。

(3) 核对患者信息。

(4) 右上腹反“L”形切口进腹，离断肝圆韧带、镰状韧带。

(5) 使用切口保护套，上肝叶拉钩。

(6) 松解可能存在的肠粘连，暴露第一肝门。

2. 开放手术物品(器械)的准备

(1) 阻断绳(长约 20cm)。

(2) 过线钩。

(3) 橡皮管(长 5~6cm)。

(4) 蚊式钳。

3. 腹腔镜手术患者的准备

(1) 平卧位，气管插管全身麻醉，右侧腰背部根据情况适当垫高。

(2) 脐上切口建立气腹，五孔法放置戳卡(图 1-1-1)。

(3) 离断肝圆韧带。

(4) 离断镰状韧带。

(5) 松解可能存在的肠粘连，暴露第一肝门。

4. 腹腔镜手术物品(器械)的准备

(1) 体内阻断：10 号导尿管(剪成长约 10cm，或灭菌皮筋)，肠钳，施夹器，大号 Hem-o-lok 夹。

(2) 体外阻断：阻断绳(长约 50cm)，过线钩(长约 40cm)，金属管(直径约 5mm，长约 30cm)，16 号红色导尿管。

(3) 蚊式钳。

(三) 操作步骤

1. 开放手术全入肝血流阻断技术(Pringle 手法，可用于各类肝切除)

(1) 术者用左手示指和中指经网膜孔(又称“温氏孔”)从肝十二指肠韧带后方到达肝胃韧带后方，在此与左手拇指汇合，确认完全环绕该韧带。

(2) 在左手指的引导下，将大弯钳于无血管的薄弱处钝性突破(或使用电刀稍作分离)肝胃韧带，从温氏孔引出。

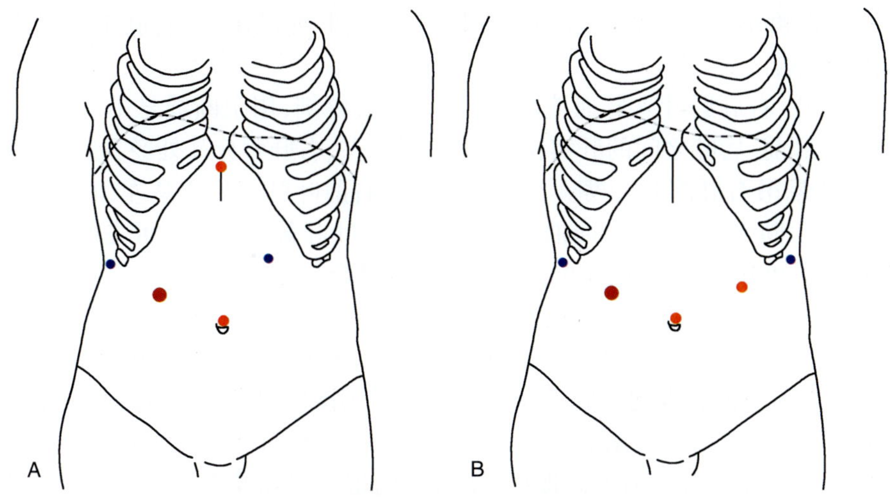

图 1-1-1 腹腔镜下肝切除戳卡位置（五孔法）

A. 右肝肿块切除；B. 左肝肿块切除。橙色为 10mm 戳卡；红色为 12mm 戳卡；蓝色为 5mm 戳卡。戳卡具体位置可以根据肿块位置适当调整。

(3) 用大弯钳夹住助手递过来的阻断绳。

(4) 将大弯钳抽出，完成肝十二指肠韧带绕绳。

(5) 将过线钩穿过橡皮管，钩住阻断绳，回抽，使阻断绳首尾两端均穿过橡皮管。

(6) 左手提拉阻断绳，右手持蚊式钳将橡皮管推向肝十二指肠韧带，收紧阻断绳，将蚊式钳在紧贴橡皮管的上方夹住阻断绳，防止橡皮管滑脱。

(7) 通知麻醉医生记录肝门阻断时间，并于阻断 15 分钟时提醒。

(8) 阻断 15 分钟后，松开蚊式钳，恢复入肝血流。将蚊式钳夹于阻断绳末端。

(9) 5 分钟后重复阻断。

2. 开放手术选择性入肝血流阻断（鞘内解剖法，主要用于手术范围相对固定 / 明确的解剖性肝叶切除）

(1) 半肝入肝血流阻断：切除胆囊后，解剖出胆总管，10 号硅胶管悬吊，沿胆总管向上解剖出左、右肝管，根据切除范围结扎后离断。用左手示指和中指经温氏孔托起肝十二指肠韧带，拇指在其前方触诊到肝固有动脉，10 号硅胶管悬吊，沿动脉鞘解剖出左、右肝动脉，确认其入肝后，近端双重带线（1 号及 4 号线）结扎后离断。再于肝动脉后方解剖出左、右肝门静脉，离断后结扎断端，再加用缝扎以防滑脱，或用沙氏钳夹闭后用 4-0 prolene 线连续缝合。

(2) 右肝前叶、右肝后叶入肝血流阻断：同上方法解剖出胆总管、肝固有动脉及右肝动脉后，10 号硅胶管将其悬吊并向左侧牵引。于其后方解剖出右肝门静脉，向肝内方向解剖，分离出右肝前叶、后叶门静脉后带线结扎。如右肝门静脉在肝外未分叉，则可暂行全入肝血流阻断，劈开部分肝实质至右肝门静脉分叉处。

3. 开放手术选择性入肝血流阻断（鞘外解剖法，主要用于手术范围相对固定 / 明确的解剖性肝叶切除）

(1) 半肝入肝血流阻断：切除胆囊后，解剖并降低肝门板，用钝性、锐性分离相结合的方法，解剖出左、右肝蒂分叉处。根据切除范围，适当解剖左、右肝蒂后方，将其从肝实质上松解下来。用大直角钳从分叉处经肝蒂后方掏出，带阻断绳悬吊左、右肝蒂。离断后用 4-0 prolene 线连续缝合。

(2) 右肝前叶、右肝后叶入肝血流阻断：同上方法解剖，用阻断绳悬吊右肝蒂。根据情况，适当解剖右肝前、后叶之间的肝实质，用直角钳从左、右肝蒂分叉处经右肝前叶肝蒂后方掏出，带阻断绳悬吊右肝前叶肝蒂。再用直角钳经右前叶肝蒂后方从左、右肝蒂分叉处掏出，夹持右肝蒂阻断绳的左侧半，回抽，即可悬吊右后叶肝蒂。阻断后可先循肝表面缺血线解剖肝实质，最后离断肝蒂，再用 4-0 prolene 线连续缝合。

4. 腹腔镜手术全入肝血流阻断技术(Pringle 手法，可用于各类肝切除)

(1) 体内阻断法：助手将肝圆韧带残端向头侧牵引，暴露第一肝门。术者左手持肠钳经温氏孔从肝十二指肠韧带后方到达肝胃韧带后方，右手用超声刀打开肝胃韧带，将肠钳伸出。夹住 10 号导尿管(也可以用灭菌后的皮筋代替)，回抽，环绕肝十二指肠韧带。用 Hem-o-lok 夹住导尿管末端以防松开。需要阻断时，术者用两把分离钳交替夹住导尿管并向上提拉 3~4 次以收紧肝十二指肠韧带。再紧贴该韧带上一个 Hem-o-lok 夹，即可阻断全部入肝血流。15 分钟后，提起导尿管，用超声刀离断 Hem-o-lok 夹，恢复入肝血流(图 1-1-2)。

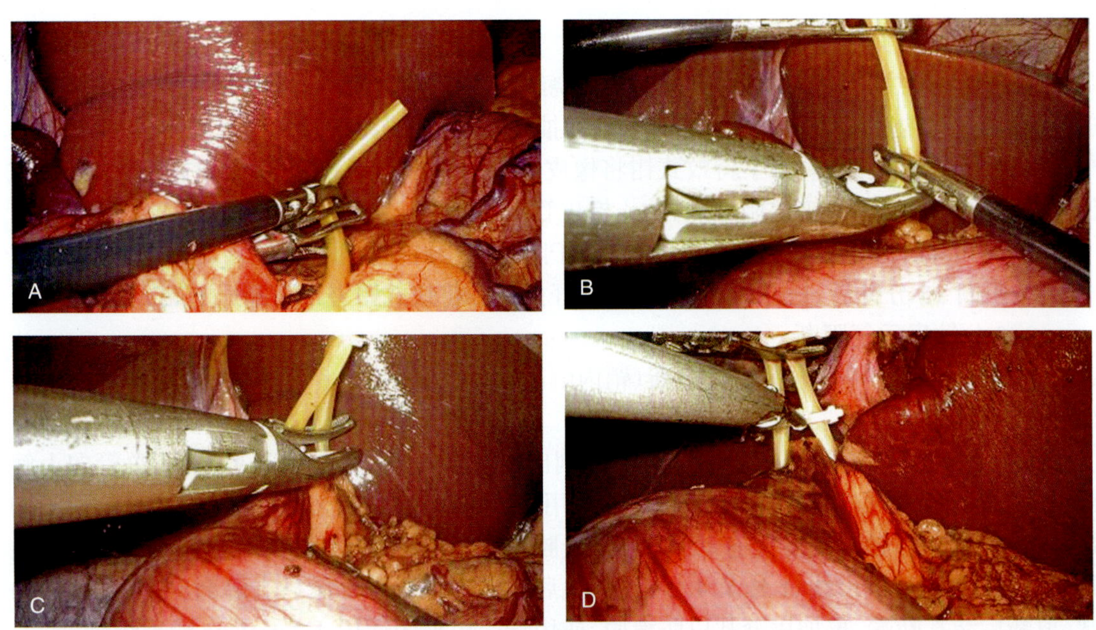

图 1-1-2　腹腔镜下 Pringle 手法

A. 肠钳从肝十二指肠后方夹住裁剪后的 10 号导尿管(长约 10cm)；B. 待环绕肝十二指肠韧带后，用 Hem-o-lok 夹夹住导尿管末端以防松开；C. 阻断时，术者用两把分离钳交替夹住导尿管并向上提拉 3~4 次以收紧，再紧贴肝十二指肠韧带上一个 Hem-o-lok 夹，即可阻断全部入肝血流；D. 用超声刀离断 Hem-o-lok 夹，恢复入肝血流。

(2) 体外阻断法：同上方法用肠钳夹住阻断绳，回抽，环绕肝十二指肠韧带后，从左侧腹壁新建戳卡孔引出体外。在金属管两头各套一截长 5~6cm 红色导尿管(避免金属管直接接触肝十二指肠韧带导致组织损伤或漏气)。拔掉新建的 5mm 戳卡，用过线钩穿过金属管，钩住阻断绳回抽，使绳穿过金属管，用蚊式钳夹住阻断绳末端以防回缩。将金属管插入体内，尖端到达肝十二指肠韧带。需要阻断时，一手提拉阻断绳，一手下推金属管，收紧，助手将蚊式钳夹住体外的一截红色导尿管，以防漏气或阻断绳回缩。15 分钟后，松开蚊式钳，提起金属管，恢复血流。该方法需要准备较长的金属管，较体内阻断法多一个 5mm 戳卡孔，所以应用相对少。

5. 腹腔镜手术选择性入肝血流阻断（鞘内解剖法，主要用于半肝切除）

(1) 半肝入肝血流阻断：切除胆囊后，解剖出胆总管，沿胆总管向上解剖出左、右肝管，根据切除范围结扎后离断。继续向左解剖出肝固有动脉，沿动脉鞘解剖出左、右肝动脉，确认其入肝后，近端双重带线（1 号及 4 号线）结扎或小 Hem-o-lok 夹夹闭两次后离断。再于后方解剖出左、右肝门静脉，4 号丝线双重结扎后离断。

(2) 选择性入肝血流阻断（鞘外解剖法，主要用于手术范围相对固定 / 明确的解剖性肝叶切除）

1) 半肝入肝血流阻断：切除胆囊后，用电钩及分离钳锐性、钝性相结合解剖并降低肝门板，解剖出左、右肝蒂分叉。解剖左、右肝蒂后方，将其从肝实质上松解下来。用“金手指”分离钳从肝蒂下方向分叉处后方穿出，带 7 号丝线环绕左、右肝蒂，打结后即可阻断半肝血流。

2) 右肝前叶、右肝后叶入肝血流阻断：同上方法预置肝十二指肠韧带阻断带（解剖肝实质时行全入肝血流阻断）。解剖出左、右肝蒂分叉。解剖右肝蒂后方组织，将其从肝实质上松解下来。根据情况，适当用超声刀解剖右肝前、后叶肝蒂周围的肝实质，用“金手指”从右肝前叶肝蒂后方向分叉处后方穿出，带 7 号丝线环绕右前叶肝蒂，打结后即可阻断右肝前叶血流。为阻断右后叶肝蒂，可采用开放手术的间接环绕法，也可先沿罗氏沟用超声刀解剖肝实质，待暴露出右后叶肝蒂后，用“金手指”及 7 号丝线环绕、结扎右后叶肝蒂。

（四）并发症及处理

1. 出血

(1) 肝实质出血：开放手术中可用双极电凝（频率调至 70Hz）止血，电刀（120Hz）喷凝止血，1 号丝线间断或“8”字缝合止血；腹腔镜手术中，除使用双极电凝，还可用小块 1962 止血纱填塞，或 3-0 薇乔线连续缝合止血（线两端用 Hem-o-lock 夹夹住，防止松脱）。

(2) 门静脉出血：开放手术中可迅速用手指捏住第一肝门，暂时性阻断入肝血流。吸引器抽吸积血，帮助暴露出血部位，根据破口大小，用尖镊子或沙氏钳夹闭部分血管壁，再用 4-0 prolene 线纵向缝合止血。腹腔镜手术中，可暂时性阻断入肝血流。吸引器抽吸积血，帮助暴露出血部位，根据破口大小，用分离钳夹闭出血点，再用钛夹夹闭破口，或小块 1962 填塞，或用 prolene 线纵向缝合止血。

(3) 肝动脉出血：对要切除一侧的肝动脉可用血管钳钳夹止血后，带线结扎。对保留侧肝动脉须用 5-0 prolene 线纵向缝合止血。

2. 胆漏　用白纱布印压，看其表面有无金黄色胆汁。如有，须缝合胆漏处。

（五）操作注意事项

1. 在实施入肝血流阻断技术前，需要制订好手术计划，决定采用何种阻断方式；需要熟悉肝脏的解剖，掌握开放及腹腔镜下基本操作。

2. 手术过程中，轻柔操作，精细解剖，避免损伤血管或胆管。

3. 开放手术中用阻断蚊式钳阻断入肝血流后，注意用一块小纱布隔开钳子尖端和肝脏及周围脏器，避免其戳破内脏导致出血或穿孔。

4. 需注意阻断时间。如为全入肝血流阻断，一般每阻断 15 分钟，须放开 5 分钟。对于无肝硬化的患者，如果正在进行止血操作，阻断时间可延长到 20 分钟甚至 30 分钟。对于肝硬化较严重的患者，不建议延长单次阻断时间。

5. 最好在将肝蒂（特别是肝蒂后方）充分暴露后使用“金手指”，否则可能损伤肝蒂导致出血。可在全入肝血流阻断下，用超声刀将肝蒂周围实质适当解剖以利于肝蒂暴露。

（六）相关知识

目前腹腔镜下解剖性肝切除的肝蒂处理常用的是操作相对简单的“鞘外解剖法”，根据先解剖肝蒂还是先解剖肝实质，又可分为传统的“肝蒂优先法”和新近提出的“肝实质解剖优先法”，后者已被写入《腹腔镜肝切除术治疗肝细胞癌中国专家共识（2020 版）》。

1. 肝蒂优先法　如前所述，此法为先解剖出肝蒂，阻断或离断肝蒂后再切肝。具体而言：先在腹腔镜下阻断肝十二指肠韧带，再用超声刀解剖出目标肝蒂。如果目标肝蒂位置较深，可以适当解剖该肝蒂周围肝实质，以方便肝蒂的暴露和处理，然后再根据缺血线解剖肝实质。

2. 肝实质解剖优先法　此方法先不处理目标肝蒂，而是先确定肝表面的切除线，在间歇性全入肝血流阻断的情况下循切除线解剖肝实质。当肝实质得到充分离断时，达到更好的暴露目标肝蒂的效果，再将其阻断或离断。此方法较肝蒂优先法能缩短手术时间，减少术中出血量。以下具体说明肝实质解剖优先的手术方法。

（1）右半肝切除术（5、6、7、8 段）：进腹后离断肝圆韧带及镰状韧带，切除胆囊。先不解剖第一肝门，在腔镜下用“哈巴狗”血管夹或胃钳暂时性夹闭右肝蒂（图 1-1-3A），待右半肝缺血线显现后，用电钩标记此左、右半肝分界线（图 1-1-3B）。沿分界线离断肝实质，找到并循中肝静脉右侧往头侧离断肝实质。当左、右半肝被部分分离，充分暴露右肝蒂后，用“金手指”游离出右肝蒂（图 1-1-3C），用血管切割闭合器离断（图 1-1-3D）。再继续沿下腔静脉腹侧离断肝实质，处理肝短静脉，于中肝静脉右侧离断肝实质直至暴露右肝静脉后离断。最后游离右肝周韧带。

（2）右肝前叶切除术（5、8 段）：同右半肝切除术，标记左、右半肝分界线，沿分界线离断肝实质，找到并循中肝静脉右侧往头侧离断肝实质。当左、右半肝实质离断劈开后，充分暴露右前叶肝蒂（图 1-1-4A），带线将肝蒂向左侧牵引，于牵引线右侧用血管切割闭合器离断该肝蒂（图 1-1-4B）。此时，右肝前后叶分界线得以明确，继续循此分界线解剖肝实质，找到右肝静脉，循右肝静脉左侧往头侧离断肝实质直至第二肝门，切除右肝前叶。

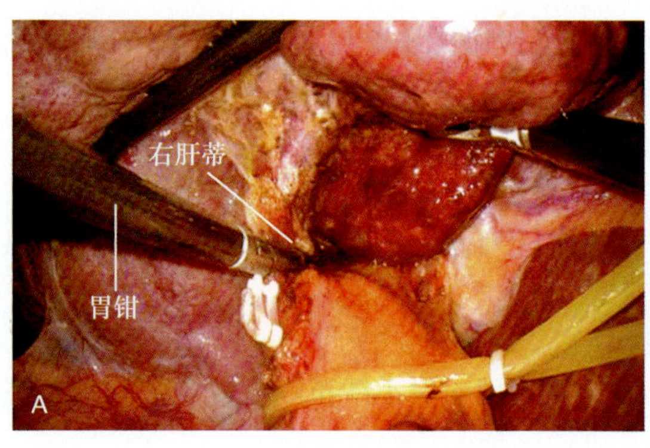

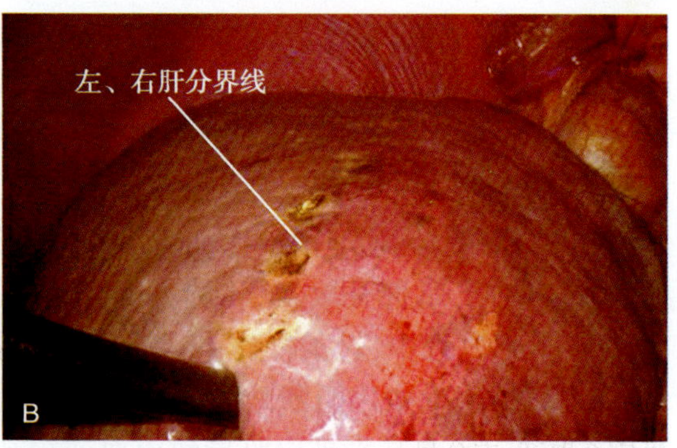

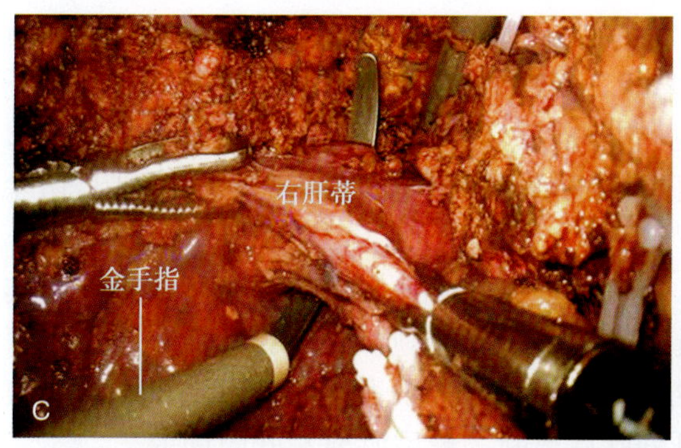

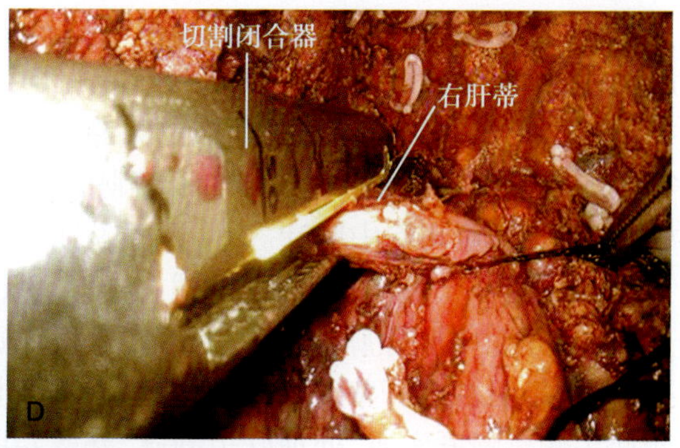

图 1-1-3 腹腔镜下右半肝切除术

A. 腔镜下胃钳暂时性夹闭右肝蒂；B. 待右半肝缺血线显现后，用电钩标记此左、右半肝分界线；C. 沿分界线离断肝实质，找到并循中肝静脉解剖至第二肝门，当左、右半肝被完全劈开后，用“金手指”游离出右肝蒂；D. 血管切割闭合器离断右肝蒂。

(3) 右肝后叶切除术(6、7段)：腹腔镜下超声定位右肝静脉，电钩标记其行程，循此线解剖肝实质，找到右肝静脉，循此静脉解剖至第二肝门。当右肝前、后叶被完全劈开，充分暴露右后叶肝蒂(图 1-1-4C)时，可用 Ham-o-lok 夹(图 1-1-4D)或血管切割闭合器夹闭后离断。

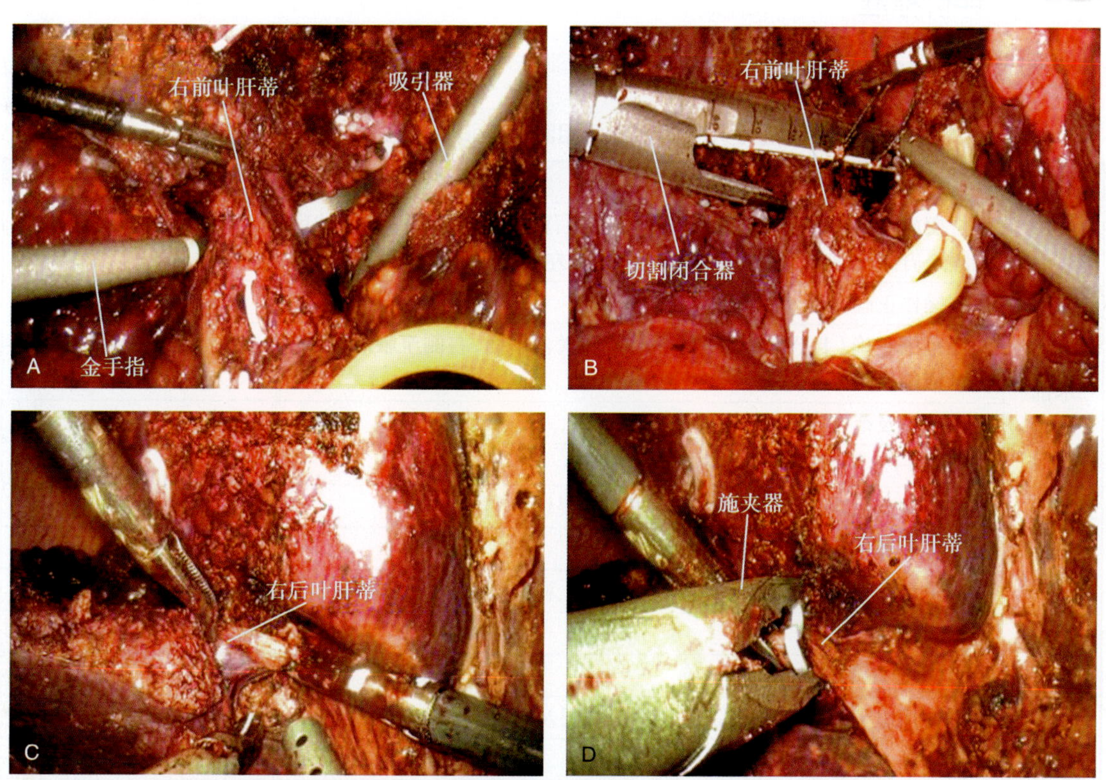

图 1-1-4 腹腔镜下右肝前叶、后叶切除术

A. 沿左、右半肝分界线离断肝实质，找到并循中肝静脉解剖至第二肝门，当左、右半肝被完全劈开后，暴露右前叶肝蒂，带线将肝蒂向左侧牵引；B. 于牵引线右侧用血管切割闭合器离断该肝蒂；C. 腹腔镜下超声定位右肝静脉，电钩标记其行程，循此线解剖肝实质，找到右肝静脉，循此静脉解剖至第二肝门，右肝前、后叶被完全劈开，充分暴露右后叶肝蒂；D. 用 Hem-o-lok 夹夹闭右后叶肝蒂后离断。

(4) 中肝叶切除术(4、5、8 段):沿镰状韧带右侧(左侧切除线)向第二肝门方向解剖离断肝实质,所遇 4 段肝蒂用 Hem-o-lok 夹夹闭后离断。当解剖至第一肝门,充分暴露右前叶肝蒂,带线牵引后,用血管切割闭合器离断。此时,右肝前后叶分界线(右侧切除线)得以明确,循此分界线解剖肝实质,找到右肝静脉,循右肝静脉左侧离断肝实质解剖至第二肝门,切除中肝静脉,直至切除中肝叶。

(5) 左半肝切除(2、3、4 段):同右半肝切除术,标记左、右半肝分界线,沿分界线离断肝实质,找到并循中肝静脉左侧往头侧离断肝实质。当左、右半肝实质部分离断,充分暴露左肝蒂,带线牵引右侧肝蒂,于牵引线左侧上血管切割闭合器离断左肝蒂。再继续沿下腔静脉腹侧往头侧离断肝实质,处理肝短静脉,暴露左肝静脉后离断。最后游离左肝周韧带。

(6) 左肝内叶切除术(4 段):沿镰状韧带右侧(左侧切除线)向第二肝门方向解剖离断肝实质,暴露 4 段肝蒂用 Hem-o-lok 夹夹闭后离断,显示左内叶与右半肝之间缺血线(右侧切除线),再沿右侧切除线离断肝实质,找到并循中肝静脉左侧往头侧离断肝实质直至第二肝门,直至切除左肝内叶。

(7) 左肝外叶切除术(2、3 段):不必阻断肝十二指肠韧带,沿镰状韧带左侧向第二肝门方向解剖肝实质,左外叶肝蒂和左肝静脉分别用血管切割闭合器离断。

三、评价标准

见表 1-1-1~ 表 1-1-3。

表 1-1-1　开放手术全入肝血流阻断(Pringle 手法)操作规范核查表

项目	内容	是	部分	否
术前准备	体位摆放正确(如行右肝手术,须将右侧腰背部垫高,必要时使用约束带固定肩部及腿部,防止患者跌落手术台;左肝手术可不垫高腰背部)			
	导尿操作正确			
	消毒范围正确(上至乳头平面,下至耻骨联合平面,右侧至腋后线,左侧至腋前线)			
	铺单顺序及范围正确			
	口罩、帽子、手术衣、无菌手套穿戴正确			
	将电刀调到适当功率(30~40W)和模式:混切,喷凝			
	确认吸引器工作正常			
	核对患者信息:包括患者姓名、性别、年龄、科室、床号、手术名称			
操作过程	进腹			
	右上腹反“L”形切口位置正确			
	正确使用电刀逐层切开皮肤、脂肪层、肌层及腹膜			
	正确离断并用 7 号丝线结扎肝圆韧带			
	正确使用电刀离断镰状韧带			
	使用切口保护套			
	上肝叶拉钩位置正确,手术视野暴露充分			
	松解可能存在的肠粘连,暴露第一肝门			

续表

项目	内容	是	部分	否
操作过程	第一肝门阻断			
	术者左手指正确环绕肝十二指肠韧带			
	将大弯钳突破肝胃韧带，从温氏孔引出			
	夹住助手递来的阻断绳			
	术者将大弯钳抽出，完成肝十二指肠韧带绕绳			
	使用过线钩将阻断绳首尾两端穿过橡皮管			
	提拉阻断绳，持蚊式钳完成全入肝血流阻断			
操作后处置	通知麻醉医生记录肝门阻断时间，并于阻断 15 分钟时提醒			
	阻断 15 分钟后，松开蚊式钳，恢复入肝血流。将蚊式钳夹于阻断绳末端，待 5 分钟后重复阻断			

表 1-1-2　腹腔镜手术全入肝血流阻断（Pringle 手法）操作规范核查表

项目	内容	是	部分	否
术前准备	体位摆放正确（如行右肝手术，须将右侧腰背部垫高，必要时上约束带固定肩部及腿部，防止患者跌落手术台；左肝手术可不垫高腰背部）			
	导尿操作正确			
	消毒范围正确（上至乳头平面，下至耻骨联合平面，右侧至腋后线，左侧至腋前线）			
	铺单顺序及范围正确			
	口罩、帽子、手术衣、无菌手套穿戴正确			
	确认超声刀、吸引器工作正常			
	核对患者信息：包括患者姓名、性别、年龄、科室、床号、手术名称			
操作过程	进腹			
	于脐上正确建立气腹			
	五孔法布置戳卡，便于肿块暴露及手术操作			
	超声刀离断肝圆韧带、镰状韧带			
	在助手配合下暴露温氏孔			
	第一肝门阻断			
	使用肠钳夹持 10 号导尿管或灭菌皮筋环绕肝十二指肠韧带			
	用 Hem-o-lok 夹夹住导尿管或灭菌皮筋末端以防松开			
	术者用两把分离钳交替夹住导尿管或灭菌皮筋并向上提拉 3~4 次以收紧肝十二指肠韧带			
	紧贴肝十二指肠韧带上一个 Hem-o-lok 夹，即阻断全部入肝血流			
操作后处置	通知麻醉医生记录肝门阻断时间，并于阻断 15 分钟时提醒			
	阻断 15 分钟后，提起导尿管或灭菌皮筋，用超声刀离断紧贴肝十二指肠韧带的 Hem-o-lok 夹，恢复入肝血流。待 5 分钟后重复阻断			

表 1-1-3　全入肝血流阻断规范操作（Pringle 手法）评估表　　单位：分

项目	好(5)	一般(3)	差(1)
操作过程流畅度			
操作检查熟练度			
人文关怀			

评分说明如下。

好：手术过程流畅，无卡顿，动作熟练，各类器械使用手法正确，人文关怀到位，注意减轻患者痛苦及有保护患者免受损伤的意识。

一般：手术过程能整体完成，卡顿少于 6 次，各类器械使用手法错误次数少于 6 次，注意减轻患者痛苦及保护患者免受损伤的意识一般。

差：手术过程不能完成，卡顿大于 6 次，动作粗暴，各类器械使用手法错误大于 6 次，无减轻患者痛苦及保护患者免受损伤的意识。

四、常见操作错误及分析

1. 皮肤消毒范围不够　因肝脏位于右侧，还要经右侧腹壁放置引流管，所以右侧应消毒到腋后线。

2. 开放手术肝叶拉钩位置不适宜　最佳位置应是右侧肋弓垂直线与手术床右侧缘交点。

3. 腔镜下超声刀离断 Hem-o-lok 夹时，功能刀头太靠近导尿管或灭菌皮筋，导致其断裂。

五、常见训练方法及培训要点介绍

开放手术入肝血流阻断目前尚无适宜的模拟训练方法，临床上多采用实际操作进行培训；腹腔镜手术入肝血流阻断可以使用腹腔镜模拟器训练。

六、相关知识测试题

1. 目前最经典的全入肝血流阻断技术是

A. 鞘内肝蒂解剖　　B. 肝蒂横断式切肝法　　C. Pringle 手法
D. 鞘外肝蒂解剖法　　E. 肝实质解剖优先法

2. 患者，女，22 岁。因“车祸后腹痛 5 小时”就诊，诊断为肝破裂出血。术者最常用的入肝血流阻断方法是

A. Pringle 手法　　B. 肝蒂横断式切肝法
C. 鞘外肝蒂解剖法　　D. 鞘内肝蒂解剖法
E. 肝实质解剖优先法

3. 入肝血流阻断的时间及间歇时间通常为

A. 20 分钟，5 分钟　　B. 15 分钟，5 分钟　　C. 10 分钟，5 分钟
D. 30 分钟，10 分钟　　E. 20 分钟，10 分钟

4. 下列不适合行选择性入肝血流阻断的方法是

A. 鞘内解剖法　　B. 鞘外解剖法　　C. 肝蒂优先法

D. 肝实质解剖优先法　　　　E. 肝蒂横断式切肝法

答案：1. C　2. A　3. B　4. D

（肖 亮　周乐杜）

第二节　胆道镜技术

一、概述

1923 年 Bakes 用类似喉镜样“胆道镜”成功地观察了胆总管下端，1965 年美国医生 Shore 与 ACMI 公司研制成功光导纤维胆道镜，1971 年日本医科大学教授常冈成立纤维胆道镜开发委员会，之后各种型号的纤维胆道镜相继研制成功，使胆道镜技术在临床上得以广泛应用。其临床应用由简单的观察、诊断发展成为现代胆道外科疾病诊断、治疗中不可缺少的诊疗手段。胆道镜应用范围广泛，其最常见的用途是处理胆结石，尤其在处理肝内胆结石方面具有独特的优势。

二、操作规范流程

（一）适应证

1. 术中观察肝内胆结石分布及定位，引导手术取石，观察手术取石是否取尽，观察肝内胆道及胆总管下端是否存在狭窄、肿瘤等。

2. 肝内外胆结石。

3. 术后胆道造影和超声显示胆道内有异常影像，需进一步检查和治疗。

4. 术中明确或术后检查胆结石残留。

5. 胆道占位性病变、蛔虫及异物，胆道畸形。

6. 肝移植术后胆道并发症。

7. 胆道出血需要及时诊断。

（二）禁忌证

1. 严重心肺疾病如严重心律失常、心肌梗死活动期、重度心力衰竭、哮喘、呼吸衰竭不能平卧，无法耐受胆道镜检查。

2. 严重高血压、精神异常，不能配合内镜检查。

3. 急性梗阻性化脓性胆管炎生命体征不平稳。术中胆道镜检查可能延长手术时间，使病情加重。

4. 术后时间短，在胆道引流管周围未形成牢固窦道。

5. 有明显凝血功能障碍。

6. 胆管炎症状尚未完全控制。

（三）操作前准备

1. 患者的准备

（1）常规进行血常规、肝肾功能、凝血功能、乙型肝炎表面抗原（hepatitis B surface antigen，HBsAg）、丙型肝炎病毒（hepatitis C virus，HCV）抗体、人类免疫缺陷病毒（human immunodeficiency virus，HIV）抗体等相关检查。常规行腹部超声检查和 T 管造影，必要时行肝脏计算机体层摄影（computed tomography，CT）、磁共振胰胆管成像（magnetic resonance cholangiopancreatography，MRCP）或胆道三维可视化模型重建，了解结石部位及数量，若估计拔除 T 管后瘘管太细，应先做扩张。

（2）术后胆道镜检查可以在门诊或日间病房施行，一般无须行全身麻醉。

（3）常规 40 岁患者以上应术前测血压，60 岁以上患者术前完善心电图检查。

（4）有高血压、冠心病和心律失常患者，术前测血压并进行心电图检查；若发现禁忌证，应暂缓检查。

（5）签署胆道镜检查知情同意书。

（6）术后胆道镜一般在胆总管探查及 T 管引流术后 4~6 周，即 T 管周围已形成较牢固的纤维性瘘管时开始取石。

（7）术前 1 小时肌内注射芬太尼 0.1~0.2mg，苯巴比妥 0.1g，阿托品 0.5mg 或地西泮 10mg，哌替啶 50mg。有时也可不用镇痛剂。

2. 物品（器械）的准备

（1）胆道镜消毒备用。

（2）冷光源、显示器、吸引器。

（3）活检钳、取石篮、其他治疗用配件和配套设备。

（4）灭菌生理盐水、输液器。

3. 操作者的准备

（1）核对患者信息：包括患者姓名、性别、年龄、主诉。

（2）询问患者既往有无高血压及心、肺、脑疾病等病史，有无服用抗血小板药物、抗凝药物如阿司匹林、氯吡格雷等的情况及有无出凝血异常疾病史。

（3）查看患者血常规、凝血功能、心电图及既往检查结果。

（4）明确患者有无胆道镜检查禁忌证。

（5）确定患者已签署胆道镜检查知情同意书。

（四）操作步骤

1. 术中胆道镜　切除胆囊后，充分暴露胆总管，必要时可分离十二指肠降部，以利窥视胆总管末段。于胆总管下段前壁作长 1cm 的直切口，两边各缝一牵引线。尽可能用取石钳将能取到的结石全部取出，并反复冲洗胆道。

2. 术后胆道镜　在无菌条件下拔除 T 管，常规消毒、铺巾。

3. 在无菌操作下，术中胆道镜经胆总管切口插入胆道镜，术后经 T 管窦道插入胆道镜，腹腔镜术中使用胆道镜时，胆道镜经 trocar 套管针进入腹腔，可采用引导管将胆道镜引到胆总管切口处，同时起到固定镜身的作用，方便术者操作。术中使用专业持镜钳，退镜时复原角度钮，从而避免镜身受损。为使视野清晰，同时从冲洗管口持续向胆道内灌注生理盐水，注水的流量以可获得清晰的视野为度：视野不清可加大流量；视野清晰可减少流量，冲洗水压不宜过高，否则易引起胆道感染，一般以 $20cmH_2O$（$1cmH_2O=0.098kPa$）压力即可；或将盐水吊瓶悬高于患者 1m 即可，漏入腹腔的冲洗液随时吸净。

4. 推荐左手持胆道镜硬性部分，右手持软性先端部分，通过左手拇指控制角度钮，循腔进镜，避免过度弯折镜身。液电或激光碎石时应使碎石线或光纤头端稍远离镜头。

5. 胆道镜进入胆道后，依次检查胆总管下端，左肝管，二、三级肝管，右肝管，二、三级肝管，有时可达四级肝管，退镜时检查左、右肝管汇合处，肝总管及胆囊管口。检查胆总管远端，直至看清楚胆总管壶腹开口为止。由胆道镜看到的壶腹括约肌部，半数呈放射状，其他为鱼嘴状、三角形和无定型。放射状壶腹开口较干净，炎症较轻，胆道镜容易通过，不建议主动将镜身通过括约肌送入十二指肠。插入胆道镜时，如遇阻力，不可硬插，以免发生并发症。

6. 在胆道镜下看清胆道内有结石后，引导取石，游离的结石可通过冲洗或插入取石篮将结石取出。对于较大的嵌顿结石、充填性结石及铸型结石，取石困难，可进行碎石，或留待术后胆道镜取石。

7. 术中及术后胆道镜诊治过程中，发现胆肠吻合口狭窄或胆管狭窄须解除狭窄时，目前临床上常用的方法包括活检钳扩张法、镜身扩张法、网篮取石扩张法、狭窄切开法和球囊扩张法等。其中球囊扩张法最为安全有效并应用广泛，为胆道镜下治疗胆管狭窄或胆肠吻合口狭窄时的首选方法。

8. 术中胆道镜检查结束后，于胆总管内置粗 T 管引流（22~24 号乳胶管），长臂与胆总管垂直，经腹壁戳孔通出，使 T 管瘘管粗、直、短，有助于以后需要时行胆道镜检查取石操作。T 管的正确放置至关重要。窦道过弯、过长或过细都会使胆道镜诊疗不便或失败。另外 T 管与肝外胆道的角度也会影响胆道镜的探查范围。

9. 术后经 T 管窦道胆道镜取石结束后，一般需重置胆道引流管，置管前先用胆道镜镜身测量窦道长度，置入合适的引流管。置管过深，容易引起患者不适；置管过浅，胆道窦口愈合，无法行再次胆道镜检查。

（五）并发症及处理

1. 胆道感染　与复杂性肝内胆结石、操作时间过长、操作过程中胆道压力过高、术后 T 管引流不畅等因素相关。术中胆道镜检查遵循无菌技术操作原则，预防性应用药物、注意胆道压力、控制手术时间，术后密切观察等措施可以减少并发症的发生或减轻其严重程度。

2. 胆道出血　出血与患者凝血功能障碍、碎石不当、扩张撕裂、暴力取石等因素相关。

3. 窦道损伤等　窦道损伤与窦道愈合不良、盲目进镜、暴力取石、盲目置管等因素相关。选择恰当诊治时机、保持视野清晰、避免暴力或盲目操作。

（六）操作注意事项

1. 经窦道胆道镜检查时注水量不宜过多，建议估算进入肠腔水量不超过 3 000ml，局部冲洗时应当行脉冲式低压冲洗。建议单次胆道镜操作时间不超过 2 小时，两次胆道镜操作时间间隔 5 天以上。

2. 开腹手术后至少 6 周才可行胆道镜诊治，腹腔镜手术后至少 8 周才可行胆道镜诊治。高龄（≥70 岁）、营养不良、严重糖尿病、长期应用激素等患者如行胆道镜诊治，须手术后至少 12 周才可进行。

3. 肝硬化腹水、低蛋白血症和凝血功能明显异常者，应尽量予以纠正后再酌情行胆道镜检查。

4. 如发现局部有活动性出血或活检后出血较多，可用 8% 去甲肾上腺素盐水冲洗，待视野清晰后，根据出血原因及性质再采用其他止血方法。

（七）相关知识

1. 胆结石取净标准

（1）T 管造影胆道系统显影充分，未见明显充盈缺损。同时行超声检查未见结石，必要时行 CT 或 MRCP 检查未见结石征象。

(2)上述检查不能排除胆道残留结石，再次行胆道镜检查未发现肝内外胆结石。

2. 胆道镜下碎石工具选择

(1)胆道镜治疗胆结石时，对于巨大结石和嵌顿结石经常需要碎石。目前胆道镜下碎石最常用的手段主要包括机械碎石和能量碎石。

(2)机械碎石包括网篮碎石、钳夹碎石和气压弹道碎石。

(3)能量碎石有液电碎石、等离子碎石、微爆破碎石等，都是在液体环境下通过高压放电产生的冲击波和空化效应达到碎石目的，其碎石导线柔软而更适合软镜下使用。另外，激光碎石也常用于胆道镜下碎石，尤其是硬镜下。

(4)胆道镜下碎石一般最常选用液电碎石、等离子碎石等能量碎石，也可选择激光碎石和气压弹道碎石等。

3. 胆道镜的结构分类

(1)硬性胆道镜：由于在检查过程中弯曲，容易引起患者不适，需要在麻醉下进行。

(2)软性胆道镜：镜身柔韧性好，弯曲性能好，操作灵活，可用于术中、术后和经皮经肝胆道镜检查和治疗。

(3)经口胆道镜：可用于经内镜乳头括约肌切开术(endoscopic sphincterotomy，EST)后，经口直接进入胆道进行检查和治疗。

4. 胆道镜的技术应用分类

(1)术中胆道镜：指手术切开胆总管，经胆总管切口插入胆道镜进行检查和治疗。

(2)术后胆道镜：指胆管手术后通过 T 管窦道或胆管空肠吻合术后空肠盲袢窦道及胆囊造瘘术后窦道而进入胆道进行检查和治疗。

(3)经皮经肝胆道镜(术前胆道镜)：指非手术方法先行经皮经肝胆道引流(percuteneous transhepatic cholangio drainage，PTCD)，然后再行窦道扩张术，待窦道被扩张至能容纳胆道镜进入胆管时，再行胆道镜检查和治疗。

(4)经口胆道镜。

三、评价标准

见表 1-2-1、表 1-2-2。

表 1-2-1　胆道镜操作规范核查表

项目	内容	是	部分	否
操作前准备	核对患者信息：包括患者姓名、性别、年龄、主诉			
	询问禁食、禁饮情况			
	询问患者既往有无高血压及心、肺、脑疾病等病史			
	询问有无服用抗血小板药物、抗凝药物如阿司匹林、氯吡格雷等的情况及有无出凝血异常疾病史，麻醉胃镜需询问有无麻醉药物过敏史			

续表

项目	内容	是	部分	否
操作前准备	查看患者血常规、凝血功能、心电图、腹部超声、T 管造影及既往检查结果			
	明确患者有无胆道镜检查禁忌证			
	确定患者已签署胆道镜检查知情同意书			
	物品(器械)准备：确定胆道镜相关设备正常，包括胆道镜消毒备用、冷光源、显示器、吸引器、活检钳、取石篮、其他治疗用配件和配套设备、灭菌生理盐水、输液器；图像采集系统及图文报告系统操作正常。监护设备、氧气及急救药品准备妥当			
操作过程	进镜过程			
	胆道镜能顺利进入胆道			
	按顺序进入胆总管及胆总管下端			
	观察壶腹括约肌部，胆总管下端胆管壁是否光滑，有无结石、肿瘤、息肉、充血、水肿、狭窄等，胆总管下端壶腹开口是否通畅，奥迪括约肌有无松弛			
	进入左肝管及各级分支，有无结石、肿瘤、息肉、充血、水肿、狭窄等			
	进入右肝管及各级分支，有无结石、肿瘤、息肉、充血、水肿、狭窄等			
	取石：包括网篮取石、碎石等			
	胆道狭窄或胆肠吻合口狭窄的处理方法			
	胆道镜检查结束后，置入 T 管或经窦道置入引流管的方法			
	观察并能准确描述病变情况			
	部位			
	大小			
	形状			
	边缘			
	周围黏膜情况			
	可能诊断			
	鉴别诊断			
	并在病变部位活检			
操作后处置	向患者简要介绍检查情况			
	交代患者术后注意事项，如饮食建议，观察是否有腹胀、腹泻等情况			

表 1-2-2　胆道镜规范操作评估表　　单位：分

项目	好(5)	一般(3)	差(1)
操作过程流畅度			
操作检查熟练度			
人文关怀			

评分说明如下。

好：操作过程清晰流畅，无卡顿，检查熟练，进镜及退镜方法正确，能熟练运用网篮取石，熟练使用碎石设备，人文关怀到位，有术前交流、术中安慰、术后饮食及注意事项的交代。

一般：操作过程能整体完成，卡顿次数少于 3 次，检查进镜及退镜中方法基本正确，网篮取石经过少于 3 次尝试能成功取出结石，能有部分术前交流、术中安慰、术后饮食及注意事项的交代。

差：操作过程不能整体完成，操作粗暴，无人文关怀。

四、相关知识测试题

1. 下列关于术中胆道镜的说法，**错误**的是
   A. 明确肝内胆结石分布及定位
   B. 引导手术取石
   C. 观察手术取石是否取净
   D. 观察肝内胆道及胆总管下端是否存在狭窄、肿瘤
   E. 胆道镜取石是术中取石的主要手段
2. 关于胆结石取净标准，**错误**的是
   A. T 管造影胆管系统显影充分，未见明显充盈缺损
   B. 同时行超声检查未见结石
   C. 必要时行 CT 或 MRCP 检查未见结石征象
   D. 上述检查不能排除胆道残留结石，再次胆道镜检查未发现肝内外胆结石
   E. 符合上述任意一项
3. 胆道镜下治疗胆道狭窄或胆肠吻合口狭窄时的首选方法是
   A. 活检钳扩张法　　B. 球囊扩张法　　C. 镜身扩张法
   D. 网篮取石扩张法　　E. 狭窄切开法
4. 经窦道胆道镜检查操作时，下列描述正确的是
   A. 注水量不宜过多，建议估算进入肠腔水量不超过 3 000ml，局部冲洗时应行脉冲式低压冲洗。建议单次胆道镜操作时间不超过 2 小时，两次胆道镜操作时间间隔 5 天以上
   B. 注水量不宜过多，建议估算进入肠腔水量不超过 5 000ml，局部冲洗时应行脉冲式低压冲洗。建议单次胆道镜操作时间不超过 5 小时，两次胆道镜操作时间间隔 5 天以上
   C. 注水量不宜过多，建议估算进入肠腔水量不超过 3 000ml，局部冲洗时应行脉冲式低压冲洗。建议单次胆道镜操作时间不超过 5 小时，两次胆道镜操作时间间隔 5 天以上

D. 注水量不宜过多，建议估算进入肠腔水量不超过 8 000ml，局部冲洗时应行脉冲式低压冲洗。建议单次胆道镜操作时间不超过 2 小时，两次胆道镜操作时间间隔 15 天以上

E. 注水量不宜过多，建议估算进入肠腔水量不超过 4 000ml，局部冲洗时应行脉冲式低压冲洗。建议单次胆道镜操作时间不超过 2 小时，两次胆道镜操作时间间隔 2 周以上

5. 为使胆道镜视野清晰，需从胆道镜冲洗管口持续向胆道内灌注生理盐水，描述正确的是

A. 注水的流量以可获得清晰的视野为度：视野不清可加大流量；视野清晰可减少流量，冲洗水压不宜过高，否则易引起胆道感染，一般以 20cmH$_2$O 压力即可，或将盐水吊瓶悬高于患者 1m 即可

B. 注水的流量以可获得清晰的视野为度：视野不清可加大流量；视野清晰可减少流量，冲洗水压不宜过高，否则易引起胆道感染，一般以 20mmHg 压力即可；或将盐水吊瓶悬高于患者即可

C. 注水的流量以可获得清晰的视野为度：视野不清可加大流量；视野清晰可减少流量，冲洗水压不宜过高，否则易引起胆道感染，一般以 10cmH$_2$O 压力即可；或将盐水吊瓶悬高于患者 1m 即可

D. 注水的流量以可获得清晰的视野为度：视野不清可加大流量；视野清晰可减少流量，冲洗水压不宜过高，否则易引起胆道感染，一般以 5cmH$_2$O 压力即可；或将盐水吊瓶悬高于患者即可

E. 注水的流量以可获得清晰的视野为度：视野不清可加大流量；视野清晰可减少流量，冲洗水压不宜过高，否则易引起胆道感染，一般以 10mmHg 压力即可；或将盐水吊瓶悬高于患者 1m 即可

答案：1. E　2. E　3. B　4. A　5. A

（龚连生）

第三节　内镜逆行胰胆管造影术

一、概述

内镜逆行胰胆管造影术（endoscopic retrograde cholangiopancreatography，ERCP）是指将内镜插入十二指肠降段，经十二指肠乳头插管入胆管或胰管，注射造影剂，应用 X 线透视或摄片显示胆管或胰管的技术。ERCP 既可以进行胆管胰腺疾病的诊断，也可在诊断的基础上，对胆胰疾病进行治疗，因此，ERCP 也泛指在胆胰造影基础上进行内镜治疗的技术统称。

20 世纪 60 年代末美国华盛顿大学的 McCune 首次报告成功完成 ERCP，ERCP 早期主要应用于胆胰疾病的诊断。20 世纪 70 年代中期，日本和德国学者相继报道了经内镜乳头括约肌切开术（EST）用于治疗胆总管结石，从此开创了治疗性 ERCP 时代。

1975 年日本学者成功完成首例经内镜鼻胆管引流术（endoscopic nasobiliary drainage，ENBD），1980 年德国学者首次应用塑料胆管支架治疗胆管梗阻，20 世纪 80 年代自膨式金属

支架(self-expandabale metal stent,SEMS)应用于临床。内镜胆管引流技术的应用改变了以往梗阻性黄疸以手术引流为主的治疗模式,内镜胆管引流逐渐成为晚期胆胰恶性肿瘤引起的胆管梗阻姑息性胆管引流的主要治疗方式。

内镜技术在胰腺疾病的治疗方面也有广泛的应用,20 世纪 80 年代出现了通过内镜放置塑料支架治疗慢性胰腺炎引起的胰管狭窄的治疗方式。以后出现了胰管括约肌切开、内镜下胰管取石术、内镜下胰管支架植入、内镜下鼻胰管引流等技术,用于治疗急慢性胰腺炎、胰管结石、胰腺假性囊肿、胰瘘等胰腺疾病。

二、操作规范流程

(一) 适应证

原则上胆管胰腺疾病都是 ERCP 的适应证。近年来随着 MRCP 和超声内镜技术的日趋完善,单纯诊断性 ERCP 越来越少,治疗性 ERCP 开展得越来越多。但是,经超声、CT、MRCP 等无创检查不能确诊的病例仍然可以考虑进行 ERCP。

1. 梗阻性黄疸原因不明,怀疑胆管结石、肿瘤、寄生虫等。
2. 疑有胆总管囊肿、胰胆管合流异常、胰腺分裂等先天性发育畸形。
3. 不明原因的复发性胰腺炎。
4. 原因不明的上腹痛而怀疑有胆胰疾病。
5. 胰管扩张或狭窄怀疑胰腺肿瘤、囊性病变、慢性胰腺炎。
6. 需收集胆汁、胰液或进行奥迪括约肌测压。

目前使用更多的是在 ERCP 基础上的内镜治疗,具体如下。

1. 单纯肝外胆管结石、蛔虫进行取石取蛔虫治疗。
2. 急性化脓性胆管炎和急性胆源性胰腺炎。
3. 胆囊切除术后胆总管结石或胆管术后再发胆管结石治疗。
4. 胆胰恶性肿瘤引起梗阻性黄疸姑息性治疗及术前减轻黄疸。
5. 胆管术后胆漏及胆管良性狭窄。
6. 疑十二指肠乳头或壶腹部肿瘤、炎症需内镜治疗。
7. 胰胆疾病(胰管破裂、胆管损伤)需行内镜下治疗。

(二) 禁忌证

1. 有严重的心肺功能不全无法耐受 ERCP。
2. 有严重食管静脉曲张或凝血功能障碍。
3. 有咽部、食管、幽门、十二指肠狭窄内镜无法到达十二指肠降部。

(三) 操作前准备

1. 器械准备

(1) 内镜系统:ERCP 常用的是电子十二指肠镜,特殊情况下也会用到胃镜,内镜系统包括主机、光源、显示器,另外还要连接注水(气)、抽吸系统。

(2) X 线设备及防护用品:C 形臂或数字胃肠 X 线机,有条件的可以使用数字减影血管造影(digital subtraction angiography,DSA)机。操作人员应穿铅衣,戴铅颈围、铅防护眼镜等,操作者应佩戴 X 线剂量检测盒,定期进行放射人员体检。

(3) 图像采集系统及图文报告系统。

(4)附件：根据诊疗需要准备造影导管、乳头切开刀、针状刀、导丝、球囊导管、取石网篮、鼻胆(胰)引流管、各种胆(胰)管支架、活检钳、细胞刷等。

(5)造影剂：首选非离子型如碘普罗胺、碘海醇等；另外还有离子型如泛影葡胺。使用时稀释1倍。造影剂一般使用20ml注射器推注。

(6)监护和急救设备：对高危患者应准备心电监护仪，吸氧、吸痰设备，急救药和急救设备。

(7)高频电刀：用于EST乳头切开刀切开乳头时。

2. 患者的准备

(1)检查前应检查血常规、肝肾功能、血糖、血型、淀粉酶、心电图，影像学资料包括腹部超声、CT、MRCP等。

(2)签署ERCP知情同意书。

(3)碘过敏试验。

(4)凝血功能异常者术前纠正，长期服用阿司匹林等抗血小板药物的患者术前停药1周以上，使用华法林者改用低分子量肝素。

(5)胆管炎或梗阻性黄疸患者预防使用广谱抗生素。

(6)检查前禁食≥6小时，禁饮>2小时。

(7)开放右上肢静脉通路。

3. 操作者准备

(1)核对患者信息：包括患者姓名、性别、年龄、主诉。

(2)确认禁食、禁饮时间。

(3)询问患者既往有无高血压、心、肺、脑疾病等病史，有无服用抗血小板药物、抗凝药物如阿司匹林、氯吡格雷等的情况及有无出凝血异常疾病史。

(4)麻醉需询问有无麻醉药物过敏史。

(5)查看患者血常规、肝肾功能、淀粉酶、凝血功能、心电图等检查结果。

(6)明确患者有无ERCP禁忌证。

(7)确定患者已签署ERCP知情同意书。

(8)CT、MRCP阅片。

4. 镇静与麻醉　可以根据患者情况及医院条件选择清醒操作或麻醉后操作。

(1)术前用药：术前肌内注射山莨菪碱10mg、地西泮5~10mg、盐酸哌替啶25~50mg。

(2)麻醉：患者咽部表面麻醉。检查前5分钟应用1%盐酸达克罗宁胶浆或1%利多卡因胶浆10ml含服，或咽部喷雾麻醉。有条件的医院最好在全身麻醉下进行操作，选择静脉麻醉或气管插管全身麻醉。

5. 患者体位　患者俯卧位，双手置于大腿两侧，固定口塞，头偏向右侧，面对检查者。

（四）操作步骤

1. 进镜　通常情况下ERCP使用十二指肠镜进行操作，特殊情况下也可使用胃镜进行操作。十二指肠镜为侧视镜不能直视前方，观察的方向与十二指肠镜头端方向成90°。

术者站于患者头部右侧，左手持镜，右手送镜。左手拇指下压大旋钮使内镜头端略向下弯曲，顺应口腔和会厌的轴线。术者持镜左手放低位置，使十二指肠镜水平插镜入口腔，沿舌根弧度到达会厌后进入食管。如果患者俯卧位内镜通过会厌困难，不可暴力插镜，可让患者改为左侧卧位或右肩抬高，这样容易通过会厌进入食管。

进入食管后左手拇指上推大旋钮复位，内镜呈直线状态缓慢进镜，可轻轻地向上推大旋钮使内镜前端向下弯曲可观察食管腔。见到食管末端齿状线时，提示内镜到达贲门。

进入胃腔后，内镜前端勿向上弯曲进镜，以免进入胃底迷失方向。镜身沿胃大弯侧前行，此时看到胃黏膜为纵行皱襞，胃腔呈峡谷状。当看到胃角时，继续前行即可看到幽门。接近幽门使其位于视野下方中央，注意镜身要与胃小弯轴线相平行。下压大旋钮使内镜前端上抬，同时轻轻进镜，见幽门如落日逐渐下沉直至消失，内镜即进入十二指肠球部，称为"落日征"。如果幽门位置偏，难以调至中央位置，可让患者转为左侧位，有助于内镜通过。

通过幽门即可以看到光滑的十二指肠球部黏膜。向右旋转镜身，看到环形的降部黏膜，调整镜头只看到半个肠腔，继续进镜即可到达降部。

到达十二指肠降部后，右旋中钮到底，左旋小钮到底，左手拇指下压大钮，向右旋转镜身，缓慢向外拉镜身，此时会观察到内镜前端滑入十二指肠降段深部，透视下见镜身被拉直呈"L"形，镜身直线化有利于后续的插管操作。

十二指肠镜拉直后，缓慢退镜，即可观察到大乳头(图 1-3-1)。大乳头开口上方有纵行的口侧隆起(胆总管壁内段形成的隆起)，表面有数条横行皱襞，邻近乳头开口的横行皱襞为缠头皱襞，在大乳头肛侧有纵行皱襞形成的小带，是寻找大乳头的重要标志。大乳头右上方通常可以看到小乳头，相距约 2cm，较大乳头小，通常无横行皱襞和小带。

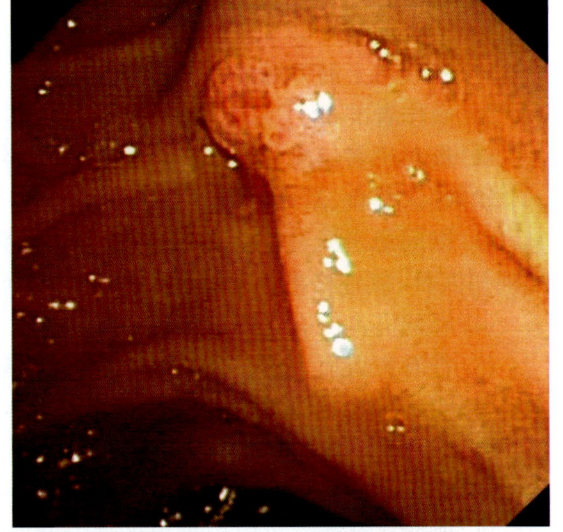

图 1-3-1　十二指肠大乳头

十二指肠大乳头开口形态分为五型，具体如下。

(1)绒毛型：开口处由较粗的绒毛组成，开口不明显。

(2)颗粒型：开口部绒毛粗大，活动较频繁，常有色调改变。

(3)裂口型：开口呈裂口状。

(4)纵口型：开口呈纵形线状，有时呈条沟样。

(5)单孔型：开口呈小孔状，硬而固定。

胆管胰管汇合形式分型如下。

(1)共同通道型：最常见，胆管胰管汇合形成共同通道，开口于乳头。

(2)分离型：又分为分别开口型和洋葱型。分别开口型在乳头表面可见到胆管和胰管分别开口，胆管开口位于左上方，胰管开口位于右下方；洋葱型开口部呈同心圆形构造，胆管在中心部，开口较小，胰管开口在两侧或下方。

(3)隔壁型：胆管开口在上方，胰管开口在下方，中间有一层薄的隔壁。

如果在降部找不到大乳头，应注意观察。有时乳头很小，无明显纵襞，常隐藏在黏膜皱襞中，这时可以用导管或切开刀挑起可疑的黏膜皱襞寻找。降部如有憩室，乳头通常在憩室旁，也可位于憩室边缘或憩室内。

2. 插管 调整镜头使乳头位于视野中央，观察口侧隆起的轴向，调整镜头使内镜轴线与乳头开口一致。将切开刀或导管经内镜工作腔道插入，锁住抬钳器，待导管插入遇到阻力后松开抬钳器，推出导管准备插管。插管的方法有导丝引导法（wire guided cannulation，WGC）、造影法、胰管占位双导丝法、预切开法等插管方法。WGC是最常用的插管方法，可提高插管成功率，降低ERCP后胰腺炎（post ERCP pancreatitis，PEP）风险。

（1）WGC插管：将导丝预制于切开刀中，切开刀插入乳头开口后，向胆管或胰管方向插入导丝；也可将导管前端靠近乳头开口不插入，单独插入导丝。导丝进入胆管或胰管时阻力感消失，X线透视观察，见导丝沿胆管或胰管方向走行，提示导丝插入胆管或胰管，然后沿导丝插管入胆管或胰管。

（2）造影法插管：在乳头切开刀或造影导管插入乳头开口后，注入少量造影剂，在胆管或胰管末端显影后，观察胆、胰管末端走行方向，沿其走行方向插管或插入导丝，有利于提高插管成功率。当初始WGC失败时，经常会使用造影法。在乳头部位造影时，不要用力推导管，造成黏膜下注射造影剂引起乳头水肿。造影要尽量避免反复胰管显影。

（3）胰管占位双导丝法：经常用于胆管预备插管，但操作时导丝反复进入胰管，此时可将导丝留置于胰管内。另取一根导丝重新向胆管方向插入，由于胰管内导丝起到固定乳头的作用，容易胆管插管成功。

（4）预切开法：当插管困难时，切开刀插入乳头后，拉起刀弓切开乳头开口，切开朝11~12点方向，扩大乳头开口后再次朝胆管方向插管，通常可以成功。

为避免不必要的胰腺炎、胆管炎等术后并发症的发生，目前主张进行选择性胆管或胰管插管。

1）选择性胆管插管：调整镜头，保持口侧隆起轴向、乳头开口、切开刀轴向一致。切开刀插管时要收紧刀弓，沿11~12点方向由下向上插管。进入胆管后松开刀弓，使切开刀呈直线，此时插入导丝或切开刀向胆管深部插入。

2）选择性胰管插管：切开刀垂直朝乳头开口1~2点方位插管。胰管插管时，距离乳头近有利于胰管插管成功。

3. 造影及摄片 造影前摄平片，以备需要时进行对照。平片可发现胆管或胰管阳性结石、胰腺钙化、胆管气体显影等阳性表现。

（1）胆管造影与摄片：插管成功后，保留导丝于胆管内，导管退出乳头外，推少量造影剂排出导管内气泡，使导管内充满造影剂，以免误将气泡推入胆管，误以为结石负影。导管进入乳头后缓慢注入造影剂（图1-3-2），连续透视仔细观察胆管系统显影情况，注意是否存在结石负影、胆管狭窄、胆管壁是否光滑等情况。如观察到结石负影，可插管至结石上方继续造影，防止结石进入肝内胆管，造成取石困难。注入造影剂的量以观察到病变为目的，不宜过多注入造影剂。造影剂浓度过高或量过多会覆盖结石，发生“淹没”现象。发现病变应及时影像采集或摄片，怀疑镜身遮挡部位有病变时要调整C形臂投射角度或移动镜身，以免漏诊。

对于梗阻性化脓性胆管炎患者需抽出部分胆汁，胆管减压后再少量缓慢注入造影剂。肝门部胆管或胆管狭窄者应在导管越过狭窄并抽出胆汁减压后再行造影，之后要抽出造影剂并进行胆管引流，防止出现术后胆管炎。

（2）胰管造影与摄片：胰管造影时应在透视下缓慢推注造影剂（图1-3-3）。要注意控制注射压力、速度和造影剂的量,压力过大可引起分支胰管过度充盈或胰泡显影。注射压力大,速度快,造影剂量多,反复胰管显影,容易发生 PEP。

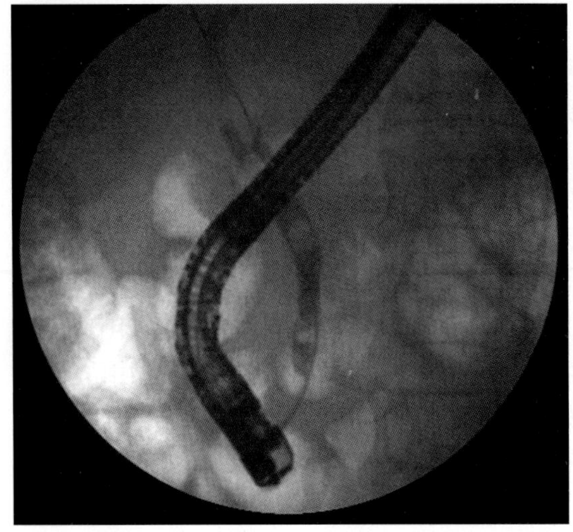
图 1-3-2　胆管造影:胆总管多发结石

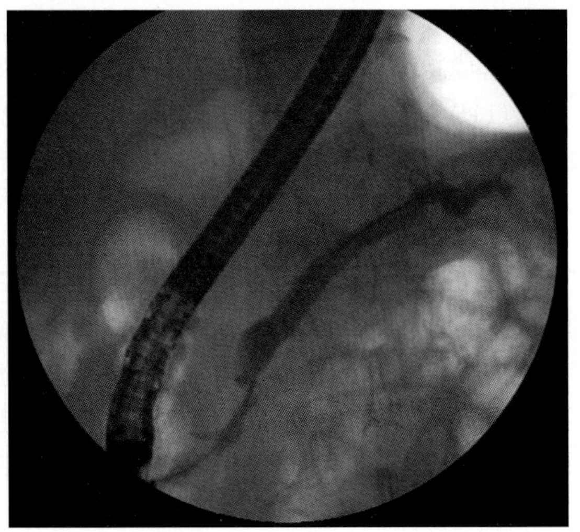
图 1-3-3　胰管造影:胰管内乳头状黏液瘤(IPMN)

(五) 并发症及处理

ERCP 并发症的预防主要在于正规的操作。一旦出现并发症,处理要果断、及时,以防止引起更严重的后果。

1. 急性胰腺炎　是 ERCP 后最常见的并发症,发生率可高于 10%。其发生机制有反复插管造成的机械性损伤、高频电损伤和造影剂引起的化学性损伤等。因此应规范操作,选择性插管,避免不必要的胰管造影,避免器械进入胰管;术中如导丝导管多次进入胰管可放置鼻胰管或胰管支架预防 PEP;ERCP 后常规禁食 24 小时,查血尿淀粉酶,观察患者是否存在腹痛、腹胀、呕吐等症状。如有腹痛应进行腹部彩色多普勒超声(简称"彩超")、CT 检查,及早明确诊断。大部分为轻型胰腺炎,多数在 1 周内可经输液平衡水和电解质、营养支持等治疗痊愈。但也有少数发生重症急性胰腺炎,应引起重视。

2. 出血　通常出现在治疗性 ERCP 如 EST 操作时。为减少出血发生,EST 时应尽量使导丝处于乳头 11~12 点位置,切开过程中应把握好方向和切开长度,缓慢切开,避免过快、过猛的拉链式切开。最好应用切割与电凝混合模式,功率为 20W 左右为宜,勿使用大功率过快切开。如果少量出血,可用稀释肾上腺素盐水冲洗,通常血管收缩后即可止血;也可采用电凝止血、上止血夹止血;胆管内出血还可使用全覆膜金属支架压迫止血。一旦发生出血,应停止取石等进一步操作,以防止加重创伤。必要时可置入鼻胆管引流。如大量的凶猛出血,内镜止血困难,应迅速果断采取手术止血。

3. 穿孔　EST 引起的乳头附近穿孔是由于切开超过胆管十二指肠壁内段的结果,所以在 EST 时,一定要根据胆管在十二指肠腔内隆起长度进行相应的切开。对憩室旁乳头及扁平乳头,胆管肠腔内隆起界限不清时,切开前应反复提拉切开刀,沿口侧隆起方向切开。亦可通过向胆管内注入生理盐水,使其膨起后,再行切开。

当在手术中发现右肾清晰显影时往往提示有气体进入腹膜后,提示有穿孔,应立即停止操作，检查发现穿孔部位。小的乳头旁穿孔，应术中留置鼻胆管、空肠营养管、胃十二指肠减压管。

也可出现远离乳头的十二指肠穿孔，往往是由于盲目暴力插镜、取石时暴力或用力方向错误造成镜头顶破十二指肠壁。这种情况往往穿孔较大，有些还合并有出血。当镜头内出现网膜组织时，说明有十二指肠穿孔。这时如清醒插管患者会立即出现剧烈腹痛及腹膜炎体征。术中发现十二指肠穿孔应立即进行内镜下闭合，如无法内镜下闭合或损伤严重应立即进行手术修补。

如患者 ERCP 后出现剧烈腹痛、腹膜炎体征、气腹征、皮下气肿等，应立即进行立位腹平片或腹部 CT 检查，明确是否有腹腔游离气体或腹膜后气体。小的乳头旁穿孔应留置鼻胆管，禁食，有效胃肠减压及静脉补液，全身应用抗生素治疗，密切观察，多数可经非手术治疗痊愈。如腹膜后脓肿形成，则应进行有效引流。

4. 胆管炎　常发生在治疗性 ERCP 如 EST 取石、梗阻性黄疸患者，胆管结石未取尽或存在胆管狭窄时胆汁引流不畅。术中应遵守无菌原则，尽量取尽结石，术后留置鼻胆管或支架引流。如存在胆管狭窄，尤其是肝门部胆管狭窄，一定要使导丝导管进入狭窄近端方可造影，并留置通畅引流，切忌在狭窄远端注射造影剂，而造成狭窄近端分离胆管无法引流，术后发生胆管炎。取石患者应留置鼻胆管并使用抗生素防治术后胆管炎。

（六）操作注意事项

1. 在学习 ERCP 操作前，需学习 ERCP 的相关理论，包括 ERCP 的适应证、禁忌证；熟悉消化道及相关脏器的解剖结构，掌握常见胆胰疾病内镜及造影表现。

2. 操作过程中，遵循十二指肠镜的特殊视角特点，轻柔操作，保持视野清晰，避免盲插和暴力进镜。

3. 插管时尽量选择性插管，避免不必要的胰管插管，防止 PEP。

4. 胆管结石造影时造影剂浓度不可过高，淹没小结石；推造影剂速度不可过快，防止结石冲入肝内胆管。

5. 胆管狭窄造影时应保证导丝通过狭窄胆管，抽出部分胆汁后再造影，防止造影后无法引流或引流不充分诱发胆管炎。也可注射空气替代造影剂进行胆管显影。

6. 化脓性胆管炎患者情况差时可不造影，仅进行 ENBD 引流。

7. 胰管造影时注意避免造影剂浓度过高及注射压力过大，出现细小胰管和腺泡显影，必要时留置鼻胰管或胰管支架防止 PEP。

8. 术后处理　禁食 24 小时，注意观察患者生命体征及腹部情况，第 2 天常规进行血常规、肝功能、淀粉酶检测。如患者出现剧烈腹痛或腹膜炎体征，应进行立位腹部 X 线或 CT 检查。取石或胆管炎患者应用广谱抗生素。发现并发症及时处理。

（七）相关知识

ERCP 除基本的对胆胰疾病诊断价值之外，目前更多的是进行治疗，常用的治疗性 ERCP 如下。

1. 经内镜乳头括约肌切开术（EST）　是在 ERCP 的基础上，在选择性插管插入十二指肠乳头后，用高频电刀切开乳头括约肌。内镜下乳头括约肌切开术包括胆管括约肌切开术（endoscopic biliary sphincterotomy，EBS）和胰管括约肌切开术（endoscopic pancreatic sphincterotomy，EPS）。EST 目前广泛应用于胆管结石、胆管末端良性狭窄、急性胆源性胰腺炎等胆胰疾病的治疗。

2. 经内镜乳头括约肌扩张术（endoscopic papillary balloon dilation，EPBD）　在 ERCP 基础上用扩张球囊扩张乳头括约肌，替代 EST，减少出血、穿孔的机会。

3. 经内镜鼻胆管引流术（ENBD）　是将鼻胆管在内镜下经十二指肠乳头插入要引流的胆管，鼻胆管尾端经十二指肠、胃、食管、咽等从鼻孔引出体外，将胆汁引流到体外。

4. 经内镜胆管支架引流术（endoscopic retrograde biliary drainage，ERBD）　是在诊断性 ERCP 的基础上，内镜下置入胆管内塑料支架或自膨式金属支架（SEMS）进行胆汁内引流。主要应用于治疗胆管狭窄。

5. 经内镜胰管支架引流术（endoscopic retrograde pancreatic drainage，ERPD）　即内镜下置入胰管支架，用于治疗胰管狭窄、急慢性胰腺炎等胰腺疾病。

三、评价标准

见表 1-3-1、表 1-3-2。

表 1-3-1　内镜逆行胰胆管造影术（ERCP）操作规范核查表

项目	内容	是	部分	否
操作前准备	核对患者信息：包括患者姓名、性别、年龄、主诉			
	询问禁食、禁饮情况			
	询问患者既往有无高血压、心、肺、脑疾病等病史			
	询问有无服用抗血小板药物、抗凝药物如阿司匹林、氯吡格雷等的情况及有无出凝血异常疾病史。麻醉患者需询问有无麻醉药物过敏史			
	查看患者血常规、凝血功能、心电图及既往检查结果			
	明确患者有无 ERCP 禁忌证			
	确定患者已签署 ERCP 知情同意书			
	物品（器械）准备：确定十二指肠镜及 X 线相关设备正常，包括注气、注水、吸引器正常；图像采集系统及图文报告系统操作正常。监护设备、氧气及急救药品准备妥当			
操作过程	进镜过程			
	十二指肠镜顺利通过会厌部			
	通过幽门			
	到达降部			
	镜身直线化			
	调整镜头将乳头置于屏幕中央			
	报告镜下所见			
	观察并口述食管所见			
	胃			
	十二指肠			

续表

项目	内容	是	部分	否
操作过程	乳头及副乳头情况			
	乳头旁病变情况			
	乳头照片、X 线片			
	插管			
	调整镜身轴线对准乳头开口			
	插管手法			
	选择性插管			
	造影成功			
	观察并能准确描述病变情况			
	胆管狭窄、扩张部位、程度、范围			
	胆管内有无结石、结石大小、多少、分布情况			
	病变内镜及 X 线片			
操作后处置	向患者简要介绍检查情况，下一步治疗建议			
	交代患者术后注意事项，如饮食建议，观察是否有腹痛、发热、呕血、黑便等情况			

表 1-3-2 内镜逆行胰胆管造影术（ERCP）操作规范评估表　　单位：分

项目	好(5)	一般(3)	差(1)
操作过程流畅度			
操作检查熟练度			
人文关怀			

评分说明如下。

好：操作过程清晰流畅，无卡顿，检查熟练，进镜及退镜方法正确，选择性插管成功，困难插管时正确运用胰管占位双导丝法、造影法、预切开等方法成功插管。人文关怀到位，有术前交流、术中安慰、术后饮食及注意事项的交代。

一般：操作过程能整体完成，检查进镜方法基本正确，插管时方法基本正确，插管造影成功；困难插管时能运用双导丝法、预切开、造影引导法等方法，但插管不成功；能有部分术前交流、术中安慰、术后饮食及注意事项的交代。

差：操作过程动作不规范，操作粗暴，不能完成插管造影，无人文关怀。

四、常见操作错误及分析

1. 进食管入口时误入气管　因为食管、气管前后毗邻的解剖关系，患者在插镜时紧张、恐惧、不合作，难以配合做吞咽动作，也可能由于操作者操作技术欠熟练，不了解侧视镜的视角特点等。

2. 过幽门困难　往往由于不理解侧视镜特点，看到整个幽门时送镜不能通过，应注意在出现“落日征”时送镜方能通过幽门。

3. 插管不成功　往往是镜轴与乳头轴线成角，或插管方向不同。首先应调整镜轴与乳头方向一致，选择性插胆管为11点方向斜向上方插管；选择性插胰管为水平方向插1点方向容易插管成功。

五、目前常见训练方法简介

1. 模型训练　目前内镜训练常用训练模型有简易的胃镜与ERCP训练模型及整体的内镜模型。模型包括口腔、会厌、食管、胃、十二指肠等器官。模型训练适合内镜操作流程和基本操作手法的训练。

2. 虚拟训练　有条件的教学医院可装备消化内镜虚拟训练器，通过模拟消化内镜操作训练，虚拟内镜采用了人体解剖视觉重现和力反馈技术、触觉反馈系统等，使模拟器的画面清晰、脏器逼真，在使用过程中，模拟器可给予相应的触觉反馈，这使得操作更为真实，加深了受训者对操作的感官体会。

六、相关知识测试题

1. 患者皮肤巩膜黄染10天，超声发现肝内外胆管扩张，胆囊肿大，胰管扩张。下一步最佳的检查是

A. CT　　B. MRCP　　C. 上消化道钡餐
D. ERCP　　E. PTC

2. 胆囊切除术后，MRCP示胆总管不扩张，胆总管下段结石0.5cm。最佳的治疗方法是

A. 开腹胆总管切开取石术
B. 腹腔镜下胆总管切开取石术
C. 经皮经肝胆管取石术
D. EST取石
E. 体外震波碎石术

3. ERCP预防术后胰腺炎的方法有

A. 选择性胆管插管
B. 胆管插管时避免进入胰管
C. 胰管反复显影预防性留置胰管引流
D. 胰管造影时应避免压力过大
E. 以上全是

4. ERCP的并发症**不包括**

A. 急性胰腺炎　　B. 肝脓肿　　C. 出血
D. 穿孔　　E. 胆管炎

5. 患者行ERCP后持续性上腹疼痛并呕吐进行性加重。体格检查：上腹部剑突下及左上腹压痛，无反跳痛。最可能的诊断是

A. 急性胃炎　　B. 急性十二指肠炎　　C. 急性胰腺炎
D. 急性胆囊炎　　E. 急性胆管炎

答案：1. D　2. D　3. E　4. B　5. C

（周　军）

第四节　甲状旁腺识别及保护技术

一、概述

过去几十年,甲状腺癌的发病率在全世界范围内迅速上升。据国家癌症中心癌症统计数据显示,甲状腺癌已为女性恶性肿瘤的第 4 位,且发病出现年轻化趋势,已成为我国 30 岁以下女性增长最快的恶性肿瘤。手术是甲状腺癌的首选治疗方式,甲状旁腺功能减退是术后常见的并发症之一。甲状旁腺功能减退包括暂时性和永久性,其发生率分别为 14%~60% 和 1.8%~10%。暂时性甲状旁腺功能减退对患者生活质量不会造成太大影响,但会增加患者不适感及延长住院时间;而永久性甲状旁腺功能减退的患者多表现出长期手、足、口周麻木,严重者可出现抽搐、肌肉痉挛;永久性甲状旁腺功能减退所致的长期慢性低钙血症可致患者抑郁、烦躁、易激动,出现帕金森病等神经精神症状,将严重影响患者的生活质量。因此,术中甲状旁腺的识别和功能保护显得尤为重要。

二、操作规范流程

(一) 适应证

甲状腺或甲状旁腺手术。

(二) 禁忌证

全身情况较差,不能耐受手术,如严重心肺疾病如严重心律失常、心肌梗死活动期、重度心力衰竭、哮喘、呼吸衰竭不能平卧等。

(三) 操作前准备

1. 患者的准备

(1) 完善术前常规相关检查,包括血钙、血磷等电解质水平,以及甲状腺功能 5 项、甲状旁腺激素(parathyroid hormone,PTH)水平和 25- 羟维生素 D 水平等。

(2) 甲状旁腺功能亢进患者还应包括肾功能、泌尿系统影像学检查、骨密度检查和骨代谢相关指标(如碱性磷酸酶等)。

(3) 术前有甲状旁腺功能亢进的患者应完善术前定位检查,如甲状旁腺超声 /CT/MRI,甲状旁腺核素扫描(^{99m}Tc-MIBI)等。

(4) 其他甲状腺和甲状旁腺相关术前常规准备。

(5) 签署手术同意书等相关医疗文书。

(6) 做好颈部手术切口标记。

2. 器械的准备　常规甲状腺和甲状旁腺手术专用器械包,可选用双极电凝、超声刀、ligasure 等能量器械辅助操作。此外,可选用纳米炭混悬液或其他协助术中识别甲状旁腺的药品或装备。

3. 操作者的准备

(1) 评估围手术期手术适应证、禁忌证,制订手术方案。

(2) 常规手术信息核对,确认手术部位,选择切口,常规消毒、铺单。

(3) 识别和保护甲状旁腺前手术的步骤:游离皮瓣,充分暴露甲状腺。离断甲状腺峡部,脱帽法离断甲状腺上极(注意保留上动脉后支)、游离甲状腺外侧(离断甲状腺中静脉),将患侧腺叶向内侧翻起。

(四) 操作步骤

1. 识别和保护上位甲状旁腺

(1) 紧贴甲状腺上极真被膜分别结扎离断对甲状腺上极血管分支即“上极血管脱帽”,注意保留可能为甲状旁腺主要血供的甲状腺上动脉后支。

(2) 采取精细化被膜解剖技术,紧贴甲状腺真被膜在甲状腺中、上极交界处附近寻找上位甲状旁腺。

(3) 找到上位甲状旁腺后连同其血管蒂用钝性方式从甲状腺表面轻轻推开,从而原位保护甲状旁腺及其血供。上位甲状旁腺的血供来自甲状腺下动脉的升支或甲状腺上动脉后支,因此在操作过程中应注意对上述血管的保护。图 1-4-1 示原位保留的右上甲状旁腺。

2. 识别和保护下位甲状旁腺

(1) 下位甲状旁腺的位置较为多变,大多位于甲状腺下极附近。应仔细在甲状腺下极附近寻找甲状旁腺,并仔细辨识其血供。

(2) 下位甲状旁腺血供主要来自甲状腺下动脉分支,因此术中应保留甲状腺下动脉的主干并对其分支分别结扎离断,并保留支配甲状旁腺的下动脉分支。图 1-4-2 示原位保留的左下甲状旁腺。

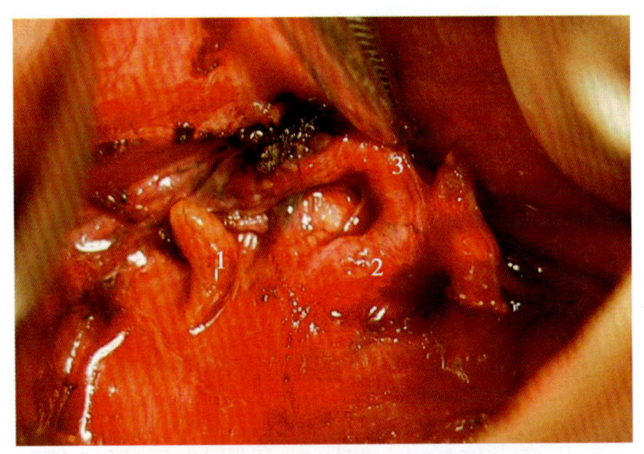

图 1-4-1　原位保留的右上甲状旁腺

1. 右上甲状旁腺;2. 右甲状腺下动脉主干;
3. 右甲状腺下动脉升支。

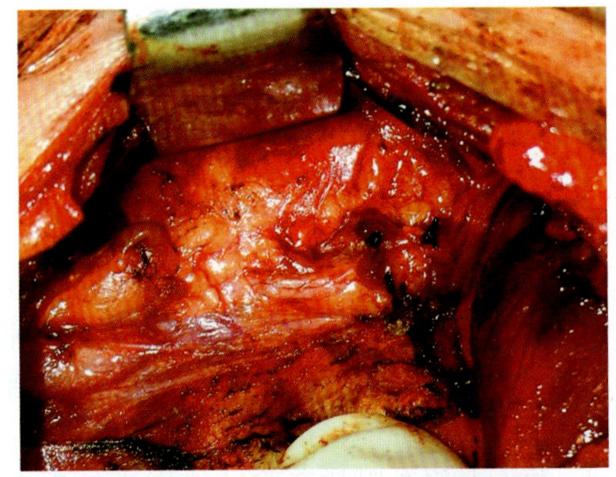

图 1-4-2　原位保留的左下甲状旁腺

(3) 在切除标本中寻找甲状旁腺:常规检查标本中有无误切的旁腺,可将误切的甲状旁腺行自体移植,移植部位可选择胸锁乳突肌或前臂肌肉内。

(五) 并发症及处理

1. 暂时性甲状旁腺功能减退　给予缓慢静脉滴注 10% 葡萄糖酸钙 10~20ml,每天 1~2 次,同时口服含维生素 D 的钙片。监测血钙及 PTH 的浓度,必要时加服骨化三醇;血钙、PTH 正常后可停药。

2. 永久性甲状旁腺功能减退

(1) 急性期:当发生低钙血症手足抽搐时,即刻予以静脉注射 10% 葡萄糖酸 10~20ml,注射速度宜缓慢，必要时4~6小时后重复注射，每日酌情1~3次。

(2)间歇期处理：葡萄糖酸钙8~12g/d，分次口服，同时加服骨化三醇0.25~0.5g/d，动态调整药量及监测血钙、血磷、血镁、PTH等。

(六)操作注意事项

1. 在操作前，需熟练掌握颈部解剖结构，特别是甲状旁腺的应用解剖部位、外观(形状、颜色、大小、色泽、厚度等)、生理功能及分型。整个手术过程要轻柔，循甲状腺真假被膜之间进行解剖，避免大块集束结扎。

2. 术中对于发现的每一枚甲状旁腺都应该以最后一枚甲状旁腺对待，认真解剖，注意保护甲状旁腺的血供，切勿成束结扎，所有操作应紧贴甲状腺固有被膜处理进出甲状腺分支血管，避免结扎甲状腺上、下动脉的主干。

3. 甲状旁腺对热损伤比较敏感，超声刀靠近甲状旁腺操作时，可选择低位挡同时保持一定的距离，激发时间不宜过长，可采用生理盐水纱条隔离保护旁腺，尽量减少超声刀对甲状旁腺的热损伤。亦可采用双极电凝或丝线结扎血管。

4. 术后应常规检查原位保留的甲状旁腺血运情况，如发现甲状旁腺有明显的血运障碍、颜色变黑等情况则应行甲状旁腺自体移植手术。

(七)相关知识

1. 甲状旁腺的应用解剖　约80%的正常人有4枚甲状旁腺，呈扁平椭圆形，质软，似米粒或压扁的黄豆，直径3~6mm，呈棕黄色。多数甲状旁腺紧贴甲状腺背面，位于真假被膜之间的纤维囊内。上甲状旁腺比较固定，很少出现异位，85%集中在以甲状软骨下角为圆心半径为1cm的区域内。上甲状旁腺的血供主要来源于甲状腺上动脉后支和甲状腺上、下动脉的吻合支。下甲状旁腺的位置变异较大，主要与胚胎发育过程中，咽囊下降程度的变化大有关。大多数位于甲状腺后缘中下1/3交界范围，其余可位于胸腺内、纵隔内、颈动脉鞘内、气管食管沟或甲状腺实质内。下甲状旁腺主要位于甲状腺下极附近，在甲状腺下动脉与喉返神经交叉处2cm范围内。其血供主要来源于甲状腺下动脉。

2. 术中甲状旁腺识别的方法和技巧　甲状旁腺与淋巴结鉴别：甲状旁腺呈棕黄色或棕褐色，淋巴结为浅红色；甲状旁腺质地软，淋巴结质地较韧，转移的淋巴结质地较硬；甲状旁腺表面光泽，形态规则，表面平滑，有较规则的脉络，而淋巴结外形欠规则，表面不光滑，色泽差，表面脉络不规则。

甲状旁腺与脂肪组织鉴别：甲状旁腺呈棕黄色，被覆被膜，可见细小的血管分布；而脂肪组织呈淡黄色，表面无血管，用尖刀挑开没有棕黄色或棕褐色的组织。亦可将其放入盛有生理盐水的小烧杯中，漂浮起来的则为脂肪组织。

3. 术中辅助识别和辨认甲状旁腺的方法

(1)纳米炭负显影：活性纳米炭具有高度的淋巴系统趋向性，能通过淋巴管而不能进入毛细血管，在甲状腺内注射活性纳米炭后，甲状旁腺不被染色而有助于发现甲状旁腺(图1-4-3)。

(2)术中γ-探测仪：术中应用γ-探测仪可显示甲状旁腺区计数显著增高，临床实际应用中对寻找异位及复发甲状旁腺应用价值更高。因为需要核医学科术前给药，γ射线探测设备较为昂贵，临床应用范围受限。

(3)亚甲蓝正显影：利用亚甲蓝在甲状腺与甲状旁腺组织内消退时间差，甲状旁腺正显影。研究发现，通过亚甲蓝染色容易发现病理性甲状旁腺组织如甲状旁腺瘤，而正常甲状旁腺组织则染色率较低，因此在临床使用上受到限制。

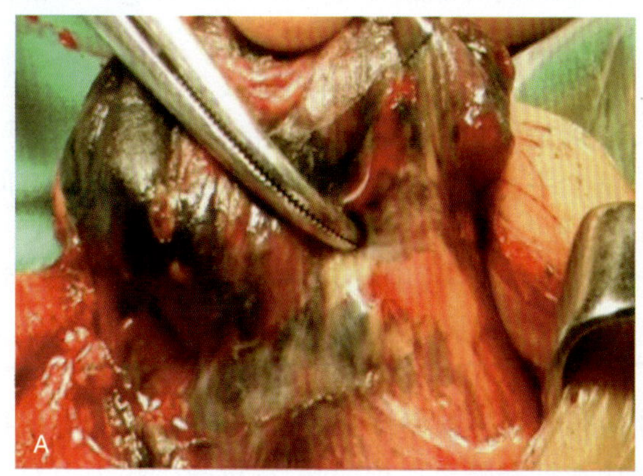

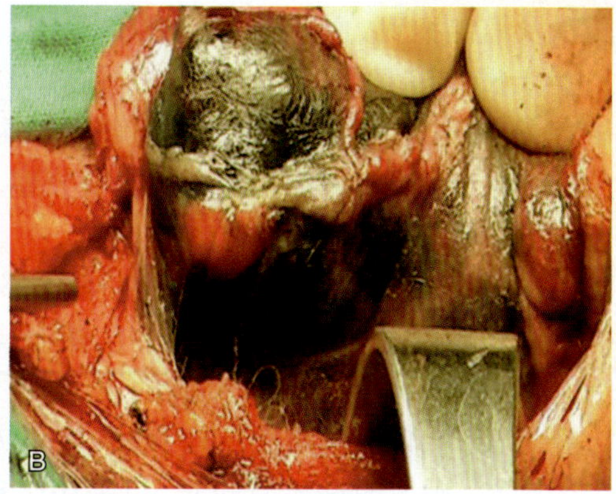

图 1-4-3　纳米碳负显影

A. 纳米炭负显影的左上甲状旁腺；B. 纳米炭负显影的左下甲状旁腺。

（4）组织 PTH 快速检测：PTH 具有仅在甲状旁腺组织内特异性表达，呈断崖式分布的特点。因此，对目标组织内 PTH 浓度检测有助于鉴定甲状旁腺和非甲状旁腺组织。已有国内学者开发的 PTH 免疫胶体金试剂盒，其检测效能与罗氏法 PTH 检测试剂盒相似。PTH 快速检测法具有操作简单快捷，结果判读迅速直观，耗时短（2~8 分钟）等优点。

（5）近红外自体荧光显像：近红外自体荧光显影（near-infrared autofluorescence imaging，NIRAF）利用甲状旁腺自身可发射较强的 NIRAF 信号并可通过成像系统进行实时监测从而鉴别甲状旁腺，能在术中实时提供全面的甲状旁腺信息。研究表明，NIRAF 的应用可显著降低短暂性低甲状旁腺功能减退发生率。但由于近红外荧光（NIR）的渗透深度只有几毫米，还很难观察到深层甲状旁腺的自发荧光。

（6）吲哚菁绿（ICG）造影术：ICG 作为目前唯一被美国食品药品管理局批准临床使用的近红外光学成像对比增强剂，与蛋白结合后在近红外光照射下可发射荧光，利用实时荧光成像技术可实时显示甲状旁腺的血流灌注情况等。因此，ICG 造影术可以在术中评估甲状旁腺血供情况以判断能否原位保留甲状旁腺（图 1-4-4）。

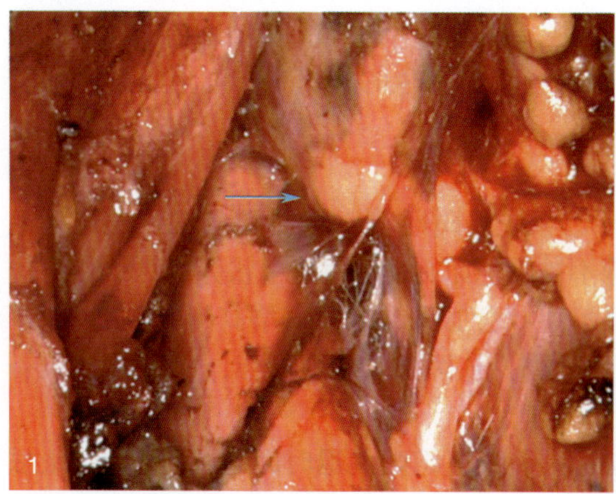

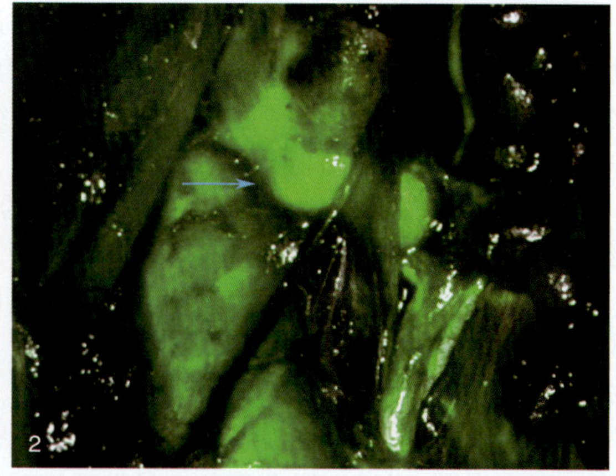

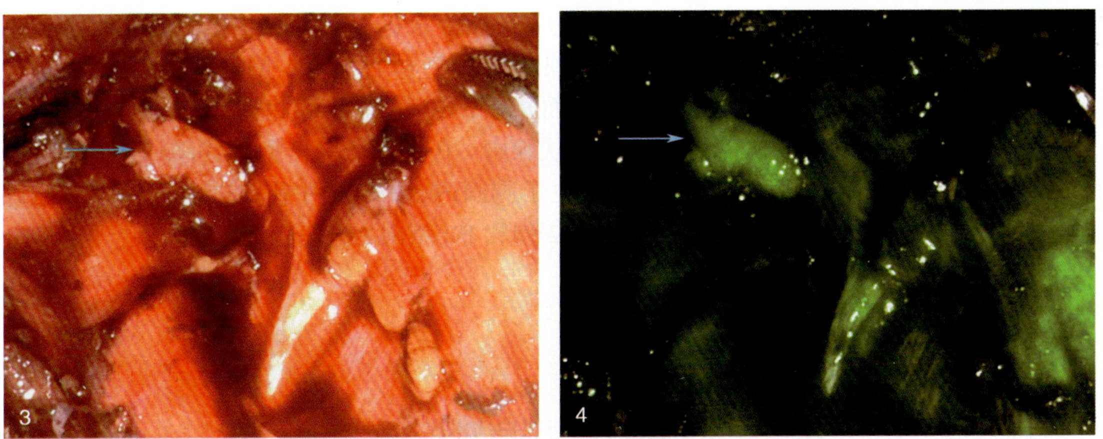

图 1-4-4　术中应用荧光显影技术显示甲状旁腺

1 和 2 为甲状腺切除前右上甲状旁腺；3 和 4 为甲状腺切除后右上甲状旁腺。

4. 甲状旁腺自体移植　指将被误切的甲状旁腺和术中无法原位保留的甲状旁腺种植于特定的部位，如胸锁乳突肌、斜方肌和皮下（前臂、腹壁）组织。匀浆注射法：将甲状旁腺剪碎呈匀浆样放入小烧杯内与 1ml 生理盐水充分混匀，然后将匀浆注入同侧胸锁乳突肌或前臂肌肉。该法适合各类甲状腺手术，特别是腔镜甲状腺手术。颗粒包埋法：将甲状旁腺切碎成细颗粒状，在同侧胸锁乳突肌做好“口袋”，将细颗粒状的甲状旁腺组织置入“口袋”，再用不可吸收的缝线关闭“口袋”并做好标记，方便日后再次手术时辨认。该法适用于各类开放甲状腺手术。图 1-4-5 示甲状旁腺自体移植于胸锁乳突肌肌内。

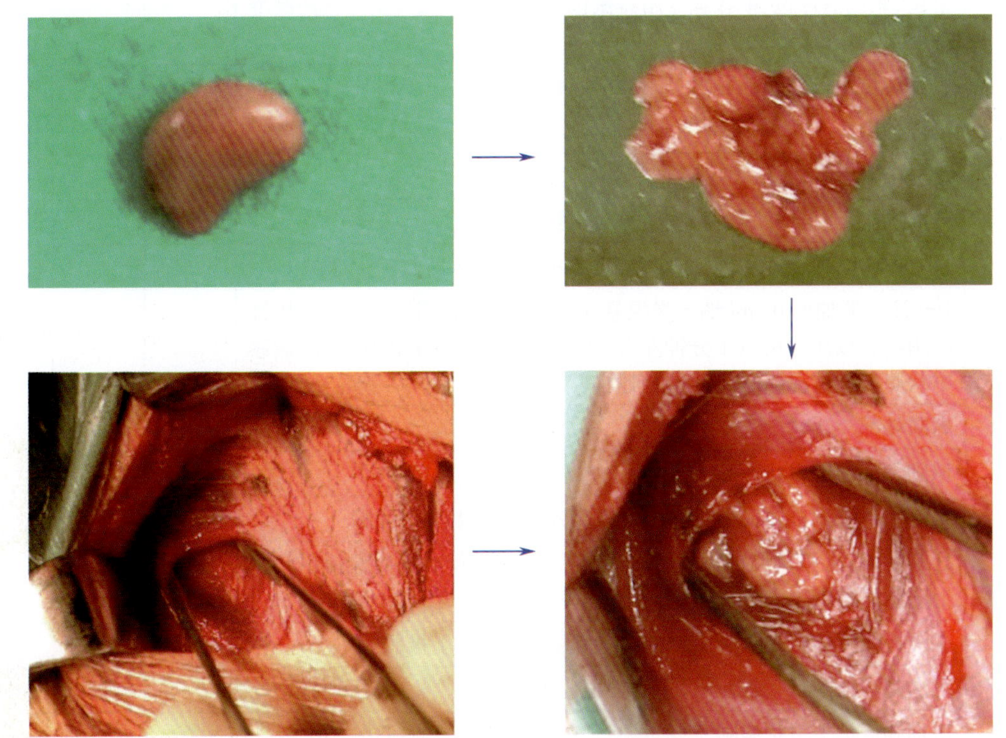

图 1-4-5　甲状旁腺自体移植于胸锁乳突肌肌内

5. 甲状旁腺的分型　四川大学华西医院朱精强等根据甲状旁腺与甲状腺的毗邻关系和原位保留甲状旁腺的难易程度，将甲状旁腺分为 A 型和 B 型。A 型为紧密型，又可分为三个亚型：A1 型，甲状腺与甲状旁腺表面平面相贴；A2 型，甲状旁腺部分或全部嵌入甲状腺，但在固有膜外；A3 型，甲状旁腺完全在甲状腺内。B 型为非紧密型，又可分为三个亚型：B1 型，甲状腺周围型；B2 型，甲状旁腺完全位于胸腺内，即胸腺内型；B3 型，由纵隔或胸腺血管供血。A1 型和 B1 型最容易原位保留，A2 型和 B2 型次之，B3 型无法保留。

三、评价标准

见表 1-4-1、表 1-4-2。

表 1-4-1　甲状旁腺识别与保护技术操作规范核查表

项目	内容	是	部分	否
操作前准备	穿好手术服，戴好口罩、帽子，洗手			
	核对患者信息：包括患者姓名、性别、年龄、科室、床位、手术名称、麻醉方式等			
	询问禁食、禁饮情况			
	查看患者血常规、凝血功能、心电图及甲状腺及颈部淋巴结彩超等检查结果，排除手术相关禁忌证			
	确定患者已签署手术同意书等医疗文书			
	物品（器械）准备：纳米炭混悬液，1ml 注射器；超声刀，电刀；无菌铺单包、无菌消毒包、甲状腺专用器械包；监护设备、氧气及急救药品准备妥当			
操作过程	患者体位：仰卧位，头稍后仰，两侧沙袋固定			
	消毒铺巾			
	再次核对患者信息，切皮			
	分离皮瓣，上至甲状软骨下缘，下至颈静脉切迹			
	打开颈白线，向两侧游离胸骨甲状肌，暴露甲状腺两侧叶中部内 1/3			
	1ml 注射器抽取 0.2ml 纳米炭混悬注射液在肿瘤周围缓慢推注，拔针后用纱布按压注射点 1 分钟左右，等待 5 分钟后行甲状腺切除，观察甲状腺黑染情况，必要时追加剂量			
	离断峡部			
	识别和保护上甲状旁腺			
	紧贴甲状腺真被膜在甲状腺中上极交界处找到上甲状旁腺			
	处理上极，上极动脉前后支的 2 级、3 级分支进行结扎后保留甲状腺上动脉的后支主干			
	在维持张力的状态下沿患者的甲状腺被膜开展“上极脱帽”			
	再次观察上甲状旁腺血供、颜色是否变黑等			
	识别和保护下甲状旁腺			

续表

项目	内容	是	部分	否
操作过程	紧贴甲状腺真被膜在甲状腺下动脉与喉返神经交界处附近的被膜外淋巴、脂肪组织中找到下甲状旁腺			
	处理下极：甲状腺下动脉的主干及上行支，离断甲状腺下动脉三级血管支。使其与周围的疏松组织进行分离，即“下极脱帽”			
	再次观察下甲状旁腺血供情况			
	从腺体外缘将甲状腺腺体从前内侧翻开，全程暴露喉返神经，切除甲状腺悬韧带，完整切除甲状腺			
	常规检查标本中是否有无误切的甲状旁腺			
	冲洗伤口，放入引流管，缝合伤口			
操作后处置	包扎伤口，引流管做好标记			
	观察患者生命体征，将患者送入麻醉复苏室，做好交接工作。标本家属过目后送检			
	做好手术记录，再次洗手			

表 1-4-2　甲状旁腺识别和保护操作规范评估表　　单位：分

项目	好(5)	一般(3)	差(1)
整体过程流畅度			
甲状旁腺识别和保护的熟练度			
人文关怀			

评分说明如下。

好：操作过程清晰流畅，能快速准确地识别甲状旁腺并能原位保留，人文关怀到位，有术前交流、术后指导。

一般：操作过程基本能完成，能够识别甲状旁腺，术中存在误切或原位保留血运较差，但能对误切的甲状旁腺或原位保留较差的甲状旁腺进行自体移植。人文关怀基本到位，有术前交流、术后指导。

差：操作过程不流畅，动作粗暴，无法识别并原位保留甲状旁腺，视野不清楚，无人文关怀。

四、常见操作错误及分析

1. 甲状旁腺误切和缺血　相比上甲状旁腺，下甲状旁腺更容易出现误切和缺血。下甲状旁腺位置变异较大，与周围的脂肪和纤维组织连接紧密，初学者很难将甲状旁腺与淋巴结、脂肪组织、胸腺正确区分，对于甲状腺癌患者，还需行预防性中央区淋巴结清扫，增加下位甲状旁腺血运保护的难度。

2. 视野不清晰　甲状腺的血供特别丰富，表面有大量的血管吻合支，如果术中解剖层次不清楚，很容易损伤血管造成出血；或由于术者操作技术欠熟练，动作粗暴，容易造成血管撕裂出血，都会影响视野。此外，纳米炭混悬液不规范化使用，一次性注射剂量过多；分离甲状腺假被膜时损伤甲状腺被膜的完整性，拔针时没有按压注射点，纳米炭混悬液外溢使整个视野黑染，也会影响视野。

五、相关知识测试题

1. 男性老年患者,因穿刺诊断为甲状腺乳头状癌而行全甲状腺切除。术后第1天出现手足麻木、刺痛感,偶尔出现全身抽搐发作。为明确诊断,下一步需完善的检查是

A. 测血磷　B. 测血钾、血钠　C. 测血钙、PTH

D. 测血镁　E. 测血糖

2. 用手叩击耳前和颧弓下面神经,同侧面肌抽动,称为

A. Trousseau 征　B. Timl 征　C. Chvostek 征

D. 布鲁津斯基征　E. 酚妥拉明试验

3. 用止血带或血压计缚于前臂充气至收缩压以上20mmHg持续3分钟,如出现手足搐搦,称为

A. Trousseau 征　B. 布鲁津斯基征　C. Chvostek 征

D. 凯尔尼格征　E. 胰升糖素激发试验

4. 甲状旁腺功能亢进症的患者出现高钙危象时,血钙超过

A. 2.25mmol/L　B. 3.25mmol/L　C. 2.75mmol/L

D. 3.75mmol/L　E. 4.75mmol/L

5. 关于甲状旁腺功能减退症患者的临床表现,**错误**的一项是

A. 神经肌肉兴奋性增高

B. 血 PTH 降低或测不出

C. 高磷血症

D. 早期表现为骨痛,后期表现为纤维囊性骨炎

E. 血钙增高

答案:1. C　2. C　3. A　4. D　5. D

(李新营　夏发达)

第五节　喉返神经暴露及保护技术

一、概述

在甲状腺和甲状旁腺的手术中,避免对喉返神经(recurrent laryngeal nerve)的损伤至关重要。一侧喉返神经损伤患者出现声带麻痹,声音嘶哑;两侧损伤患者双侧声带麻痹,咽部肌肉失去张力,可造成窒息,需行气管切开,后期需行声带矫形固定才能发音,严重影响患者生活质量。喉返神经发自迷走神经干的胸段,并立即返回颈部,是喉肌的主要运动神经。右喉返神经于右锁骨下动脉第一段的前方离开右迷走神经,绕至其后面,然后上行于气管与食管间沟内。左喉返神经在主动脉弓前外侧,紧靠动脉韧带远端离开左迷走神经,绕过主动脉弓,然后上行于同侧气管食管沟内。其后,两侧喉返神经行程近似,至咽下缩肌下缘水平延续为喉下神经。喉返神经属于混合性神经,其肌支支配除环甲肌以外的喉肌,其感觉纤维分布至声门裂以下的喉黏膜。

二、操作规范流程

(一) 适应证

甲状腺或甲状旁腺手术。

(二) 禁忌证

全身情况较差，不能耐受手术，如严重心肺疾病如严重心律失常、心肌梗死活动期、重度心力衰竭、哮喘、呼吸衰竭不能平卧等。

(三) 操作前准备

1. 患者术前检查及评估

(1) 完善相关术前检查，包括三大常规、肝肾功能、电解质、凝血功能、甲状腺功能5项、甲状腺球蛋白(TG)、心电图、胸片及评估心肺功能等。

(2) 完善甲状腺彩超，评估结节是否靠近喉返神经入喉处，评估颈部淋巴结转移情况。

(3) 完善喉镜检查，明确声带活动情况，明确声带是否有病变等情况。

(4) 有条件者可行发音评估，包括音频响度等定量评估。

(5) 麻醉及围手术期其他相关评估，应用神经电生理监测时，使用含监测电极的气管插管，根据神经监测要求使用短效肌肉松弛药。

2. 神经暴露物品　除常规器械外，如喉返神经与周围组织粘连严重时可以使用精细解剖器械如神经剥离子、特殊显微钳及显微剪刀等，更利于精细解剖。

3. 操作者准备

(1) 评估围手术期手术适应证、禁忌证，制订手术方案，评估神经功能。

(2) 常规手术信息核对，确认手术部位，选择切口，常规消毒、铺单。

(3) 喉返神经暴露前手术步骤：游离皮瓣，充分暴露甲状腺。离断甲状腺峡部，脱帽法离断甲状腺上极、游离甲状腺外侧(甲状腺中静脉)，将患侧腺叶向内侧翻起。充分暴露甲状腺背侧，即可以开始喉返神经的暴露。

(四) 操作步骤

不同患者的喉返神经处理方法会有轻微差别，解剖和暴露喉返神经的方式可以大致分为三种，分别为侧方入路、上方入路和下方入路。开放甲状腺手术中暴露喉返神经最常采用的方法是侧方入路。近20年来，多种微创甲状腺手术方式如经胸前、经口和经腋腔镜甲状腺手术的出现，颈外(远处)入路喉返神经暴露技术如上方入路和下方入路的方法受到了关注。

在传统的开放式甲状腺切除术中，侧方入路是最常用的喉返神经暴露方法，因此本文主要阐述侧方入路的相关步骤。在这种方法中，喉返神经会在甲状腺叶的中部暴露。侧方入路有一个显著优势，即喉返神经只需要在其远端进入咽下缩肌的最后几厘米被解剖和暴露，避免了暴露颈区下段和进入胸廓的神经，从而可以缩小喉返神经的解剖区域。此外，避免解剖颈区下段的喉返神经也有助于保护下位甲状旁腺的供血。

具体步骤如下。

1. 将胸骨舌骨肌和胸骨甲状肌向外侧牵拉以暴露甲状腺腺叶背侧。

2. 将带状肌向侧方牵拉以暴露颈动脉和颈静脉，然后将颈动脉小心向侧方牵拉并将甲状腺向中部牵拉，以暴露气管旁软组织。

3. 沿甲状腺外侧被膜，自下而上解剖并离断甲状腺侧方筋膜组织，即可暴露喉返神经中段。喉返神经与甲状腺下动脉关系密切，可以在主干后方、分支之间或主干之前，应仔细辨认两者之间的关系。图 1-5-1 示喉返神经与甲状腺下动脉关系。

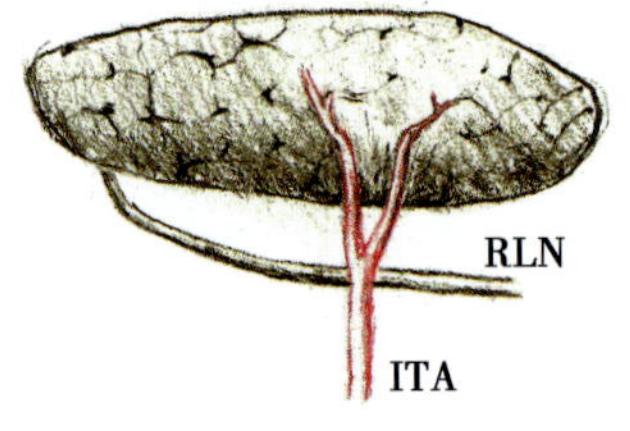

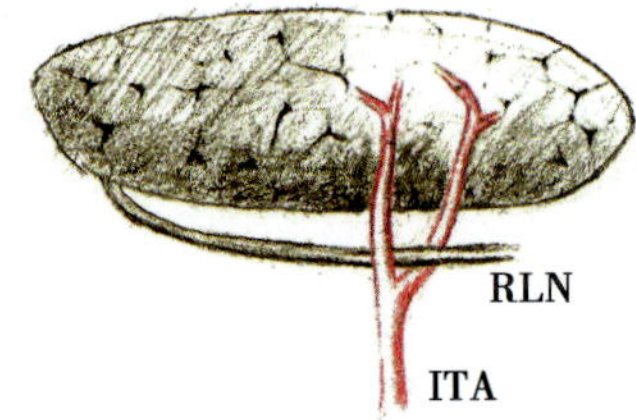

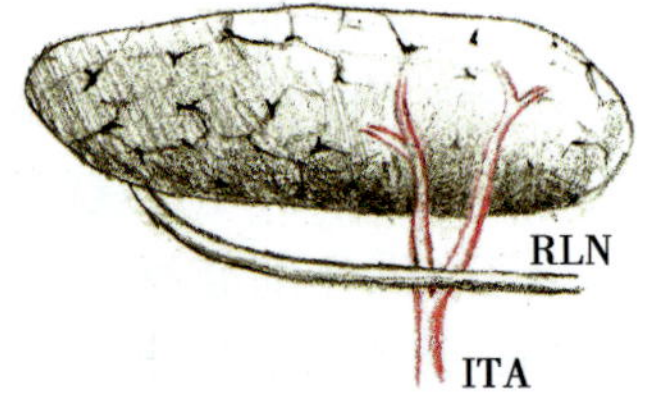

图 1-5-1　喉返神经（RLN）与甲状腺下动脉（ITA）的关系

左，RLN 在动脉后方行走；中，RLN 在动脉分支之间行走；右，RLN 在动脉前方行走。

4. 沿喉返神经向神经远端继续解剖至其入喉处。此处喉返神经与甲状腺组织最为紧密，Zuckerkandl 结节处有较多细小血管，需要仔细止血，避免影响视野。

5. 在寻找神经的过程中，有很多组织结构可以被用作定位标志，包括甲状旁腺、Zuckerkandl 结节、甲状腺下动脉和甲状软骨下突的下缘等，应用这些结构通常可以迅速定位喉返神经。Zuckerkandl 结节和喉返神经的关系相对固定，喉返神经入喉前行走于该结节背后侧，见图 1-5-2。

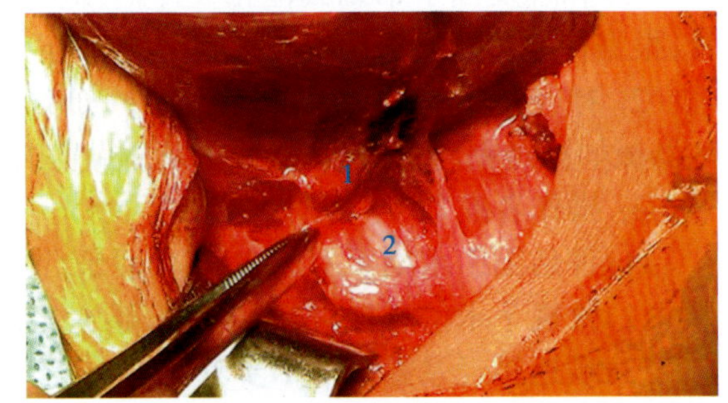

图 1-5-2　右侧 Zuckerkandl 结节和喉返神经（RLN）的关系

1. Zuckerkandl 结节；2. RLN。

6. 在甲状腺再次切除术中，通常在一些瘢痕组织较轻的区域找到喉返神经。如果从低于先前解剖平面的位置着手，则可以避开瘢痕组织。

7. 使用神经监测时，应依次记录 V1、R1、R2 和 V2 信号，具体可参考《甲状腺及甲状旁腺手术中神经电生理监测临床指南（中国版）》。

（五）并发症及处理

1. 出血　在寻找喉返神经的过程中造成的出血需先按压处理，寻找到神经后再处理出血。一些细小的血管有时肉眼下很难与喉返神经鉴别，应沿神经主干仔细保留神经的分支。此外，不能简单地通过一部分喉返神经或其分支来推测其整体结构，避免支配声带主要分支的损伤。

2. 神经入喉处解剖困难　甲状腺组织入喉处致密或 Zuckerkandl 结节较大覆盖喉返神经时，可使用精细显微解剖器械仔细解剖，如为良性病变，可考虑残留部分入喉组织。

3. 神经浸润的处理　术前喉返神经功能正常而受肿瘤浸润，如果可能应尽量保留。浸润喉返神经的肿瘤应尽可能切除干净，不要残留明显的病灶。对微小病变应予以 ^{131}I 和促甲状腺激素抑制治疗。如果发生局部复发，可积极地进行再次手术。如果喉返神经受良性病变或淋巴瘤浸润，应予以保留。肿瘤侵袭的喉返神经可见于 50% 术前临床神经麻痹的病例，其中2/3可能有低级别的肌电反应，切除这些神经可能会使发音和吞咽困难恶化。如果术前就存在喉返神经麻痹，术中发现喉返神经浸润，不能剥离时应当切除该神经。

4. 神经信号减弱或丢失　使用神经监测时，暂时的信号减弱或丢失可能因为牵拉、热传导损伤引起。首先检查神经的完整性，尤其是入喉处小血管的结扎是否离神经过近。减少损伤因素后神经信号可能在短时间内恢复，也可能需要较长时间的恢复，在确保神经完整性的前提下，可继续观察。

5. 术后暂时性声音嘶哑　以休息和避免发音过度疲惫为主，可使用减轻水肿和营养神经药物如小剂量糖皮质激素和甲钴胺等。

（六）操作注意事项

临床经验和对外科解剖学的专业知识是无可替代的。此外，下列一些注意事项和技巧有助于更安全地解剖和暴露喉返神经。

1. 在神经没有完全暴露之前不要切断任何条索状结构可将永久性神经损伤的风险降至最低。直视追踪神经时，分离神经周围组织之前神经必须完整暴露在视野中。若使用神经检测技术，则每次横切组织都要以组织神经检测阴性为前提。

2. 识别神经后，只需对神经进行少量的解剖即可完成甲状腺切除手术。为了暴露和追踪喉返神经行程进行喉返神经的解剖是合适的。一旦达到目的，应避免任何多余的操作以避免额外损伤。

3. 追踪喉返神经远端时，应小心将腺体向中部牵拉。施加在腺体上的压力可以经由甲状腺悬韧带等组织上的纤维和组织传递至神经，造成神经麻痹。此外，剧烈地抽吸和“花生米”或纱布的使用力量过大可能对神经造成损伤，应当合理应用减少刺激。

4. 解剖喉返神经的过程应注意能量器械的合理使用，避免对其造成热损伤。接近神经任何形式的电凝、烧灼等操作都应该谨慎。

5. Berry韧带上缠绕的神经和一些细小神经很容易受损，如果喉返神经损伤风险很高，可以在此处留下一小块正常甲状腺组织（远离肿瘤边缘）来保护神经避免损伤。

6. 喉返神经最终总是会分出至少一个前支和一个后支。然而分支也可以很复杂，可以出现多个前支或感觉支，因此，必须确定追踪的是喉返神经前支并且不能忽略额外的运动分支。错误追踪喉返神经后支可导致重要的运动前支被切断。如果发现一个前支比较细小，需要考虑可能只是运动分支中的一个小分支。在这种情况下，可以逆行解剖确定是否有近端分支存在。

7. 巨大甲状腺肿尤其是胸骨后甲状腺肿可以拉伸喉返神经，在增大的腺体移除后可能会存在一段冗长的神经，对神经远端的忽视可能导致神经损伤。因此在这种情况下，应该一直追踪到喉返神经入喉处。

（七）相关知识

1. 喉镜检查　所有进行甲状腺和甲状旁腺手术的患者均推荐行术前和术后喉镜检查，完整的术前和术后喉镜检查相关信息，才可能实现手术相关喉返神经管理，且术前、术后了解声带功能和术中神经监测是相辅相成的。

（1）术前喉部检查的必要性

1）由于缺少对发音不适的主诉，声带麻痹可能在术前就已经存在。

2）术前声带麻痹提示恶性肿瘤侵犯神经的可能，有利于术前诊疗计划的制订和影像学评估。

3）术前声带麻痹可以发生在某些良性疾病。

4）术前对声带功能的判断可以影响术中发现喉返神经受侵的治疗策略。

5）如果术前未行喉镜检查，术后则无法确定声带活动障碍是否为手术所致。

6）术前为术后喉部检查提供了评估基线。

（2）术后喉部检查的必要性

1）声带检查是准确评估术后喉返神经损伤情况的唯一方法，但声音变化可能并没有发生声带麻痹，声带麻痹也可能没有声音的变化。

2）术后声带功能检查最大程度上解释了术中神经肌电图的检测数据。

3）声带麻痹对于术后吞咽的安全和未来对侧甲状腺手术的规划都有重要影响。

2. 非返性喉返神经暴露及保护　非返性喉返神经（喉不返神经）发生率为 0.5%~1%，与右侧锁骨下动脉从主动脉弓直接发出相关。在伴有极罕见内脏转位的情况下，存在左锁骨下动脉异位，可能出现左侧非返性喉返神经。右锁骨下动脉位于食管后位，极少见情况位于气管食管之间，患者可能出现食管受压吞咽困难症状，需与甲状腺疾病引起的吞咽困难鉴别。钡剂造影可发现位于食管后位的锁骨下动脉，CT 示右锁骨下动脉位于气管膜的背部，可术前预测右侧非返性喉返神经的发生率。在操作过程中若常规位置未发现喉返神经，应充分暴露颈动脉鞘寻找迷走神经颈段以证实是否存在非返性喉返神经。迷走神经电刺激可以很容易地发现右侧非返性喉返神经，如果非返性喉返神经发出平面下的迷走神经刺激为阴性，则可以在迷走神经的更高水平进行刺激。图 1-5-3 示右侧非返性喉返神经。

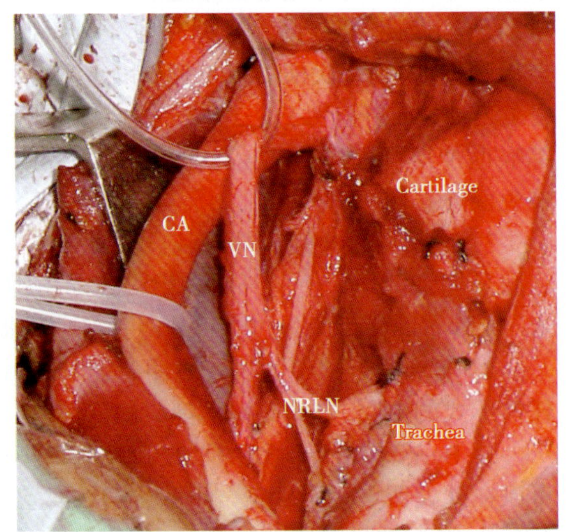

图 1-5-3　右侧非返性喉返神经

CA. 颈总动脉；VN. 迷走神经；NRLN. 非返性喉返神经；Trachea. 气管；Cartilage. 甲状软骨。

3. 术中神经电生理监测（intraoperative neuromonitoring，IONM）　造成喉返神经损伤的因素包括钳夹伤、热损伤、牵拉伤、吸引器伤、结扎伤、横断伤等。并不是每种损伤都可以在术中发现，如热损失和牵拉伤发生时，术中喉返神经解剖清晰，结构保持良好完整性，而术后患者发生声带麻痹，喉镜检查出现阳性结果。喉返神经的结构完整性并不一定证明功能的正常，术中神经电生理监测可及时发现肌电信号减弱，在术中识别隐匿性损伤方面有较大的作用。IONM 有降低神经麻痹发生率的趋势，对术后患者常规行喉镜检查，喉返神经麻痹的发生率可能比单纯通过发音改变来判断神经损伤的概率要高得多。而 IONM 的使用可明显降低术后喉镜检查阳性发生率。在风险较高的二次手术、胸骨后甲状腺肿和甲状腺癌手术中，IONM 也具有明显降低麻痹发生率的趋势。除这些患者的获益外，IONM 的益处还包括：①神经的识别与定位；②神经一旦辨认，有助于手术分离；③损伤识别和术后神经功能预测。

IONM 作为开放甲状腺手术中神经识别和保护的重要辅助工具，已被广泛应用于临床，其在腔镜手术中的应用也越来越普及。根据《甲状腺及甲状旁腺手术中神经电生理监测临床指南(中国版)》优先考虑使用 IONM 的适应证包括：①甲状腺背侧，可疑近期囊内出血或甲状腺癌；②甲状腺功能亢进，术前超声提示腺体大且内部血供丰富；③甲状腺恶性肿瘤需行颈部淋巴结清扫，尤其有中央组淋巴结肿大的情况；④甲状腺再次手术，解剖结构紊乱，组织粘连重；⑤胸骨后甲状腺肿，巨大甲状腺肿物，考虑喉返神经有移位；⑥术前影像学提示有内脏转位或锁骨下动脉变异，可疑非返性喉返神经；⑦已有单侧声带麻痹，对侧叶需行手术治疗；⑧需行甲状腺全切除术，特别是腔镜下手术；⑨喉返神经损伤后的修复手术；⑩甲状旁腺手术；⑪对音质、音调有特殊要求的情况。

标准化使用 IONM 应该包括：①术前、术后喉镜检查(L1、L2)；②外科手术前后的迷走神经刺激检查(V1、V2)；③外科手术前后的喉返神经监测(R1、R2)。恰当使用 IONM 可以获益，尤其对于术前评估存在喉返神经损伤高风险的患者应优先使用 IONM，如再次手术、术前已有声带麻痹、腔镜或机器人手术等。然而许多术前没有类似高危特征的患者术仍可能出现高风险，此时可能从神经监测中获益。神经监测为困难的甲状腺手术带来了很大的益处，在常规使用中需要积累更多的经验，识别信号含义，系统故障解决，才能最大程度发挥 IONM 的辅助作用。

三、评价标准

见表 1-5-1、表 1-5-2。

表 1-5-1　喉返神经暴露保护技术操作规范核查表

项目	内容	是	部分	否
操作前准备	核对患者信息：包括患者姓名、性别、年龄，科室，床号，手术范围			
	核查甲状腺彩超			
	阅读喉镜结果			
	物品准备：手术器械			
	神经监测仪连接，调试			
操作过程	神经暴露前操作			
	颈部切口制作(领式正中切口)			
	皮瓣游离			
	颈白线打开			
	带状肌甲状腺峡部分离			
	甲状腺峡部离断			
	环甲间隙打开			
	甲状腺上级血管处理			
	甲状腺中静脉离断，侧方暴露			
	甲状腺内侧牵拉，带状肌外侧牵拉，暴露甲状腺侧方			

续表

项目	内容	是	部分	否
操作过程	神经暴露过程			
	颈动脉暴露			
	甲状腺侧被膜纵向分离			
	气管食管旁沟暴露			
	喉返神经侧支保护			
	可见的下甲状旁腺血供保护			
	喉返神经中段暴露(侧方入路)			
	咽下缩肌、喉返神经入喉处暴露(上方入路)			
	喉返神经下三角暴露(下方入路)			
	甲状腺下级血管处理			
	甲状腺悬韧带暴露离断			
	探查喉返神经远端			
	喉返神经近段暴露至入喉处			
	入喉处甲状腺组织,Zuckerkandl 结节处理			
	侧方伴行血管处理			
	神经电信号监测记录(每侧记录 V1、N1)			
操作后处理	神经电信号监测记录(每侧记录 V1、N1)			
	发音评估(患者自评,医生评估)			
	喉镜检查			

表 1-5-2　喉返神经暴露保护操作规范检查评估表　　单位:分

项目	好(5)	一般(3)	差(1)
操作过程流畅度			
操作检查熟练度			
人文关怀			

评分说明如下。

好:操作过程清晰流畅,喉返神经暴露方法正确,人文关怀到位。

一般:操作过程能整体完成。处理上级或下级血管不完善;出血中度或严重影响视野;侧方被膜暴露不完善;喉返神经暴露后未对其进行行程探查,有以上任一情况发生时。

差:操作过程卡顿,操作粗暴,反复无目的寻找。有错误钳夹可能或出血严重影响视野而无法处理时立即判断为差。

四、常见操作错误及分析

1. 甲状腺下动脉分支误认为神经　当寻找到疑似喉返神经时,需要使用直角钳向下探寻喉返神经的走行,同时使用蚊式钳或直角钳向上探明入喉趋势,以防将伴行行程较长的甲状腺下动脉分支误认为神经，神经监测信号有助于鉴别。

2. 喉返神经钳夹或不慎结扎　在甲状腺侧方或下级血管出血时，严禁大块钳夹或结扎，应按压止血，待探明神经走行后再处理出血，解剖侧方暴露神经应分层逐次解剖，避免较大血管损伤。

3. 神经牵拉过度，热损伤　解剖神经时操作应该尽量轻柔，避免牵拉造成的神经损伤。能量器械的使用需远离神经，确认安全距离，避免使用热的刀头进行分离神经操作。

4. 非返神经损伤　在离断组织时应充分辨认神经。在操作过程中若常规位置未发现喉返神经，应充分暴露颈动脉鞘寻找迷走神经颈段以证实是否存在非返性喉返神经。如不慎损伤该神经，应尽量行无张力短短吻合。迷走神经电刺激可以很容易地发现右侧非返性喉返神经，如果喉返神经发出平面下的迷走神经刺激为阴性，则可以在迷走神经的更高水平进行刺激。

五、常见训练方法及培训要点介绍

1. 活体猪动物手术　在猪活体手术中寻找喉返神经，猪的甲状腺位于气管正中，暴露喉返神经有较好的优势。可用于开放手术或腔镜手术中，训练寻找喉返神经的方法；也可用于观察单侧喉返神经损伤后发音和声带变化情况；也可用于双侧喉返神经损伤的结局观察。

2. 虚拟训练　可使用腔镜甲状腺切除术模拟训练模块，练习腔镜下喉返神经暴露。

六、相关知识测试题

1. 喉返神经入喉的部位在

A. 舌骨大角下方　B. 甲状软骨上角后方　C. 环甲肌下方

D. 环甲关节后方　E. 环状软骨下方

2. 喉部检查中最常用且简便的器械检查方法是

A. 间接喉镜检查　B. 直接喉镜检查　C. 纤维喉镜检查

D. 动态喉镜检查　E. 电子喉镜检查

3. 快速定位喉返神经的解剖结构**不包括**

A. Zuckerkandl 结节　B. 甲状腺下动脉

C. 甲状软骨下突的下缘　D. 气管食管旁沟

E. 迷走神经

4. 以下关于非返性喉返神经（喉不返神经）的描述**错误**的是

A. 神经监测中刺激喉返神经发出平面下的迷走神经，刺激信号为阴性

B. 多见于右侧，左侧也可出现

C. 术前 CT 发现右侧锁骨下动脉解剖异常可预测非返性喉返神经存在

D. 由迷走神经直接发出

E. 游离甲状腺组织时要远离腺体，避免神经损伤

5. 以下关于腔镜甲状腺手术喉返神经保护说法**错误**的是

A. 腔镜甲状腺手术因手术入路不同，暴露喉返神经的方式和入路有较大差别

B. 推荐使用神经监测降低喉返神经损伤概率

C. 在喉返神经暴露困难时，可远离甲状腺行甲状腺全切

D. 耳后，经口可使用上入路方式暴露喉返神经

E. 在离断可疑组织前,同开放手术一样需在确认喉返神经后

答案:1. D 2. A 3. E 4. E 5. C

(李新营)

第六节 腹腔镜(机器人)基本操作技术

一、概述

外科腔镜(机器人)技术是一类通过腹部或胸部微小切口(通常为0.5~1cm)利用微型光纤摄像探头及视频成像技术,采用专门的腔镜器械进行胸部、腹部或盆腔的探查或手术等技术的总称。广义的外科腔镜手术又称微创手术(minimally invasive surgery,MIS)或锁眼手术,是一种现代化的外科手术技术。与更常见的开放手术相比,腔镜手术具有很多优点,包括切口更小、疼痛减轻、造成的出血更少、手术后恢复时间缩短。最关键的优势是使用腔镜探头后,尤其是前端可调节角度的摄像探头,可以看到开放手术中肉眼无法直视或视野受影响的区域,并且可将手术区域局部视野放大,达到更精准的手术目的。腹腔镜手术包括腹部和盆腔内的手术,而锁眼手术在胸部或胸腔被称为胸腔镜手术。腹腔镜和胸腔镜手术属于更广泛的内镜领域。

自1901年由德国外科医生Georg Kellin完成人类第一例腹腔镜手术以来,腹腔镜技术发展迅猛。近年来,远程腔镜手术系统和机器人腹腔镜系统日益成熟。2001年全世界第一例远程腹腔镜胆囊手术由法国外科医生Jacques Marescaux完成。近年来美国的“达·芬奇”机器人手术系统已在全世界范围内广泛开展,我国的“妙手”国产机器人系统也已处于临床试验阶段,这些技术的广泛应用标志着腹腔镜技术临床应用已成为现代外科手术过程中不可或缺的诊疗手段。

二、腹腔镜(机器人)探查和手术操作规范流程

(一)适应证

几乎所有的择期腹部手术都可以选择使用腹腔镜探查或手术等方式进行,具体应用如下。

1. 诊断性腹腔镜检查

(1)直视性地探查腹腔内部情况。

(2)完成可疑组织或微小结节的活检。

(3)收集腹水用于生化检查、培养或腹水脱落细胞学病理检查。

(4)确定恶性肿瘤分期和手术可切除性。

2. 急性或慢性胆囊炎、阑尾炎、疝气、胃肠道穿孔、有明确出血部位的消化道出血、可切除的腹部肿瘤如胃癌、结肠癌、直肠癌、胰腺癌、肝癌、胆囊癌、消化道间质瘤,腹膜后肿瘤等。

3. 子宫穿孔、黄体破裂、异位妊娠、卵巢囊肿蒂扭转及可切除的妇科肿瘤如宫颈癌、子宫内膜癌、卵巢癌等。

4. 泌尿系损伤、可切除的肾癌、膀胱癌及前列腺癌。

(二)禁忌证

1. 绝对禁忌证

(1)严重心肺疾病如严重心律失常、心肌梗死活动期、重度心力衰竭、哮喘、呼吸衰竭不

能平卧，无法耐受内镜检查。

(2) 严重高血压、精神异常及意识明显障碍，不能配合内镜检查。

(3) 休克、昏迷、卒中等危重情况。

(4) 急性肠梗阻伴肠袢扩张。

(5) 腹部开放性损伤或膈肌损伤。

(6) 明显的胸主动脉瘤等。

2. 相对禁忌证

(1) 急性或慢性病急性发作，经治疗可恢复。

(2) 心肺功能不全。

(3) 急性扁桃体炎、咽炎、急性哮喘发作期。

(4) 消化道大出血，血压波动较大或偏低。

(5) 严重高血压，血压偏高。

(6) 严重出血倾向，血红蛋白低于 50g/L 或凝血酶原时间（prothrombin time，PT）延长 1.5 秒以上。

(7) 高度脊柱畸形或巨大消化道肿瘤。

(8) 处于妊娠期。

(9) 严重肝病，大量腹水。

(10) 腹部外伤但影像学检查阴性。

(11) 既往腹部手术引起腹腔内严重粘连。

(12) 腹部切口部位软组织感染等。

（三）操作前准备

1. 患者的准备

(1) 术前完善 HBsAg、HCV 抗体、HIV 抗体等输血四项，凝血功能，血常规、肝肾功能等相关检查。术前估计出血量较大的手术如恶性肿瘤根治、巨大肿瘤切除等，术前怀疑活动性出血及贫血的患者，应术前备血。

(2) 术前常规禁食 ≥6 小时，禁饮>2 小时，估计可能有胃排空延缓、梗阻或不全梗阻症状者，需禁食、禁饮更长时间，必要时应洗胃。

(3) 常规：术前监测血压，完善心电图检查，完善影像学检查如胸片、腹部彩超、腹部增强 CT 或 MRI 等。

(4) 有高血压、冠心病和心律失常者，术前应完善动态血压监测及动态心电图检查；若发现禁忌证，应暂缓手术。

(5) 胃肠道手术尤其胃肠道肿瘤手术患者还需完善肠道准备。

(6) 签署腹腔镜手术知情同意书。

2. 物品（器械）的准备

(1) 常规消毒及无菌用品准备：络合碘溶液、75% 酒精、外科手套、手术衣无菌包、常规腹部手术无菌巾包、腹腔镜无菌包（内含经消毒后腹腔镜探头、气腹针、气腹管，以及腔镜操作器械，包括抽吸器、无损伤抓钳、持针钳、止血钳、腔镜剪、钛夹钳、电凝钩等，穿刺鞘套件（Trocar 套管针：5mm，10mm）（图 1-6-1）。

(2) 腹腔镜相关设备正常，包括二氧化碳（CO_2）气源、CO_2 气腹机、冷光光源系统、光纤、腹腔镜成像主机、显示器、负压吸引器正常。

（3）监护设备、氧气及急救药品准备妥当。

（4）麻醉呼吸机正常。

3. 操作者的准备

（1）核对患者信息：包括患者姓名、性别、年龄、住院号等。

（2）确认禁食、禁饮时间。

（3）检查病历：既往有无高血压、心、肺、脑疾病等病史，有无服用抗血小板药物、抗凝药物如阿司匹林、氯吡格雷等的情况及有无出凝血异常疾病史。

（4）检查患者有无麻醉药物过敏史。

（5）查看患者血常规、凝血功能、心电图及其他辅助检查结果。

（6）明确患者有无手术禁忌证。

（7）确定患者已签署手术知情同意书。

（8）进手术室前在更衣室换穿手术室准备的清洁鞋和衣裤。

（9）上衣的袖口须卷至上臂上 1/3 处。

（10）戴好口罩及帽子。

（11）剪短指甲，并除去甲缘下积垢。

（12）手臂皮肤破损有化脓感染时，不能参加手术。

（四）操作步骤

腹腔镜手术类别繁多，本节以腹腔镜探查术为例，腹腔镜手术同其他常规外科手术一样，均在无菌手术间进行，全程无菌操作，一般患者在全身麻醉插管下进行手术。手术区域消毒应注意根据腹腔镜手术穿刺孔口位置及手术类型确定皮肤消毒的区域。

1. 连接并检测腹腔镜器械及设备

（1）腹腔镜器械的连接工作。将冷光源线、光纤及腹腔镜成像器连接至冷光源及腹腔镜主机后套入无菌保护套内，通过无直接接触的方式将光纤末端及腹腔镜镜头连接至成像器接口上，并固定在手术大单的无菌区域。其中光纤及镜头线、气腹管、冲洗管固定在主刀左手位，将电凝钩线固定在主刀的右手位。

（2）将经过消毒后的气腹管、电凝钩线和吸引管一端递给巡回护士，分别连接至 CO_2 气腹机、电刀主机和负压吸引装置。

（3）打开电源，检查系统是否正常运行，调节光源至适当亮度，观察显示器上镜头成像效果，并调节白平衡，修正色差。检查气腹管路和负压抽吸管路等是否正常。

（4）注意保持无菌操作，避免污染手术区域，使用无菌保护套保护光纤时应避免污染，并注意勿将光导纤维折叠、扭曲，防止折断光纤。

2. 建立气腹和辅助孔

（1）在脐周上缘或下缘取半环形切口 1cm。

（2）用巾钳钳夹脐孔两侧皮肤，提起巾钳，增加腹内空间，使腹壁远离网膜及肠管。

（3）术者用右手持气腹针并将其放入切口内，右手腕关节接触上腹部皮肤作为支撑点，然后缓慢将气腹针穿刺入腹腔。感觉到两层突破感后，再将盛有 5ml 生理盐水的注射器连接气腹针，若生理盐水顺利流入，说明穿刺成功，确定气腹针位于游离腹腔内。

（4）连接气腹管，开启 CO_2 充气机，向腹腔内注入 CO_2 气体，形成人工气腹。进气速度不超过 1L/min，总量以 2~3L 为宜。腹腔内压力不超过 2.13kPa（16mmHg）为宜。目的是将腹壁和腹内脏器分开，从而暴露手术操作空间。

（5）待腹内压达到预定压力（CO_2 充气机压力一般设为 8~12mmHg）。拔出气腹针转换为 10mm 的穿刺套件（Trocar 套件），垂直旋转穿入腹腔后拔出针芯，连接气腹管继续维持人工气腹，同时放入腹腔镜观察腹腔及腹壁。

（6）调整 30° 镜头，旋转至 180°，观察腹壁情况，并在可视下根据手术需要在左右下腹使用尖刀各取一个 5mm 或 10mm 切口，将 Trocar 套管针垂直腹壁旋转穿入腹腔，拔出针芯。进行下一步操作。

3. 手术探查顺序 进入腹腔后，首先用抽吸器抽吸腹腔内的影响视野观察的渗出液、胃肠液、积血或脓液等。若有活动性出血，首先判断能否镜下控制出血或止血，若出血量较大而无法立即止血，需立即中转开腹手术。探查部位、步骤和重点，可根据具体病情来定。应先探查正常区，最后探查病区。探查应轻柔细致；应特别注意易被疏忽的部位，如胃后壁、胃小弯部、贲门附近及十二指肠、结肠的腹膜后部位。若腹腔内出现胃肠道内容物和气体逸出者，则先探查胃肠道，然后再探查各实质性脏器。

4. 手术完成或中止后操作 手术完成或需中转开放手术时，首先反复核对清点所有器械及腔镜纱布，避免遗漏。撤出所有腔镜下器械后放出腹腔内气体，再拔除所有 Trocar 套管针，取回腹腔镜镜头及所使用器械，缝合皮肤后用纳米银敷贴覆盖或进行下一步操作（图 1-6-1）。

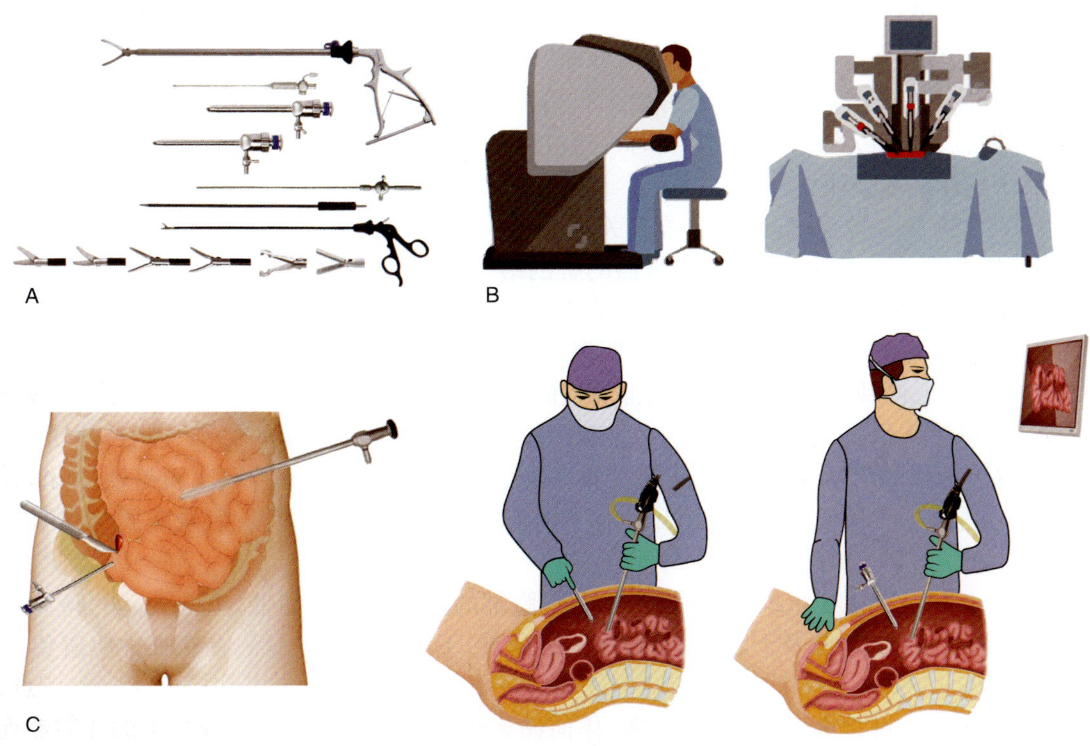

图 1-6-1 腹腔镜（机器人）器械及操作示意图

A. 腹腔镜相关操作器械；B. 达·芬奇机器人设备示意图；C. 腹腔镜操作示意图。

（五）并发症及处理

1. 心脑血管意外　包括心肌梗死、心律失常、心脏骤停、低氧血症、肺栓塞、脑血管意外等，尤其是老年人或原有心、脑、肺疾病的患者容易出现，由操作时过高的 CO_2 气腹压力（>20mmHg）所致。

（1）胸腔内压力增大，肺总容积减少，呼吸道压力增加，导致下腔静脉受压，回心静脉减少，心排血量减少。

（2）全身血管阻力增加（动脉受压）、儿茶酚胺释放（肾上腺素、去甲肾上腺素），导致心动过速。

（3）肾动脉受压，肾小球滤过率下降，排尿量减少。

以上原因均可能造成患者出现心脑血管意外。预防措施：手术操作轻柔，CO_2 注气压力不能过高，术前应询问病史，老年人或原有心、脑、肺疾病的患者术前检查血压、完善心电图及肺功能检查。一旦出现心脑血管意外，应立即中止手术，立即组织抢救。

2. 麻醉意外　麻醉过程中出现误吸、过敏反应、呼吸困难、苏醒延迟等，甚至出现意识障碍乃至死亡。因此手术操作过程中必须由专职麻醉医生进行麻醉，避免严重并发症。预防措施：术前应询问病史，了解既往史及药物使用情况。

3. 药物副作用　术前药物过敏引起头晕、恶心、头痛、手指麻木，甚至呼吸困难、血压下降、过敏性休克等。预防措施：术前仔细询问药物过敏史，出现时应立即给予抗过敏处理。

4. 气胸、纵隔气肿、皮下气肿　是由于空气或气体进入胸腔、纵隔及皮下组织而引起的状态。皮下气肿典型表现为突然的无痛性软组织肿胀，常出现在胸部、颈部和面部周围。纵隔气肿比较少见。预防措施：手术操作时间不宜过长，气腹压力不宜过高，术前仔细询问病史，根据情况合理安排手术计划给予酌情处理。

5. 其他　高碳酸血症和呼吸性酸中毒，静脉空气栓塞（罕见）。预防措施：手术操作时间不宜过长，气腹压力不宜过高；必要时可通过纠正酸中毒、调整呼吸参数等措施改善。

（六）操作注意事项

1. 在学习腹腔镜操作前，需学习有关腹腔镜手术操作的相关理论，包括腹腔镜操作的适应证、禁忌证。熟悉消化道及相关脏器的解剖结构，掌握常见消化道疾病及相关疾病的腹腔镜下表现及处理原则。

2. 探查腹部肿块时，恶性肿瘤要查明肝脏有无转移，直肠前及腹膜有无转移。发现已有多处转移的恶性肿瘤时，不应再行局部深入的探查。

3. 若包块体积大，涉及范围广，一时无法查清来源、与有关脏器的关系及能否被切除，可重点关注肿块的活动性、是囊性还是实质性改变，可通过穿刺了解肿块实质是硬（纤维组织为主）、是软（浆液状可由粗针吸出）；肿块与周围组织间有无一定间隙；肿块实质与周围血运是否丰富。

4. 附近是否有重要组织与之相连，如右上腹部的肝十二指肠韧带，中上腹部的肠系膜上动脉，脐区的腹主动脉及下腔静脉，两侧的输尿管，下腹部的髂动脉。在探查中应避免损伤上述组织。

5. 手术操作过程中，保持视野清晰，任何操作均需在腹腔镜直视下进行，切忌盲目操作，以免造成不必要的损伤。

6. 在观察腹腔的过程中，需要腹腔镜多个角度结合进行检查，灵活运用镜头特点，仔细观察术区，特别是病变好发区，并尽量不留盲区。

7. 如需活检或肿块切除，需在直视情况下进行，根据相关指南和共识意见进行操作，遵循无瘤原则，灵活使用腔镜下标本取物袋，避免腹腔内种植转移或针道转移。

8. 术后处理　腰椎麻醉、硬膜外麻醉者平卧 6 小时，全身麻醉者待患者苏醒、血压平稳后可改为半坐位，使炎症渗液集聚于盆腔。因盆腔腹膜的吸收力较上腹部差，可减轻中毒反应，一旦盆腔形成脓肿，也易作切开引流。同时，半坐位也能减轻腹胀对呼吸、循环的影响。术后勤翻身，鼓励早活动，可预防肠粘连；同时嘱患者经常活动下肢，以防深静脉血栓形成。

（七）相关知识

1. 腹腔镜手术中使用的特殊手术器械见图 1-6-1，包括腔镜钳、腔镜剪、腔镜探针、腔镜解剖器、腔镜钩和腔镜牵开器等。腹腔镜探查术是首先通过在腹部表面中线位置（通常在脐周区域）使用套管针或无腔针进入腹腔。然后向腹腔内注入 CO_2，形成气腹后，置入套管，再将一种光纤摄像仪器（腹腔镜）插入套管内以观察腹腔，并允许在腔镜图像直视下创建其他切口。腹腔镜探查是大部分胃肠和妇科手术的首选诊断程序之一。

2. 一般腹腔探查次序

(1) 肝脏：分别仔细探查肝脏左、右叶前面及背面，尤其靠近膈面部位为视野盲区，借助 30° 镜头或可旋转镜头能够克服视角盲区，探肝脏有否损伤、炎症、囊肿、癌肿、硬化或结石等。

(2) 食管裂孔：对上腹部有疼痛和胀感的患者，探查食管裂孔是必要的。先用腔镜拨棒将肝左叶拨向右上方，用抽吸器将胃贲门推向左下方，即可暴露贲门部。必要时可利用超声刀或电刀将肝胃韧带打开至膈肌角，观察有无腹内脏器经食管裂孔进入胸腔，注意有无肿瘤及炎症病灶，并注意肝左叶有无肿块及转移癌病灶。

(3) 脾区：对腹部外伤患者应常规检查脾区。脾包膜下破裂不一定出现腹腔积血，有时脾脏损伤会形成包膜下积血，这时也应行脾缝合修补或切除术。此外，还须检查结肠脾曲有无肿瘤等病变。

(4) 胃：将肝左叶用拨棒或抓钳夹住腔镜纱布后轻轻推向膈面，充分暴露胃前壁。仔细检查由贲门至幽门的整个胃前壁，胃大弯和胃小弯，网膜及淋巴结。然后在大网膜下用电刀或超声刀作一切口，并从胃大弯处分开胃结肠韧带，对胃后壁及胃床本身进行探查。

(5) 十二指肠：沿幽门向右，探查十二指肠壶腹部有无溃疡病变。穿透性溃疡常有较重的粘连，穿孔性溃疡则周围有脓苔和渗出液。

(6) 胆管：先检查胆囊的大小、张力，有无粘连、水肿、化脓、坏疽，腔内有无结石等。周围有无肿大的淋巴结、粘连或肿块压迫。

(7) 小肠：将横结肠及其系膜拉向上方，定位十二指肠悬韧带（Treitz 韧带）后，镜下肠钳提起十二指肠空肠曲，根据病情需要，从空肠起始部依次一直检查到回盲部。在检查小肠的同时，检查相应的肠系膜有无血液循环障碍等情况。检查时，由于腹腔镜 2D 画面所限，应注意多角度检查小肠前后面，避免遗漏病灶。

(8) 阑尾和升结肠：急性腹膜炎时要特别注意阑尾。先找到回盲部，顺结肠带向盲肠顶端寻找，即可见到阑尾。然后，探查升结肠，并注意右肾和右输尿管有无病变。

(9) 横结肠和大网膜：提起大网膜和横结肠向上翻起，检查大网膜有无坏死或转移癌灶，有时大网膜与其他脏器发生粘连，还需检查可能引起的内疝、肠梗阻等。再自肝曲至脾曲检查横结肠有无肿瘤、狭窄或梗阻等。

(10)降结肠、乙肠结肠和直肠：重点注意探查有无狭窄、梗阻、肿块、炎症病变和憩室等，并同时探查左肾和输尿管。

(11)膀胱、子宫及附件：检查膀胱时，若渗出较多，先用抽吸器抽干积液，再仔细观察。注意直肠膀胱陷凹内情况。女性须查子宫、输卵管和卵巢情况；用拨棒或助手用举宫棒将子宫轻轻抬起，仔细检查子宫前、后、左、右及直肠子宫陷凹内有无损伤、炎症、囊肿、肿瘤等；附件区有无黄体破裂、囊肿、肿瘤等。术前检查怀疑异位妊娠时，必须仔细检查附件。

(12)腹膜后位器官(胰腺、肾脏)：使用腔镜肠钳轻轻提起横结肠，将大网膜甩向胃前壁并拉抻网膜与横结肠连接面，顺着之前切开的胃结肠韧带口探查胰体部。必要时可分离十二指肠降部，以暴露胰头部。大网膜常黏附于病变严重处，脓苔处多为病灶所在处。大网膜和肠系膜上有皂化点是急性胰腺炎的特有表现；腔镜肠钳轻轻提起左半或右半结肠，沿侧腹壁与结肠连接面分离，进入肾周筋膜脂肪层。仔细检查有无损伤及肿瘤等。

三、评价标准

见表 1-6-1、表 1-6-2。

表 1-6-1　腹腔镜(机器人)基本操作规范核查表

项目	内容	是	部分	否
手术前准备	核对患者信息：包括患者姓名、性别、年龄、住院号等			
	确认禁食、禁饮情况			
	复习病历，既往有无高血压、心、肺、脑疾病等病史，有无服用抗血小板药物、抗凝药物如阿司匹林、氯吡格雷等的情况及有无出凝血异常疾病史。有无麻醉药物过敏史			
	查看患者血常规、凝血功能、心电图及既往辅助检查结果			
	明确患者有无腹腔镜手术禁忌证			
	确认患者已签署手术知情同意书			
	物品(器械)准备：确定腹腔镜相关设备正常，包括冷光源、CO_2 气腹机、腹腔镜主机、吸引器正常。监护设备、氧气及急救药品、无菌用品准备妥当			
手术过程	手术区域消毒、铺单			
	外科手消毒			
	手术区域消毒、铺单			
	穿无菌手术衣、无接触式戴无菌手套			
	连接腹腔镜手术器械			
	各线路、管道连接正确			
	遵循无菌原则			
	操作顺序正确			
	建立气腹			

续表

项目	内容	是	部分	否
手术过程	切口部位正确			
	持针手法正确			
	穿刺前检查气腹针			
	检查针头进入游离腹腔			
	气腹压力设置正确			
	Trocar 套管针穿刺手法正确			
	探查顺序：所有镜下操作均在直视下进行			
	观察并口述观察所见：肝脏			
	食管裂孔			
	脾			
	胃			
	十二指肠			
	胆囊			
	胰腺			
	小肠			
	阑尾			
	结肠			
	网膜			
	肾和输尿管			
	膀胱			
	子宫及双附件			
	腹腔内探查情况			
	部位			
	大小			
	形状			
	边缘			
	周围情况			
	可能诊断			
	鉴别诊断			
	腹腔镜手术结束或中止			
	清点所有器械及用品并撤出			
	放尽腹腔内气体、缝合伤口			
	遵循无菌原则			
术后处置	人文关怀			
	交代术后注意事项			

表 1-6-2　腹腔镜（机器人）规范操作评估表　　单位：分

项目	好(5)	一般(3)	差(1)
外科无菌观念			
手术步骤准确性及熟练度			
人文关怀			

评分说明如下。

好：操作过程遵循无菌原则、清晰流畅、无卡顿、检查熟练、方法正确、人文关怀到位、有注意事项的交代。

一般：操作过程基本遵循无菌原则、能整体完成、卡顿少于 3 次、手术操作方法基本正确、手术操作超出镜头外少于 3 次、能有部分注意事项的交代。

差：无菌原则差、操作过程卡顿大于 6 次、操作粗暴、超出镜头外 ≥ 3 次、（且器械配合差）、无人文关怀。

四、常见操作错误及分析

1. 气腹针未能准确穿入腹腔　因为操作者不熟悉腹壁前后的解剖关系，操作技术欠熟练，未完全掌握腹部层次解剖等。

2. 操作时镜头无法对准观察区域或将视野摆正，视野频繁偏于一侧，导致观察不完整等　因为操作者操作技术欠熟练，无法辨认正确的解剖结构及未能正确理解镜头方向等。

3. 无法将器械置于镜头中央，操作时失去方向感　因为操作者操作欠熟练，对空间感掌握不够，动作粗暴所致等。

五、常见训练方法及培训要点介绍

1. 模型训练　目前腹腔镜下训练模型十分常见，均可在市面上买到。使用训练模型可进行镜下抓持、结扎、止血、缝合等相关临床技能训练和考核。这类模型优点是用相对真实的腹腔镜设备进行训练，触觉反馈，立体感觉与真实操作相近。不足之处是无法完全替代真实腹腔内情况，适合流程和基本操作手法的训练。

2. 其他训练　目前除模型训练外，临床上还可以采用实际临床操作进行培训。

六、相关知识测试题

1. 患者，男，60 岁。因“突发剧烈全腹痛，3 小时不缓解”就诊。既往有心脏病史，具体用药不详。应进行的首选检查为

A. 肠系膜血管造影　　B. 钡灌肠　　C. 腹腔镜探查
D. 纤维结肠镜　　E. 腹部彩超

2. 患者，女，24 岁。因“突发剧烈下腹疼痛 2 小时”就诊。HCG 阳性，腹部穿刺出不凝血，拟行腹腔镜探查。术中可能发现的主要异常是

A. 阑尾炎　　B. 小肠穿孔　　C. 异位妊娠破裂出血
D. 黄体破裂　　E. 卵巢囊肿蒂扭转

3. 有关腹腔镜胆囊切除术的并发症，术后最难处理的是

A. 胆管损伤　　B. 胆漏　　C. 血管损伤
D. 肠管损伤　　E. 术后出血

4. 有关腹腔镜气腹早期并发症**错误**的是
   A. 脑水肿　　B. 气胸或纵隔气肿
   C. 气体栓塞　　D. 心律失常
   E. 高碳酸血症
5. 肥胖患者穿刺建立气腹时，正确的是
   A. 可以在腹部任何部位穿刺　　B. 气腹压力与一般患者相同
   C. 气腹压略高于一般患者　　D. 气腹压力低于一般患者
   E. 肥胖患者不采用开放式腹腔镜手术

答案：1. A　2. C　3. A　4. A　5. C

（郭一航）

第七节　腹腔脓肿穿刺置管引流术

一、概述

腹腔脓肿是指脓液在腹腔内逐渐被大网膜、肠管、肠系膜、肝脏等内脏器官包裹、聚集形成的与游离腹腔相隔离的积脓积液，多继发于腹腔感染性疾病、手术、外伤等。近年来，腹腔脓肿的发病率呈下降趋势，但在某些特殊群体，如农村患者、老年糖尿病患者、腹腔感染性手术后患者（尤其是消化道穿孔手术术后）、腹部外伤术后患者中，腹腔脓肿仍不少见。根据腹腔脓肿形成的具体位置可进一步分为膈下脓肿、盆腔脓肿和肠间脓肿。

肝脓肿因其同样位于腹腔内，属于腹腔脓肿的一种特殊类型。肝脓肿的形成，多为致病菌入肝所致。肝脓肿根据致病菌的种类分为细菌性肝脓肿和阿米巴性肝脓肿。

腹腔脓肿如未能及时确诊和充分引流，会引起持续性的发热、腹痛等临床表现，而且即使临床持续使用大剂量抗生素治疗也难以治愈，严重时还会扩散至腹膜后，形成腹膜后脓肿、腰大肌脓肿等，甚至引起败血症、感染性休克、死亡。以往针对腹腔脓肿的治疗方法主要有两种：抗生素保守治疗和手术切开引流治疗。其中抗生素保守治疗对直径>3cm 的腹腔脓肿往往疗效差，而且住院时间长，易产生耐药性；而手术切开引流治疗对患者造成的创伤巨大，术后易引发切口感染，且存在诸多的并发症（如肠梗阻、肠瘘等），同时还会对患者及其家庭造成沉重的经济负担。

随着超声技术的发展和推广，在超声引导下开展的经皮穿刺和置管引流术为腹腔脓肿患者提供了一种微创、简便、安全、有效的治疗方法，使腹腔脓肿的诊断准确率和治疗有效性均有了极大的提高。本节将对超声引导下腹腔脓肿的经皮穿刺置管引流术（以下简称为“腹腔脓肿穿刺置管引流术”）的临床操作规范流程、常见操作错误、常用训练方法等进行详细阐述。

二、操作规范流程

（一）适应证

1. 对于超声能够显示的直径≤3cm 的腹腔脓肿，或被分隔成多个小脓肿的直径较大的脓肿，可采用单纯穿刺抽液的方法来消除。

2. 对于超声能够显示的直径>3cm 腹腔脓肿，采用脓肿穿刺置管引流进行治疗的效果更佳。

3. 超声评估腹腔内有安全的穿刺和 / 或置管路径，不会损伤肠管、血管、肝脏、肾脏、输尿管等脏器，以免引起腹腔内出血、肠瘘、尿瘘等并发症。

（二）禁忌证

1. 绝对禁忌证

（1）合并患有严重的心肺疾病，如严重的心律失常、心肌梗死活动期、重度心力衰竭、哮喘、呼吸衰竭等，导致患者无法耐受腹腔脓肿穿刺置管引流术。

（2）合并患有严重的高血压且无法有效控制。

（3）合并患有精神异常，无法有效配合医务人员进行腹腔脓肿穿刺置管引流术。

（4）处于卒中急性期，腹腔脓肿穿刺置管引流术可能会再次诱发卒中。

（5）腹腔内无安全进针路径，如穿刺针道无法避开大血管及重要脏器，或腹腔有明显的主动脉瘤。

（6）超声提示腹腔脓肿显示不清或液化不全。

2. 相对禁忌证

（1）虽然有心肺功能不全，但经治疗逐步纠正后，可安排行腹腔脓肿穿刺置管引流术。

（2）处于休克期，需先紧急抗休克治疗，待休克纠正后，可安排行腹腔脓肿穿刺置管引流术。

（3）虽然合并出血倾向或凝血功能异常，但腹腔脓肿合并高热不退或大剂量抗生素治疗无效，可酌情考虑行腹腔脓肿穿刺置管引流术。

（4）有严重脊柱畸形或巨大消化道憩室，可在充分评估安全进针路径后，行腹腔脓肿穿刺置管引流术。

（5）处于妊娠中后期，但腹腔脓肿合并高热不退或大剂量抗生素治疗无效，可在充分评估安全进针路径后，行腹腔脓肿穿刺置管引流术。

（6）胃肠严重胀气，可在充分评估安全进针路径后，行腹腔脓肿穿刺置管引流术。

（7）腹腔内病灶被肠管等内脏器官粘连包裹，可在充分评估安全进针路径后，行腹腔脓肿穿刺置管引流术。

（8）腹腔脓肿位于既往腹壁手术瘢痕区下方，或周围有明显肠袢区，可在充分评估安全进针路径后，行腹腔脓肿穿刺置管引流术。

（三）操作前准备

1. 患者的准备

（1）在行腹腔脓肿穿刺置管引流术前，需进行血常规、凝血功能、乙肝病毒、艾滋病和梅毒等检查。

（2）对于既往存在心肺疾病的患者，或年龄大于 60 岁的患者，还需术前完善心、肺、肝、肾功能检查，操作者在术前要充分评估患者的心肺功能，判断否耐受腹腔脓肿穿刺置管引流术。

（3）对于长期服用抗凝药物的患者，如长期口服阿司匹林、氯吡格雷等，在确保患者无血栓、脑梗死等风险的情况下，要在穿刺前至少停服抗凝药物 1 周，或改为肝素治疗 1 周后，术前 24 小时停止注射肝素。

(4) 术前告知患者该操作的必要性、风险、并发症等，并使患者了解术中配合动作。由患者本人或法定代理人签署知情同意书。

(5) 嘱患者在术前排空膀胱，以免穿刺时损伤膀胱。

2. 物品(器械)的准备

(1) 一次性腹腔穿刺置管引流包，或自行准备可重复使用的腹腔穿刺包：包括无菌弯盘 1 个，消毒碗 1 个，消毒杯 2 个，止血钳 2 把，组织镊 2 把，腹腔穿刺针(针尾连接橡皮管的 8 号或 9 号针头)1 个，无菌洞巾 1 块，无菌纱布 10 块，棉球若干，无菌试管数支，5ml、20ml、50ml 注射器各 1 个，引流袋(腹腔脓肿引流时使用)1 个。

(2) 常规消毒治疗盘 1 套：包括强力碘溶液、75% 酒精、蝶形胶带、2% 利多卡因 10ml、无菌手套 2 副。

(3) 其他物品：皮尺、多头腹带、培养瓶(做细菌培养用)。如需腹腔内注药，还应提前准备所需药物。

3. 操作者的准备

(1) 熟练掌握腹腔脓肿穿刺置管引流术的操作规范、适应证、禁忌证及并发症的处理。

(2) 操作前仔细查阅患者的检查结果，询问患者的既往史，充分评估患者对腹腔脓肿穿刺置管引流术的耐受性。

(3) 测量并记录患者的体重、腹围、脉搏、血压和腹部体征，以便观察患者术中的病情变化。

(4) 提前铺好背部的腹带(放腹水时需使用腹带)，协助患者摆好适当的体位并暴露其腹部。

(5) 戴口罩和帽子，穿好工作服，按七步洗手法洗手。

(四) 操作步骤

1. 超声引导下穿刺置管

(1) 操作者根据超声所显示的脓肿位置，确定穿刺部位、方向和深度。选择距脓肿最近处作为进针点，且进针点和脓肿之间无内脏器官，最后标记进针点。

(2) 助手打开无菌穿刺包，操作者戴好手套，检查物品是否完善，检测物品是否能正常使用。

(3) 操作者根据标记好的穿刺部位，局部常规消毒(直径大于 15cm)，在助手协助下完成铺巾。

(4) 操作者抽取利多卡因 5ml，沿穿刺点逐层浸润麻醉。

(5) 穿刺置管方法

1) 套管法：操作者将导管套在穿刺针上，随后用刀尖在事先标记好的穿刺点上切一个大小约 0.2cm 小口，然后垂直于腹壁插入导管。导管突破腹壁后，在超声直视下引导导管刺穿腹腔脓肿的脓腔。待超声显示导管进入脓腔后，继续缓慢推进导管，直至导管到达脓腔中央或底部。然后操作者一只手固定导管，一只手缓缓退出穿刺针，导管前端则自行弯曲于脓腔内。超声再次观察、确认留置管的位置满意后，用缝线或蝶形胶带将引流管外露部分固定到皮肤上，末端连接于负压引流袋。此方法简便有效，已成为常规引流方法。

2) 导丝法：操作者用穿刺针在超声引导下穿刺脓腔，然后在穿刺针的尾端置入导丝。待导丝进入脓腔后，缓慢拔出穿刺针。再用扩皮管沿导丝进行扩张，随后拔除扩皮管，沿导丝置入导管留置至脓腔中央或底部。超声再次观察、确认留置管的位置满意后，退出导丝。用缝线或蝶形胶带将引流管外露部分固定到皮肤上，末端连接于负压引流袋。当引流液黏稠，不易吸引出时，选用较粗的引流管。

2. 腹腔脓肿冲洗

（1）可根据药敏试验结果或经验性采用敏感抗生素溶液，每天冲洗2~3次。以加快脓肿的治愈速度。

（2）若脓液较为黏稠，不易引流，可用20ml注射器抽取无菌生理盐水，缓慢注入脓腔后，再抽取出来。每天反复冲洗2~3次，可促进脓肿的引流。

3. 腹腔脓肿拔管指征

（1）腹痛、局部压痛及发热等临床症状消失。

（2）血常规、C反应蛋白（CRP）炎性指标恢复正常。

（3）引流液每天引流量少于5ml。

（4）超声检查显示脓腔明显缩小（直径<3cm），甚至消失，或脓腔已经机化、无脓液存在。

（五）并发症及处理

1. 心肺脑血管意外　包括心脏意外如心肌梗死、心律失常、心脏骤停等，肺部并发症如低氧血症、呼吸困难、呼吸衰竭等，脑血管意外包括突发脑梗死、脑出血、癫痫发作等。心肺脑血管意外多见于老年人，尤其是原有心、肺、脑等基础疾病的患者。术前应详细询问患者的既往史，对老年人或原有心、肺、脑等基础疾病的患者术前检查血压、完善心电图及肺功能。一旦出现心肺脑血管意外，应立即中止操作，就地组织抢救。

2. 麻醉意外　主要指患者对于局部麻醉药物的过敏反应。术前应询问患者的既往史，了解既往药物使用情况和过敏情况。术中应严密观察患者的呼吸、血压、皮肤等情况，一旦出现如呼吸困难、血压骤降、皮肤过敏症状时，需立即中止穿刺置管操作，静脉推注地塞米松，同时组织抢救。

3. 出血　主要是穿刺点出血、穿刺部位局部血肿。部分患者因穿刺过程中损伤腹腔内血管，进而引起腹腔内出血。术前应详细询问患者的既往史，了解既往是否有易出血病史、抗凝药物服用史（除抗血小板聚集药物外，还要注意询问是否既往曾口服三七粉等具有活血作用的中草药）。术前要复核患者的凝血功能，尤其是凝血时间。对于术中的操作动作要规范，熟悉穿刺点，避开腹腔内血管。操作中动作要轻柔，避免暴力穿刺。穿刺处出血可予以压迫止血。如果术中怀疑穿刺损伤到腹腔内血管，或患者出现血压进行性下降等情况，要用彩超实时监测腹腔内积液情况，一旦发现腹腔内进行性游离积液增多，应在彩超引导下对积液进行穿刺。如穿出不凝血，需考虑腹腔内活动性出血可能，应立即停止穿刺操作，联系相关专科，必要时立即开腹探查止血。

4. 感染　如果患者术后穿刺点局部皮肤发生红、肿、热、痛及皮下组织感染，通常是穿刺点感染引起；如果患者术后出现发热、寒战等症状，考虑出现全身感染，多为腹腔脓肿扩散引起，少部分为穿刺引起肠瘘引起。一般通过局部消毒、全身使用抗生素等方法处理后可逐渐好转，如果考虑为肠瘘引起，必要时需开腹探查处理。

5. 损伤周围脏器　最常见的是术中损伤肠管，引起肠瘘、感染性腹膜炎、败血症、感染性休克等，一旦出现需尽早处理，如损伤小肠早期仍可开腹手术探查、修补损伤的小肠或行肠切除肠吻合术；如损伤结肠则需行结肠造瘘术；如肠瘘后数天才发现，则因腹腔内有严重炎症反应，只能以引流、加强抗炎、营养支持等治疗为主。穿刺损伤其他腹腔脏器，如损伤膀胱或输尿管会出现腹腔内尿瘘，则需手术修补破损位置，并根据情况行输尿管 D-J 管置入术、留置导尿管等相应处理。肝脓肿近膈肌时，穿刺易出现气胸或脓胸，且穿刺损伤肝脏可能出现腹腔内出血、胆漏等情况，需开腹探查处理。

6. 复张后低血压（减压性休克） 是腹腔脓肿穿刺置管引流术中较严重的并发症，一旦发生患者有生命危险，需要及时处理。预防是关键。术中要不断询问患者自我感觉，如出现面色苍白、头晕、心悸、冷汗、脉搏细数等表现，应拔针停止抽液、并嘱患者平卧，立即皮下注射 0.1% 肾上腺素 0.5mg，注意监测患者的血压变化，防止休克。如果出现休克应立即给予抗休克处理，并组织抢救。

（六）操作注意事项

1. 严格遵循无菌原则。

2. 避免麻醉时进针过深，损伤腹腔内脏器。

3. 穿刺时要注意避让腹腔内的重要器官、血管等。

4. 膈下脓肿的穿刺要避免损伤膈肌和肺脏。

5. 穿刺抽吸过程不宜过快，尤其对较大的脓肿，否则因囊内压力瞬间改变致脓腔壁上的小血管破裂，导致出血，可能会出现减压性休克。

6. 尽可能地将引流导管置于脓肿的最低点。

7. 结核引起的腹腔脓肿不做冲洗或引流，防止窦道形成，迁延不愈。

8. 如果患者腹腔内含有多个脓肿或脓肿内由多个脓腔构成，可通过超声评估行多点穿刺，也可考虑置入多个导管进行引流。

9. 虽然可以经胃或肠管等对深部脓肿作细针穿刺，但脓肿置管引流则不允许贯穿任何空腔或实质性的非感染性器官；同时应选择最直接最短的途径。

10. 对位于腹膜后的腹腔脓肿，不应从患者的前腹壁置管。应从腹部侧方或腰背部进行腹膜后脓肿穿刺置管，以免污染腹腔。

11. 对于体积较大的腹腔脓肿，抽取积脓或置管引流时要注意不宜过多，以免引起低血压，甚至休克。

12. 对于脓液较稠厚的脓肿，初次穿刺抽吸以诊断为目的，抽出脓液量满足临床诊断需要即可。穿刺时可向腹腔脓肿的囊腔内注入少量广谱抗生素，既可以控制临床症状，也有利于脓肿的液化。待有药敏试验结果后，再进行第二次穿刺置管引流。如腹腔脓肿的引流不畅，可将穿刺针稍作移动或稍变换患者的体位。如果上述方法失败，可在超声引导下重新穿刺、更换引流管。

13. 当穿刺出肉眼可见的血性腹水时，要警惕腹腔出血的可能。需立即停止操作，严密监测患者腹水是否短期内进行性增多，患者的血压和心率等生命体征是否稳定。一旦确定腹腔内血管在穿刺置管过程中出现损伤，应立即停止穿刺并联系相关专科会诊处理，必要时开腹探查。

14. 术后要求患者卧床 24 小时，其间应密切观察有无出血、胆汁渗漏、气胸等损伤其他脏器和感染的征象。

15. 患者体温恢复正常后，应继续使用抗生素 3~5 天，以防止腹腔脓肿的复发。

（七）相关知识

1. 超声显像对于局限性液性病变的诊断非常灵敏、准确。然而难以鉴别单纯性囊肿、血肿或脓肿。此时完成超声引导细针穿刺则能迅速确诊，其成功率接近 100%。此外，对于判断超声引导下腹腔脓肿穿刺置管引流术术中是否损伤血管而引起腹腔内出血，一方面可以通过彩超判断腹腔或盆腔是否有积液进行性增多；另一方面，也可以针对腹腔或盆腔积液进行穿刺抽取，其诊断成功率也接近 100%。

2. 超声引导下腹腔脓肿穿刺置管引流术安全性高，在超声引导下能够实时监测整个穿刺过程，避开重要脏器及血管，很好地降低了传统穿刺的危险性及并发症发生率。

3. 穿刺或置管引流出的脓液可以行生化、常规、病理学检查、药敏试验等。这既有利于明确脓液的性质，便于疾病诊断，而且能根据脓液中病原微生物的培养结果和药敏试验结果，选用敏感抗生素，大大提高了临床疗效、缩短了住院时间、改善了患者就医体验。

4. 超声引导下腹腔脓肿穿刺置管引流术，可以使患者在最小损伤的条件下，达到与手术引流相媲美的治疗效果。据统计，该手术可使 76%~92% 的腹腔脓肿免于外科手术治疗。通过超声引导下腹腔脓肿穿刺置管引流术，不仅大大减轻了患者的病痛，而且还可减少因外科手术而带来的危险和并发症。

5. 超声引导下腹腔脓肿穿刺置管引流术的成功率很高。大多数超声引导下腹腔脓肿穿刺置管引流术的成功率接近 90%。但特殊类型的肝脏脓肿、胰腺脓肿及与瘘管相通的脓肿成功率相对低，为 60%~85%。

6. 在少数特殊情况下，如患者的腹腔脓肿直径太小，肺或胃肠内气体存在干扰，患者过度肥胖使脓肿显示不清，则腹腔脓肿穿刺置管引流术的应用受到限制。而且此时如果因病情需要尝试进行该术式，则相关的并发症发病率将会增高。

7. 如果腹腔内的脓肿为弥散性、多发性小脓肿，或腹腔脓肿有多个分隔的小房，或腹腔脓肿合并有窦道、瘘管等复杂情况，则不宜单纯依靠超声引导下腹腔脓肿穿刺置管引流术来治疗腹腔脓肿。一般建议手术切开治疗。

三、评价标准

见表 1-7-1、表 1-7-2。

表 1-7-1　超声引导下腹腔脓肿穿刺置管引流术操作规范核查表

项目	内容	是	部分	否
操作前准备	核对患者信息：包括患者姓名、住院号（门诊号）、性别、年龄、主诉等基本信息			
	询问患者既往是否有心、肺、脑疾病等病史，有无高血压、腹部手术等病史			
	询问患者既往是否有服用抗血小板药物、抗凝药物的情况，询问患者既往是否有出凝血异常疾病史，询问患者既往是否有麻醉药物过敏史或为易过敏体质			
	查看患者血常规、凝血功能、心电图、心脏彩超及既往相关检查结果			
	明确患者有无超声引导下穿刺置管的禁忌证			

续表

项目	内容	是	部分	否
操作前准备	向患者及家属交代手术的操作过程、操作风险及并发症处理方法，并签署知情同意书			
	物品（器械）准备：确定超声相关设备正常，图像采集系统及图文报告系统操作正常。监护设备、氧气及急救药品准备妥当。检查物品是否准备完善			
	询问患者是否已排空膀胱尿液			
	协助患者摆好穿刺体位（取仰卧位或侧卧位），并为患者进行心电监护、吸氧			
	戴帽子、口罩，七步洗手法洗手消毒			
操作过程	定位过程：需超声采集图像			
	在超声引导下定位穿刺点，并做好标记			
	戴无菌手套，助手协助打开穿刺包，并将超声探头用无菌手套包裹			
	消毒：以穿刺点为中心，消毒 3 次，范围正确，铺无菌洞巾			
	用 5ml 注射器抽取 5ml 利多卡因注射液，自皮肤至壁腹膜，进行穿刺点的局部逐层浸润麻醉			
	穿刺过程			
	再次检查穿刺置管用品为灭菌状态有效，检查穿刺针等物品完好可用			
	再次使用超声确认穿刺部位，由助手协助固定超声探头。操作者左手固定穿刺部位皮肤，右手持导管针，经麻醉处刺入皮肤			
	在超声引导下，将套管针缓慢穿刺进腹腔脓肿囊			
	穿刺过程中反复询问患者是否有心、肺、脑部不适感，密切观察患者的心率、血压、血氧等生命体征的变化情况			
	置管过程			
	超声见导管进入脓腔后，继续缓慢推进导管，直至导管到达脓腔中央或底部。然后一只手固定住导管，一只手缓缓退出穿刺针			
	再应用缝线或蝶形胶带将引流管外露部分固定到皮肤上，末端连接于负压引流袋			
操作后处置	向患者及家属简要介绍术中的具体情况			
	交代患者及家属术后注意事项，如饮食建议，观察引流液颜色、形状、引流量等，观察是否有胸痛、呼吸困难、腹痛、黑便等情况			

表 1-7-2　超声引导下穿刺置管规范检查评估表　　单位：分

项目	好(5)	一般(3)	差(1)
操作过程流畅度			
操作检查熟练度			
人文关怀			

评分说明如下。

好：操作过程清晰流畅，无明显的卡顿，检查熟练，穿刺方法正确，人文关怀到位，有术前交流、术中安慰、术后饮食及注意事项的交代。

一般：操作过程能整体完成，卡顿少于 3 次，穿刺方法基本正确，反复穿刺少于 3 次，能有部分术前交流、术中安慰、术后饮食及注意事项的交代。

差：操作过程卡顿大于 6 次，操作粗暴，反复穿刺（≥3 次），无人文关怀，穿刺失败。

四、常见操作错误及分析

1. 不注意无菌操作　如术中反复穿刺脓腔后拔出穿刺针，多为左手固定不紧所致，易引起术后穿刺点甚至腹腔的感染。

2. 术后腹腔脓肿置管脱落　多为置管固定不牢所致。

3. 术后腹腔内出血　多为术中暴力操作所致；或因为没有选择好穿刺路径，导致腹腔内血管损伤，引起出血。

4. 不清楚一次性腹腔穿刺包与常规腹腔穿刺包的区别　如前者穿刺针自带关闭器，操作前要关闭关闭器；后者无关闭器，操作前需用无菌止血钳夹闭。

5. 抽出物为胃肠内容物　需要鉴别是误穿胃肠还是自发胃肠穿孔，必要时改行对侧穿刺，仍能抽出相同内容物方可确认胃肠穿孔。胃肠穿孔可能是患者自发引起，少数情况为操作者术中操作暴力或没有选择好穿刺路径，导致胃肠道损伤。

五、常见训练方法及培训要点介绍

模型训练：目前超声引导下腹腔穿刺置管引流训练模型十分常见，均可在市面上买到（图 1-7-1）。该模型可先使用超声诊断仪扫描的声像图识别腹水，并在超声引导下进行腹腔穿刺、引流、注入药液等相关临床技能训练和考核。这类腹腔穿刺训练模型采用高分子材料制成，肤质仿真度高。优点是用相对真实的腹腔穿刺进行训练，有触觉反馈，立体感觉与真实操作相近。不足之处是无法完全模拟腹腔内脓肿，适合流程和基本操作手法的训练。

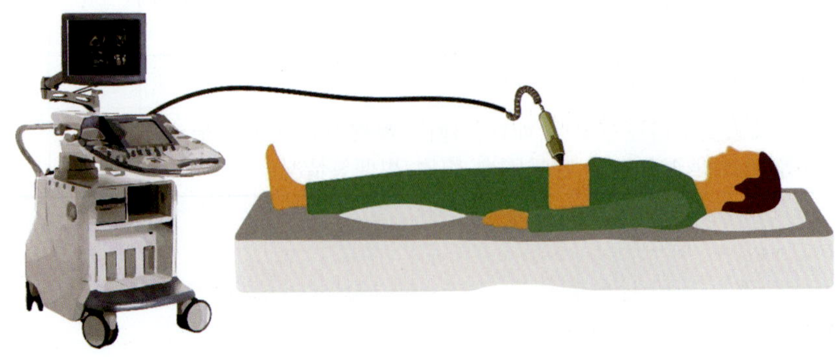

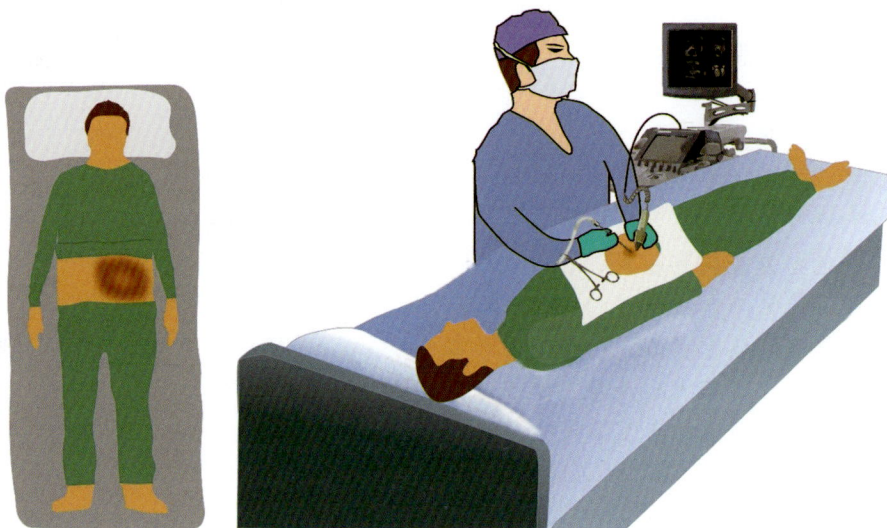

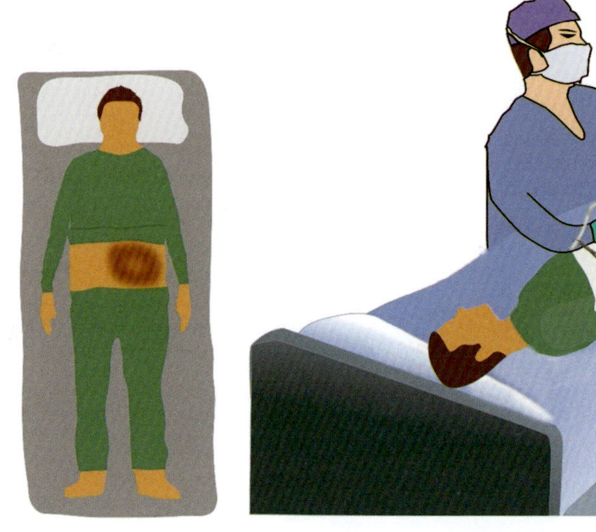

图 1-7-1 腹腔穿刺模型

六、相关知识测试题

1. 超声引导下腹腔穿刺置管引流术术前患者先排空膀胱的原因是

A. 防止患者在术中提出要上厕所，影响操作连续性

B. 防止穿刺过程中损伤肠管

C. 防止穿刺过程中损伤膀胱

D. 常规术前排空膀胱，并无特殊原因

E. 术者个人喜好

2. 患者，男，30 岁。因“转移性右下腹痛 1 周”入院。完善全腹增强 CT 提示右下腹可见一个大小约 7cm×8cm 囊性包块，临床诊断考虑为阑尾周围脓肿可能。以下处置方式**错误**的是

A. 完善血常规检查　　B. 完善凝血功能检查

C. 行超声引导下腹腔穿刺置管引流术　　D. 立即行开腹探查术

E. 立即给予抗生素抗炎治疗

3. 患者，女，43 岁。右肾结石行激光碎石后出现发热、腰背部胀痛等症状，行肝、胆、胰、脾、肾及腹膜后彩超，可见右侧肾旁腹膜后一个大小约 5cm×6cm 囊性包块，考虑为腹膜后脓肿形成可能性大。以下处理正确的是

A. 从正面经腹腔行脓肿穿刺置管引流术

B. 从背部行脓肿穿刺置管引流术

C. 只使用大量抗生素保守治疗

D. 立即开腹探查，切开脓肿、充分引流

E. 给予抗过敏治疗

4. 患者，男，60 岁。因腹腔脓肿行超声引导下腹腔穿刺置管引流术，术后引流袋内引出液体量少，复查超声提示引流管位于腹腔脓肿囊内。以下处理方式正确的是

A. 每天采用生理盐水缓慢冲洗脓腔 2~3 次
B. 立即拔除腹腔脓肿置管
C. 继续观察
D. 立即开腹探查
E. 将引流管直接往腹腔继续插入

5. 患者，女，53 岁。10 天前行超声引导下穿刺置管引流术，拔管前以下操作**错误**的是
A. 拔管前复查腹腔超声
B. 拔管前复查血常规
C. 拔管前确认患者体温已经恢复正常
D. 腹腔引流管每天引流量少于 5ml 后，可拔除引流管
E. 患者自述病情好转即可拔除引流管

答案：1. C　2. D　3. B　4. A　5. E

（林昌伟）

第八节　胃肠道重建技术

一、概述

胃肠道重建技术是胃肠道手术中的关键步骤，规范的胃肠道重建技术能减少术后并发症，促进患者顺利康复；不恰当的胃肠道重建技术常导致术后严重并发症，严重影响患者术后生活质量，甚至危及患者生命。

胃肠道重建方式根据施行的胃肠道手术不同分为多种类型，常用的有三大类型 12 种吻合方式，其中包括 5 种胃吻合方式（近端胃切除后的食管胃吻合，远端胃切除后的 Billroth Ⅰ或 Billroth Ⅱ式吻合、Roux-en-Y 吻合，全胃切除后 Roux-en-Y 吻合），3 种小肠吻合方式（小肠小肠端 - 端吻合、小肠小肠端 - 侧吻合、小肠小肠侧 - 侧吻合），4 种结直肠吻合方式（结肠直肠吻合、结肠结肠吻合、回肠结肠吻合、造口）。根据胃肠道重建采用的技术和器械不同分为手工法吻合和机械法吻合（吻合器法吻合）两大类。目前最常用的是机械法吻合进行胃肠道重建，较传统的手工法吻合具有以下优势：①对吻合口血运影响小；②金属缝钉比缝线组织反应小；③吻合质量均一，受人为因素影响小；④吻合耗时少，污染小。虽然目前机械法吻合最为常用，但是仍不能完全代替手工法吻合。本节将以小肠切除术后的消化道重建为例介绍机械法和手工法吻合在胃肠道重建中的应用。

二、操作规范流程

（一）适应证

1. 各种原因，如外伤、炎症、肿瘤等导致小肠穿孔、出血或梗阻行小肠部分切除术后需进行消化道重建。

2. 消化道先天畸形需行小肠重建吻合。

3. 其他的消化道重建过程中涉及小肠吻合的部分。

（二）禁忌证

1. 拟重建部位的小肠有肿瘤残留。

2. 拟重建部位小肠有血运障碍。

3. 拟重建部位小肠有严重的炎性病变。

4. 全身病变严重，估计小肠吻合口不能顺利愈合。

5. 不能保证吻合远端消化道通畅。

6. 严重的创伤性疾病所致病情危重不能耐受手术。

（三）操作前准备

1. 患者的准备

(1) 患者生命体征平稳，能耐受麻醉和手术，且其他需紧急处理的外科情况已经处理完毕。

(2) 一般取仰卧位或截石位。

(3) 良好的麻醉肌松，充分暴露手术视野，手术视野无出血或污染。

2. 物品（器械）的准备

(1) 胃肠外科手术常规手术器械。

(2) 缝线的选择：对于胃肠道等愈合较快的吻合手术，为了减少吻合部位异物的长期存留，应选用可吸收线；消化道吻合属于污染手术，为了减少外科手术部位感染的发生，在保证缝合张力的情况下，应避免使用细菌容易附着的多股纤维缝线，尽量选用较细的人工合成单股缝线或具有抗菌涂层的缝线。一般以 3-0 或 4-0 粗细的缝线为宜。

(3) 缝针的选择：缝针的尺寸以直径 × 弦长的形式表示。弦长为缝针的针尖到其针孔或融合缝线的直线距离，决定了缝针穿透组织的宽度。缝针的弦长和弧度，决定了其缝合组织的广度和深度。相同弦长，弧度越大的缝针穿过的组织深度越深；反之，相同弧度，弦长越长的缝针穿过的组织宽度越宽。胃肠道组织吻合多采用 3/8 弧度或 1/2 弧度的缝针，针尖应选用圆针，以减少针道对软组织的损伤。此外，缝针的尺寸及物理特性必须与缝线的粗细相匹配以便协调工作。

(4) 吻合器的选择：小肠吻合采用吻合器吻合较手工吻合更为方便，且吻合口更标准化，不仅可以明显缩短手术时间，还能显著降低吻合口瘘发生率。吻合器的类型包括圆形吻合器、直线型切割闭合器、直线型缝合器等。吻合器、闭合器向组织击发并植入交错排列的“B”形缝钉对组织进行缝合离断，同时达到止血目的。根据组织的厚度与吻合口径，选择恰当高度的钉仓和吻合器管径，对于吻合的成功至关重要。一般小肠吻合选用钉高为 2.5mm 或 3.5mm 的圆形吻合器或直线型切割闭合器。

（四）操作步骤

1. 手工法吻合　小肠部分切除后如无吻合禁忌应行小肠两断端吻合以重建消化道，手工法吻合有三种，包括小肠小肠端 - 端吻合、小肠小肠端 - 侧吻合、小肠小肠侧 - 侧吻合，其中最为常用的是端 - 端吻合（图 1-8-1）。

(1) 小肠小肠端 - 端吻合

1) 吻合准备：肠管切除后将两侧肠钳靠拢，使两端肠腔的轴线对齐，系膜置于同侧，防止扭曲，在肠管系膜缘和对系膜缘各作一针浆肌层缝合，并以蚊式钳钳夹缝线作为牵引。

2) 后壁全层吻合：自后壁一端开始，行全层连续锁边缝合，也可根据个人习惯选用单纯间断缝合或连续缝合，每针间距为 0.3~0.5cm。

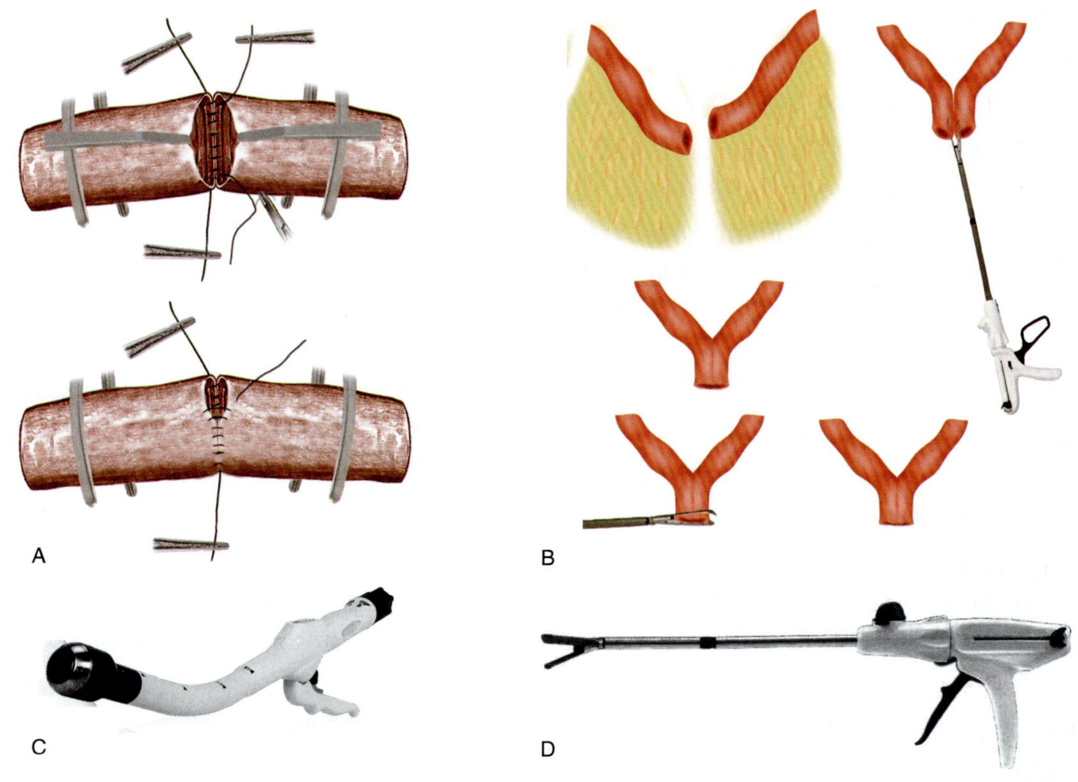

图 1-8-1　小肠吻合示意图

A. 手工法端端吻合；B. 机械法侧侧吻合；C. 管形吻合器；D. 腔镜切割缝合器。

3）前壁全层吻合：当后壁缝线缝至另一端时，缝针由肠腔内穿出，可打结后继续缝，亦可不打结，而后继续行全层连续水平褥式内翻缝合，最后一针可自行结扎，或缝线自肠腔内穿出与后壁第一针线头结扎，然后将线结送入肠腔内。

4）前后壁浆肌层缝合：松开两侧肠钳，用细丝线间断垂直褥式内翻缝合前后壁的浆肌层，缝完前壁后通过牵引线将后壁翻转以便进行后壁浆肌层缝合，缝合时应注意前后壁浆肌层进针部位与全层缝合进针部位应尽可能错开使其呈交错状，以保证吻合的牢靠，缝合后不应露出全层的缝线，但也不宜缝合过密。

5）关闭系膜裂孔：用细丝线间断缝合肠系膜两侧切缘，封闭系膜裂孔，以防内疝发生。缝合时勿扎破系膜血管形成系膜血肿。

6）检查吻合口：缝合完毕应常规检查是否有漏针及吻合口大小，有漏针时应补缝，术者用拇指和示指对合检查吻合口大小，以能通过拇指末节，两指能顺利对合为宜，检查满意后，将肠管还纳入腹腔。

（2）小肠小肠端 - 侧吻合：切除病变肠管后，一般以近段肠管断端对远段肠管侧壁，依据近段肠管粗细，将远段肠管的对系膜侧肠壁顺肠管纵轴全层切开相应长度，将两肠管靠拢，两端各缝一针牵引，一般按后壁浆肌层、后壁全层、前壁全层、前壁浆肌层的顺序进行吻合，也可先缝前后壁的全层，再缝浆肌层。浆肌层缝合多采用间断垂直褥式内翻缝合法，全层多采用间断或连续内翻缝合。吻合完毕后，同法检查吻合口是否通畅，关闭系膜间裂隙。

（3）小肠小肠侧 - 侧吻合：有两种情况，一种为小肠切除后按侧 - 侧吻合法进行肠道重建；另一种为短路手术，不需要切断小肠，将梗阻近端与远端肠管直接侧 - 侧吻合。以前者为例，方法为：切除肠管后，将两保留端肠管全层间断缝合关闭，再行浆肌层缝合包埋两断端。将两断端按肠管蠕动方向重叠靠拢，在对系膜缘将两肠壁浆肌层行间断缝合 6~8cm，距此缝合线 0.5cm 处顺肠管纵轴方向切开两侧肠壁全层 4~6cm，清除肠腔内容物，采用单纯间断缝合或连续锁边缝合法缝合后壁全层，用间断内翻或连续水平褥式内翻缝合法缝合前壁全层，间断垂直褥式内翻缝合包埋前壁浆肌层，吻合完毕，关闭系膜裂孔。

2. 机械法吻合　机械法吻合不同于缝线缝合，在技术操作上有其特殊性，要求术者了解器械的结构、性能和工作原理，并按照规范进行操作。机械吻合法常用的吻合方式包括小肠小肠端 - 侧吻合和侧 - 侧吻合（图 1-8-1）。

（1）小肠小肠端 - 侧吻合：常用圆形吻合器和直线型缝合器，应根据拟吻合肠管的管径选取合适口径的圆形吻合器，避免吻合器口径太大或太小导致吻合失败，如无合适口径的圆形吻合器应改行机械法侧 - 侧吻合或手工法吻合。

1）充分游离用于吻合的肠管及其系膜，使其无张力并保持良好的血运。在拟切断的近端小肠肠壁处夹荷包钳，穿荷包缝合线，再切断病变肠管并消毒。

2）将吻合器钉砧置于消毒后的肠腔，收紧并结扎荷包线，必要时行双重结扎，确保肠壁将钉砧完全包绕。

3）将吻合器身置入小肠另一断端内，置入深度 4~5cm，再旋转尾端螺丝将吻合器中心杆从肠腔对系膜缘侧刺穿肠壁，与抵钉座相衔接，继续反向旋转尾端螺丝将夹紧的两端肠壁调节间距至 1~2mm，注意两端肠壁的浆膜面必须紧密相贴，周围的厚度均匀一致，中间不能夹入其他组织，然后击发，旋松吻合器，使钉座与抵钉座分离，从肠腔内退出吻合器，检查近远端肠管切除圈是否完整、吻合口有无出血及肠管是否通畅。

4）确认吻合无误后用 4-0 可吸收线行吻合口浆肌层缝合加固 1 周，如吻合满意、患者全身情况和肠管局部情况均良好，也可省略该步骤。最后使用直线型闭合器关闭小肠远断端。关闭系膜裂孔，检查满意后，将吻合好的肠管送入腹腔。

（2）小肠小肠侧 - 侧吻合：也是小肠机械法吻合常用的一种吻合方式，特别是随着全腹腔镜手术的普及，该吻合方式的应用越来越多。常用直线型切割闭合器。应该根据小肠的厚度选择合适钉高的直线型切割闭合器。

1）切断移除病变的肠管，将拟吻合的两断端肠管用鼠齿钳牵引，消毒肠腔，两断端肠管靠拢，使两端肠腔的轴线对齐，系膜置于同侧，防止扭曲。

2）将直线切割闭合器的两侧边分开，分别由待吻合的肠管断端置入小肠，置入深度以 4~6cm 为宜，将直线切割闭合器两侧边合拢夹住两端肠壁，调整好方向后扣紧，保证两端肠壁的对系膜缘或侧壁对齐，中间不能夹入系膜等其他组织，用左手握住直线切割闭合器的器身，右手拇指用力将推杆向前推动至最底部，即完成了两端肠管的切开及闭合。从肠腔内退出吻合器，检查吻合口有无出血及是否通畅。

3）确认侧 - 侧吻合口吻合满意无出血后，以鼠齿钳对合并牵引两吻合肠管的共同开口，以直线切割闭合器关闭共同开口。吻合口可加固缝合或不加固缝合，但应保证吻合口特别是共同开口的关闭处无活动性出血。关闭系膜裂孔，检查满意后，将吻合好的肠管送入腹腔。

（五）并发症及处理

1. 吻合口漏常在术后早期出现，表现为弥漫性或局限性腹膜炎。如漏出量大，感染中毒症状重，建议尽早开腹手术探查，清除腹腔渗漏的胃肠内容物，修补裂口，漏口处放置腹腔引流管，肠外营养支持。对漏出量小且血流动力学稳定的患者可以试行非手术治疗，包括静脉注射抗生素、充分引流和先后实施肠外及肠内营养等。预防：严格按照肠道吻合操作规范进行，吻合器械吻合后，应仔细检查两个切割圈是否完整。根据具体情况，必要时采用可吸收线连续缝合加固浆肌层。同时注意患者的全身情况，加强围手术期营养支持。

2. 吻合口出血　少量出血多表现为少量黑便，无明显临床症状，多数经非手术治疗后可自行止血。大量的活动性出血经非手术治疗不能止血，患者出现生命体征不稳，应及时行开腹手术探查，清除凝血块，找到出血部位，并予以可吸收线缝扎或电凝止血控制出血。

3. 肠梗阻　小肠部分切除吻合术后出现肠梗阻，除吻合口梗阻外，常见原因还有粘连性肠梗阻、术后早期炎性肠梗阻和内疝等。处理的关键在于判断梗阻原因，一般可以通过手术解除粘连性肠梗阻和内疝，而炎性肠梗阻则主要依靠非手术治疗，通常予以胃肠减压、营养支持等治疗，当患者出现明显的肠道梗阻或可能发生肠绞窄时，才需要紧急手术干预。

4. 吻合口狭窄　表现为肠道梗阻或不全性梗阻，可能是由于组织内翻过多、瘢痕挛缩、肠壁组织肿胀或吻合口过小等原因导致的机械性梗阻。术后早期出现吻合口狭窄可先行非手术治疗。若狭窄严重，可手术切除狭窄部分，再重新吻合。预防措施：局部组织缺血、吻合口张力、吻合口瘘、黏膜下血肿、酸腐蚀或消化性溃疡、胃空肠吻合术式的选择、缝合技术等因素对吻合口狭窄均有影响。圆形吻合器选择不当可导致狭窄发生，吻合操作过程中，应选择合适直径的吻合器进行吻合，可降低吻合口狭窄的发生率。

（六）操作注意事项

1. 注意无菌操作　目前肠切除后多用开放式吻合，应注意勿使肠管内容物流入腹腔，污染切口，引起感染。术中应用消毒巾或盐水纱垫妥善保护手术视野，将坏死肠袢和腹腔及切口隔开；用肠钳夹住两端肠管，以防肠内容物外溢；及时用吸引器吸净流出的肠内容物；吻合完毕后，应更换所用器械和手套后再行关腹操作。

2. 肠钳不宜夹得太紧　夹肠钳以刚好阻止肠内容物通过为度，以免造成肠壁损伤，继发血栓形成，影响吻合口的愈合。肠内容物不多时，吻合时可不用肠钳夹闭肠管。

3. 吻合时注意避免肠管扭曲　吻合时肠壁的内翻不宜太多，避免形成肠腔内的瓣膜。缝合前壁应使肠壁内翻，缝合浆肌层时必须浆膜面对合。不要缝得太深或太浅。吻合完毕后必须仔细检查吻合口有无漏针，针距一般为 0.3~0.5cm，边距为 0.3cm。尤应注意系膜附着处两面及系膜对侧是否妥善对齐。

4. 缝合系膜　注意不要扎住血管或扎破血管，同时也应注意勿漏缝，以免形成漏洞，产生内疝。

5. 吻合器械吻合　由于肠管的厚度不同，而吻合钉吻合后间隙多固定，则可能引起吻合口部位出血。所以，使用吻合器械吻合后一定要探查吻合口，如有出血，可于吻合口内侧加固缝合止血。如有不同高度的吻合钉仓，则可根据肠管厚度加以选择。

（七）相关知识

各种吻合器的工作原理与订书机相同，即向组织内击发植入 2~3 排互相交错的缝钉对组织进行双排交叉钉缝，缝合严密，能有效防止渗漏，由于小血管可以从“B”形缝钉的空隙中通过，故不影响缝合部及其远端的血液供应。

临床常用的胃肠吻合器包括直线型缝合器、管形消化道吻合器、直线型切割缝合器、腹腔镜切割缝合器等。

1. 直线型缝合器　可对组织进行直线型缝合。将组织放在钉仓和钉砧之间，安置好定位针，根据组织厚度标尺预定好适合的厚度，扳动击发手柄，缝钉驱动器即将两排交错的缝钉植入组织并弯曲成“B”形，在松开缝合器前，须沿缝合器鹗嘴边缘，切除多余组织和预计要切除的器官，用碘酊消毒断端后，松开和移去缝合器。主要用于消化道残端的封闭。

2. 管形消化道吻合器　主要用于各种腔道的吻合，可以在腔道组织内击入两排环形交叉排列的缝钉，使两层腔道组织缝合在一起，内置的环形刀立即切除多余的组织，形成圆形吻合口，完成腔道的吻合。目前主要用于食管、胃、肠等消化道的端-端吻合、端-侧吻合等。根据不同手术部位的需要，又分为直型、弯型、可弯曲型等不同亚型。每型又有大小不同的规格以适应不同口径的消化道。

3. 直线型切割缝合器　可以同时在组织的两侧各击入两排（共4排）直线、交叉排列的缝钉，然后用推刀在两侧已缝合好的组织之间进行切割离断。目前临床广泛应用这种缝合器进行胃空肠侧-侧吻合，肠肠侧-侧吻合，管状胃的制作，不全肺裂离断，肺部分切除等手术。

4. 腔镜切割缝合器　工作原理与直线型切割缝合器类似，通过特殊的操作杆经12mm戳孔置入腹腔内，多配有可旋转一定角度的钉仓头。在腹腔镜手术中，腔镜切割缝合器主要用于组织的离断、切除和缝合。

三、小肠吻合操作评价标准

见表1-8-1、表1-8-2。

表1-8-1　小肠吻合操作规范核查表

项目	内容	是	部分	否
操作前准备	合适的手术体位			
	患者生命体征的评估			
	患者外科疾病的评估，是否适合行小肠吻合术			
	麻醉状态（肌松情况）的评估			
	拟手术部位手术视野的暴露情况			
	对手术视野出血及污染情况的评估			
	吻合方式的选择			
	手术器械的准备：主要根据选择的吻合方式准备需要的特殊手术器械，如可吸收线、缝针、各种吻合器、荷包钳、荷包线等			
操作过程	手工吻合法（端-端吻合）			
	充分游离肠管，两端肠腔的轴线对齐，无扭曲			
	系膜缘和对系膜缘各作一针浆肌层缝合，牵引			
	全层连续锁边缝合后壁			
	全层连续水平褥式内翻缝合前壁			
	前后壁浆肌层缝合（连续或间断缝合）			
	关闭系膜裂孔			

续表

项目	内容	是	部分	否
操作过程	检查吻合口			
	机械吻合法(端-侧吻合)			
	游离肠管及其系膜,血运良好			
	肠壁夹荷包钳,穿荷包缝合线			
	包埋吻合器钉砧头,扎紧荷包线			
	远端肠管置入吻合器与抵钉座相衔接			
	旋紧吻合器并击发			
	旋松吻合器,从肠腔退出吻合器			
	检查切割圈是否完整,吻合口有无出血及是否通畅			
	可吸收线浆肌层加固			
	机械吻合法(侧-侧吻合)			
	游离肠管及其系膜,血运良好			
	两断端肠管靠拢对齐,系膜置于同侧			
	直线切割闭合器的两侧边分别置入肠管,深度 4~6cm			
	合拢扣紧直线切割闭合器两端,对齐肠管壁			
	检查直线切割闭合器中不能夹入系膜和其他组织			
	击发直线切割闭合器,完成两端肠管的切割闭合			
	检查吻合口有无出血、是否通畅			
	鼠齿钳对合并牵引两吻合肠管的共同开口			
	直线切割闭合器关闭共同开口			
	检查吻合口及共同开口,浆肌层加固缝合或不缝合			
操作后处置	关闭系膜裂孔,将吻合好的肠管还纳腹腔			
	冲洗腹腔,检查腹腔有无出血,留置引流管,关腹			

表 1-8-2　小肠吻合术评估表　　单位:分

项目	好(5)	一般(3)	差(1)
操作过程熟练流畅度			
器械选择正确			
无菌技术			
操作后处理			

评分说明如下。

好:操作过程清晰流畅,手法熟练,步骤正确,动作轻柔。缝线及吻合器选择正确,操作过程中注意无菌技术。操作后腹腔清洗探查,正确留置引流管。

一般:操作过程能整体完成,部分环节存在犹豫,动作生硬。缝线及吻合器选择基本符合需要,操作中出现违反无菌原则 3 次以下。有腹腔清洗探查但不全面,有留置引流管但位置不佳。

差:操作过程不能顺利完成,缝线及吻合器选择不能完成操作。操作中出现违反无菌原则 3 次以上。未腹腔清洗探查及留置引流管。

四、常见操作错误及分析

1. 违反无菌操作原则 肠切除吻合多用开放式吻合的方法，应注意勿使肠管内容物流入腹腔，污染切口，引起感染。术中应用消毒巾或盐水纱垫妥善保护手术视野，将坏死肠袢和腹腔及切口隔开；用肠钳夹住两端肠管，以防肠内容物外溢；及时用吸引器吸净流出的肠内容物；吻合完毕后，应更换所用器械和手套后再行关腹操作。

2. 由于肠管的厚度不同，而吻合钉吻合后间隙多固定，则可能引起吻合口部位出血。使用吻合器械吻合后一定要探查吻合口，如有出血，可于吻合口内侧加固缝合止血。如有不同高度的吻合钉仓，则可根据肠管厚度加以选择。

3. 无论术中采用手工还是器械吻合，在小肠肠管切除过程中应注意保留肠管残端的血供，以确保吻合口部位肠管的血液供应，若肠壁断端渗血则用纱布压迫止血或电凝止血来预防术后吻合口出血。

4. 在行手工吻合时应注意 采用不可吸收线全层连续缝合后肠管内径术后不易扩大，可能会导致小肠狭窄和通过不良，建议此时可选用可吸收线进行缝合。吻合完成后须仔细检查吻合口，判断有无漏针，尤应注意关闭肠系膜缘部无腹膜覆盖的三角形区域。关闭系膜时注意不要缝扎血管，也应注意勿漏缝，以免术后发生内疝。

5. 吻合时注意避免肠管扭曲，吻合时肠壁的内翻不宜太多，避免形成肠腔内的瓣膜。缝合前壁应使肠壁内翻，缝合浆肌层时浆膜面必须对合。不要缝得太深或太浅。吻合完毕后必须仔细检查吻合口有无漏针，针距一般为 0.3~0.5cm，边距为 0.3cm。尤应注意系膜附着处两面及系膜对侧是否妥善对齐。

五、常见训练方法及培训要点介绍

1. 模拟训练 小肠吻合术训练模型模拟腹腔，配有一段直径 30mm 左右小肠。模拟肠壁分层结构，具有浆膜、肌层和黏膜层等结构特征。模拟肠管附有大网膜、肠系膜及模拟血管，可模拟训练小肠吻合术过程。

2. 动物手术 一般选用活体猪在全身麻醉状态下行小肠切除吻合训练，优点是更接近手术真实状态，对于腹腔探查、无菌技术、止血技术的考核更加直观。

六、相关知识测试题

1. 小肠手工吻合法最常用的手术方式是
   A. 端 - 侧吻合　　B. 端 - 端吻合　　C. 侧 - 侧吻合
   D. 以上都不是　　E. 以上都是

2. 下列说法**错误**的是
   A. 目前胃肠重建主要分为手工法吻合和机械法吻合（吻合器法吻合）两大类
   B. 目前最为常用的胃肠吻合方法为手工法吻合
   C. 机械法行胃肠道重建，较传统的手工法对吻合口血运影响小
   D. 机械法行胃肠道重建，较传统的手工法耗时少，污染小
   E. 机械法胃肠道重建仍不能完全取代手工法

3. 胃肠道重建的禁忌证**不包括**

A. 拟重建部位的小肠有肿瘤残留
B. 拟重建部位小肠有严重的炎性病变
C. 全身病变严重，估计小肠吻合口不能顺利愈合
D. 消化道先天畸形吻合难度较高
E. 患者病情危重，不能耐受较长时间手术

4. 胃肠道重建术后常见的吻合口并发症**不包括**
A. 吻合口漏　　B. 吻合口出血　　C. 吻合口瘘
D. 吻合口狭窄　　E. 吻合口溃疡

5. 下列关于胃肠道重建操作的注意事项**错误**的是
A. 为防止肠内容物流出污染腹腔，应最大程度夹紧肠钳
B. 吻合时肠壁的内翻不宜太多，避免形成肠腔内的瓣膜
C. 缝合系膜时，应注意不要扎住血管，同时也应注意勿漏缝，以免形成漏洞，产生内疝
D. 使用吻合器械吻合后一定要探查吻合口，如有出血，可于吻合口内侧加固缝合止血
E. 机械法吻合可完全替代手工法吻合

答案：1. B　2. B　3. D　4. C　5. A

（胡　桂）

第九节　血管切开缝合修补术

一、概述

血管完整性是保持血流通畅，保证组织灌注的重要保证。在外伤、病理和手术操作情况下，血管壁受到损伤、破损，如何切开血管进行操作，以及如何恢复血管壁的完整性是外科医生必须掌握的基本技能之一，在外科手术中具有重要的作用。因此要求专科医生必须熟练掌握血管的切开、缝合和修补术。

二、操作规范流程

（一）血管针线的类型及选择

1. 血管缝线　良好的血管缝线应该具有张力高、表面光滑、组织相容性好等特点，目前临床上常用的血管缝线有聚丙烯缝线和聚四氟乙烯缝线（PTFE）。

（1）聚丙烯缝线：如 prolene 线，由人造的线形聚烯烃的单股细线制成，缝线张力高，表面光滑，摩擦系数低，对血管壁损伤小，组织反应小，且能长时间维持其张力，是目前血管重建术中最常用的缝线材料，通常为单线双针。

（2）聚四氟乙烯缝线（PTFE）：如不可吸收缝合线。这类缝线强度高，且生物相容性稳定，不会引起组织反应，缝针直径和缝线直径相同，所以缝针穿过血管壁之后，缝线与血管壁之间的缝隙很小，而且缝线与血液接触后会发生膨胀，填补了缝隙，因而针孔渗血比较少，是一种良好的血管缝线，通常为单线双针。

2. 选用血管缝线直径　缝线直径的选择要求要在保证血管有足够的张力的前提下，血管缝线尽量选较小直径的缝线，以减小对血管壁的损伤。一般来说主动脉选择 2-0、3-0 直

径缝线；髂动脉选择 4-0 直径缝线；腋动脉、颈总动脉、股动脉、股浅动脉选择 5-0 直径缝线；颈内动脉、腘动脉、肱动脉选择 5-0、6-0 直径缝线；桡动脉、胫动脉或踝下动脉选择 7-0 直径缝线。

（二）操作步骤

1. 血管暴露和血管控制　是血管操作的前提，只有充分暴露目标血管，控制血管出血才能保证有清晰的血管手术视野。在对血管操作前一定要保证手术视野干净、清晰，盲目地在混乱的手术视野下操作可能会进一步加重对血管的损害。首先术者必须非常熟悉目标血管的解剖，对其解剖位置、走行、侧支、伴行重要神经及周围结构非常了解。靠近目标血管时动脉血管可通过动脉搏动确定血管的位置，逐层分离血管前方组织。血管一般包裹在血管鞘内，打开血管鞘，在血管鞘和血管之间有一层疏松的组织，沿该层组织逐步游离血管会比较容易暴露且出血少，不容易损伤血管。暴露目标血管后，需阻断目标血管区域近端和远端及所有分支，可根据血管直径不同选用无创血管钳、血管夹、硅胶管阻断血流。注意：为防止血流阻断后血管内血栓形成，阻断前应通过静脉给予全身肝素化[一般是静脉注射肝素(75~100U/kg，5 分钟后阻断血管)]。

2. 血管切开　由于血管延展性和弹性有限，血管切开时应尽量减少血管壁的损伤，否则缝合时会导致血管狭窄。切开宜选择尖刀片，垂直手术刀，完整刺开血管壁全层，全层刺开血管壁后会有血液流出现象，待无残余血液流出后，手术刀再转至与血管成 45° 反挑扩大切口，注意刀尖不宜太深，防止损伤对侧血管壁，可选择血管剪向血管远端和近端进一步扩大切口。肝素生理盐水（0.1% 肝素生理盐水）冲洗切口，清晰手术视野。

血管切口有横向和纵向两种，横向能减少血管狭窄，但受血管直径限制，不能扩大切口。纵向能扩大切口，但缝合可能导致血管狭窄，尤其对于小直径血管（<4mm）。

3. 血管缝合　血管缝合可选用连续缝合和间断缝合两种方法，一般直径较大的血管可采用连续缝合，小血管和微血管一般采用间断缝合防止狭窄。

（1）血管缝合前应对创缘进行修整，肝素生理盐水冲洗血管腔，清除血液及凝血块。剪去除多余的血管外膜，再次肝素生理盐水冲洗管腔，能清晰看清血管腔及血管壁全层。

（2）使用专用血管持针器和血管镊，选择适宜直径血管缝线，持针器钳夹一端缝针，胶钳钳夹另一端缝针。

（3）自血管切口一侧尖端处全层缝合第一针，打结固定。将一端缝针胶钳钳夹固定，另一端缝针继续缝合。

（4）血管镊支撑一侧血管壁，缝针自血管外侧垂直进针，缝合血管壁全层，血管线自腔内引出，血管镊固定另一侧血管壁，缝针自腔内垂直血管壁进针，缝合血管壁全层，血管线自血管外引出，助手牵引缝线固定，收拢血管线前血管镊调整血管壁，使血管壁外翻，内膜相对，完成一针缝合。

（5）按上述方法继续连续缝合血管壁，除大血管或血管壁特别厚的血管外，一般间距和边距都可为 1mm，差最后一针先不缝合。

（6）助手牵引血管线，术者松开远端血管钳（夹），使血液充满血管腔，排除残余空气，再次阻断血管。

（7）缝合最后一针，打结。剪线，线头留 1cm。

（8）松开血管钳（夹），如发现针孔渗血可使用干纱布压迫一段时间止血。

(9) 止血完成后检查缝合血管，无出血、狭窄，手指触摸伤口远端血管搏动正常后完成手术。

4. 血管修补术　如血管破损较大，或血管直径小，单纯血管缝合后可引起血管狭窄，导致血流受阻，在此情况下可行血管修补术，修补材料可选用自体静脉和人工补片。

(1) 血管修补：对前应对创缘进行修整，0.1% 肝素生理盐水冲洗血管腔，清除血液及凝血块。剪去除多余的血管外膜，将创口边缘修剪整齐，再次肝素生理盐水冲洗管腔，能清晰显示清血管腔及血管壁全层。

(2) 将修补材料，按照窗口形状和大小 1∶1 修剪成椭圆形，备用。

(3) 自血管创口尖端处全层缝合血管和修补补片，打结固定。将一端缝针胶钳钳夹固定，另一端缝针继续缝合。

(4) 血管镊支撑一侧血管壁，缝针自补片外侧垂直进针，血管线自腔内引出，血管镊固定另一侧血管壁，缝针自腔内垂直血管壁进针，缝合血管壁全层，血管线自血管外引出，助手牵引缝线固定，收拢血管线前，血管镊调整血管壁，使血管壁外翻，内膜相对，完成一针缝合。

(5) 按上述方法继续连续缝合血管壁和补片，除大血管或血管壁特别厚的血管外，一般间距和边距都可为 1mm，至创口的另一端停止，胶钳加持缝针牵引备用。

(6) 使用另一端缝针缝线，连续缝合另一侧血管壁和补片，至创口的另一端最后一针前停止。

(7) 助手牵引血管线，术者松开远端血管钳(夹)，使血液充满血管腔，排除残余空气，再次阻断血管。

(8) 缝合最后一针，与另一端血管缝线打结。剪线，线头留 1cm。

(9) 松开血管钳(夹)，如发现针孔渗血可使用干纱布压迫一段时间止血。

(10) 止血完成后检查缝合血管，无出血、狭窄，手指触摸伤口远端血管搏动正常后完成手术。

(三) 并发症及处理

1. 如出现针孔广泛性渗血，可用干纱布压迫伤口 5~10 分钟，大部分渗血可停止。

2. 如经过纱布压迫后，渗血仍未停止，则可静脉注射肝素同剂量的鱼精蛋白(一般鱼精蛋白与肝素剂量之比为 0.6~1.1)，并继续压迫 5~10 分钟。

3. 如发现出血为缝合不紧密所致，可在出血部位加缝 1~2 针。

4. 如发现缝合后，血管狭窄达 50% 以上，则需重新行血管修补术。

5. 如缝合后，血管远端张力低未触及血管搏动，则判断为血管阻塞，需重新缝合。

(四) 操作注意事项

1. 缝合时，力求每次进针准确，一次完成，切忌反复进针，损伤血管壁。

2. 缝合时，应使用专用血管镊，尽量避免使用血管镊夹持血管壁，减少血管壁损伤。

3. 缝合时，进针和出针的操作要轻柔，进针和出针都要顺应缝针的弧度。

4. 缝合时，需根据血管的直径和血管壁的厚度，保持均匀的边距和针距，一般边距针距为 1mm。

5. 缝合或修补的血管不可裸露在外，或直接覆盖皮肤。尽量关闭血管鞘，或用周围组织覆盖，可以起到保护和供给营养的作用。如创伤较大，或位于重要部位(如颈部)可进行适当引流。

三、人工血管移植技术评价标准

见表 1-9-1、表 1-9-2。

表 1-9-1　血管切开缝合修补术操作规范核查表

项目	内容	是	部分	否
操作前准备	血管持针器、血管镊、血管夹、0.1% 肝素生理盐水(0.5)、5-0 的缝合针线(0.5)刀柄、尖刀片、6 号硅胶管、蚊式钳等辅助器具准备到位			
	各项器械摆放整齐有序			
	正确佩戴无菌手套			
操作过程	血管切开			
	硅胶管或血管夹阻断血管远端近端			
	选择尖刀片手术刀			
	垂直手术刀,完整切开血管壁全层			
	手术刀再转至与血管成 45° 扩大切口约 1cm			
	刀尖未损伤对侧血管壁			
	肝素生理盐水冲洗切口			
	血管缝合			
	血管缝合前应对创缘进行修整,肝素生理盐水冲洗血管腔			
	使用专用血管持针器和血管镊,选择适宜直径血管缝线,持针器钳夹一端缝针,胶钳钳夹另一端缝针			
	自血管切口尖端处全层缝合第一针,打结固定。将一端缝针胶钳钳夹固定,另一端缝针继续缝合			
	血管镊支撑一侧血管壁,缝针自血管外侧垂直进针,缝合血管壁全层,血管线自腔内引出,血管镊固定另一侧血管壁,缝针自腔内垂直血管壁进针,缝合血管壁全层,血管线自血管外引出,助手牵引缝线固定,收拢血管线前,血管镊调整血管壁,使血管壁外翻,内膜相对,完成一针缝合			
	按上述方法继续连续缝合血管壁,间距和边距均匀,差最后一针先不缝合			
	助手牵引血管线,术者松开远端血管钳(夹),使血液充满血管腔,排除残余空气,再次阻断血管			
	缝合最后一针,打结。剪线,线头留 1cm			
	松开血管钳(夹),如发现针孔渗血可使用干纱布压迫一段时间止血			
	缝合美观、边距针距均匀,无出血			
操作后处置	止血完成后检查缝合血管,无出血,狭窄,手指触摸伤口远端血管搏动			
	如缝合切口持续渗血如何处理			

表 1-9-2　血管切开缝合修补术操作规范评估表　　单位：分

项目	好(5)	一般(3)	差(1)
操作过程流畅度			
操作中无菌原则			
操作中无损原则			

四、常见操作错误及分析

1. 切开血管时，因不熟练用力过猛，导致损伤对侧血管壁，或多次切开，切缘不整齐，不必要地损伤血管。

2. 操作时缝针反复穿刺，血管镊夹持血管壁，损伤血管壁。

3. 连续缝合时助手牵线不紧，导致血管缝合松弛。

五、常用训练方法及培训要点介绍

目前血管缝合模拟训练大体分为三类。

1. 模拟血管训练方法　训练材料多选用外科手套、输液器、硅胶管，目前由专用的硅胶模拟血管，此类方法具有材料获得简单，清洁，可反复使用等优点，但具有与真实血管缝合感觉差距较大等缺点，适合初级学员熟悉血管缝合过程使用。

2. 组织血管训练方法　训练材料多选用动物的某些部位，如鸡翅、鼠尾等，此类方法具有材料获得相对简单，可真实训练游离组织和血管，熟悉解剖，缝合对象为真实血管可掌握真实血管缝合的特性等优点，但血管内无血流充盈，与真实的血管操作有一定差异，同时活体组织具有污染可能性等缺点。

3. 活体动物训练方法　训练材料选用大鼠、兔、狗、猪等动物，此方法具有能真实地模拟血管切开缝合的情况，并能检测血管缝合的结果等优点，但具有材料获得困难，操作复杂，具有一定的污染性，需要特定的手术室及伦理审查等缺点。

六、相关知识测试题

1. 患者，女，65 岁。股动脉栓塞需切开股动脉约 2cm。应选择的刀片和切口为

A. 尖刀片和纵向切口　　B. 圆刀片和纵向切口　　C. 尖刀片和横向切口

D. 圆刀片和横向切口　　E. 以上都不对

2. 患者，女，65 岁。股动脉栓塞需切开股动脉约 2cm。应选择的缝线为

A. 2-0 直径缝线　　B. 3-0 直径缝线　　C. 4-0 直径缝线

D. 5-0 直径缝线　　E. 6-0 直径缝线

3. 阻断血管前需全身肝素化，正确的是

A. 静脉注射肝素 75~100U

B. 静脉注射肝素 750~1 000U/kg，5 分钟后阻断血管

C. 静脉注射肝素 75~100U/kg，5 分钟后阻断血管

D. 静脉注射肝素 75~100U/kg，15 分钟后阻断血管

E. 静脉注射肝素 75~100U/kg 后阻断血管

4. 下列血管缝合中操作**不适当**的是
   A. 垂直血管壁进针
   B. 适当而均匀的针距边距
   C. 尽量减少穿刺血管壁
   D. 尽量用血管镊夹住血管壁固定血管壁
   E. 打结前需排空气体
5. 下面**错误**的是
   A. 主动脉选择 3-0 直径缝线
   B. 髂动脉选择 4-0 直径缝线
   C. 腋动脉、股动脉、股浅动脉选择 5-0 直径缝线
   D. 颈内动脉、腘动脉、肱动脉选择 5-0、6-0 直径缝线
   E. 桡动脉、颈总动脉、胫动脉或踝下动脉选择 7-0 直径缝线

答案：1. A　2. D　3. C　4. D　5. E

（王宪伟）

第二章

乳腺外科技能

第一节　乳腺癌前哨淋巴结活检术

一、概述

乳腺癌前哨淋巴结(sentinel lymph node,SLN)是指最早接受肿瘤区域内淋巴引流和发生肿瘤转移的第一站淋巴结,如果该淋巴结没有转移,则其他淋巴结出现转移的概率非常小,估计在5%以下或更低。20世纪90年代发现了一种微创、能高度准确检测腋窝淋巴结转移的方法,即前哨淋巴结活检(sentinel lymph node biopsy,SLNB),可通过SLNB来预测腋窝淋巴结是否有转移,对于腋窝淋巴结阴性的患者,可安全有效地替代腋窝淋巴结清扫(axillary lymph node dissection,ALND),从而减少术后患肢淋巴回流障碍性水肿、患肢疼痛等并发症,可简化手术程序,缩短手术时间,明显提高乳腺癌患者的生活质量。乳腺癌SLNB的示踪剂包括蓝染料、核素示踪剂等,其中双示踪法即联合使用蓝染料法和核素法,可以使SLNB的成功率提高、假阴性率降低,是目前SLNB的“金标准”。此外,SLNB作为一项腋窝准确分期的微创活检技术,其对乳腺癌分期、预后及治疗的影响已被纳入第六版及以后的美国癌症联合委员会(American Joint Committee on Cancer,AJCC)乳腺癌分期系统,并代表了目前乳腺癌外科治疗的发展水平。

二、操作规范流程

(一) 适应证

1. 早期浸润性乳腺癌(患者年龄及性别、乳腺原发肿瘤大小不受限制、乳腺单病灶或多中心病变均可)。

2. 临床腋窝淋巴结阴性或临床体格检查和影像学检查可疑的腋窝淋巴结可以通过超声引导下细针穿刺或芯针活检进行评估,细胞学或病理组织学阴性患者仍可进入SLNB流程。

3. 导管内癌接受乳房切除术。

4. 临床腋窝淋巴结阴性新辅助治疗后。

5. 符合新辅助治疗前腋窝阳性淋巴结放置标记、采用双示踪方式、术中探及>2枚淋巴结,且经新辅助治疗后腋窝淋巴结转阴的患者可开展新辅助治疗后的SLNB。

6. 有争议的适应证　随着乳腺癌 SLNB 研究的不断深入，越来越多的相对禁忌证已逐渐转化为适应证。但目前以下情况是否行 SLNB 仍存在一定的争议。

（1）预防性乳腺切除术：高危患者在进行预防性乳腺切除术时，可以考虑接受 SLNB。

（2）导管内癌接受保乳术：若手术范围可能影响到随后的 SLNB，则推荐进行 SLNB。

（3）新辅助化疗：cN_1 患者经新辅助化疗后腋窝的标准处理方法是 ALND，对部分降期为 cN_0 的患者，与患者充分沟通后，可以依据 SLNB 结果避免 ALND。

（4）妊娠患者：由于蓝染料示踪剂潜在的过敏反应，不推荐其用于妊娠患者的 SLNB。放射性示踪剂对胎儿的安全性已得到证实，但仍建议与患者充分沟通。

（5）同侧腋窝手术史：部分研究在先前进行过保乳和腋窝手术后同侧乳房复发的患者中进行 SLNB 取得了成功，但在其作为常规应用前还需要更多循证医学证据的支持。

（6）cT_1N_0 年龄 > 70 岁、Luminal A、有伴发疾病。

（7）临床体格检查腋窝淋巴结阳性并经细针穿刺可疑阳性。

（8）保乳术后同侧复发 / 再发。

（二）禁忌证

1. 炎性乳腺癌。

2. 临床体格检查腋窝淋巴结阳性并经空芯针穿刺证实且未接受新辅助治疗。

3. 腋窝淋巴结阳性新辅助治疗后仍为阳性。

（三）操作前准备

1. 患者的准备

（1）术前完善血常规、肝肾功能、电解质、凝血常规及输血等相关检查。

（2）常规术前测血压，完善心电图、胸部 X 线检查，若发现禁忌证，应暂缓 SLNB。

（3）胃肠道准备：成人从术前 8~12 小时开始禁食，术前 4 小时开始禁饮，以防因麻醉或术中呕吐引起窒息、吸入性肺炎等。

（4）术前若发现患者有与疾病无关的体温升高或妇女月经来潮等情况，应延迟手术日期。

（5）患者术前应在充分了解 SLNB 的成功率、假阴性率及相关的复发风险之后，自愿接受 SLNB 替代 ALND，并且理解在 SLN 检出失败时需进行常规 ALND 并签署知情同意书。

（6）手术前夜，可给予患者镇静剂，以保证其良好的睡眠。

（7）进手术室前，应排尽尿液；估计手术时间，可留置导尿管，使膀胱处于空虚状态。

（8）术前应取下患者可摘义齿，以防麻醉或术中脱落造成误咽或误吸。

（9）术前应向患者做好解释工作，消除其恐惧感。

（10）确认患者无手术禁忌证，术侧腋窝备皮。

2. 手术药品及器械的准备

（1）1ml 注射器、1% 亚甲蓝；^{99m}Tc 标记的硫胶体（即 ^{99m}Tc-SC）。

（2）SLNB、ALND 及 γ- 探测仪相关设备正常。

（3）监护设备、氧气及急救药品准备妥当。

3. 操作者的准备

（1）核对患者信息：包括患者姓名、性别、年龄、科室、床号、手术类型及部位。

（2）核对患者病历资料（包括凝血功能、血常规、心电图等检查）。

（3）核对超声或钼靶等检查结果。

(4)询问患者禁食、禁饮情况。

(5)明确患者有无 SLNB 禁忌证。

(6)确认患者已签署手术同意书及授权委托书。

(7)选择手术切口位置并做标记。

(四)操作步骤

1. 蓝染料法

(1)麻醉:单纯 SLNB 可酌情采用局部浸润麻醉或全身麻醉。

(2)协助患者取平卧位,患侧上肢外展 90° 并外旋置于手术床托手板或平桌上,肩部略垫高,充分暴露腋窝区域。

(3)染料注射时间:术前 10~15 分钟。

(4)选择注射部位:肿瘤表面的皮内或皮下、乳晕区皮内或皮下及原发肿瘤周围或原发肿瘤切除后残腔周围的乳腺实质内,建议选择在乳晕区外上皮内注射;可选取 1~3 个点注射。

(5)常规消毒铺无菌单。

(6)注射染料:使用 1ml 注射器抽取 0.1~0.3ml 1% 亚甲蓝,注射于所选部位,局部按摩 5~10 分钟开始手术(图 2-1-1)。

(7)切口选择:注射染料 10 分钟后,在腋窝毛发下界,胸大肌外缘和背阔肌前缘连线作皮肤切口,长度 3~4cm。

(8)逐层切开皮肤及皮下组织,以皮肤牵引器暴露腋窝组织,向腋窝区浅行游离皮瓣,切开胸喙锁筋膜,寻找到蓝染淋巴管并将其横断(图 2-1-2),结扎淋巴管近端,沿蓝染淋巴管向腋窝方向解剖直至第一个蓝染淋巴结即前哨淋巴结(sentinel lymph node,SLN),游离后将其连同周围少量脂肪组织完整切除(图 2-1-3)。按照上述方法寻找并处理所有蓝染淋巴管,切除其相应的 SLN。然后行腋窝区触诊探查,若发现肿大质硬的淋巴结也应作为 SLN,切除后单独送检(图 2-1-4)。

(9)若术中 SLN 快速病理检测结果为阴性则生理盐水冲洗后彻底止血,缝合喙锁筋膜,关闭切口;若检测结果为阳性则直接行 ALND。

(10)手术引流:单纯 SLNB 后间断缝合关闭手术视野后无须留置引流。

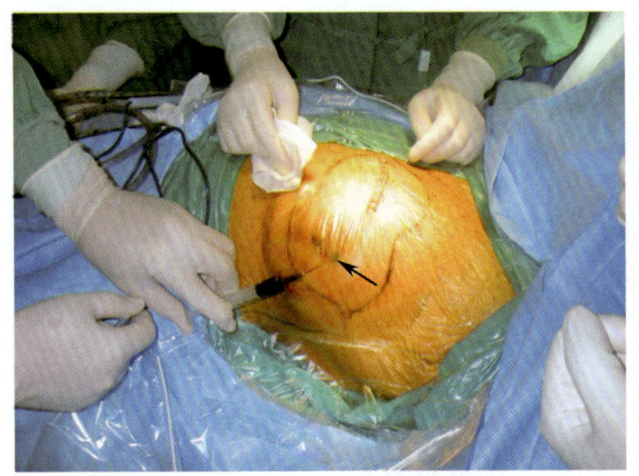

图 2-1-1　乳晕旁皮内注射亚甲蓝

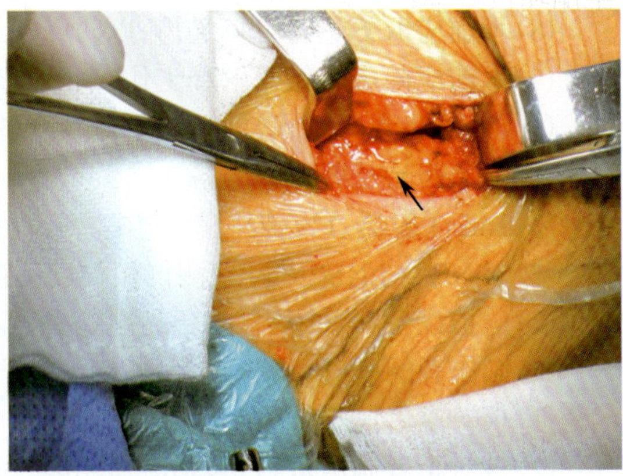

图 2-1-2　蓝染的淋巴管

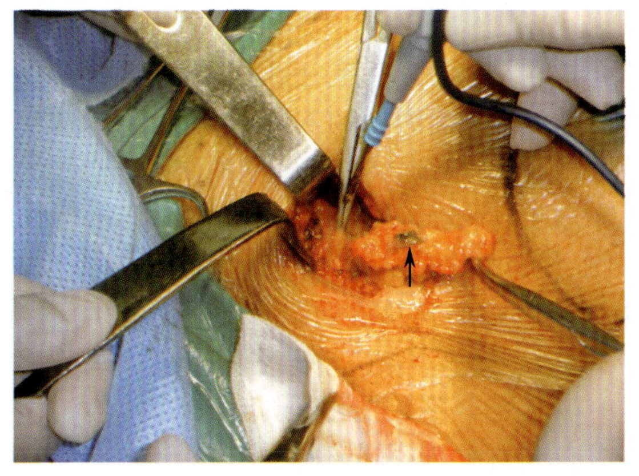

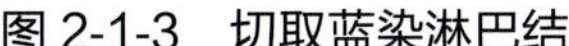
图 2-1-3　切取蓝染淋巴结

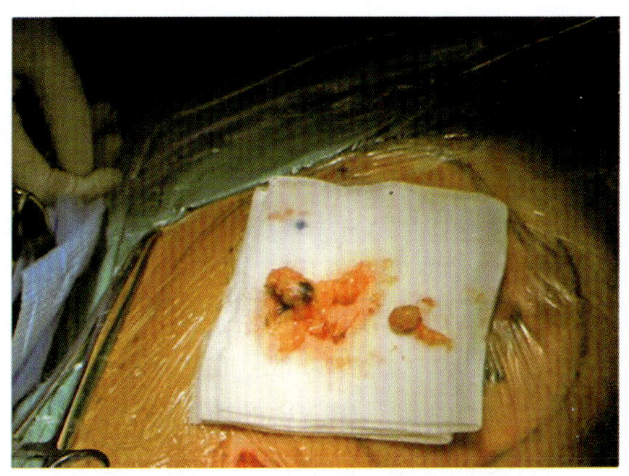
图 2-1-4　送检的前哨淋巴结（SLN）

2. 放射性核素法

（1）术前 3~18 小时于核医学科进行注射核素即 ^{99m} 锝标记的硫胶体（采用皮内注射可以缩短到术前 30 分钟）。

（2）患者返回手术室。

（3）麻醉：单纯 SLNB 可酌情采用局部浸润麻醉或全身麻醉。

（4）协助患者取平卧位，患侧上肢外展 90° 并外旋置于手术床托手板或平桌上，肩部略垫高，充分暴露腋窝区域。

（5）常规消毒铺无菌单。

（6）术中应用 γ- 探测仪行体表定位、标记。皮肤切口选择根据体表标记设计。

（7）逐层切开皮肤及皮下组织，以皮肤牵引器暴露腋窝组织，向腋窝区浅行游离皮瓣，切开胸喙锁筋膜后，用 γ- 探测仪探测腋窝放射性核素“热点”（“热点”是指核素注射点以外的放射性计数每 10 秒为 25 以上的点，即 SLN）。将 SLN 切除后，继续用 γ- 探测仪探测前哨淋巴结周围腋窝的淋巴脂肪组织，若其放射活性大于 10%，应继续查找可能存在的 SLN 并予以切除。

（8）行腋窝区触诊探查，若发现肿大质硬的淋巴结也应作为 SLN，切除后单独送检。

（9）若术中 SLN 快速病理检测结果为阴性则生理盐水冲洗后彻底止血，缝合锁胸筋膜，关闭切口。若检测结果为阳性则直接行 ALND。

（10）手术引流：单纯 SLNB 术后间断缝合关闭手术视野后无须留置引流。

3. 双示踪法（蓝染料法 + 放射性核素法）

（1）同放射性核素法的（1）~（6）。

（2）术前 10~15 分钟注射染料（同蓝染料法）。

（3）按照上述蓝染料法寻找蓝染淋巴结，要求检出并切除所有的蓝染淋巴结，然后使用 γ- 探测仪检测并切除其他“热点”SLN。行腋窝区触诊探查，若发现肿大质硬的淋巴结也应作为 SLN，切除后单独送检。

（4）若术中 SLN 快速病理检测结果为阴性则生理盐水冲洗后彻底止血，缝合锁胸筋膜，关闭切口。若检测结果为阳性则直接行 ALND。

（5）手术引流：单纯 SLNB 后间断缝合关闭手术视野后无须留置引流。

（五）并发症及处理

1. 出血　SLNB 手术切口较小，对于腋窝脂肪丰满或副乳的患者，手术区域视野不佳，手术医生经验不足或局部解剖不熟悉均可能误伤血管导致出血而影响 SLN 检出。因此，针对手术操作困难的患者应酌情扩大切口，充分暴露手术区域，并注意逐层精细解剖和严格止血。

2. 伤口血肿　淋巴管及淋巴结走行是脉管系统的一部分，应注意 SLN 供应血管的严格止血，故应妥善处理淋巴结供应血管，避免术后出血形成血肿。

3. 血清肿　SLNB 时结扎切断的淋巴管，关闭胸喙锁筋膜及浅筋膜有助于避免术后乳房淋巴液回流在切口深部形成血清肿。

4. 上肢水肿　SLNB 可能发生上肢水肿，术中应避免不必要的组织损伤和切除。

5. 皮肤染色　注射部位短期可见皮肤染色，无须特殊处理，可自行消失。

6. 皮肤红斑、浅表溃疡及注射部位组织的坏死　蓝染料可引起部分的皮肤坏死，一般用磺胺嘧啶银来处理，而不需要行清创术。

7. 急性荨麻疹和过敏反应　可由蓝染料引起，但发生率极低，荨麻疹出现在躯干和上肢，不伴有低血压，用甲泼尼龙和苯海拉明处理后 24~48 小时内缓解。低血压性过敏的处理包括停用麻醉药，补液，使用肾上腺素、苯海拉明及皮质激素。

（六）操作注意事项

1. SLNB 的掌握需要有一个学习的过程，只有经过严格的学习曲线和熟练操作后，才可以单用蓝染料或放射性示踪剂进行 SLNB 术操作。

2. 术者应对乳腺及腋窝的局部解剖有深刻认识。

3. SLNB 需要外科、影像科、核医学科和病理科等多学科参与完成，故要求操作者具有较强的团队协作意识及能力。

4. 无论是乳房切除手术，还是保乳手术，一般情况下，SLNB 应先于乳房手术。

5. 把握示踪剂注射与手术开始的时间间隔，以确保示踪剂扩散达到良好的效果。

6. 蓝染料法要求检出所有蓝染淋巴管进入的第一个蓝染淋巴结。

7. 寻找蓝染淋巴管时动作应轻柔，避免淋巴管破损污染手术视野，影响手术效果。

8. 对曾行 SLNB 的患者应在其外侧残腔周围（朝向腋窝）注射示踪剂。

9. 术中使用 γ- 探测仪时，探头时要缓慢移动、有序检测、贴近计数，以免遗漏 SLN。

10. 核素法 SLN 的阈值是超过淋巴结最高计数 10% 以上的所有淋巴结。

11. 无论采用何种示踪剂，切除 SLN 后，均应行腋窝区触诊探查，若发现肿大质硬的淋巴结也应作为 SLN，切除后单独送检。

（七）相关知识

1. SLN 转移灶类型判定标准　根据 SLN 中最大连续性肿瘤转移灶的大小，将 SLN 转移瘤细分为宏转移、微转移和孤立肿瘤细胞（isolated tumor cell，ITC）。

（1）宏转移：淋巴结内存在 1 个以上最大径>2.0mm 的肿瘤病灶；不推荐可能含有宏转移的淋巴结接受分子诊断等其他试验或替代检测，其可能使常规病理学诊断漏诊宏转移；如果使用，应予登记。腋窝淋巴结内有宏转移是一个已充分确定的独立预后因素，淋巴结受累越大，患者预后越差。

（2）微转移：肿瘤病灶最大径>0.2mm 但 ≤ 2.0mm，或单张淋巴结组织切片不连续，或接近连续的细胞簇超过 200 个肿瘤细胞。多个微转移灶时，测量最大转移灶的最大径，不能累计。

(3) ITC：单个细胞或最大径≤0.2mm的小细胞簇；单张淋巴结组织切片不连续或接近连续的细胞簇不超过200个肿瘤细胞，淋巴结不同纵/横切片或不同组织块不能累计计数，通常没有或很少有组织学间质反应，可通过常规组织学或免疫组织化学法检出。

2. SLN不同转移类型的预后意义及腋窝处理

(1) 宏转移：约50%的患者腋窝非前哨淋巴结阳性，ALND是标准治疗，特别是通过ALND进一步获得的预后资料将改变治疗决策。对于未接受过新辅助治疗的临床$T_{1\sim2}$期、临床腋窝淋巴结为阴性、但病理学检查1~2枚SLN宏转移且会接受后续进一步辅助全乳放疗及全身系统性治疗的保乳患者，可免除ALND。对于接受乳房切除术的1~2枚SLN宏转移患者，如果ALND获得的预后资料不改变治疗决策且患者同意不行ALND，腋窝放疗可以作为ALND的替代治疗。

(2) 微转移：13%~20%的患者腋窝非前哨淋巴结阳性，且约10%为宏转移，ALND可导致15%的患者分期提高，7%的患者辅助治疗改变。SLN微转移患者接受保乳治疗（联合放疗）时，可不施行ALND；SLN微转移且后续仅行全乳切除无放疗时，大多数中国专家的意见倾向于腋窝处理同宏转移患者。

(3) ITC：腋窝非前哨淋巴结转移的概率小于8%，ALND可导致4%的患者分期提高。目前认为ITC对患者预后有不良影响，与微转移患者一样可以通过辅助全身治疗获益，但ITC患者不接受腋窝治疗其腋窝复发率并无显著升高，故不推荐常规施行ALND。

(4) 初始SLN阴性：无须进一步进行腋窝处理。

(5) 新辅助治疗与SLNB：新辅助治疗前还是治疗后实施SLNB存在明显争议，两种方式在SLNB检出率、准确率、手术次数、对初始疾病分期的确切性上各有利弊。对于新辅助治疗前行SLNB，病理学检查证实SLN为阴性的患者，新辅助治疗后可考虑不再手术评估腋窝状态；新辅助治疗前行SLNB且病理学检查确认为SLN阳性，多数专家不推荐新辅助治疗后行第二次SLNB，一般情况下考虑行ALND。对于新辅助治疗后行SLNB应注意：①初始临床腋窝淋巴结阴性患者。SLN阴性患者可以避免ALND；SLN阳性，包括宏转移、微转移及ITC患者，ALND仍是标准治疗。②初始临床腋窝淋巴结阳性患者。对于新辅助治疗前cN_1的患者，更适合通过新辅助治疗降期保腋窝。同时满足以下条件的SLN阴性，经与患者充分沟通后可以避免ALND：$cT_{1\sim3}N_1$期，双示踪剂显像，检出≥3枚SLN，新辅助化疗前穿刺活检阳性的腋淋巴结放置标记夹并于术中检出，新辅助治疗前临床淋巴结分期为cN_2及以上的患者行新辅助治疗后SLNB，其有效性尚缺乏大样本量的研究，暂不推荐。

3. 示踪剂　乳腺癌SLNB的示踪剂包括蓝染料和放射性示踪剂，首先推荐联合使用蓝染料和放射性示踪剂，可以使SLNB的成功率提高1.3%，假阴性率降低2.5%。2001年，美国外科医师协会的调查结果显示，90%的医生使用联合法进行SLNB，而在中国，由于放射性核素使用的适应证及可及性问题，中国医生大多使用蓝染料法进行SLNB。

(1) 蓝染料：良好的活性染料示踪剂应具备以下特点。①淋巴组织吸收快，能清楚显示淋巴管和淋巴结；②在SLN中聚积并停留较长时间；③成本低、无毒性。目前，国外较多使用专利蓝和异硫蓝，国内较多使用亚甲蓝即美蓝，上述示踪剂具有相似的成功率和假阴性率。蓝染料示踪剂一般要求在术前10~15分钟注射。荧光染料和纳米炭作为示踪剂的价值有待进一步证实，中国抗癌协会《前哨淋巴结规范化操作指南（2022版）》中指出，荧光示踪技术可作为可选的示踪技术，纳米炭作为示踪剂的价值有待进一步证实。不建议其作为临床常规应用，但可在规范的临床试验中予以开展。

(2) 放射性示踪剂：目前，国内较多采用的 ^{99m}Tc 标记硫胶体，要求煮沸 5~10 分钟，标记率大于 90%，标记核素强度 (0.5~1.0) mCi/ (0.5~2.0) ml，具有定位准确、创伤小、术中操作简单的优点。其缺点是对专业仪器设备要求高，术前准备复杂，费用高。是否采用 220nm 滤网过滤标记的硫胶体并不影响 SLNB 的成功率和假阴性率。放射性示踪剂的注射时间一般要求术前 3~18 小时，采用皮内注射可以缩短到术前 30 分钟。放射性示踪剂的放射安全性已得到认可，依据我国确定的放射卫生防护基本标准，术者每年完成约 1 000 台 SLNB 手术在放射安全性方面是安全的，不需要特别防护。

(3) 示踪剂注射部位：蓝染料和放射性示踪剂注射于原发肿瘤周围的乳腺实质内、肿瘤表面的皮内或皮下、乳晕区皮内或皮下均有相似的成功率和假阴性率，但各有特点。皮内注射示踪剂弥散更迅速，可以缩短示踪剂注射至手术开始的时间。乳晕下注射可用于临床不可触及的肿瘤。当肿瘤位于乳房外上象限时，可使注射点远离腋窝，减少蓝染料弥散和示踪剂散射的干扰。如进行内乳区 SLNB，需采用核素示踪剂并确保其注射于乳晕周围的乳腺腺体层内。临床实践中应个体化设计 SLNB 示踪剂的注射部位。

(4) 术前淋巴显像：国内外的研究结果推荐在 SLNB 前进行淋巴显像，因其有助于确定腋窝以外的 SLN。但在临床实践中，考虑到术前淋巴显像所需的条件与耗费的时间和费用，术中联合蓝染料和核素同样可以准确进行 SLNB，乳腺癌术前淋巴显像对于腋窝 SLN 的完全检出并非必须。

三、评价标准

见表 2-1-1、表 2-1-2。

表 2-1-1 乳腺癌前哨淋巴结活检操作规范核查表（蓝染料法）

项目	内容	是	部分	否
操作前准备	确认患者无手术禁忌证			
	术前备皮			
	穿洗手衣，戴帽子、口罩			
	核对患者信息：包括患者姓名、性别、年龄、科室、床号、手术类型、手术部位			
	核对超声或钼靶等检查结果			
	核对手术同意书及授权委托书			
	确认患者手术耐受性（核对凝血功能和血常规检查）			
	切口设计并标记			
	检查手术药品及器械			
	协助患者取仰卧位，上肢外展 90° 并外旋置于手术床托手板或平桌上，肩部略垫高，充分暴露手术部位			
	进行心电监护，监测呼吸、血压和心率，建立静脉通路			
	麻醉：单纯 SLNB 可酌情采用局部浸润麻醉或全身麻醉			

续表

项目	内容	是	部分	否
消毒铺巾	洗手、刷手			
	从上到下、从内到外依次呈叠瓦式消毒 2~3 次，消毒不留空隙，每次范围小于前一次，消毒范围前至对侧锁骨中线，后至腋后线，上过锁骨及上臂，下过脐水平线			
	穿手术衣、铺无菌巾			
染料注射	核对染料（1% 亚甲蓝），并抽吸 0.1~0.3ml			
	在乳晕外上选取 1~3 个点注射染料			
	适当按压 5~10 分钟（使示踪剂扩散）后，开始手术			
操作过程	在腋窝毛发区下界，胸大肌外缘和背阔肌前缘连线作皮肤切口，长度为 3~4cm			
	逐层切开皮肤和皮下组织，以皮肤牵引器暴露腋窝组织，向腋窝区浅行游离皮瓣，切开胸喙锁筋膜			
	寻找到蓝染的淋巴管并将其横断，结扎淋巴管近端，沿蓝染淋巴管向腋窝方向解剖至第一个蓝染淋巴结即 SLN，游离后将其连同周围少量脂肪组织完整切除			
	按照上述方法寻找并处理所有蓝染的淋巴管，切除其相应的 SLN			
	行腋窝区触诊探查，若发现明显肿大质硬的异常淋巴结也应作为 SLN 并切除			
	将切除的 SLN 装入标本袋并标记			
	送检病理科			
操作后处置	若术中 SLN 快速病理检测结果为阴性，则生理盐水冲洗后彻底止血，缝合锁胸筋膜，关闭切口；若检测结果为阳性则直接行 ALND			
	消毒切口皮肤			
	协助患者整理衣物，观察患者生命体征			
	待患者麻醉苏醒后，向其交代检测结果及术后注意事项			

表 2-1-2　乳腺癌前哨淋巴结活检操作规范评估表　　单位：分

项目	好(5)	一般(3)	差(1)
无菌操作原则			
操作过程流畅度			
操作检查熟练度			
人文关怀			

评分说明如下。

好：严格遵循无菌原则，操作流畅，分离前哨淋巴结方法正确，蓝染淋巴结 4~6 枚，出血较少，人文关怀到位，有术前交流、术后饮食及注意事项的交代。

一般：无菌观念较强，操作过程能整体完成，分离前哨淋巴结方法基本正确，蓝染淋巴结 1~3 枚，出血量适中，能有部分术前交流、术后饮食及注意事项的交代。

差：严格违反无菌原则，操作过程不流畅，分离前哨淋巴结方法动作粗暴，未寻找到蓝染淋巴结，出血量较大，无人文关怀。

四、常见操作错误及分析

1. 未找到蓝染淋巴管或蓝染淋巴结　可能由于染料注射部位或示踪剂注射时间与手术开始的时间间隔不合适，也可能由于操作者对局部解剖不熟悉或学习曲线未达标。

2. 未检出所有 SLN　可能由于操作时损伤蓝染淋巴管，导致手术视野污染，掩盖了染色的 SLN，或由于使用 γ- 探测仪时，探头移动过快、检测顺序随意、未贴近计数等，也可能由于切除 SLN 后，未行腋窝区触诊探查，导致 SLN 的遗漏。

五、常见训练方法及培训要点介绍

目前尚无适宜的模拟训练方法，临床上多采用实际操作进行培训。

六、相关知识测试题

1. 患者，女，56 岁。诊断为炎性乳腺癌。下列治疗方案中最佳的是
   A. 保乳手术
   B. SLNB
   C. 保乳手术 +SLNB
   D. 新辅助治疗 + 乳房全切 + 辅助治疗综合治疗
   E. 新辅助治疗 + 保乳手术 + 辅助治疗综合治疗
2. 亚甲蓝在乳腺癌 SLNB 中的最佳注射部位为
   A. 皮内注射　B. 皮下注射
   C. 肌内注射　D. 腺体内注射
   E. 静脉注射
3. 直接手术的乳腺癌，SLNB 适合于
   A. 癌块最大径<2cm　B. 癌块最大径>2cm
   C. 临床腋窝淋巴结阳性者　D. 临床腋窝淋巴结阴性者
   E. 伴有橘皮征的患者
4. 应用染料法和 / 或核素法检出 SLN 后，为降低假阴性率应进行
   A. 扩大切口范围　B. 腋窝触诊
   C. 追加亚甲蓝剂量　D. 人为降低本底计数
   E. 增加示踪剂的作用时间
5. 采用双示踪剂法进行 SLNB 时，以下最佳的切除送检标本类型是
   A. 所有蓝染淋巴结
   B. 所有“热点”淋巴结
   C. 所有蓝染淋巴结 + 所有“热点”淋巴结
   D. 所有蓝染淋巴结 + 超过本底计数 10% 的“热点”淋巴结
   E. 所有蓝染淋巴结 + 所有“热点”淋巴结 + 可扪及的淋巴结

答案：1. D　2. A　3. D　4. B　5. C

（廖立秋　王守满）

第二节　乳头溢液疾病乳管镜检查及导丝定位

一、概述

作为乳腺疾病的三大主症之一，乳头溢液的发生率为3%~7.4%。其定义是指除产褥期和哺乳期的生理性功能外，乳头自发性出现液体溢出。根据其颜色与性状的不同，分为清亮、黄色、乳汁样、脓性、血性及各种颜色混杂等。既往临床对乳头溢液的诊断主要依靠乳腺彩超、钼靶X线、MRI、乳头溢液涂片、导管造影等方法，但均为间接征象，且诊断有效率较低。而这些患者中哪些需要手术（病变乳管切除）及手术切口的设计，长久以来临床医生只能依赖常规乳腺体格检查及上述影像学或细胞学检查所示信息，并结合个人临床实践经验进行综合判断与选择。直至1988年乳腺导管内镜（简称“乳管镜”）的问世，该领域才取得突破性进展。乳管镜的发明使人们第一次得以直视下观察乳腺导管内的病变。截至目前，乳管镜可识别直径小至0.01mm的乳管内病灶，分辨率明显优于其他影像学检查。乳管镜的特点：直观、实时、便捷、灵活，既能直接观察到溢液乳管内部的结构形态及大体病理改变，也能记录病灶的具体位置、距乳头开口距离和病变乳管的方向，甚至还能通过冲洗液细胞学检查和可疑病灶的活检获取更多的诊断依据。

导丝定位，即乳管镜下放置定位针，是指在乳管镜引导下直视定位乳管内病变，使导丝较牢固地固定在乳管内病灶处，随后的手术中在导丝引导下准确切除病变乳管与其累及的腺体，避免了漏切、误切的发生，能有效提高手术的准确率，缩小手术范围，达到精准地实施乳管内肿瘤的微创治疗。

二、操作规范流程

（一）适应证

不明原因的乳腺导管内出血，或异常分泌物，以及怀疑导管内肿瘤的情况。

1. 乳管镜检查适用于大部分有明显症状的乳头溢液患者，自发性或挤压后溢液者均可，主要是单孔溢液，尤其是血性溢液者更应积极干预。

2. 对于双侧乳头多孔乳汁样溢液者，需先检测催乳素水平，必要时接受颅脑MRI检查以除外垂体（微）腺瘤等病变，而不必轻易实施乳管镜检查。

3. 对于年轻、未婚育的女性和少数仅以乳头溢液为主诉的男性患者，由于乳管扩张程度的限制，会影响乳管镜进镜深度，可选择工作部分直径更细、内部为软性光导纤维的乳管镜操作。

（二）禁忌证

1. 绝对禁忌证

（1）对麻醉药过敏、局部急性炎症或乳头有感染。

（2）严重高血压病；严重心肌梗死病史；严重冠心病尤以新近发生心肌梗死（半年之内）；严重心肺功能不全；精神病患者或精神过度紧张不合作。

2. 相对禁忌证

（1）适应证之外的其他情况，妊娠（不包括血性分泌物），激素治疗导致出现分泌物，包括催乳素瘤治疗导致乳漏及有色（血性除外）、无色或乳汁样分泌物，且无影像引导下的局部检查结果。

（2）患侧乳头严重凹陷者慎用。

（3）患侧乳房既往有手术史，尤其是手术靠近乳晕或中央区时。

（4）最好避开月经期。

（三）操作前准备

1. 患者的准备

（1）为避免交叉感染，制订合理的消毒措施，根据消毒措施检查前完善 HBsAg、抗 HCV、抗 HIV 等相关检查。

（2）有高血压、冠心病或心律失常者，术前监测血压及心电图检查；如发现禁忌证，应暂缓检查。

（3）操作前详细告知患者乳管镜检查的目的及注意事项，并签署同意书。

（4）检查室应温暖，光线充足，检查前应向患者做好解释工作，嘱其放松、平静呼吸。与患者沟通，尽可能消除其紧张情绪。因为乳头乳晕区神经丰富，寒冷、疼痛或情绪紧张均可引起患者乳头、乳晕立乳反射并皱缩，从而增加乳管镜检查的难度。

2. 物品的准备

（1）乳管镜系统的基本构造包括外部和内部两部分，外部构造分为工作部分、手持部分、冲洗通道、冷光源、影像监视器等，内部构造分为镜头、光导纤维（半软性或软性）及镜体、高集成传像束、影像记录器及输出设备等。配套附件包括活检钳、细胞刷等用于组织学或细胞学取材（图 2-2-1）。通常用的乳管镜工作部分直径 0.75~1.1mm，而超细内镜直径为 0.5~0.95mm，6 000~10 000 像素，更方便置镜操作。工作部分长 80mm，可抵达末级乳管；可弯曲度>40°，视野 0°~100°，为双通道镜头，可在观察乳管内部病变的同时灌注液体冲洗，使病变处显示更为清晰，并具备一定的治疗作用。

（2）内镜图像处理系统，包括 3CCD 光源摄像一体机、计算机图像处理及打印系统。

（3）乳管探针与导丝定位的装置：乳管探针用于检查前扩张乳管，以便于随后乳管镜顺利进入乳管。与内镜配合使用的定位套管，前端为弹性钩的导丝定位钩针（图 2-2-2）。

（4）无菌检查包、一次性洞巾、一次性手套、聚维酮碘溶液消毒液、5ml 空针、10ml 空针、一次性冲洗针头、一次性冲洗导管、扩张探针、利多卡因、甲硝唑注射液。

3. 操作者的准备

（1）核对患者信息：包括患者姓名、性别、年龄、主诉。询问患者既往有无高血压及心、肺、脑疾病等病史。询问有无麻醉药品过敏史。

（2）查看患者 HBsAg、抗 HCV、抗 HIV 及乳腺相关影像学检查结果。

（3）明确患者有无乳管镜检查禁忌证。确定患者已签署乳管镜检查同意书。

（4）开机，戴无菌手套，将已消毒灭菌好的乳管镜连接主机；调试显示屏及荧光屏图像清晰度；按菜单输入患者信息至电脑。

（四）操作步骤

1. 乳管镜检查

（1）保持室温 24~26℃，患者取平卧位，嘱其放松，充分暴露患侧乳房，表面麻醉给予表皮麻醉剂（如利多卡因）1~3ml。患侧手术视野皮肤常规碘伏消毒、铺洞巾。戴一次性消毒手

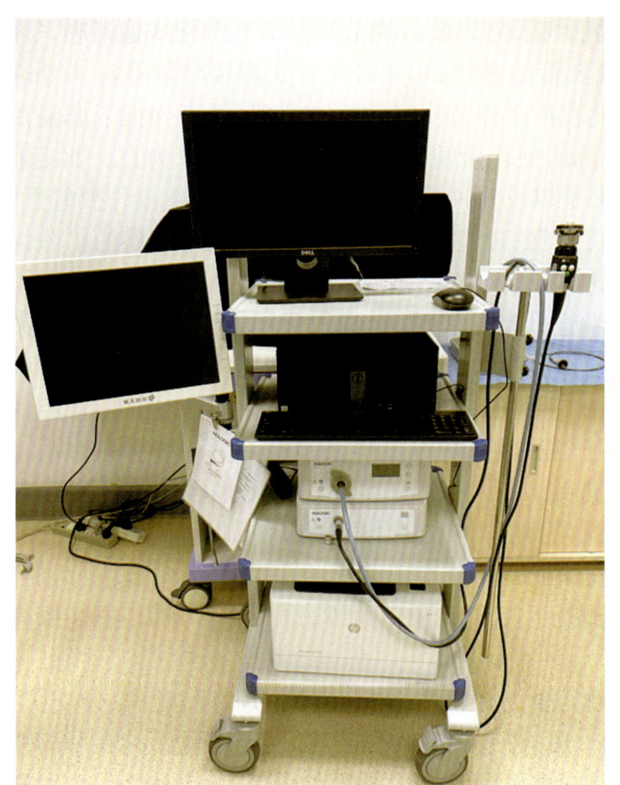

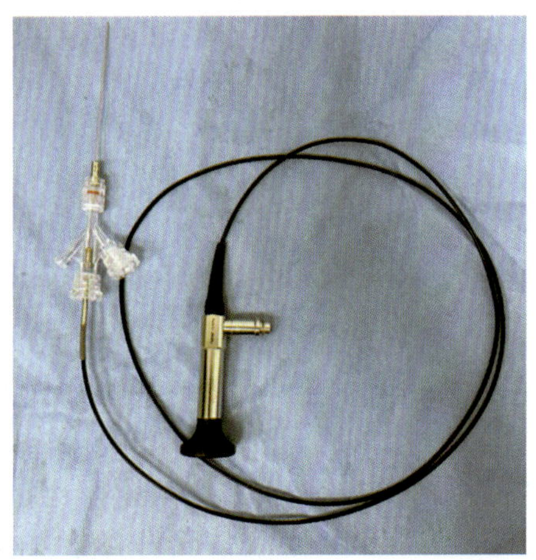

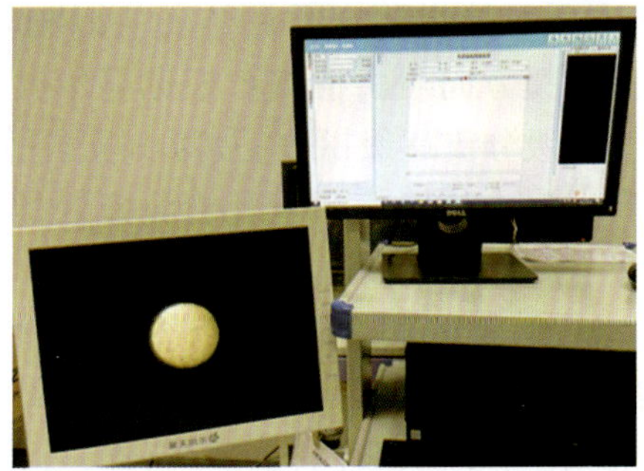

图 2-2-1　乳管镜检查系统

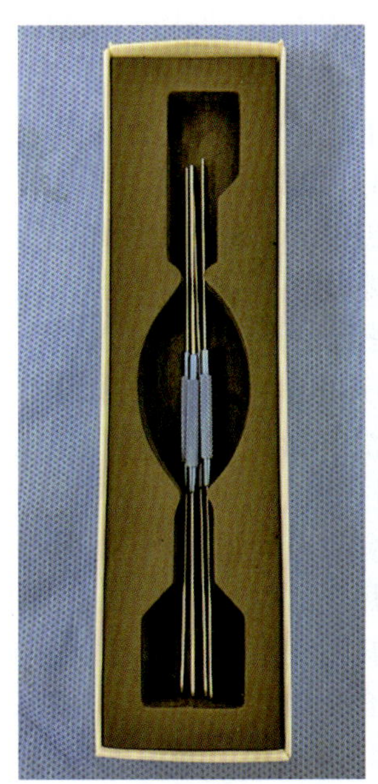

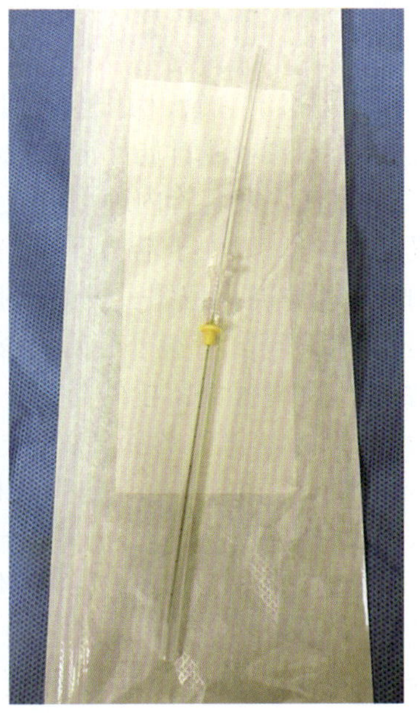

图 2-2-2　乳管探针及导丝定位钩针

套，予生理盐水冲洗乳管镜，用纱布对准乳管镜镜口处，以调节显示器光源使成像清晰。左手提拉乳头，轻挤压乳头乳晕区，寻找溢液乳管的开口，用4号平针头经溢液乳孔注入2ml利多卡因局部麻醉，患者疼痛消失后使用乳管扩张器逐步扩张病变乳管，注意勿插入非溢液乳管。由细而粗逐渐将乳管扩张至0.6~0.8mm，使乳管镜能平顺进入病变乳管为宜。如溢液颜色较深或含有豆腐渣样杂质影响视野，可予以反复冲洗排空管道。扩张乳管动作要轻柔，如感觉有阻力时不可盲目用力，扩张亦不可过深，以免损伤乳管，尤其是使用较粗的扩张探针时。扩张乳管的目的是便于乳管镜顺利进入乳管，将已连接冲洗乳管注射器（注入生理盐水，亦可加少量利多卡因）的乳管镜由溢液乳管开口逐级深入，通过显示器观察乳腺各级导管。

(2)沿扩张后的溢液乳管开口置入乳管镜，置镜5mm处调整分辨率，使图像清晰，助手保持注射器与乳管镜注水口紧密连接，并持续注入生理盐水，使乳管扩张并保持管腔内压力。充盈满意后，边观察乳管腔边缓慢进镜。操作时右手可采用握毛笔的姿势持握手持部分，左手可协助固定并调整乳头以利于进镜，助手可通过注射器压力控制乳管的冲洗与扩张。进镜方向可由检查者根据显示屏所示的乳管分支及走行予以控制。若乳管分支较多，需对各级分支逐级探查；如果分支乳管太细且反复经生理盐水冲洗扩张后仍无法进入时，不可盲目暴力进镜。行至乳管分叉处，调整镜头与分支开口角度，选择异常开口，进镜探查到Ⅲ级、Ⅳ级分支乳管。

(3)乳管内病变的观察（图2-2-3）：随镜探查乳管内情况（管壁的弹性、颜色、分支，是否毛糙，是否有赘生物附着，有无溃疡及血管斑，管腔内有无分泌物及狭窄，是否存在肿瘤及肿瘤的大小、形态、颜色、数量、位置、与管壁的关系及其体表投影位置等）。检查过程中发现病灶可通过摄像或摄片以记录、存档，也可通过细胞刷刷检或活检钳咬取以通过病理明确诊断。同时需记录进镜方向和深度，必要时在体表标记或置入定位导丝。操作过程中需注意：①镜检务必检查到每个所见分支乳管，避免漏检；②尽量到达末梢乳管；③避免暴力操作，防止假腔形成。

(4)检查完毕，乳管镜移出乳管，稍排空导管内的液体后，乳头部位消毒，必要时局部涂抹金霉素眼膏。盖敷料，嘱患者注意局部清洁，24小时内勿沐浴。采集图片、打印报告。

2. 导丝定位　如患者并发乳管内肿瘤（前述的乳管镜检查发现新生物），告知患者并取得同意后予以留置定位导丝，以便于活检手术。术前再次乳管镜检查，找到溢液乳管内占位性病灶，依据病灶的位置、方向标记体表投影。退出乳管镜。将配套的乳腺导管活检定位针套在乳管镜上，扩张乳管直至乳管镜外套管能够进入。于直视下将乳管镜及外套管接近病变部位，标记深度后退出乳管镜而留置外套管。沿外套管放置定位导丝于同样的深度，因为导丝倒钩的长度为5mm，导丝进入的深度以超过外套管5mm为宜，从而倒钩在退出外套管前能充分弹开，固定于病灶表面，并标记定位活检针进入的长度，与之相连的尾丝沿病变乳管留置于乳头外。退出外套管，将导丝外露部分用贴膜妥善固定在皮肤上，以免随乳房的活动而使导丝移位。因为定位导丝的头端为一倒钩，固定后脱落的可能性并不大。

置好定位导丝后，入手术室。根据术前定位合理选择切口，切开皮肤游离周围组织至乳头下，寻找有定位导丝的乳管，解剖导丝，将靠近乳头的残留溢液乳管游离后切断，近端予以缝扎。将导丝乳头外露部分自切口内拉出，轻柔牵拉导丝，明确导丝倒钩位置（即病灶部位）和病变乳管，在保证完整切除病灶及病变乳管的前提下尽量保留正常乳腺组织。将切除的带有导丝的标本送病理。根据病理结果决定后续的手术或处理方式。

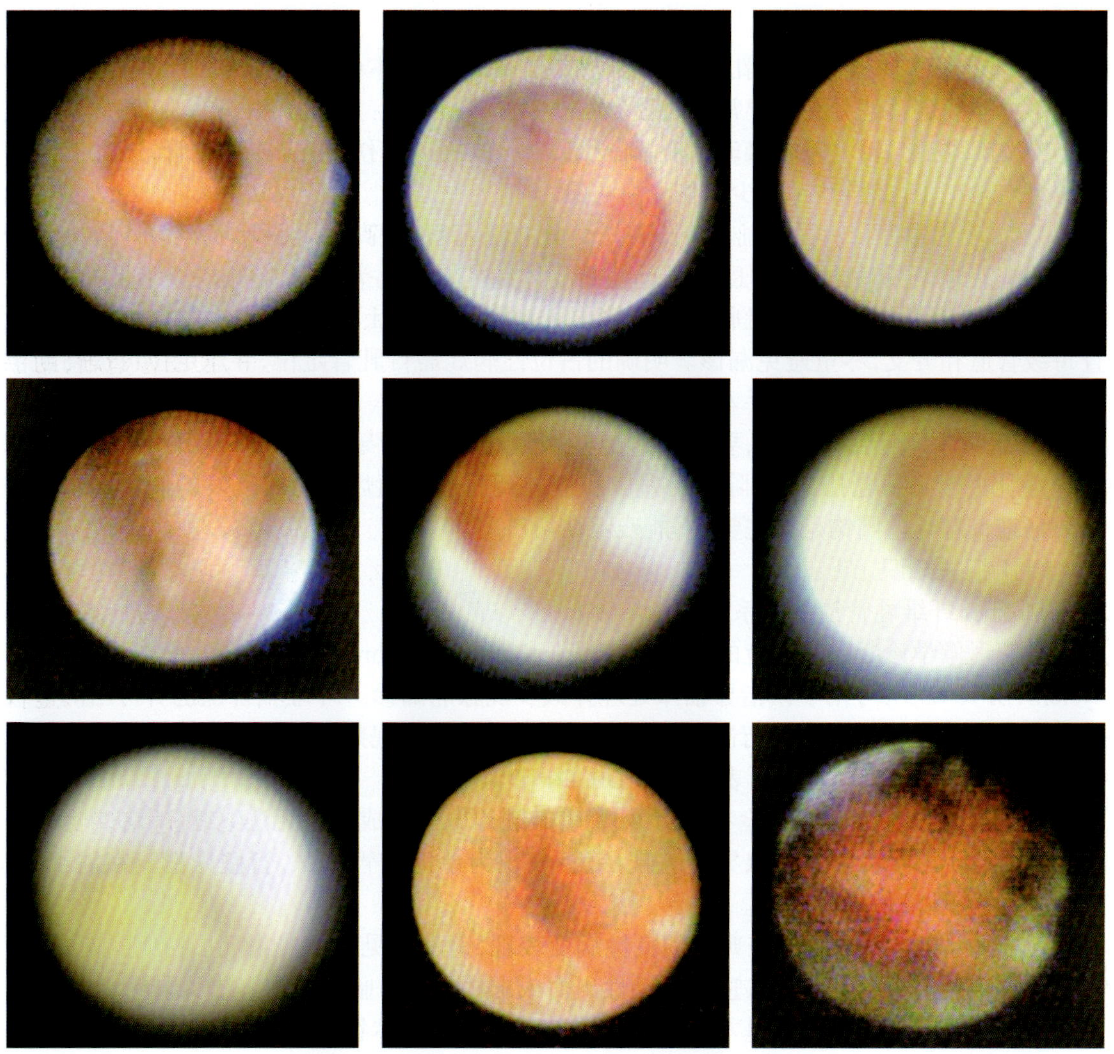

图 2-2-3 乳管镜检查阳性发现（导管内占位）

（五）并发症及处理

1. 乳管破裂 发生率 <2%，常与乳管腔内压力过大、进镜时盲目暴力损伤乳管壁、光导纤维擦伤乳管壁有关，镜下多可见到假道，即正常乳管腔消失，代之以大量的纤维样结构伴局部出血。破裂明显时还可在局部出现皮下气肿，触诊“握雪感”明显。乳管破裂无须特殊处理，但会造成无法继续镜检。

2. 局部感染 发生率 <2%，有报道比乳管破裂发生率更低，为导管检查区域局部炎症，符合“红、肿、热、痛”的急性炎症特征，治疗上有赖于使用抗生素。

3. 乳管镜定位下放置导丝，操作不当会使导丝和瘤体位置发生变化，可能破坏乳管。要求牵拉导丝寻找倒钩位置时一定要轻柔，避免过度用力将倒钩拉出或使肿瘤脱落。乳管破裂的处理同前。

（六）操作注意事项

乳管镜为有创性内镜检查。乳管纤细，脉络复杂，故部分细节的把握可提高乳管镜的检出率，降低乳管损伤。

1. 部分乳头溢液并非由乳管内占位所致，要除外脑垂体（微）腺瘤及催乳素异常；术前也应尽可能确定其他分支无异常，以免漏诊。

2. 因管腔狭窄，进镜困难时，切忌暴力以免形成假道损伤，可先冲洗乳管，通过液体的高压力均匀扩张自然管腔，减少损伤。

3. 溢液为豆腐渣样物或血性时，需先充分冲洗乳管，提高视野清晰度。另外通过手法排除冲洗液时，应避免用力挤压过度，防止将瘤体经乳管从乳头挤出，影响检查结果。

4. 乳管逐级分支众多，且临床上导管内乳头状肿瘤病灶易多发，镜检过程中应详细检查每级管道和分支，尽量避免漏诊。明确的占位性病灶需行乳管定位，导丝定位可提高定位准确率，精确手术范围，避免手术盲目性。

5. 后续手术使用电刀时，要注意避免接触到导丝，减少导丝折断和组织损伤。切断的乳管近乳头端必须缝扎，以排除术后残腔积液外溢而造成病灶残留或复发的假象。术毕一定要仔细查看导丝倒钩是否完整，不能残留在切口内。

（七）相关知识

Mokbel 纤维乳管镜分级系统

乳腺影像学诊断已有规范的乳腺影像报告和数据系统（breast imaging reporting and data system，BI-RADS），可用于以指导临床处理并减少乳腺癌漏诊。纤维乳管镜也有自己的分级系统，英国 Mokbel 等学者自行制订了一套根据乳管镜下表现判断乳腺疾病良恶性的分级标准：Mokbel 分级。将乳管镜下表现分为 D0、D1~D5。

D0：代表显像欠佳或镜检不成功，如乳管破裂等原因造成镜检无法继续。

D1（阴性）：代表正常乳腺导管表现，镜下表现为单纯乳管扩张，管壁光滑。在清水样、乳汁样、浆液性溢液中较常见。

D2（典型良性征象）：代表典型的良性病变表现，镜下可见管壁光滑、乳管扩张或可见少量出血斑、管腔内仅见少量血迹、无活动性出血或末梢出血。临床上多考虑为乳管炎。

D3（良性可能大）：代表基本为良性病变表现，镜下基本符合良性病变征象，病变为单发、位于Ⅰ~Ⅱ级乳管、球状突向管腔、黄色、有蒂、管壁光滑、末梢无出血等。临床上多考虑为导管内乳头状瘤。

D4（可疑恶性）：代表恶性病变可疑，镜下图像特征不能完全符合良性病变征象，又没达到 3 条以上恶性征象，可能具备乳管镜下乳腺癌典型特征之一，如病变多发、不规则或末梢大量出血，建议积极手术切除活检。

D5（高度怀疑恶性）：代表恶性病变可疑，同时溢液涂片亦找到恶性证据。镜下病变为多发、位于Ⅲ级及以下乳管或末梢、无蒂、不规则、灰白色或多彩，沿管壁纵向扩展或环形生长，管壁增厚、粗糙、僵硬、弹性差或管壁表面有广泛出血斑，明显末梢出血。

目前这套分级系统尚未在临床推广普及，原因在于仅适用于乳管镜表现，缺少典型的图像特征，是否完善尚有待于病理及大规模研究证实。

三、评价标准

见表 2-2-1、表 2-2-2。

表 2-2-1　乳管镜操作规范核查表

项目	内容	是	部分	否
操作前准备	核对患者信息：包括患者姓名、性别、年龄、主诉			
	询问患者既往有无高血压及心、肺、脑疾病等病史			
	询问有无麻醉药品过敏史			
	查看 HBsAg、抗 HCV、抗 HIV 及乳腺相关影像学检查结果			
	明确患者有无乳管镜检查禁忌证			
	确定患者已签署乳管镜检查同意书			
	物品（器械）准备：确定乳管镜相关设备正常，包括图像采集系统及图文报告系统操作正常。开机，戴无菌手套，将消毒灭菌好的乳管镜连接主机；调试显示屏及荧光屏清晰度；按菜单输入患者信息至电脑			
操作过程	进镜过程			
	手术视野皮肤常规碘伏消毒、铺洞巾			
	提拉乳头，轻挤压乳头乳晕区，寻找溢液乳管开口，经溢液乳孔注入利多卡因局部麻醉，患者疼痛消失后乳管扩张器逐步扩张病变乳管			
	沿扩张后的乳管开口置入乳管镜，置镜 5mm 处调整分辨率，使图像清晰，注入生理盐水，扩张乳管并保持腔内压力			
	边观察边缓慢寻腔进镜，至乳管分叉处，调整内镜与分支开口角度			
	进镜探查到Ⅲ级、Ⅳ级分支乳管			
	观察拍照：每个部位均需有取图动作，可听到采图声音提示			
	观察并口述观察所见：主乳管			
	Ⅰ级分支乳管			
	Ⅱ级分支乳管			
	Ⅲ级分支乳管			
	Ⅳ级分支乳管			
	观察并能准确描述病变情况			
	部位			
	大小			
	形状			
	颜色			
	边缘			
	数量			
	周围管壁情况			
	可能诊断			
	鉴别诊断			
	并在病变部位放置导丝定位			
操作后处置	将冲洗的生理盐水挤出后，乳头部位消毒，可局部涂抹金霉素眼膏			
	向患者简要介绍检查情况			
	交代患者术后注意事项，如注意乳头局部清洁，24 小时内勿沐浴			

表 2-2-2　乳管镜规范检查评估表　　单位：分

项目	好(5)	一般(3)	差(1)
操作过程流畅度			
操作检查熟练度			
人文关怀			

评分说明如下。

好：操作过程清晰流畅，无卡顿，检查熟练，进镜及退镜方法正确，人文关怀到位，有术前交流、术中安慰及术后注意事项的交代。

一般：操作过程能整体完成，卡顿少于 3 次，检查进镜及退镜中方法基本正确，镜头反复触及乳管管壁少于 3 次，能有部分术前交流、术中安慰及术后注意事项的交代。

差：操作过程卡顿大于 6 次，操作粗暴，镜头反复触及乳管管壁（≥3 次），无人文关怀。

四、常见操作错误及分析

1. 进镜时误入无异常溢液的乳孔　因为乳头表面有 15~20 个乳孔开口，患者在扩张乳管时紧张、疼痛、恐惧、不配合，难以调整至平静呼吸；也可能由于操作者技术欠熟练，未完全对准需检查的溢液乳管开口处。

2. 操作时镜头反复触及乳管管壁　检查中视野频繁偏向乳管壁，镜头视野反光明显，观察不完整或全部视野泛白等。是由于操作者操作技术欠熟练或患者欠合作，操作粗暴所致。

3. 放置定位导丝后固定不妥善　由于操作者操作欠规范，操作粗暴，用力过度将倒钩拉出或使肿瘤脱落。

五、常见训练方法及培训要点介绍

1. 模型训练　乳管镜的训练一般需要一定的样本量与时间过程。Zagouri 认为利用乳腺癌改良根治术切除标本练习乳管镜操作，一般 9~17 个（中位数 13 个）标本即可进入熟练阶段，20 个标本即可达到熟巧水平。Simpson 则总结为经 6 个月时间训练后，扩管成功率 95%(63/66)，发现 83%(52/63) 的病灶，平均耗时 5.1 分钟；检出 4.8%(3/63) 乳腺癌，其中浸润性导管癌 1 例，原位癌 2 例。

2. 虚拟训练　目前尚无适宜的乳管镜虚拟训练器，临床上多采用实际操作进行培训。

3. 其他训练　乳管镜角度钮训练、循腔进镜可以利用自制简易模型，如用纸箱、卷纸等自制模型，还可以用离体动物模型（猪乳腺）来训练。

六、相关知识测试题

1. 患者，女，55 岁。因“左乳头溢血 3 个月”就诊。既往有心脏病病史，具体用药不详。以下处理**不恰当**的是

A. 告知乳管镜风险，患者签字后立即完成乳管镜检查

B. 心电图检查

C. 测量血压

D. 乳腺彩超

E. 乳腺钼靶检查

2. 患者,女,50岁。因“右乳头溢血2月”就诊。以下最有必要的检查是

A. 心电图检查　　B. 胸部CT检查

C. 血常规检查　　D. 凝血功能检查

E. 告知乳管镜风险,患者签字后完善检查

3. 患者,女,43岁。乳管镜检查后乳晕区红肿,伴疼痛,无波动感。以下处理最有效的是

A. 局部切开排脓　　B. 局部按摩　　C. 复查乳管镜

D. 给予抗炎治疗　　E. 给予抗过敏治疗

4. 患者,女,40岁。因“双侧乳头多孔乳汁样溢液半年”就诊。以下检查是**不适当**的是

A. 颅脑MRI检查　　B. 乳管镜检查　　C. 乳腺彩超

D. 乳腺钼靶检查　　E. 催乳素检测

5. 患者,女,55岁。因“右乳头溢血4月”就诊。以下**不属于**乳管镜检查禁忌证的是

A. 对麻醉药过敏　　B. 乳头有感染者

C. 3个月前发生心肌梗死　　D. 严重高血压病

E. 乳腺彩超和钼靶检查未见明显异常

答案:1. A　2. E　3. D　4. B　5. E

(王守满　郭 磊)

第三节　影像学引导下乳腺肿块活检术

一、概述

乳腺肿块为常见女性疾病,需要临床、影像学、病理三种方式共同评估,乳腺穿刺是常用的检查乳腺肿块的方法,穿刺标本活体组织病理检验在乳腺疾病诊断中有很高的应用价值,是乳腺肿块明确诊断的“金标准”。

乳腺肿块的活检穿刺设备包括细针穿刺和粗针穿刺:细针穿刺(fine needle aspiration,FNA)细胞学检查是用普通注射器,接上针头对乳腺肿块进行穿刺,用负压吸取肿块内细胞,进行细胞病理学检查,但由于获取的细胞较少,容易低估疾病;粗针穿刺也称空心针穿刺,空心针穿刺活检(core needle biopsy,CNB)是借助空心针,对乳腺的可疑病灶(肿块、钙化灶、增厚区域等)穿刺取出部分腺体组织的检查,准确率相对高。

乳腺肿块穿刺常需要在影像学引导下进行,超声影像引导下的乳腺肿物穿刺是乳腺癌前病变诊断的标准,由于其准确率和经济性在世界范围内被广泛引用,此种检查方法操作简单,创伤微小,一般不会留下瘢痕;超声可清晰显示进针途径,且在乳腺各个象限的多数肿块诊断中都可应用。乳腺X线摄影仍然是临床用于普通人群乳腺癌筛查的标准成像方式,其优势在于对比度高、分辨率高,可将乳腺癌死亡率降低约30%。乳腺X线摄影对乳腺病灶、病灶定位及判断切除范围有重要意义,尤其对临床触诊阴性的乳腺微小病变如微小钙化有较高诊断价值,通过X线下定位穿刺及组织学检查不仅可明确病变性质,还可明确早期恶性病变的分类。

近年来，乳腺磁共振成像（MRI）引导下的定位活检得以在临床上使用，相比乳腺X线摄影、超声及临床扪诊，早期乳腺癌的诊断率更高，是对乳腺X线摄影和乳腺超声引导定位活检的重要补充。MRI引导下的乳腺肿块穿刺活检能够更精确显示病灶及导丝的位置，极大提高手术切除的准确率。此外，相较于其他影像学技术，MRI对微小乳腺病灶的定位更为精确。但是MRI引导定位活检的缺点在于价格昂贵，且接受培训的技术人员和医务人员较少；耗时较长，操作相对烦琐，因此临床应用不及超声和X线摄影广泛。

二、操作规范流程

（一）适应证

1. 乳腺实质性肿块，可能有恶性病变的情况。
2. 高度怀疑乳腺癌，为获得组织病理学证据和免疫组化结果，需要进一步检查。
3. 怀疑是转移性肿瘤需要确诊。
4. 良性病变需要获得组织病理学诊断。
5. 需要明确组织的病理类型，以选择放疗、化疗或靶向治疗方案。

（二）禁忌证

1. 绝对禁忌证

（1）患有急性乳腺炎。

（2）危重不适应活检手术。

（3）局部皮肤感染。

2. 相对禁忌证

（1）有出血倾向，凝血功能障碍。

（2）无治疗意愿的患者。

（3）穿刺侧有乳腺植入物。

（4）月经期，妊娠期，哺乳期。

（三）操作前准备

1. 患者的准备　签署书面知情同意书。为尽量减少出血的风险，患者应接受出血功能、抗血小板、抗凝治疗的筛查。抗凝药物如华法林在手术前7天停止服用，并在术后12小时恢复。对于不能停止抗凝治疗的患者，可采用肝素桥接治疗。阿司匹林治疗不需要停止，氯吡格雷须在2天前停用，手术后立即恢复。针头越大，计划样本数量越多，就越应该注意凝血障碍和抗血小板或抗凝治疗。妊娠可以进行穿刺活检，但应根据个体情况充分筛查。患者需知道穿刺的副作用，包括在取样不足、放射学不一致或诊断不够的情况下需要重复活检或手术切除。

2. 物品的准备　细针穿刺通常采用10~20ml注射器或真空抽吸系统（细针抽吸）进行抽吸，针头直径一般在18~27量规（4.6mm为7量规），粗针穿刺一般采用带有弹簧的针头，针头直径一般在12~16量规，长度为10~20mm。

3. 操作者的准备　操作者应减轻患者术前焦虑，减少患者疼痛感觉，活检部位的皮肤需清洗消毒。

（四）操作步骤（以超声影像引导下穿刺为例）

1. 超声检查　患者取仰卧位双臂上举，充分暴露双侧乳腺，先行常规二维超声检查，重点记录乳腺肿块的形态、有无包膜、纵横比、内部有无微钙化、有无侧方声影等。

2. 彩色多普勒血流成像观察乳腺肿块内部及周边的血供丰富程度；然后启动实时弹性成像模式，获取肿块硬度特征。

3. 乳腺病分级评价。

4. 患者取仰卧位，充分暴露患侧乳腺。彩超引导下选择穿刺点，常规碘酊、酒精消毒后铺孔巾，以2%盐酸利多卡因局部麻醉，彩超探头支架引导下活检针分次进针至病灶内扣动穿刺枪扳机取组织；应注意避开血流信号丰富的位置，穿刺以取肿块较为核心的位置为宜，穿刺的条数为3~5条；在取样过程中，要注意根据标本取出的形状、位置来确定进针的深度。

5. 10%甲醛固定后送至病理科检查。

6. 穿刺后手动施加压力按压穿刺部位，对于大多数患者5~10分钟即可，凝血功能障碍的患者需按压更长时间。

（五）并发症及处理

1. 感染　手术过程中，若病菌侵入胸膜腔，产生脓性渗出液，积聚于胸膜腔内的化脓性感染，则为脓胸。为防止感染，首先遵医嘱临床预防性使用抗生素，手术需严格保持无菌状态防止感染。

2. 气胸　是指气体进入胸膜腔，造成的积气状态，是肺部急症之一，严重者可危及生命，其发生与穿刺针与胸膜的夹角、病变深度、病灶大小、进针次数、周围是否有病变因素有关。对于疑似气胸的患者需经胸部X线诊断，无症状者给予观察，嘱其尽量避免咳嗽，卧床休息使胸膜腔的气体自然吸收并定期复查；少数严重患者出现喘憋、呼吸困难等症状，临床应给予吸氧、抽吸等对症处理，气体较多时需行胸腔闭式引流。

3. 出血　是由于穿刺过程中导致局部血管或毛细血管破裂引起，若穿刺针尖误入血管，应局部使用注射用血凝酶1~2U止血，密切观察并记录患者的生命体征及生理指标。出血较多者，根据心脏功能状况适当加快输液速度，应用相应药物，必要时中止穿刺并局部按压止血。

4. 血管或神经损伤　通常是由于穿刺部位血管或神经丰富，或肿块位置靠近大血管或神经误伤所致。因此穿刺时，选择合适的穿刺部位，超声导向监测，尽量避开重要的血管或神经，以免导致患者其他症状的发生。

5. 迷走神经反应　应抬高患者的脚或取头低脚高体位，挤压小腿肌肉以增加头部血流，在患者颈部或额头上放置一块凉布，少数患者需吸氧，若反应不能减轻，可采取阿托品静脉注射。

（六）操作注意事项

1. 穿刺针的选择，穿刺针的粗细、切割面尺寸，都会影响到穿刺结果。

2. 提取组织样本，提取病理检查组织样本时，应挑选肿块的钙化区或蟹足区，避开大的血管。若肿块较大，则从其外缘穿刺提取组织。

3. 实施穿刺活检时，极为重要的是选择穿刺点，确定进针方向、角度与进针深度。要缓慢推送针头，以利于方向的选择。

4. 应选择与胸壁平行的进针方向，避免穿透胸膜而导致气胸，穿刺针与肿块之间距离不要太大。

（七）相关知识

1. X 线引导下的穿刺

（1）使用 X 线对病灶进行扫描，确定定位病灶。

（2）记录肿块大小、形态，进行分级评价。

（3）患者取立位，将病灶置于镂孔加压板内，轴（斜）位加压摄片，摄片后乳腺处于压迫状态，确定病变位于第几个孔内，必要时调整位置重新压迫，找到准确合适的穿刺点进针。

（4）在压迫状态下，利用“十”字光标对病灶定点，常规消毒，用内装金属倒勾的穿刺针进行穿刺（进针方向与胸壁平行，进针深度依据乳腺侧轴位片测量），根据所测距离调整进针深度。

（5）再行轴位和斜位摄影，固定、包扎，再次摄片以了解针尖与病灶的位置关系。

2. MRI 引导下的穿刺

（1）使用 MRI 对病灶进行扫描，确定病灶位置，在进行 MRI 检查时会有噪声，患者可戴上耳塞以减少噪声。

（2）记录肿块大小、形态，进行分级评价。

（3）常规消毒，进行局部麻醉，然后引导活检针进入乳腺组织。

（4）以 MRI 图像为指导，通过活检针取出几个组织样本，通过活检针插入钛夹，以标记被取样的区域。

（5）活检完成后，将使用外科免缝胶带处理小切口，使用纱布及弹力绷带加压包扎，以停止任何出血。

三、评价标准

见表 2-3-1、表 2-3-2。

表 2-3-1　乳腺穿刺术前操作规范核查表（超声影像引导下穿刺）

项目	内容	是	部分	否
操作前准备	确认患者无手术禁忌证			
	术前备皮			
	穿洗手衣，戴帽子、口罩			
	核对患者信息：包括患者姓名、性别、年龄、科室、床号、手术类型、手术部位			
	核对手术同意书及授权委托书			
	确认手术耐受性（核对凝血功能和血常规检查结果）			
	检查手术药品及器械			
	患者取仰卧位双臂上举，充分暴露双侧乳腺			
	行常规二维超声检查，重点记录乳腺肿块的形态、有无包膜、纵横比、内部有无微钙化、有无侧方声影等			
	彩色多普勒血流成像观察乳腺肿块内部及周边的血供丰富程度；然后启动实时弹性成像模式，获取肿块硬度特征			

续表

项目	内容	是	部分	否
消毒铺巾	洗手、刷手			
	从上到下、从内到外依次呈叠瓦式消毒 2~3 次，消毒不留空隙，每次范围小于前一次，消毒范围前至对侧锁骨中线，后至腋后线，上过锁骨及上臂，下过脐水平线			
	穿手术衣、铺无菌巾			
操作过程	2% 盐酸利多卡因局部麻醉			
	彩超探头支架引导下活检针分次进针至病灶内扣动穿刺枪扳机取组织			
	注意避开血流信号丰富的位置，穿刺以取肿块较核心的位置为宜			
	穿刺条数 3~5 条			
	在取样过程中，根据标本取出的形状、位置来确定进针的深度			
	10% 甲醛固定后送至病理科检查			
操作后处置	手动施加压力按压穿刺部位，对于大多数患者 5~10 分钟即可，凝血功能障碍的患者需按压更长时间			
	协助患者整理衣物，观察患者生命体征			

表 2-3-2　乳腺穿刺操作规范评估表　　单位：分

项目	好(5)	一般(3)	差(1)
无菌操作原则			
操作过程流畅度			
操作检查熟练度			
人文关怀			

评分说明如下。

好：严格遵循无菌原则，操作流畅，出血较少，人文关怀到位，有术前交流、术后饮食及注意事项的交代。

一般：无菌观念较强，操作过程能整体完成，操作步骤基本正确，出血量适中，能有部分术前交流及术后饮食、注意事项的交代。

差：严格违反无菌原则，操作过程不流畅，操作动作粗暴，出血量较大，无人文关怀。

四、常见操作错误及分析

1. 对穿刺禁忌证把握不准确，需明确掌握其穿刺相对禁忌症及绝对禁忌症。

2. 穿刺位置选择有误，如选择穿刺部位远离肿物可能形成较长针道，不利于手术完全切除针道，更不利于有保乳需求的患者，另外穿刺深度过浅可能造成皮肤损伤，过深可能导致肌肉损伤，术后出血，甚至损伤胸膜形成气胸。

3. 穿刺操作过程有误，如由于穿刺时间长，进针次数多导致皮下淤血，穿刺针型粗，穿刺后按压力度不够或按压时间过短引起，一般穿刺 24 小时后采用局部热敷即可减轻症状，多在1周后淤血减少或消失。

4. 影像判断有误 行乳腺摄像时,乳房会受到挤压或展平,常与其他组织重叠,从而引起影像学显示结构不良或边界模糊,可能增加误诊概率。

五、常见训练方法及培训要点介绍

(一) 训练方法

1. 模型训练 利用熏制豆腐块制作乳房模型,或使用专业乳房穿刺培训人体模型进行操作。如选择豆腐块,则用薄膜手套进行包裹,最后固定成形,进行穿刺训练。熟练掌握技术并完成40小时学习曲线后,有资质的学员可在经验丰富有资质的老师带领下进行临床观摩及训练。

2. 实际操作训练 组织学生课前反复观看乳腺穿刺教学视频,并且结合学生实验指导书及课本对乳腺穿刺知识进行完整预习。在课堂教学过程中教师在结合教学视频及课件基础上,对学生操作进行详细讲解,并且对整个过程进行示教。在课后练习时采用自制模型训练法,互相配合进行引导和穿刺。在此基础上由高年资老师把关,在临床实际操作过程中进行训练。

(二) 要点介绍

1. 选择能够使患者长时间保持且不会产生不适感的姿势,如坐位或站立位、侧卧位及俯卧位。

2. 要对患者具体情况具体分析,制订最佳穿刺路径。

3. 注意禁忌证和并发症。

4. 操作过程中要注意人文关怀,保持良好沟通。

六、相关知识测试题

1. 乳腺肿物病理活检常见的方式有
   A. 针吸细胞学检查　B. 细针(空芯针)穿刺活检
   C. 粗针(真空活检旋切针)穿刺活检　D. 手术开放活检
   E. 基因检测

2. 影像学引导下的乳腺肿物穿刺活检术包括
   A. 超声引导下的乳腺肿物活检术　B. X线引导下的乳腺肿物活检术
   C. CT引导下的乳腺肿物活检术　D. MRI引导下的乳腺肿物活检术
   E. PET-CT引导下的乳腺肿物活检术

3. 影像学引导下乳腺肿物穿刺活检常见的并发症有
   A. 感染　B. 气胸　C. 出血
   D. 神经损伤　E. 迷走神经反应

4. 乳腺肿物穿刺的绝对**禁忌证**有
   A. 急性乳腺炎　B. 危重不适应活检手术
   C. 局部皮肤感染　D. 有出血倾向,凝血功能障碍
   E. 患者家属反对

5. 乳腺肿物穿刺的适应证有
   A. 乳腺实质性肿块,可以有恶性病变的情况
   B. 高度怀疑乳腺癌,为获得组织病理学证据和免疫组化结果,需要进一步检查
   C. 怀疑是转移性肿瘤需要确诊
   D. 良性病变需要获得组织病理学诊断
   E. 需要明确组织的病理类型,以选择放疗,化疗或靶向治疗方案

答案:1. BC　2. ABD　3. ABCD　4. AB　5. C

（黄　隽　王守满）

第三章

骨科技能

第一节　骨折与关节脱位手法整复技术

一、概述

闭合复位手法整复技术是骨折和关节脱位的非手术疗法，被广泛应用于闭合性骨折和关节脱位的治疗。该技术主要通过术者徒手操作，使骨折和关节脱位复位。其优点是不需手术，不需复杂的医疗设备，即可达到治疗目的。本节以临床上常见的伸直型桡骨远端骨折（Colles 骨折，即科利斯骨折）的手法复位为例介绍手法整复技术。

二、操作规范流程

（一）适应证

1. 大部分闭合性四肢骨折　如尺桡骨骨折、掌骨骨折、指骨骨折、肱骨骨折、锁骨骨折、股骨骨折、胫腓骨骨折等。

2. 四肢各部位关节脱位及下颌关节脱位等。

（二）禁忌证

1. 患者伴有休克昏迷和内脏损伤。
2. 患肢明显肿胀、血运差，发生骨筋膜隔室综合征时。
3. 严重开放性骨折。
4. 骨折断端间有肌肉、肌腱等软组织嵌入。
5. 骨折合并主要的血管、神经损伤。

（三）操作前准备

1. 患者的准备

（1）完成患肢腕关节正侧位 X 线片，必要时行 CT 评估骨折情况。

（2）提供心、肺、脑、血管等病史资料，测量生命体征。

（3）去除患肢戒指、手镯、手表等物品。

（4）手法整复前谈话，签署治疗知情同意书。

2. 物品（器械）的准备

（1）消毒麻醉用物：强力碘溶液、利多卡因、注射器、纱布。

(2)石膏绷带、水桶或水盆(盛温水)、普通绷带、绵纸、棉衬垫、剪刀、温水、标记笔、石膏桌等。

3. 操作者的准备

(1)核对患者信息:包括姓名、性别、年龄、主诉。

(2)了解患者有无相关操作禁忌证。

(3)根据病史、体格检查和影像学资料,了解外力的性质、大小、方向,局部软组织损伤程度及肌肉对骨折端的牵拉作用,明确骨折移位时所经过的途径,选择合适的手法,将移位的骨折断端沿原来的移位倒返,才能顺利得到复位。

(4)向患者解释操作的基本流程,及术中、术后可能出现的不适,使患者和家属有充足的心理准备。

(5)确认已签署手法整复知情同意书。

(四)操作步骤

1. 解除疼痛 应用麻醉可以消除疼痛、解除肌痉挛。通常采用局部血肿内麻醉或神经阻滞麻醉,儿童不配合者采用全身麻醉。

骨折的局部麻醉法:严格皮肤消毒后,在骨折处局部皮肤上先进行少量皮内注射,将注射针逐步刺入深处。当注射针进入骨折部的血肿后,可抽出暗红色的陈旧血液,然后缓慢注入麻醉剂。使用 2% 利多卡因溶液 2~5ml,通常在注射后 5~10 分钟,即可产生麻醉效果。

2. 肌松弛位 待麻醉完成后,患者取坐位或卧位,肩外展,肘屈曲 90°,前臂旋前。

3. 牵引 是整复骨折、脱位的基础手法。术者在患肢远端,手持患者拇指和其他四指,助手双手握患者上臂,两人对抗牵引,持续 2~5 分钟,尽量借用体重牵引,勿使用暴力牵抖。

4. 手摸心会 在拔伸牵引后,术者用两手触摸骨折部,参考 X 线片所显示的移位,确切掌握局部情况,长度基本恢复,则可继续纠正 Colles 骨折的桡侧移位和背侧移位。

5. 矫正掌、背侧移位 术者双手握住腕部,双拇指置于腕背侧桡骨骨折端上,2~5 指顶住骨折近端,拇指压住骨折远端向远端挤推,同时加大屈腕角度,纠正掌倾角。

6. 纠正桡侧移位 拇指从骨折桡侧向尺侧挤压,纠正尺偏角。

7. 复位后需检查复位情况 观察肢体外形,触摸骨折处的轮廓,与健肢对比,了解复位后的大概情况。

8. 石膏固定 在骨性凸起部分加衬垫保护,前臂掌侧和背侧分别放置两块适合长度的石膏条保护,绷带缠绕固定,将腕关节固定于掌屈尺偏位。

9. 术后检查 行 X 线检查确认骨折已复位,并向患者交代复位后注意事项。

(五)并发症及处理

1. 麻醉过敏反应 立即停止操作,使患者平卧,吸氧,可静脉注射地西泮 5mg,缓解患者紧张情绪和控制抽搐。生命体征不平稳者,急送急诊室或 ICU 救治。

2. 心脑血管意外 一旦出现心前区或头部不适,应立即中止操作,就地组织抢救。

3. 感染 抗炎、清创缝合、彻底引流等,必要时移除外固定。

4. 肢体水肿加重甚至出现骨筋膜隔室综合征 抬高患肢、消肿止痛、药物治疗,必要时行骨筋膜室切开减压术。

5. 血管、神经损伤 查明原因,解除病因,手术修复损伤的血管、神经及对症支持治疗。

6. 骨折移位　根据移位情况调整外固定或重新复位，必要时切开复位。

7. 骨折愈合障碍　根据骨折愈合障碍原因给予不同处理措施。

（六）复位后注意事项

1. 操作后注意观察患者生命体征及肢体血运、感觉情况。

2. 及时复查 X 线片，根据情况进行进一步处理。

（七）相关知识

在拔伸牵引的基础上，还有其他几种常用的手法。

1. 旋转、屈伸　有旋转移位骨折时，用相反方向的旋转、屈伸、外展、内收等动作矫正骨折断端的旋转和成角移位达到整复目的。

2. 端提、捺正　矫正背侧、掌侧方移位，可用端提手法。术者两手拇指压住突出的远端，其余四指捏住近侧骨折端，向上端提。内、外侧方移位，可用捺正手法。操作时在持续牵引下，用两拇指分别挤压移位的两骨折端作捺正手法，使陷者复起，突者复平。

3. 扳正、分骨　用于纠正两骨或多骨并列部骨折，如尺桡骨双骨折等因骨间膜或骨间肌肉的牵拉相互靠拢而形成成角及侧方移位。术者可用两手拇指及示指、中指、环指，分别挤捏骨折处背侧或掌侧骨间隙，矫正成角移位及侧方移位，使靠拢的骨折端分开。青枝骨折仅有成角移位时，可用两手拇指压住骨折成角处，其余四指分别扳折远近两骨折段，即可矫正。

三、评价标准

见表 3-1-1、表 3-1-2。

表 3-1-1　Colles 骨折手法复位技术操作规范核查表

项目	内容	是	部分	否
操作前准备	核对患者信息：包括患者姓名、性别、年龄、主诉			
	询问患者既往有无高血压及心、肺、脑疾病等病史			
	询问患者药物过敏史			
	测量血压、脉搏等生命体征			
	综合评估患者有无手法复位适应证及禁忌证			
	与患者沟通，介绍对其即将进行的操作			
	确定患者已签署骨折手法复位知情同意书			
	物品准备：消毒、麻醉用具、石膏条、绷带、绵纸、剪刀、温水、标记笔、石膏桌等			
操作过程	协助患者体位摆放（坐位或卧位，患者肩关节外展，屈肘，腕旋前）			
	消毒骨折处皮肤，要求：由内向外环形消毒皮肤，强力碘溶液消毒 3 次，注意勿留空隙，棉签不要返回已消毒区域			
	核对麻醉药，抽吸 10ml 左右麻醉药（如 2% 利多卡因），在骨折部位最肿胀处进针，回抽见血后注入麻醉药，等待 5~10 分钟			
	拔伸牵引：两人牵引，一人固定伤肢肘关节，一人固定伤肢手掌（一手握住拇指，另一手握住其他四指），充分牵引腕关节，并保持牵引状态			

续表

项目	内容	是	部分	否
操作过程	持续牵引时间至少 5 分钟，其间需询问患者疼痛感受，如有强烈不适，及时中止复位进行救治			
	术者双手握住患者腕部，双拇指压住骨折远端向远侧挤推，其余四指抵住骨折近端，加大屈腕角度，纠正成角			
	在桡骨外侧向尺侧挤压			
	缓慢放松并维持牵引，在屈腕、尺偏位检查骨折对位、对线及稳定情况			
	选择合适规格的石膏制作石膏夹板（两块石膏条），石膏层数：10~12层。石膏长度：背侧为掌指关节至上臂中段，掌侧为远侧掌横纹至上臂中段			
	在骨性凸起部分加衬垫保护			
	将铺好的石膏卷成柱状，放在温水内，待气泡出尽，手握两端，轻轻挤去水分，挤去水分的过程中石膏不得发生扭转，在石膏桌面摊开抹平，用绵纸将石膏包绕			
	将两石膏夹板置于患肢掌侧和背侧，双手掌塑形，使之贴合。助手托扶石膏时应用手掌，禁用手指			
	腕关节应固定于掌屈尺偏位			
	绷带固定：绷带由远端向近端缠绕，每层绷带覆盖上一层的 1/3 或 1/2，绷带缠绕过程中不能拉紧再绷，不能翻转			
	伤肢悬吊于胸前，长度合适，石膏上标注操作时间			
操作后处置	检查石膏松紧度适宜，患肢手指、肘关节屈伸无明显受限，检查伤肢末梢血液循环及感觉有无异常			
	交代操作后注意事项：抬高患肢，适当功能锻炼包括指间关节、掌指关节、肘关节、肩关节正常活动锻炼，指导患者石膏松动时来院就诊，注意患肢血运，如患肢肿痛、青紫、麻木，速来院就诊			

表 3-1-2 Colles 骨折手法复位技术操作规范核查表 单位：分

项目	好(5)	一般(3)	差(1)
操作过程流畅度			
操作检查熟练度			
人文关怀			

评分说明如下。

1. 物品准备完善，能与助手一起流畅操作，在限定时间完成复位及石膏固定为好；物品准备不完善，但基本能完成石膏固定为一般；物品准备不完善，未能完成石膏固定为差。

2. 操作熟练，各步骤操作正确，石膏固定外形美观、舒适为好；操作基本熟练，有一部分步骤完成欠妥，石膏固定欠美观、舒适为一般；操作不熟练，大部分步骤未能完成，石膏固定位置错误、不舒适为差。

3. 爱伤观念强，能与患者良好交流，及时关注疼痛变化和交代注意事项为好；爱伤观念不强，与患者交流不到位，未能及时询问患者疼痛和交代注意事项不完善为一般；无爱伤观念，无医患交流为差。

四、常见操作错误及分析

1. 骨折未充分牵引即进行复位，导致复位不成功。

2. 使用暴力复位，造成再次骨折，血管、神经及皮肤软组织损伤。

3. 复位手法或复位方向错误。术者没有仔细阅读影像学资料，未能在头脑中描画出一个立体影像，导致复位方向错误。

4. 石膏长度太长或太短。骨折固定需固定骨折处上下两个关节。一般可用健侧做参照测量所需石膏长度，应大于实际长度的10%，如果石膏太长可以用石膏剪减除多余部分，若石膏过短必须重新铺石膏绷带进行固定。

5. 石膏强度不够，可能由于石膏层数不够，浸泡、抹平石膏时石膏粉末洗脱太多。

6. 绷带固定石膏操作错误。绷带应由远端向近端缠绕，每层绷带覆盖上一层的1/3或1/2，绷带缠绕过程中不能拉紧再绷，不能翻转。

7. 拆除石膏见石膏内侧凸起不平整，是由于托扶石膏时以指尖按压石膏所致。

五、常见的训练方法简介

目前尚无适宜的模拟训练方法，临床上多采用实际操作进行培训。

六、相关知识测试题

1. **不是**骨折整复手法的是
   A. 反折　B. 端提　C. 捺正
   D. 分骨　E. 穿刺

2. 下列闭合骨折**不适宜**行手法复位的是
   A. 桡骨远端骨折　B. 前臂双骨折
   C. 指骨骨折　D. 掌骨骨折
   E. 骨折畸形愈合及骨不愈合

3. 下列手法复位禁忌证**不包括**
   A. 休克昏迷和内脏损伤　B. 患肢出现明显肿胀或水疱
   C. 严重开放性骨折　D. 骨折处有大面积软组织缺损
   E. 老年患者

4. 下列行骨折复位前局部麻醉，**错误**的是
   A. 严格无菌操作　B. 抽出骨折端暗红色陈旧血液
   C. 注射针逐步刺入深处　D. 注射后立即进行复位操作
   E. 麻醉目的是消除疼痛、解除肌痉挛

5. 以下骨折整复标准，**错误**的是
   A. 骨折断端无分离移位　B. 长骨干横骨折，骨折断端对位在1/3以上
   C. 干骺端骨折对位在1/2以上　D. 与其弧度一致的10°以内的成角
   E. 下肢短缩成人不超过1cm，小儿不超过2cm

答案：1. E　2. E　3. E　4. D　5. C

（徐　备）

第二节 肱骨髁上骨折闭合复位经皮克氏针固定术

一、概述

肱骨髁上骨折是指发生在肱骨远端内外髁上方的骨折，占儿童肘关节骨折的50%~70%，占所有类型儿童骨折的17%，好发年龄为5~7岁。该骨折多为摔伤以手掌撑地，肘关节过伸所致，此种受伤机制常导致伸直型肱骨髁上骨折，占所有肱骨髁上骨折的95%。另一种为受伤时肘关节屈曲而导致的屈曲型肱骨髁上骨折，较为少见。肱骨髁上骨折中开放性骨折占1%左右。伸直型肱骨髁上骨折如骨折块移位明显，近骨折端容易压迫正中神经、桡神经和肱动脉，从而导致正中神经、桡神经麻痹和肱动脉受压。术前伴有神经损伤的占8%，而伴有血管损伤的占2%左右。对于移位明显的儿童肱骨髁上骨折，闭合复位经皮克氏针固定术是最常用的方法。

二、操作规范流程

(一) 适应证

肱骨髁上骨折的治疗主要根据骨折分型而定。目前常用的分型为改良Gartland分型(图3-2-1)，共分为四型：Ⅰ型，无明显移位的骨折；Ⅱ型，轻度移位，前方骨皮质不连续，后方骨皮质连续，侧位片上肱骨前缘线不通过肱骨小头骨化中心；Ⅲ型，骨折完全移位，前后缘骨皮质均不连续，骨折远端向后方移位，大部分为向后内侧移位，少部分为后外侧移位；Ⅳ型，多平面的不稳定，由于没有完整的骨膜铰链，所以在屈曲和伸直时均不稳定，多在术中复位时才能确认。

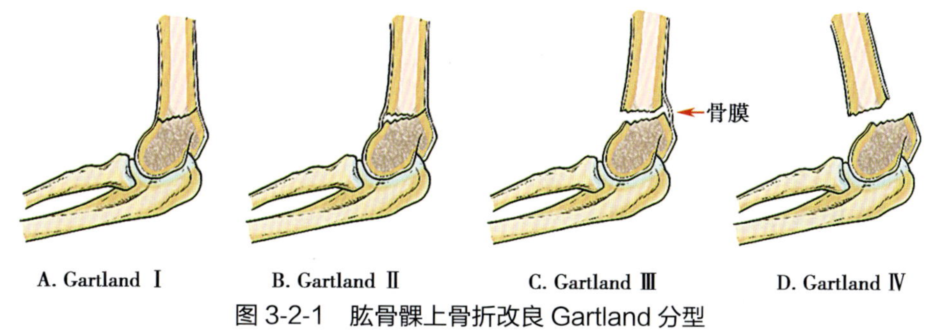

图3-2-1 肱骨髁上骨折改良Gartland分型

对于Ⅰ型肱骨髁上骨折的首选治疗方法是肘关节屈曲90°，长臂石膏托固定3周。Ⅱ型和Ⅲ型骨折可以闭合复位经皮克氏针固定。Ⅳ型可先尝试闭合复位经皮克氏针固定，如闭合复位失败则需切开复位克氏针固定。

(二) 禁忌证

1. 开放骨折　部分患者近骨折端通过肱肌向前穿破皮肤，造成Ⅰ度开放骨折。此时需进行清创、探查、复位和固定。

2. 难以复位的骨折　在明显移位的骨折中，有时骨折近端嵌插于肱肌并在肘窝处使前方皮肤微微凹陷。由于骨折断端间骨膜和肌肉的存在，闭合复位难以实现，需行切开复位。

部分Ⅳ型骨折由于前后方骨膜铰链均已断裂，闭合复位失败可行切开复位。

3. 诊断较晚或未复位　当骨折超过 4 周时，由于骨折基本愈合，闭合复位困难需行切开复位。

（三）操作前准备

1. 患者的准备

(1) 完善各项常规抽血检查，胸片及心电图检查。

(2) 完善肘关节正侧位，必要时可加拍健侧肘关节正侧位片以提供参考。体格检查如发现腕关节或肩关节有压痛则需行相应部位影像学检查，从而排除合并损伤。

(3) 术前禁食、禁饮。

(4) 抬高患肢以利消肿。

2. 物品（器械）的准备

(1) 克氏针，电钻、电池，检测电钻是否旋转自如，侧方手术台。

(2) C 形臂运转正常。

(3) 石膏绷带。

(4) 浸泡石膏的盆子。

3. 操作者的准备

(1) 核对患者信息：包括患者姓名、性别、年龄、主诉。

(2) 与患者家属解释闭合复位需要在全身麻醉下进行。

(3) 询问患者禁食、禁饮情况。

(4) 查看患者心电图及胸片结果。

(5) 检查桡神经、尺神经及正中神经的功能。

(6) 检查末梢血运及桡动脉搏动情况。

(7) 明确患者有无闭合复位禁忌证。

(8) 确定家属已签署手术同意书。

(9) 仔细评估受伤后第一张 X 线片，判断骨折的类型和移位方向。明确是伸直型还是屈曲型，伸直型是向后内侧移位还是后外侧移位。伸直型后内侧移位一般在复位的时候需要屈曲旋前，而伸直型向后外侧移位则一般屈曲旋后。

（四）操作步骤（以伸直型为例）

全身麻醉，患者平卧于手术台上，将患肢置于可透 X 线的外展台上。将 C 形臂置于手术台侧方，使 C 形臂可在外展台下正侧位自由旋转。患肢消毒、铺巾。术者和助手穿铅衣和无菌手术衣。肘关节屈曲 10°~20°，术者行纵向牵引，助手反向牵引，牵引 5~10 分钟。透视观察正位片并纠正侧方移位。一旦正位像显示合适的长度和力线，则在一只手牵引的同时另外一只手四指握住肱骨远端，拇指从后面向前推挤尺骨鹰嘴，并使肘关节逐渐屈曲。同时前臂逐渐旋前（后外侧移位则旋后）继续过度屈曲至 130° 左右，摄 Jones 位和斜位片确认复位满意后，旋转 C 形臂拍肘关节侧位片。如果复位成功（正位 Baumann 角的余角 >10°，侧位肱骨前缘线通过肱骨小头），即可行经皮穿针。维持肘关节屈曲位，将 1 枚克氏针经皮从肱骨小头钻入并突破对侧骨皮质。第一枚克氏针穿入后，透视正侧位，正位上克氏针一般要通过外侧柱，侧位则位于肱骨侧位轴线正中。将肘关节置于半伸直位，使尺神经后移，肩关节外展外旋，扪及肱骨内上髁，穿针时将拇指放于尺神经上并往后推加以保护。如果因肿胀或经验不足，术者不能触及尺神经，可在内上髁处切开 5mm，钝性向下分离至骨或软骨。在透视下将第二枚克氏针从内侧向外侧置入，从而实现交叉固定。透视确认骨折复位满意，克氏针固定牢靠后将克氏针尾部折弯剪断。以纱布和棉垫包绕克氏针尾部。肘关节屈曲约 70°，石膏托保护。

术后处理：观察患者 6~8 小时后，如肿胀不严重，末梢血运及感觉正常，五指活动正常则可出院。出院 1 周后患者需行临床及放射学检查。伤后 3~4 周复查，骨折处如有骨痂形成，可去除钢针鼓励患者进行肘关节的主动屈伸活动，防止肘关节僵硬。术后 6 周、6 个月和 12 个月患者随访应行临床及放射学检查。

（五）并发症及处理

1. 血管损伤　对于移位非常明显的Ⅲ型骨折，桡动脉搏动无法扪及时需急诊行闭合复位克氏针固定术，术中桡动脉搏动恢复则可予以石膏固定后回病房继续观察，如桡动脉搏动无法扪及，而手掌红润、温暖，末梢血运可也可以继续观察。如果复位固定后远端肢体仍然有缺血表现，建议行肱动脉探查。大部分患者行闭合复位克氏针固定后末梢血运一般均恢复正常。

2. 神经损伤　大部分神经损伤为骨折端牵拉或挫伤所致。一般不建议早期探查，如观察 3 个月以上依然无明显恢复迹象则可考虑神经探查。术中尺侧置针时有造成医源性尺神经损伤的风险，可能为电钻带动克氏针高速旋转使尺神经受牵拉所致，一般观察 3 个月后可逐渐恢复，只有极少数患者尺神经为克氏针直接损伤。

3. 复位丢失　术后 1 周复查，如果 X 线片显示骨折端再次移位，说明固定不牢，可再次尝试闭合复位重新置针，如果复位失败则需切开复位克氏针固定。

4. 肘内翻畸形　在复位时要注意 baumans 角的余角要尽量大于 10°。如果后期复查出现了肘内翻畸形（与健侧相比提携角减少 5°），而骨折已经畸形愈合，此时是否需要进行截骨矫形，目前尚有争议。部分学者认为，肘内翻畸形影响美观，且存在迟发性尺神经麻痹，肱骨外髁骨折及导致旋后外旋型肘关节不稳定等风险，所以建议行截骨矫形术，但是截骨矫形的时间尚无定论。

（六）操作注意事项

1. 操作时要尽量在全身麻醉下进行，充分牵引，纠正侧方移位，根据原始骨折移位情况决定术中旋前还是旋后。

2. 不一定要解剖复位，但需做到功能复位。

3. 尺侧进针时要避免损伤尺神经。

（七）相关知识

1. 闭合复位经皮克氏针固定的优点　提供了骨折块的即刻稳定固定，肘关节无须像闭合复位石膏固定一样极度屈曲。简便、经济，住院一般不超过 24 小时。

2. 可以直接将 C 形臂影像增强仪作为操作台面，无须侧方手术桌，余步骤同上。

3. 5 岁以下儿童一般用 1.5mm 非螺纹克氏针固定，5 岁以上一般以 2.0mm 非螺纹克氏针固定。

4. Baumann 角　经过外侧髁骺板的斜线与肱骨干中轴线的夹角称为 Baumann 角，Baumann 角平均 72°（64°~81°），不超过 81° 一般不会发生肘内翻。Baumann 角增减 5°，临床上提携角将增减 2°（图 3-2-2）。

5. 如在标准侧位片上肱骨前缘皮质线与肱骨小头相交，则一般不会有过伸或过屈等畸形。

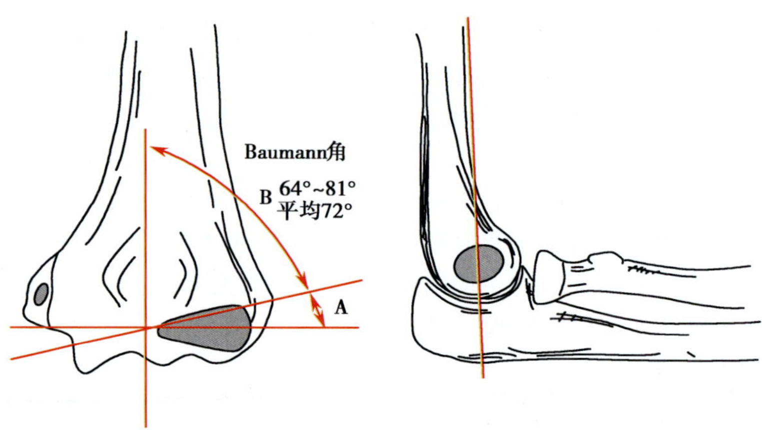

图 3-2-2　Baumann 角

三、评价标准

见表 3-2-1、表 3-2-2。

表 3-2-1　肱骨髁上骨折闭合复位克氏针固定操作规范核查表

项目	内容	是	否
操作前准备	核对患者信息：包括患者姓名、性别、年龄、主诉		
	询问禁食、禁饮情况		
	查看患者心电图及胸片结果		
	检查三大主要神经的功能		
	检查末梢血运及桡动脉搏动情况		
	明确患者有无闭合复位禁忌证		
	确定患者家属已签署手术同意书		
	物品（器械）准备：克氏针、电钻、X 线片、C 形臂，石膏，绷带		
手术操作	是否充分牵引		
	伸直型是否屈曲复位		
	是否一手抓住腕关节牵拉，另外一手拇指推顶尺骨鹰嘴复位		
	复位之后是否继续极度屈曲维持复位稳定		
	复位之后是否拍 Jones 位，斜位片和侧位片		
	进尺侧克氏针时是否有神经保护的动作		
	克氏针是否穿过对侧皮质		
	克氏针固定之后是否予以石膏托保护		
操作后处置	向患者家属简要说明观察肢体肿胀，五指感觉，活动度及末梢血运情况		
	以枕头抬高患肢以利消肿		
	交代患者家属术后注意事项，如复查时间、拆除石膏时间和拔针的时间，拔针之后如何进行功能锻炼		

表 3-2-2　肱骨髁上骨折闭合复位克氏针固定操作规范评估表　　单位：分

项目	好(5)	一般(3)	差(1)
操作过程流畅度			
操作检查熟练度			
人文关怀			

评分说明如下。

5 分：操作过程流畅，无卡顿，操作熟练，复位及进针方法正确，人文关怀到位，有术前交流、术中安慰及术后注意事项的交待。

3 分：操作过程能整体完成，卡顿次数少于 3 次，复位及进针方法基本正确，复位透视少于 15 次，进针透视少于 10 次，能有部分术前交流、术中安慰及术后注意事项的交待。

1 分：操作过程卡顿次数大于 3 次，操作粗暴，复位动作不标准，透视次数多（次数 ≥ 15 次），进针方向把握不准，透视次数多（次数 ≥ 10 次），无人文关怀。

四、常见操作错误及分析

1. 侧方移位纠正不佳　当牵引不充分，骨折有重叠时侧方移位较难纠正。

2. 前后移位纠正不佳　当伸直型髁上骨折牵引不充分，未极度屈曲或旋前旋后方向不对时前后移位往往对位不佳。

五、常见训练方法及培训要点介绍

1. 模型训练　目前肱骨髁上骨折的模型训练主要在人工合成骨模型上进行。优点是用相对真实的骨头进行训练，触觉反馈，立体感觉与真实操作相近。不足是人工骨无骨膜及韧带的附着无法进行闭合复位，只能体验正确的克氏针进针点、在骨内的最佳位置及电钻操作，人工骨只能一次性使用，价格比较贵。

2. 虚拟训练　微软公司 HoloLens 2 上的混合现实技术将无线设备与应用程序和解决方案相结合，通过全息虚拟骨头，可以进行虚拟操作肱骨髁上骨折闭合复位克氏针固定术。

3. 其他训练　包括自己购买电钻和克氏针，在猪骨头上进行模拟训练。

六、相关知识测试题

1. 患者，男，9 岁。因摔伤致右肘关节疼痛肿胀伴活动受限 2 小时就诊。下一步处理**不恰当**的是

A. 直接进行肘关节 CT 检查　　B. 检查肩腕关节功能
C. 检查桡、尺及正中神经功能　　D. 检查桡动脉搏动及末梢血运
E. 完善肘关节正侧位片

2. 患者，男，7 岁。因"摔伤致右肘关节疼痛肿胀伴活动受限 2 小时"就诊。下列对诊断最必要的检查是

A. 心电图检查　　B. 胸片
C. 肘关节正侧位 X 线片　　D. 肘关节 CT
E. 肘关节 MRI

3. 患者，男，7 岁。因“摔伤致左肘关节疼痛肿胀伴活动受限 2 小时”就诊。完善 X 线片如下。以下诊断正确的是

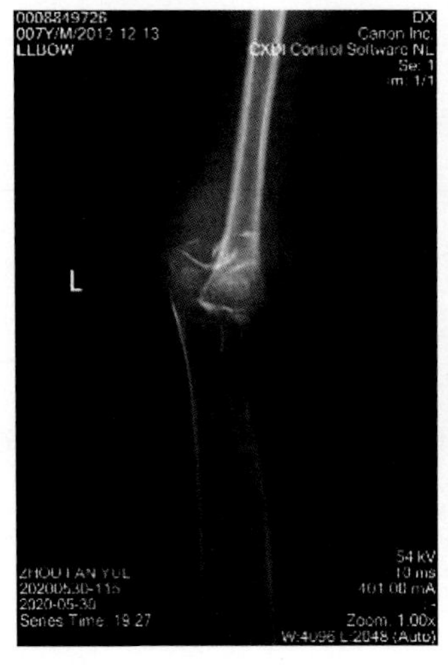
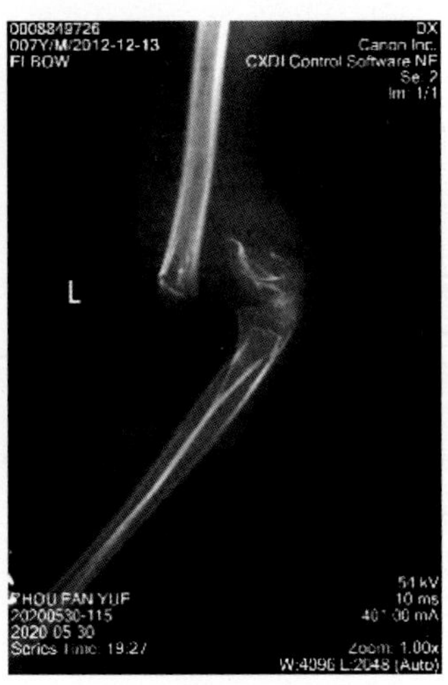

A. 肱骨外髁骨折　　B. 肱骨内髁骨折
C. 肘关节脱位　　D. 肱骨髁上骨折
E. 孟氏骨折

4. 患者，男，11 岁。因“摔伤致右肘关节疼痛肿胀伴活动受限 2 小时”就诊。诊断为肱骨髁上骨折(伸直型内后方移位)。下列复位手法**错误**的是

A. 屈曲 10°~20° 轴向牵引
B. 纠正侧方移位
C. 四指握住肱骨，拇指推挤尺骨鹰嘴
D. 极度屈曲旋后
E. 极度屈曲旋前

5. 患者，女，6 岁。X 线片检查报告为左肱骨髁上骨折(伸直型)。此疾病最常并发的畸形是

A. 肘外翻　　B. 肘内翻　　C. 肘关节僵硬
D. 骨化性肌炎　　E. 短缩畸形

答案：1. A　2. C　3. D　4. D　5. B

（成　亮）

第三节　骨 牵 引 术

一、概述

骨牵引术是矫形外科中应用较广的治疗方法，应用作用力和反作用力的原理，通过持续牵引，作用于患肢，缓解软组织的紧张和回缩，使骨折、脱位整复，维持复位；严重损伤肢体制动抬高；预防和矫正挛缩畸形，达到治疗的目的。该方法主要利用骨圆针穿入骨的坚硬部

位，直接牵拉骨组织，力量大，对皮肤无刺激，可较长时间牵引。骨牵引主要用于颈椎骨折、骨盆骨折、股骨颈骨折、粗隆间骨折、股骨干骨折及不稳定的胫骨骨折等。本节以临床较常见的跟骨结节牵引为例介绍骨牵引术。

二、操作规范流程

（一）适应证

1. 成人长骨不稳定性骨折，因肌肉强大容易移位的骨折。
2. 骨折部的皮肤损伤、擦伤、烧伤及部分软组织损伤者。
3. 开放性骨折感染或战伤骨折。
4. 合并胸、腹或骨盆部损伤者，需密切观察而肢体不宜做其他固定。
5. 患肢合并血液循环障碍，暂不宜其他方法固定。
6. 某些矫形手术的术前准备。

（二）禁忌证

1. 局部皮肤破损。
2. 穿针局部皮肤感染。
3. 血液循环受累如静脉曲张、慢性溃疡、皮炎、血管硬化或其他血管病。

（三）操作前准备

1. 患者的准备

(1) 完成血常规、凝血功能检查了解有无手术禁忌。

(2) 完善 X 线等影像学检查了解骨折类型。

2. 物品（器械）的准备

(1) 骨牵引器械包：包括消毒钳、消毒碗、消毒杯、刀柄、止血钳、巾钳、骨圆针、骨锤、手摇钻、孔单、无菌巾、纱布。

(2) 药品：0.5% 利多卡因、强力碘溶液。

(3) 牵引装置：牵引架、牵引弓、牵引绳、牵引砝码。

3. 操作者的准备

(1) 核对患者信息：包括患者姓名、性别、年龄及骨折部位。

(2) 查看患者术前检查结果，明确患者有无骨牵引术禁忌证。

(3) 向患者解释骨牵引基本操作流程，缓解其紧张焦虑情绪。

(4) 确定患者已经签署骨牵引术手术同意书。

（四）操作步骤

1. 局部消毒铺巾　强力碘溶液对局部皮肤消毒 3 次，铺无菌小单及孔巾。
2. 局部麻醉　穿刺点及出针点局部注射 0.5% 利多卡因。
3. 确定穿刺部位　内踝尖与跟骨后缘连线中点。
4. 穿针　骨圆针由内向外穿出，平行于足底。
5. 安装牵引装置　剪断钢针，安装牵引弓，放置牵引架，牵引。

（五）并发症及处理

1. 胫神经损伤　一旦发现胫神经损伤，及时调整骨圆针位置，预防措施为准确定位，自内侧向外侧穿针。

2. 骨折过度牵引或畸形愈合　不得随意增加牵引重量，每日测量患肢与健肢的长度并作记录，牵引期间注意观察牵引力线与治疗目的是否一致。

3. 血液循环障碍　一旦发生下肢深静脉血栓，及时调整策略，抬高患肢，预防性抗凝，溶栓处理。

4. 针道感染　严格无菌操作，观察针孔渗出情况，保持针孔清洁干燥，针孔处每日消毒3次；牵引针若出现松动，左右偏移时，不可随手将针推回。

5. 肌肉萎缩，关节僵硬，骨质疏松　嘱患者行肌肉主动收缩运动，如果条件许可，则尽早去除牵引。

6. 足下垂　主动及被动活动踝关节。

（六）骨牵引后注意事项

1. 牵引体位正确　牵引体位应与下肢牵引力线保持一致。

2. 牵引重量合适　重量过小时，不利于骨折复位和畸形矫正；重量过大时，可导致过度牵引，骨折端分离，造成骨折不愈合。

3. 保持牵引针孔处清洁干燥，预防感染　牵引处无须盖任何敷料。如有分泌物和痂皮，应用棉签擦去，防止痂下积脓。注意牵引针有无偏移。如有偏移，用聚维酮碘消毒后调至对称。

三、评价标准

见表3-3-1、表3-3-2。

表3-3-1　骨牵引操作规范核查表

项目	内容	是	部分	否
操作前准备	核对患者信息：包括患者姓名、性别、年龄、主诉			
	询问患者既往有无高血压、心、肺、脑疾病等病史			
	评估患者是否存在影响骨牵引因素			
	查看患者血常规、凝血功能、X线、心电图、磁共振等检查结果			
	综合评估患者有无骨牵引术适应证及禁忌证			
	查看是否术区备皮			
	确定患者已签署骨牵引同意书			
	物品（器械）准备：确定牵引包及物品准备齐全			
操作过程	仰卧位，暴露牵引术区			
	局部备皮			
	术区消毒、铺单			
	皮下局部麻醉			
	确定进针点			
	进针方向保持正确			
	牵引针与骨质方向垂直			

续表

项目	内容	是	部分	否
操作过程	询问患者有无明显不适			
	观察有无明显出血			
	穿刺区覆盖敷料并固定			
	连接牵引弓			
	连接牵引砝码,牵引			
操作后处置	根据情况调整牵引重量及牵引力线			
	记录骨牵引术情况			

表 3-3-2 骨牵引规范检查评估表

单位:分

项目	好(5)	一般(3)	差(1)
操作过程流畅度			
操作检查熟练度			
人文关怀			

四、常见操作错误及分析

1. 进针点选择错误 要求对局部解剖熟悉,进针点附近血管、神经走行路径清楚,避免损伤。

2. 牵引针方向与骨干纵轴不垂直 对下肢力线没有了解清楚,未形成三维方向感。需要多加训练,方可保持正确的方向。

3. 体位不正确、牵引失当造成骨不连 与牵引重量过大或时间过长,牵引力线与治疗目的不一致有关。

4. 血液循环障碍 与牵引时体位不当,易损伤或压迫动脉;患肢过度肿胀,牵引致局部压力增高有关。

5. 牵引针孔感染 与未严格执行无菌操作;针孔过大,皮肤过紧造成针孔撕裂;穿入钢针过于松动;针孔处包扎过厚,汗液及分泌物不易蒸发有关。

6. 足下垂 与踝关节未置于功能位;骨牵引时位置不当压迫腓总神经有关。

7. 肌肉萎缩、关节僵硬、骨质疏松 与患者缺乏功能锻炼知识;早期惧疼,害怕骨折移位不敢活动有关。

8. 皮肤损伤 由于重力牵拉及长期卧床易形成压疮。

9. 生活自理能力下降 与牵引治疗期间,患者需要保持一定的体位,不能随便翻动有关。

五、常见训练方法及培训要点介绍

1. 模型训练 可以在人体骨折模型上模拟训练,主要需要准备一些术前必需的物品,模拟训练的核心是掌握骨牵引术的基本步骤,寻找最佳进针点、掌握斯氏针的进针方向及牵引物品的连接,牵引方向的调整及牵引重量的选择等。

2. 虚拟训练 虚拟训练主要是在3D-BODY等免费软件上寻找并熟悉各种牵引的进针点及进针点附近的血管、神经走行情况。

六、相关知识测试题

1. 患者,男,31岁。右股骨干骨折行胫骨结节骨牵引术后3周。正确的功能锻炼方法是
   A. 骨折处远、近侧关节活动为主　B. 患肢股四头肌等长收缩为主
   C. 骨折处远端关节活动为主　D. 骨折处近端关节活动为主
   E. 患肢关节以被动活动为主
2. 防止骨牵引术致过度牵引的方法是
   A. 抬高床头　B. 抬高床尾　C. 患肢抵住床栏
   D. 加强做功能锻炼　E. 定时测肢体长度
3. 骨科牵引术的作用不包括
   A. 骨折复位作用　B. 骨折固定作用　C. 防止骨质脱钙
   D. 矫正畸形　E. 解除肌肉痉挛
4. 骨牵引常用的方式有
   A. 跟骨牵引　B. 胫骨结节牵引　C. 股骨髁上牵引
   D. 尺骨鹰嘴牵引　E. 颅骨牵引
5. 下肢骨牵引的重量为体重的
   A. 1/2　B. 1/3　C. 1/10~1/7
   D. 1/15~1/10　E. 1/20~1/16

答案:1. A　2. E　3. C　4. ABCDE　5. C

（卢邦宝）

第四节 髓内针技术

一、概述

髓内针技术是将大小、长短适合的髓内针插置于骨折断端两侧的骨髓腔内,使骨折得以固定的手术。自1939年德国G.Kiintscher首次使用髓内针治疗股骨干骨折以来,髓内针固定术以其手术操作简单、切口小、损伤少、稳定性好、术后患者可早期功能锻炼、骨折再移位及内固定失效率低等优点备受关注并得到不断发展。不同时期的髓内针具有不同的外观及形态,如"V"形、梅花形、三角形、交锁髓内钉等。不断改进的交锁髓内钉是目前临床上广泛应用的骨折内固定装置之一,髓内针固定术也成为目前治疗长骨干骨折和干骺端骨折的重要手段之一。本节以临床常用的胫骨交锁髓内钉固定技术治疗胫骨干骨折为例介绍髓内针技术。

二、操作规范流程

(一) 适应证

1. 胫骨干闭合性骨折。

2. 胫骨干开放性骨折。

3. 胫骨干多节段骨折。

4. 胫骨干骨折畸形愈合。

5. 胫骨干骨折不愈合。

6. 胫骨干病理性骨折。

7. 局部软组织条件欠佳的胫骨干骨折。

（二）禁忌证

1. 全身或局部感染。

2. 合并严重肺部损伤。

3. 胫骨极远或极近端骨折。

4. 儿童或青少年骨骺尚未闭合。

5. 胫骨髓腔过度狭窄或胫骨长度极度短小。

6. 无法纠正的胫骨髓腔畸形。

（三）操作前准备

术前拍摄健侧胫骨全长 X 线片，确定所需合适的主钉直径，扩髓大小及主钉长度。主钉长度应该足够从近端穿至远端踝关节面上方的中心，同时准备长度为 200~350mm 的髓内钉主钉。术中需要根据具体情况，选择最佳长度和直径的髓内钉，主钉直径大小的选择主要根据患者髓腔的大小和骨折部位等。

（四）操作步骤

1. 患者体位　患者仰卧于骨科床，膝关节后方垫入一个合适的三角形衬垫，使髋关节屈曲 70°~90°，膝关节屈曲 80°~90°，踝关节处于中立位。

2. 手术切口及进针点　纵向切口为常用手术切口。切口从髌骨下极开始，远端至胫骨结节，沿着髌韧带的内侧缘，将髌韧带牵向外侧。也可纵向劈开髌腱进入。操作过程中注意保护髌腱，避免磨损。选择髌韧带止点与胫骨平台关节面之间的骨性斜坡作为进针点，在胫骨平台关节面下 0.5cm，正位片位于胫骨内侧髁间隆突稍偏外侧。

3. 扩孔　在影像增强器（C 形臂）下定位准确后，转入定位导针，或用弓形开孔器在 C 形臂下确定进钉点并开孔，用 C 形臂确定开孔的位置正确且与髓腔方向一致，稍微旋转开孔器，向髓腔方向推进，并尽量保持开孔器弓形支架与胫骨轴线平行，使开孔器尖端直接指向髓腔。开孔后用开口器对近端进行扩孔，将扩孔转轻轻推入髓腔，如感到有阻力则立即停止并在 C 形臂下确认位置和方向正确，可以及时调整。

4. 插入导针及骨折复位　由进钉孔插入带橄榄头导针，通过近折段到达骨折线后，将近端骨折块与远端骨折块进行闭合或开放复位，导针应对准远折端的髓腔方向插入。通过前后位和侧位透视，证实导针位于胫骨髓腔中央。随后继续插入导针，直至导针橄榄头位于远端干骺端中央距踝关节面 0.5~1cm。如果插入困难，可以在导针上套入带手柄的空心“金手指”，以便控制导针方向，导针插入的操作必须在 C 形臂的双平面导引下进行。

5. 测量所需髓内钉长度并扩髓　将髓内钉主钉长度测量尺放置于胫骨前面，其远端应放置在胫骨远端干骺端中心，将 C 形臂机移至胫骨近端，在 C 形臂上直接读取测量器上的测量刻度。目前常用的髓内钉在插入前均选择扩髓处理，因为粗大而坚硬的髓内钉主钉能发挥更好的稳定作用，而且扩髓后的碎骨屑产物从骨折端挤出后可起到植骨作用，可迅速骨化形成骨痂。扩髓过程中可沿导针依次套入逐渐增粗直径的可弯曲髓腔锉，直至达到所需直径大小。

6. 植入髓内钉主钉　根据最终扩髓的直径和测量后的确认长度，选择合适直径及长度的髓内钉主钉连接于操作柄上，手持操作柄将主钉插入胫骨髓腔。当主钉手动插入困难时，可在操作柄上连接打击器，用锤子轻轻敲入主钉。主钉插入过程中必须在C形臂下密切监测进钉深度，避免主钉插入过深导致穿透踝关节面，也需要避免髓内钉插入深度不够导致外露的钉尾刺激髌腱及软组织。

7. 髓内钉远、近端锁钉的植入　利用远端锁钉体外定位装置或徒手在C形臂引导下植入2~3枚远端锁钉。在近端锁钉体外定位装置的引导下植入2~3枚近端锁钉。

（五）并发症及处理

1. 感染　抗炎、清创、彻底引流等，必要时移除内植物。

2. 脂肪栓塞　对症支持治疗，使用激素等药物治疗，加强循环、呼吸功能监测及管理。

3. 关节面损伤、关节内游离体形成、关节疼痛及功能障碍等　术中操作仔细，动作轻柔，彻底冲洗关节腔、关节镜等手术治疗。

4. 进针点疼痛　解除病因，对症支持治疗，必要时早期移除内植物等。

5. 髌腱等软组织激惹、退变或断裂　调整髓内钉长度和深度，必要时更换或移除髓内钉。

6. 深静脉血栓形成或肺栓塞　抗凝、溶栓、休息、制动、抬高患肢、消肿等，必要时放置滤器或取栓治疗。

7. 成人呼吸窘迫综合征　对症支持治疗、药物治疗，加强呼吸功能监测及管理，必要时插管、切开气管及呼吸机治疗。

8. 骨筋膜室综合征　抬高患肢、消肿止痛、药物治疗，必要时急诊行骨筋膜室切开减压术。

9. 血管、神经损伤　查明损伤原因，解除病因，手术修复损伤的血管、神经及对症支持治疗。

10. 医源性骨折　对于不影响肢体及内固定稳定性、不涉及关节面的骨折，可以继续观察或石膏固定；对于影响肢体和内固定稳定性、关节面不平整的骨折，给予附加手术或其他内固定治疗。

11. 骨折不愈合　根据骨折不愈合的原因给予不同的处理措施。

12. 内固定失效　根据内固定失效的原因给予不同的处理措施。

（六）操作注意事项

1. 感染是髓内钉手术严重并发症，可导致骨髓炎，严重时导致患肢截肢，甚至危及生命，所以手术过程中必须严格遵循无菌原则。

2. 术中透视操作次数较多，需要用无菌中单遮盖手术视野及器械台，或用无菌防护套隔离C形臂接收器或发射器，严防污染，避免感染。

3. 术前需要检查手术器械等物资是否齐全，性能是否良好。

4. 术前了解手术方案，熟悉手术操作每个程序及各种器械的用途及使用方法。

5. 摆放体位时动作要轻柔，约束带松紧要合适。

6. 术中密切观察患者生命体征等情况及液体输入状况，随时留意手术和患者整体病情动态，保证患者生命安全及手术顺利进行。

（七）相关知识

胫骨髓内钉主钉常有 5 种直径，分别为 8、9、10、11、12mm，主钉长度范围为 24~36cm。主钉近端有一向后成角的弯曲，以便主钉进入胫骨的近端前部。主钉近端有一斜坡，可避免刺激髌腱和皮肤等软组织。主钉的远端尖部呈斜形，可减小主钉插入时的阻力并避免骨折劈裂。

三、评价标准

胫骨干骨折复位和固定后，尽量达到骨折端最理想的骨折解剖复位（骨折对位、对线良好，恢复原有的解剖位置）。对于某些患者，虽未能达到解剖复位，但骨折愈合后，对肢体功能无明显影响，称为骨折功能复位，这种复位也是可以接受的，见表 3-4-1、表 3-4-2。

表 3-4-1　成人胫骨干骨折复位操作规范核查表

骨折复位标准		是	部分	否
解剖复位				
功能复位	旋转移位<15°			
	旋转移位 15°~30°			
	旋转移位>30°			
	分离移位<1cm			
	分离移位 1~3cm			
	分离移位>3cm			
	短缩移位<1cm			
	短缩移位 1~3cm			
	短缩移位>3cm			
	侧方移位<骨干直径的 1/3			
	侧方移位距离为骨干直径 1/3~2/3			
	侧方移位>骨干直径的 2/3			
	侧方移位后骨折端无接触			
	向前 / 后成角移位<10°			
	向前 / 后成角移位 10°~30°			
	向前 / 后成角移位>30°			
	向侧方成角移位<10°			
	向侧方成角移位 10°~30°			
	向侧方成角移位>30°			

表 3-4-2　胫骨髓内钉操作规范评估表　　单位：分

项目	5	4	3	2	1
操作过程流畅度					
操作检查熟练度					
人文关怀					

评分说明如下。

5 分：操作过程清晰流畅，无卡顿，检查熟练，方法正确。人文关怀到位，如果患者为非全身麻醉，有术前交流、术中安慰及术后功能锻炼及注意事项的交代。

4 分：介于 5 分与 3 分。

3 分：操作过程能整体完成，卡顿少于 3 次，方法基本正确，人文关怀基本到位，能有部分术前交流、术中安慰及术后功能锻炼及注意事项的交代。

2 分：介于 3 分与 1 分。

1 分：操作过程卡顿大于 6 次，操作粗暴，违反操作原则（≥ 3 次），无人文关怀，出现严重并发症。

四、常见操作错误及分析

1. 髓内钉穿透骨皮质　主要因进针、开口或扩髓时的位置 / 方向错误，未能及时发现及纠正。处理措施包括及时调整进针点或方向，在 C 形臂监测下进行操作。

2. 髓内钉穿破踝关节　主要因髓内钉或扩髓器插入太深或用力过猛，或髓内钉的主钉长度过长。预防和处理措施包括术中动作轻柔，避免暴力扩髓或敲击主钉，更换合适长度主钉。

3. 髓内钉近端突出骨质表面，造成髌腱和皮肤软组织磨损、疼痛及功能障碍　主要因主钉插入深度不够，骨折端回敲时主钉部分退出，主钉长度过长等。预防和处理措施包括调整主钉深度，骨折端回敲前预留主钉退出长度，更换合适长度的主钉。

4. 骨折端成角畸形或骨折断端错位　主要因为进针的位置或方向错误、髓内钉偏离胫骨解剖轴线、骨折未复位就进行扩髓及插入髓内钉、髓内钉固定后骨折端仍存在不稳定、肌肉力量或下肢重力的牵拉等。预防和处理的措施包括调整进针点及方向，调整髓内钉的位置，采用阻挡钉技术，骨折复位后再进行扩髓或插钉，附加其他骨折内固定术等。

5. 骨质劈裂或发生新鲜骨折　主要因髓内钉直径过粗，髓腔过窄或扩髓直径不够，操作时暴力敲击打入髓内钉，术前存在隐性骨折或髓腔畸形。预防和处理方法包括选择直径较细髓内钉，继续扩髓以扩大髓腔，动作轻柔，避免暴力敲击，术前仔细评估及更换内植物等。

五、常见训练方法及培训要点介绍

1. 模型训练　目前最常用的胫骨髓内钉内固定术的训练方法是在体外采用模拟骨进行整套器械操作，常见于各种会议或培训中的 Workshop 操作环节。所使用的模型（模拟骨）与成人正常胫骨的形态和大小相同，有的模型表面覆盖有人工模拟肌肉和皮肤。操作前对模拟骨进行不同形态的截骨处理，模拟外伤所造成的各种类型的胫骨骨折，这种胫骨骨折模型被固定于操作台上，学员采用整套胫骨髓内钉内固定器械完整地模拟所有操作步骤，包括骨折复位、进针点定位、开孔、扩髓、植入髓内钉主钉、植入锁钉和取出髓内钉等步骤。同时，配合老师现场讲解和带教，使学员在体外充分熟悉胫骨髓内钉内固定术的操作程序，为体内手术操作打下良好基础。

2. 其他训练　其他培训包括体外器械组装训练和通过学习器械说明书、现场培训、视频培训等方式进行产品介绍及操作培训等。

六、相关知识测试题

1. 髓内钉固定术的优点**不包括**
   A. 对软组织损伤少
   B. 稳定性好
   C. 术后患者可早期功能锻炼
   D. 骨折再移位及内固定失效发生率低
   E. 可以有效控制感染
2. 胫骨交锁髓内钉固定术的适应证**不包括**
   A. 成人的胫骨干的闭合性骨折
   B. 儿童的胫骨干的开放性骨折
   C. 老年人的胫骨干的多段骨折
   D. 成年男性的胫骨干骨折畸形愈合
   E. 成年女性的胫骨干骨折不愈合
3. 胫骨髓内钉固定术的禁忌证**不包括**
   A. 全身或局部感染
   B. 合并严重肺部损伤
   C. 胫骨的极远或极近端骨折
   D. 胫骨髓腔过度狭窄或胫骨长度过度短小
   E. 骨折周围软组织挫伤
4. 胫骨髓内钉固定术的进针点位于
   A. 胫骨干中上 1/3 交界点
   B. 踝关节上方 0.5cm
   C. 胫骨结节中点
   D. 胫骨内侧髁间隆突稍偏外侧，关节面下 0.5cm
   E. 胫骨外侧平台 Gerdy 结节
5. 胫骨髓内钉固定过程中发生骨质劈裂或新鲜骨折的原因**不包括**
   A. 扩髓不充分　　B. 暴力敲击
   C. 髓内钉细小　　D. 髓腔畸形
   E. 术前存在隐性骨折

答案：1. E　2. B　3. E　4. D　5. C

（龙海涛）

第五节　锁定钢板技术

一、概述

锁定钢板是一种带有螺纹孔的骨折固定装置。使用传统的钢板和螺钉时，内植物 - 骨界面的稳定性取决于钢板与骨之间的摩擦力。位于钢板下方的骨皮质容易出现应力遮挡，从而影响骨皮质内的血液循环。有限接触动力加压钢板（LC-DCP）波浪形的接触面减少了钢板与骨的接触面积，从而有效地减少了对骨皮质血运的影响。为最大限度地保护骨折端血液供应，有学者研发了一种完全不同的锁定钢板，螺钉能拧紧并锁定于钢板螺孔上，这就意味着钢板不再压迫下方的骨面。这种技术类似于外固定架内移，因此也有人称其为内固定架。

最初设计用于前臂骨的小型点接触固定器（PC-Fix）是一种窄的类钢板内植物，底层表面只有几个小点与骨面接触。螺钉是自攻的单皮质钉，圆锥形螺钉头在拧紧时被牢靠锁定在钢板相应的螺孔里。进一步发展的产物是微创稳定系统（LISS）。与 PC-Fix 不同，这种内植物被设计用于干骺端部位的骨折，最初用于股骨远端骨折，后来又研发了用于胫骨近端骨折的 LISS。锁定钢板由于无须接触骨面且为解剖设计，所以一般不需额外塑形。最初的钢板系统通过瞄准臂经皮拧入自钻自攻螺钉单皮质固定。然而在临床应用中失败率较高，因此现在推荐使用双皮质自攻螺钉固定。锁定加压钢板（LCP）出现于 1999 年，设计者将有限接触动力加压钢板（LC-DCP）的滑动孔和 LISS 的锁定孔融合成一个结合孔，从而既能使用普通螺钉，也能用锁定螺钉（LHS）（图 3-5-1）。由于“结合孔”的设计，可使加压和锁定这两种技术可以联合应用。随着 LCP 的不断改良，出现了用于不同解剖部位的接骨板（图 3-5-2）。最新研发的变角（VA）技术允许螺钉从与钢板正常成 90°（垂直）的方向再倾斜一定的角度（最大可达 15°）置入（图 3-5-3）。

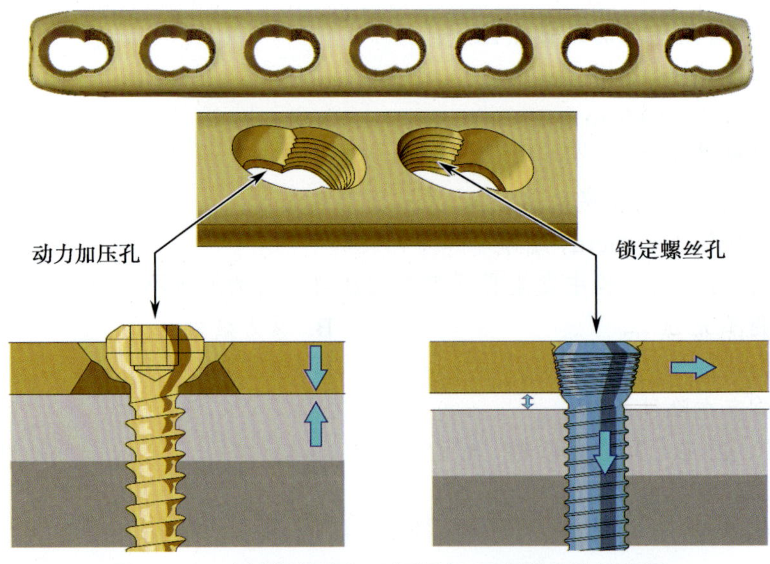

图 3-5-1　辛迪斯锁定加压钢板（LCP）联合孔示意图

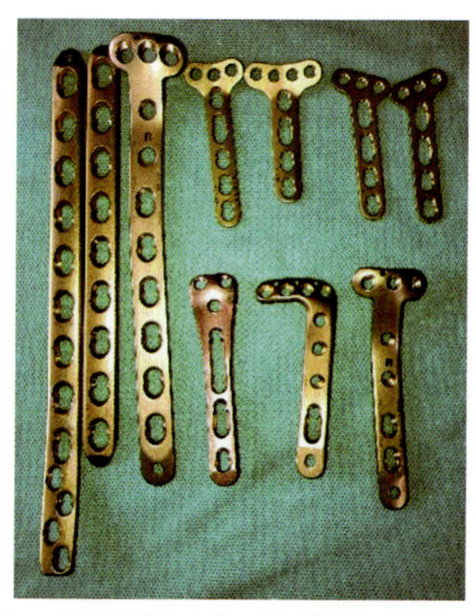

图 3-5-2　辛迪斯各种类型的锁定加压钢板（LCP）

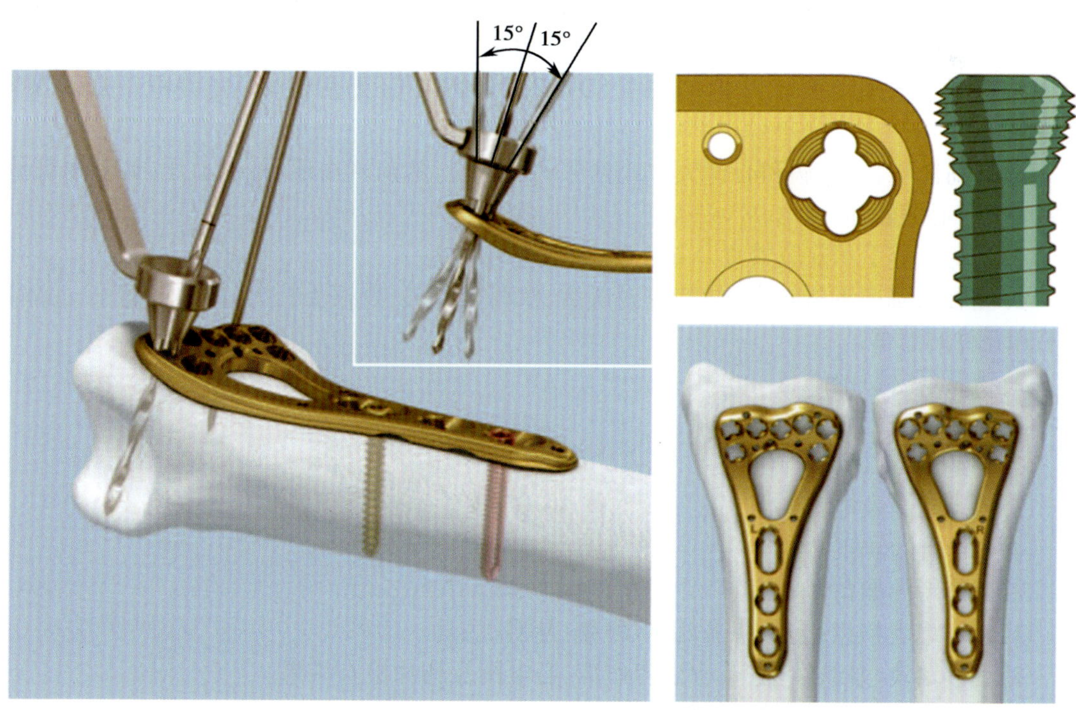

图 3-5-3　辛迪斯桡骨远端 2.4 系统万向锁定加压钢板（LCP）

二、操作规范流程

（一）适应证

1. 长骨骨干或干骺端简单骨折，多段骨折及粉碎性骨折。

2. 伴骨质疏松的骨折和病理性骨折。

3. 不适合髓内钉固定的股骨干和胫骨干骨折，如骨髓腔过大或过小，以及髓内钉固定后的继发性骨折。

4. 使用其他固定方法治疗骨折失败，骨折延迟愈合或不愈合。

5. 假体周围骨折。

6. 开放性楔形截骨术。

7. Masquelet 技术治疗开放性骨缺损时。

8. 骨肿瘤的手术治疗。

（二）禁忌证

1. 有基础疾病，全身情况差，不能耐受手术。

2. 骨折局部感染。

3. 骨折片过小或骨干较细，难以应用钢板。

4. 局部软组织条件不佳，如严重烧伤、瘢痕和活动性软组织感染。

（三）操作前准备

1. 患者的准备

(1) 完善三大常规、肝肾功能、凝血常规、输血前检查、血糖、血脂、E6A、血沉、CRP、胸片及心电图等检查。

(2) 术前服用阿司匹林的患者，停用阿司匹林 3~5 天，查血栓弹力图。

(3) 脊柱、骨盆或下肢骨折的患者，D- 二聚体 >10 倍正常值，要完善双下肢深静脉彩超。

(4) 有高血压、冠心病和心律失常或糖尿病的患者，术前测血压，控制血压，调整血糖值，必要时完善心脏彩超。

(5) 全身麻醉手术前应禁食 ≥6 小时，禁饮 >2 小时。

(6) 签署入院患者告知书、住院患者谈话、权利义务书、授权委托书、输血同意书、手术同意书和耗材同意书。

2. 物品（器械）的准备

(1) LCP 专用器械盒。

(2) 合适的 LCP 及螺钉。

(3) 电动工具及电池。

(4) C 形臂运转正常。

3. 操作者的准备

(1) 核对患者信息：包括患者姓名、性别、年龄、主诉。

(2) 询问禁食、禁饮情况，查看患者血液、心电图及胸片检查结果。

(3) 明确患者有无手术禁忌证。

(4) 确定患者家属已签署手术同意书。

(5) 明确骨折分型。

(6) 手术入路的选择。

（四）操作步骤（以桡骨远端骨折为例）

桡骨掌侧手术入路：患者取仰卧位，患肢外展置于侧方手术桌上，上臂近端上止血带，上肢常规消毒、铺单，掌侧皮肤切口沿桡侧腕屈肌肌腱表面，起自腕横纹，向近端延伸 6~8cm。切开皮肤、皮下组织，纵向切开桡侧腕屈肌掌侧的腱鞘。将桡侧腕屈肌肌腱牵向尺侧，将桡动脉连同桡侧腕屈肌腱膜、拇长屈肌腱牵向桡侧，深层暴露旋前方肌。将旋前方肌自桡骨附着处锐性“L”形切开，向尺侧行骨膜下剥离，从而暴露整个桡骨远端掌侧骨面。清理骨折端血肿和小的游离骨折块，纵向牵引掌倾尺偏桡骨远端，用骨膜剥离器撬拨复位骨折，恢复桡骨的长度、掌倾角及尺偏角，从桡骨茎突向骨折近端置入1枚克氏针临时固定骨折。选择1枚长度合适的桡骨掌侧解剖型锁定接骨板，先用普通螺钉临时固定接骨板，并使之与桡骨远折端贴附，然后在接骨板远端克氏针孔置入2枚克氏针临时固定远端骨折块，此时由于接骨板的支撑作用，可使骨折块相对稳定。C形臂透视下证实骨折端对位对线满意，接骨板贴附良好，接骨板远侧端使用钻头导向器作引导，用相应锁定钻头预钻孔，测量深度后选择合适长度的锁定螺钉拧入并锁定。C形臂透视下证实骨折复位佳、内固定可靠及腕关节被动活动正常后，冲洗止血，逐层闭合切口，见图3-5-4。

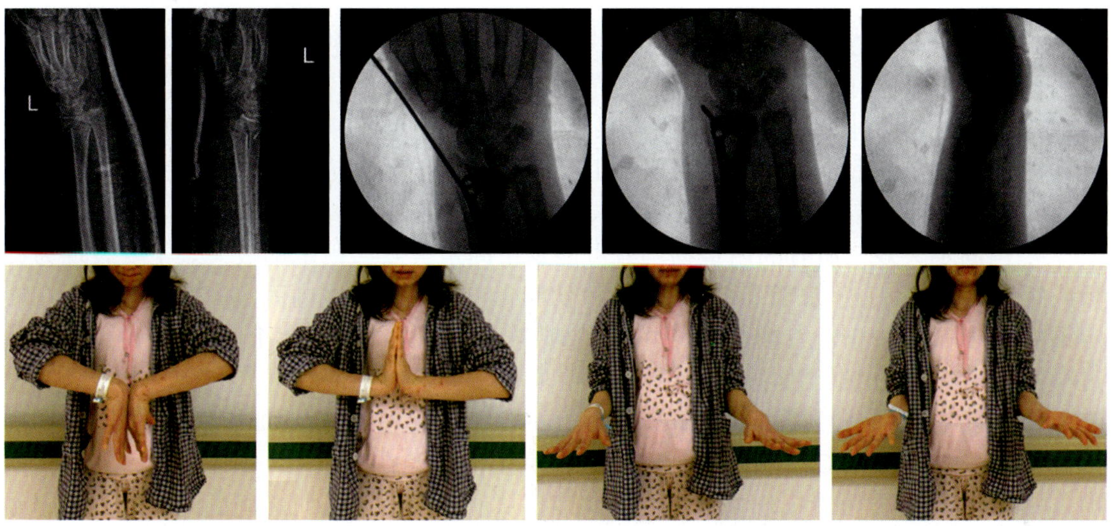

图3-5-4 桡骨远端骨折予以2.4系统万向锁定加压钢板（LCP）固定及术后功能

（五）并发症及处理

1. 骨折复位不佳 对于普通钢板而言，当钢板塑形后，置入普通皮质骨螺钉可使骨折块更贴近钢板，从而恢复骨折端的力线，解决侧方移位及成角畸形；同时采用加压孔固定，可以在骨折端之间产生纵向压力，减少骨折端间隙，促进骨折的愈合。而锁定钢板是外固定支架式的内植物，其锁定螺钉不具备滑动加压作用。因此在使用锁定钢板固定时，先要在骨折部位两端的普通孔中使用1枚普通皮质骨螺钉进行加压固定后才使用锁定螺钉固定。

2. 成角旋转畸形 锁定钢板的优势及特点之一便是经皮插入、肌肉下安放及固定。因此，除钢板插入的部位是直视下操作外，其余部位锁钉的置入均是在体外小切口内完成，由于骨折端不是在直视下复位，所以容易造成复位不佳，此时安放钢板容易造成畸形。因此，进行MIPO时可采用AO的股骨撑开器或采用临时外支架复位固定骨折端，待透视确认无成角畸形后再插入LCP。另外关节周围LCP是根据人体关节周围解剖设计，虽然符合大部分人的解剖特点，但由于存在个体差异，不可能对每个患者都完全贴合。因此不能忽视个体差异而过分追求骨块完全贴合钢板。一般认为，骨块与钢板之间存在1mm左右的间隙是可以接受的，见图3-5-5。

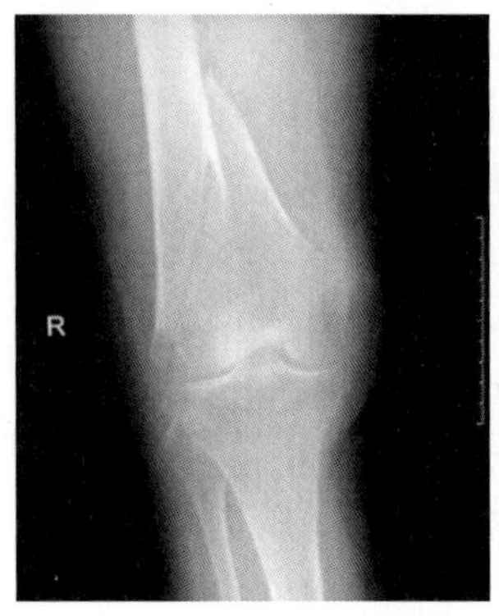

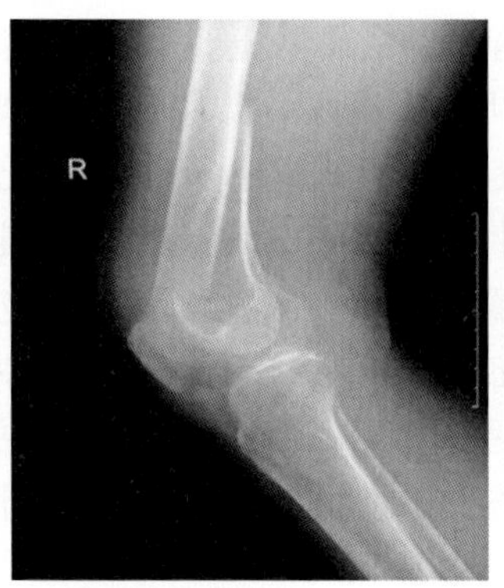

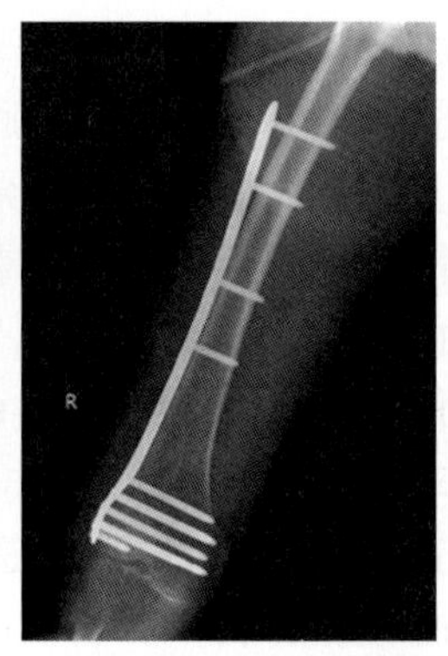

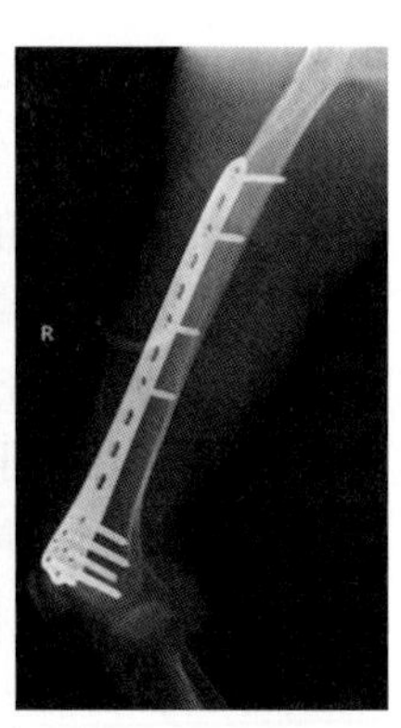

图 3-5-5　股骨远端骨折予以解剖型锁定加压钢板（LCP）固定

3. 锁定钢板偏心固定　锁定钢板由于是经皮放置，因而直视下很难确定钢板在侧位上是否偏离骨干中心，只有通过透视来确定其位置。人体股骨干存在前倾角度，而股骨远端LCP却没有，如采用长的LCP固定股骨髁上骨折，股骨近端与钢板往往不易贴合。因此建议钢板尾端的切口适当延长，术者可以利用手指触及骨干及钢板，位置调整满意后近端置入克氏针临时固定后透视，位置满意后再置入螺钉。

4. 内固定失效　所有的内植物均有可能发生固定失效。锁定钢板失效主要表现为钢板或螺钉断裂、螺钉松动、骨折端移位、螺钉切割骨皮质等。造成内固定失效的原因不在锁定钢板本身，而是由于术者操作失误引起。造成内固定失效主要有以下两点原因：患肢负重过早；钢板的长度和螺钉数量和密度不符合要求。

5. 重要血管和神经损伤　由于锁定钢板一般经皮插入，从而增加了血管、神经损伤的可能性。例如：使用LCP治疗肱骨干骨折时，由于桡神经在上臂下1/3穿出肌间隔后转向前方，因而在此部位可能损伤桡神经。因此建议从肱肌与肱二头肌之间的间隙进入暴露肱骨远端，并将钢板放于肱骨干前方，见图3-5-6。

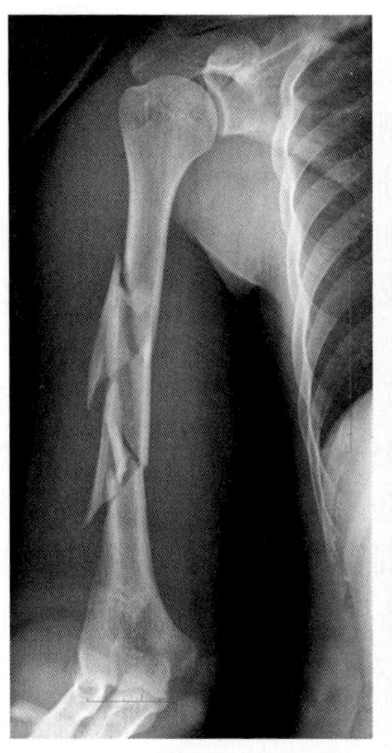
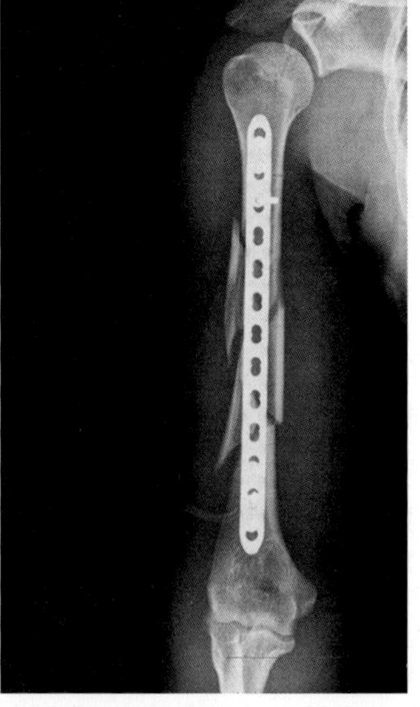

图 3-5-6　肱骨干粉碎性骨折予以锁定加压钢板（LCP）固定

6. 锁定螺钉锁死不易取出　通常是由于拧入锁定螺钉的方向不正确，或没有用扭力扳手，术者用力过度从而将螺钉与钢板锁死。

（六）操作注意事项

LCP 的使用需要对其功能原理有清楚的认识。角度稳定、MIPO 技术和组合螺钉应用，为骨折愈合提供了最佳稳定环境。仔细的术前计划，精确的手术操作，普通螺钉和 LHS 联合应用，采用正确的钢板长度和螺钉类型，皆是为了达到最佳的骨折愈合效果。

（七）相关知识

目前锁定钢板的锁定方式有两种，一种是以辛迪斯为代表，螺钉和钢板孔均有螺纹；另一种是史赛克公司的 SmartLock 锁定，这一多轴锁定技术通过使用两种不同等级的钛金属发挥功能。锁定螺钉由钛合金（Ti6A14V）制成，比 2 级纯钛金属接骨板的强度要高。在将螺钉置入接骨板之后，螺钉下方的锁定螺纹与锁定接骨板孔内的圆形“边缘”接合。与将螺钉置入预先确定通路的单轴锁定系统不同，该技术允许在想要锁定螺钉的任何位置对螺钉进行对准锁定。SmartLock 技术允许以 ±10° 的成角进行锁定，无须使用专用的瞄准块或带螺纹的钻导引架。如果选择改变角度，可以对螺钉进行最多 3 次解锁、重新导引及锁定（图 3-5-7）。

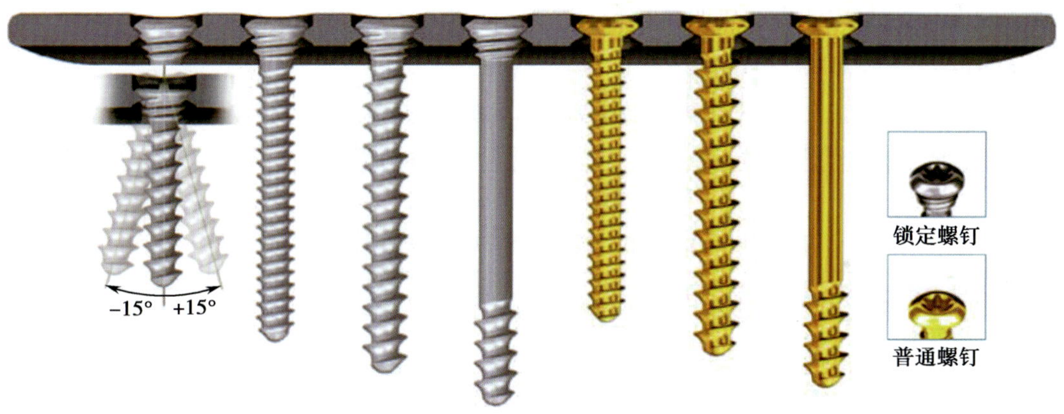

图 3-5-7　SmartLock 锁定技术

三、评价标准

见表 3-5-1、表 3-5-2。

表 3-5-1　锁定加压钢板（LCP）技术操作规范核查表

项目	内容	是	否
操作前准备	核对患者信息：包括患者姓名、性别、年龄、主诉		
	询问禁食、禁饮情况		
	查看患者心电图及胸片结果		
	是否停用阿司匹林 3~5 天		

续表

项目	内容	是	否
操作前准备	脊柱骨盆或下肢骨折的患者，D-二聚体>10倍正常值，是否完善双下肢深静脉彩超		
	高血压及血糖是否控制理想		
	明确患者无LCP的禁忌证		
	确定患者家属已签署手术同意书		
	物品（器械）准备：LCP操作器械盒、合适的LCP和螺钉、电钻、影像学资料、C形臂		
手术操作	手术入路选择是否正确		
	术中复位是否理想，成角旋转及短缩畸形是否纠正		
	LCP选择是否恰当		
	螺钉置入的先后顺序是否正确		
	螺钉置入的位置和数量是否正确		
	是否有必要的透视确认		
操作后处置	向患者家属简要说明观察肢体肿胀，肢体活动度，末梢感觉及血运情况		
	以枕头抬高患肢以利消肿		
	向患者家属交代术后注意事项，如复查时间，上肢骨折是否可进行主动的关节屈伸活动，下肢何时部分负重及完全负重，如何进行功能锻炼		

表3-5-2　锁定加压钢板（LCP）技术操作规范评估表　　单位：分

项目	好(5)	一般(3)	差(1)
操作过程流畅度			
操作检查熟练度			
人文关怀			

评分说明如下。

5分：操作过程流畅，无卡顿，操作熟练；手术显露清晰、复位精准、钢板操作方法正确；人文关怀到位，有术前交流、术中安慰及术后注意事项的交待。

3分：操作过程能整体完成，卡顿次数少于3次；手术显露尚可、复位欠精准但能接受、钢板操作方法基本正确；能有部分的术前交流、术中安慰及术后注意事项的交待。

1分：操作过程卡顿次数大于3次，操作粗暴；手术显露不清晰、复位差及钢板操作方法不正确；无人文关怀。

四、常见操作错误及分析

1. 骨折没有复位，就放置LCP，容易造成成角、旋转畸形　锁定钢板是外固定支架式的内植物，是一种位于肌肉下的“外固定支架”。无论是LISS还是LCP，由于其锁定螺钉不具备拉力作用而只能起到固定作用，因而不能利用其复位。因此，在使用锁定钢板固定时，在其插入前必须对骨折块进行临时复位后再放置锁定钢板。

2. 在长骨干的简单骨折,全部置入锁定螺钉,没有对骨折端进行加压　对简单骨折而言,要尽量做到完美的解剖复位。复位技巧包括:通过小切口精准放置点式复位钳,结合经皮拉力螺钉,有助于在插入钢板和固定前获得无缝隙的复位。在钢板两端各安置1枚普通螺钉,从而使钢板贴合骨面,最后用经皮LHS固定。

3. 将LCP作为桥接钢板时,钢板的长度选择错误　一般来说,桥接钢板要求长钢板,少螺钉,以提供相对稳定的效果。长钢板能增加螺钉的力臂,降低螺钉的拔出力,尤其适用于粉碎性骨折和骨质疏松性骨折。治疗粉碎性骨折时,钢板的长度一般为骨折区域长度的3倍左右,螺钉密度≤0.4,而在螺旋形、短斜形和横行时,钢板长度要达到8~10倍,螺钉密度≤0.6。

五、常见训练方法及培训要点介绍

1. 模型训练　目前LCP的模型训练主要在人工合成骨模型上进行。优点是用相对真实的骨进行训练,触觉反馈、立体感觉与真实操作相近,但不足是人工骨只能一次性使用,价格比较贵。

2. 虚拟训练　微软公司HoloLens 2上的混合现实技术将无线设备与应用程序和解决方案相结合,通过全息虚拟骨头,可以进行虚拟操作LCP。

3. 其他训练　包括自己购买电钻和钻花,在猪的长骨上进行模拟训练。

六、相关知识测试题

1. 锁定钢板固定术的优点**不包括**
   A. 对软组织损伤小
   B. 角稳定性好
   C. 对骨质疏松的骨质把持力强
   D. 骨折再移位及内固定失效发生率低
   E. 可以有效控制感染
2. 锁定钢板固定术的适应证**不包括**
   A. 成人四肢骨干的闭合性骨折
   B. 成人四肢骨干感染性骨不连
   C. 成人四肢干骺端粉碎性骨折
   D. 成人四肢截骨矫形
   E. 成人股骨干髓内钉治疗后骨折不愈合
3. 锁定钢板固定术的禁忌证**不包括**
   A. 全身或局部感染
   B. 跖骨撕脱性骨块
   C. 胫骨干骨折并严重烧伤贴骨瘢痕
   D. 桡骨远端粉碎性骨折
   E. 骨折周围严重的软组织毁损伤
4. 对于锁定钢板操作,以下正确的是
   A. 四肢骨干骨折可用锁定钢板进行复位

B. LISS 钢板具有联合孔
C. 老年股骨干简单骨折,建议全部锁钉固定
D. 辛迪斯桡骨远端万向锁定板的螺钉方向可以随意角度置入
E. MIPO 技术容易导致成角和短缩畸形

5. 以下对于 LCP 的描述,正确的是
A. 桡骨远端骨折多向背侧移位,所以多选择背侧入路置入 LCP
B. 骨干简单横行骨折,LCP 的长度一般为骨折线的 2~3 倍
C. LCP 角稳定性强,股骨干骨折以 LCP 固定后即可不扶拐杖下地行走
D. 胫骨干开放性骨缺损,一期清创后可予以 LCP 固定并骨水泥填充
E. LCP 是一种内固定支架,所以不能对骨折端进行加压

答案:1. E　2. B　3. D　4. E　5. D

（成　亮）

第六节　骨折外固定支架固定技术

一、概述

外固定支架固定技术是骨折手术治疗的重要组成部分,临床应用由来已久。对伴有严重软组织损伤的骨折,外固定支架可以达到“局部损伤控制”;外固定支架还可以作为最终治疗,直至骨折愈合;对于多发伤患者,外固定支架固定是损伤控制性手术的基本组成部分,可以实现骨折的快速微创固定。随着各国学者继承外固定治疗理念并不断创新,Ilizarov 等发现组织在牵张应力下再生性修复这一规律,以“张力应力法则”为核心的牵张组织再生理论进一步扩展了外固定支架的临床应用,使外固定支架在骨缺损、骨感染、肢体畸形矫正等方面的治疗取得了突破性进展。

外固定支架固定技术具有下列优点:①操作简单,血运破坏小,对骨折软组织覆盖影响小;②可快速实现开放和污染骨折的固定;③可在感染风险高或已经存在感染的情况下进行骨折的复位固定;④可以在不需开放手术的情况下对骨折进行复位调整和再固定;⑤可以进行畸形矫正和骨搬运。本节以普通单边外固定支架为例介绍。

二、规范操作流程

(一) 适应证

1. 伴严重软组织损伤的开放骨折。
2. 多发创伤患者骨折的损伤控制性手术。
3. 严重闭合性软组织挫伤或脱套伤的临时固定。
4. 软组织损伤严重的关节内骨折和 / 或脱位的临时固定。
5. 严重骨缺损伴软组织缺损的固定。
6. 外固定支架作为骨折间接复位工具。
7. 骨搬运及肢体畸形矫正。

（二）禁忌证

1. 患者生命体征不平稳，不能耐受手术。

2. 患者配合度差，无法配合手术或存在麻醉禁忌。

（三）操作前准备

1. 患者准备　评价患者全身情况；术前完善影像学检查，明确骨折类型；软组织损伤重怀疑存在大血管损伤时，需完善 CTA 检查明确诊断。

2. 物品准备　根据骨折类型选用合适的无菌外固定支架；准备消毒、铺单包。

3. 操作者准备　联系麻醉医生确定合适的麻醉方式；核对患者信息，评估病情，明确有无手术禁忌证；完善术前准备及手术谈话。

（四）操作步骤

1. 患者体位　麻醉成功后，通常采用仰卧位，骨折局部及周围区域置于手术床上可透视的范围内。

2. 骨折复位　手法复位，助手配合，C 形臂透视明确复位情况，可使用点状复位钳或骨盆复位钳经皮钳夹复位，必要时有限切开复位，复位后可使用克氏针临时固定，根据复位后情况确定固定螺钉进钉点。

3. 固定螺钉固定　纵向切开小口，钝性分离后插入套筒确定进钉点，钻花扩孔后拧入固定螺钉，干骺端内可直接电钻钻入自钻固定螺钉。

4. 固定螺钉分布设计　上连接杆，在连接杆上插入套筒依次钻入其他固定螺钉，注意固定螺钉应在肢体横断面的安全区域内进钉，肢体不同断面的安全区域不同，术者需熟悉解剖。

5. 外固定支架固定　助手配合牵引并 C 形臂辅助下确认骨折复位情况满意后，拧紧所有夹钳，再次评价骨折复位及固定情况。

6. 术后处理　针道消毒包扎，用物处理，术后告知。

（五）并发症及处理

1. 针道感染　针道反应取决于固定螺钉的位置和稳定性。只要没有针道感染迹象，大多数患者可以用肥皂水和消毒剂自行进行针道护理，且患者可以进行淋浴。持续性针道感染时固定螺钉将丧失对骨骼的把持力，通常需取出松动螺钉，并在另一位置上重新拧入固定螺钉。

2. 皮肤压迫性坏死　固定螺钉周围软组织张力不宜过大，嘱患者尽量抬高患肢并扩大钉孔皮肤切口；同时保持皮肤与连接杆之间距离不小于 3cm，避免术后肿胀加重进而导致皮肤压迫性损伤。

3. 血管、神经、肌腱损伤　熟悉肢体各个横断面的解剖，固定钉置入在安全区范围内，如果出现损伤应手术修复损伤的血管、神经及肌键。

4. 关节损伤或感染　术中透视确定固定螺钉位置，避免进入关节，防止潜在针道感染播散入关节。

5. 外固定支架松动或断裂　当固定螺钉拧入骨皮质时，应避免热损伤。钻花越锋利，产热越少；拧入速度快时，局部温度会升高。骨局部热损伤可导致环形骨坏死，进而引起早期松动。对于骨干，推荐将常规 Schanz 螺钉进行预钻后手动拧入，以降低热坏死防止针道松动；对于干骺端，产热较少，应选择自钻固定螺钉，避免反复拧入导致松动。松动或断裂的固定螺钉应取出，并在另一位置重新拧入固定螺钉。

6. 愈合延迟或不愈合　主要是由于骨折损伤或软组织受损严重，不稳定的外固定或太坚强的外固定均可能导致骨折延迟愈合。应密切监控骨折愈合进程，必要时更换固定方式。允许携带外固定支架早期部分负重，随着骨折愈合，逐步增加负重是外固定支架最有效的动力化方法。

（六）操作注意事项

1. 生物力学稳定性　外固定支架应提供足够的稳定性以维持骨折复位。对于每个主要骨折块，至少在安全区置入 2 枚固定螺钉，且在每一骨折块上，固定螺钉的间距应尽量宽。如果软组织条件允许，近骨折端的固定螺钉应尽量靠近骨折端，但不应穿入骨折端血肿内。如果计划进行延期内固定，固定螺钉应避开可能的手术切口和手术入路。连接杆应尽量靠近骨骼以增加固定稳定性。

2. 固定螺钉置入技术　熟悉解剖，避免损伤血管、神经和肌腱，避免将固定螺钉置入关节内或骨折端血肿，术中透视确定固定螺钉位置及长度。对骨皮质预钻以减少热损伤，干骺端可选择自钻固定螺钉。组合式支架中 Schanz 螺钉位置选择范围更大。

3. 外固定支架固定时间

（1）外固定支架可作为最终治疗直至骨折愈合。

（2）外固定支架可更换为非手术治疗，如石膏、支具等。

（3）如决定更换为内固定，必须尽早（2~3 周内），且外固定期间推荐预防性应用抗生素（没有针道感染的情况下）。

（4）如决定Ⅱ期更换内固定，推荐取下外固定支架后先改用支具固定，直到针道问题解决后再延期内固定。

（七）相关知识

外固定支架种类繁多，主要包括以下几种类型

1. AO 管 - 杆系统　由 Schanz 螺钉、斯氏针、管 / 杆、夹钳组成。

2. 单边外固定支架　不仅可用于骨折外固定，还可通过夹钳控制骨折块，实现骨折块间牵拉或加压，实现骨延长及搬运，如 Orthofix 外固定支架。

3. 组合外固定支架　结合关节周围的细针 / 环及骨干的固定针，用于邻近关节的骨折。

4. 环形外固定支架（Ilizarov 技术）　可实现复杂骨折的固定，并可进行骨延长及骨搬运；对于复杂及多平面的畸形矫正推荐环形外固定支架。

三、评价标准

见表 3-6-1、表 3-6-2。

表 3-6-1　外固定支架固定技术操作规范核查表

项目	考核内容	是	部分	否
操作前准备	素质要求			
	术前评估			
	术前谈话			
	用物准备			

续表

项目	考核内容	是	部分	否
操作过程	核对患者信息			
	患者解释配合			
	选择麻醉方式			
	患者体位选择			
	消毒、铺单			
	骨折复位评价			
	进钉点部位			
	进钉点方向			
	固定螺钉分布			
	连接杆选择			
	稳定性评价			
	软组织保护			
	钉道护理			
	用物处理			
操作后处置	术后注意事项			
	操作记录			

表 3-6-2　外固定支架固定技术操作规范评估表　　单位：分

项目	好(5)	一般(3)	差(1)
操作过程流畅度			
操作检查熟练度			
人文关怀			

四、常见操作错误及分析

1. 固定螺钉损伤周围重要血管、神经和肌腱　必须熟练掌握肢体各个横断面的解剖，使固定螺钉置于安全区内。

2. 新发骨折　固定螺钉进钉点有误，在骨干边缘进钉或反复进钉造成多个进钉孔，可能出现骨折劈裂；暴力复位固定可能造成新的骨折发生。

3. 复位不良　应遵循先复位后固定的原则，一旦骨折两端固定螺钉部位及方向确定，固定平面随即确定。复位时应先纠正重叠移位，再纠正侧方、成角及旋转移位。尽可能达到功能复位标准，必要时可有限切开复位。

4. 固定不牢固　严格遵循外固定支架生物力学特性。近骨折端的固定螺钉越靠近骨折端，力学稳定性越好，但不应干扰骨折端血肿及二期内固定手术的实施；同一骨折块的固定螺钉间距越大，力学稳定性越好，同时过大的间距可能会影响周围关节的活动；框架稳定性由大到小依次为多平面、双平面、单平面。固定螺钉越粗，固定强度越好，但过粗的固定螺钉可能导致应力遮挡及医源性骨折。

5. 软组织压迫　连接杆离骨距离越短，外固定支架固定强度越强。但是应注意连接杆与皮肤间应保留足够空间，以避免术后肢体肿胀压迫周围软组织。

五、常见训练方法及培训要点介绍

1. 模型训练　可采用模型进行外固定支架技能操作培训，所使用的模型（模拟骨）与成人正常骨干的形态和大小相同，有的模型表面覆盖有模拟肌肉和皮肤。操作前对模拟骨进行不同形态的骨折预处理，模拟外伤所造成的各种类型的骨折，模型固定于操作台上，学员采用整套外固定器械完整地模拟所有操作步骤。同时，配合老师现场讲解和带教，使学员在体外充分熟悉外固定支架的操作程序，为体内的手术操作打下良好的基础。

2. 虚拟训练　虚拟手术培训系统应用于外固定支架的手术训练，模拟仿真性更高，优于传统的培训方法，可以作为手术培训的一种选择。

六、相关知识测试题

1. 外固定支架的适应证**不包括**
   A. 伴严重软组织损伤的开放性骨折
   B. 严重闭合性软组织挫伤或脱套伤的临时固定
   C. 严重骨与软组织缺损的固定
   D. 骨折间接复位工具
   E. 患者生命体征不平稳
2. 外固定支架的优点**不包括**
   A. 操作简单，对骨的血运破坏小
   B. 可迅速实现开放和污染骨折的固定
   C. 可对骨折进行复位调整和再固定
   D. 患者术后早期能完全负重
   E. 可以进行畸形矫正和骨搬运
3. 以下外固定支架固定选择**错误**的是
   A. 外固定支架不可作为最终治疗直至骨折愈合
   B. 如决定更换为内固定，须尽早
   C. 晚期更换内固定，推荐取下外固定后直到针道问题解决后再延期内固定
   D. 外固定支架可更换为非手术治疗，如石膏、支具等
4. 以下关于外固定支架生物力学稳定性叙述**错误**的是
   A. 近骨折端的固定螺钉越靠近骨折端，力学稳定性越好
   B. 同一骨折块的固定螺钉间距越大，力学稳定性越好
   C. 框架稳定性由高到低依次为多平面、双平面、单平面
   D. 近骨折端的固定螺钉应尽量靠近骨折端，甚至可穿入骨折端血肿
   E. 固定螺钉越粗，固定强度越好
5. 外固定支架松动的原因**不包括**

A. 拧入速度快,局部温度升高导致骨坏死
B. 反复多次更换针道
C. 在干骺端内,直接选用自钻固定螺钉固定
D. 内固定周围感染
E. 过早的下床负重

答案:1. E 2. D 3. A 4. D 5. C

(曾 敏)

第七节 张力带技术

一、概述

张力带是将张力转换为压力的装置。Pauwels 最早提出任何弯曲的管状结构在受到轴向负荷时,将在凸侧产生张应力,而在凹侧产生压应力。同样,一个直的管状结构在受到偏心负荷时,也将产生压力侧和张力侧。如果张力带的对侧结构稳定并且有良好的接触,当在张力侧应用张力带时,张应力将转化为压应力,这有助于骨折的愈合。在关节周围因肌肉牵拉而使骨折块有分离趋势的骨折,使用张力带可中和这些分离力,当关节屈曲时,这些分离力将转化为骨折端的压力而促进骨折愈合,这种张力带称为动态张力带。在肌腱或韧带附着处的撕脱骨折如内踝骨折和肱骨大结节骨折,使用张力带可使骨折块加压,在关节活动时骨折的作用力基本保持恒定,这种张力带称为静态张力带。原则上,任何固定材料,如钢丝、不吸收缝线、可吸收材料等,只要正确地应用在骨折的张力侧,都可称为张力带。在应用张力带时,应考虑是否具备以下几个基本条件:①骨折处的骨质能够承受足够压力;②张力带对侧的骨质有良好的接触并能够承受压应力;③张力带材料能够承受张力。本节以髌骨克氏针张力带为例介绍。

二、操作规范流程

(一) 适应证

1. 髌骨骨折。
2. 锁骨远端骨折。
3. 肱骨大结节骨折。
4. 肱骨内上髁骨折。
5. 尺骨鹰嘴骨折。
6. 股骨大转子骨折。
7. 腓骨头骨折。
8. 内、外踝骨折。
9. 第五跖骨基底骨折。

(二) 禁忌证

1. 严重骨质疏松。
2. 粉碎性骨折。
3. 局部或全身性感染。

4. 患者全身情况差不能耐受麻醉或手术。

(三) 操作前准备

1. 评价患者全身情况，明确有无手术禁忌证；术前完善影像学检查，明确骨折类型；完善术前准备及手术谈话；联系麻醉医生选择合适的麻醉方式。

2. 器械准备　点状复位钳 2 把，电钻 1 把，锤子 1 把，钢丝剪 1 把，钢丝钳 2 把，2.0mm 克氏针 2 枚，1.0mm 钢丝 1 根。

(四) 操作步骤

1. 选择合适的麻醉。
2. 患者体位为仰卧位。
3. 大腿上气囊止血带。
4. 膝关节前正中切口或横弧形切口暴露骨折。
5. 骨折复位，点状复位钳临时固定，C 形臂透视骨折复位。
6. 将 2.0mm 克氏针贴近髌骨关节面由近端向远端方向钻入，钻出髌骨下极约 4mm。
7. 距离上述克氏针 15~20mm 平行钻入另 1 枚克氏针。
8. 用 1mm 钢丝绕过克氏针和股四头肌肌腱和髌韧带深面在髌骨前方“8”字固定。
9. 用钢丝钳折弯克氏针针尾，用钢丝剪剪断克氏针，并将克氏针针尾贴近骨面。
10. 再次 C 形臂透视检查骨折复位及克氏针张力带位置。
11. 缝合伤口，敷料包扎。

(五) 并发症及处理

1. 内固定断裂　内植物断裂是最常见的并发症，钢丝在纯张力下是十分坚固的，但如附加弯曲应力，可以发生疲劳断裂。

2. 内固定松动　松动的原因可能包括钢丝未紧贴骨面固定、克氏针太细不能对抗屈膝应力、骨折粉碎、克氏针方向未平行关节面和不当的早起功能锻炼。

3. 克氏针针尾或钢丝刺激皮肤　克氏针或钢丝结留得过长，没有埋入软组织深层，早期功能锻炼都可能导致。

4. 复位丢失　骨折粉碎或严重骨质疏松都可能导致张力带失效。

(六) 操作注意事项

1. 关节面骨块必须解剖复位，骨折端接触良好。
2. 克氏针应靠近关节面钻入。
3. 钢丝应绕过股四头肌肌腱和髌韧带深层。
4. 钢丝收紧时应在提拉钢丝的同时收紧。
5. 克氏针针尾应折弯并贴附骨面以免退针或刺激皮肤。

(七) 相关知识

传统克氏针张力带一般采取在离骨折线 3~4cm 处钻孔来缠绕钢丝固定，但在一些特殊部位，如肱骨近端、内踝和股骨大转子，可以采用 3.5mm 皮质骨螺钉埋入骨面再固定钢丝，使操作更方便。

三、评价标准

见表 3-7-1、表 3-7-2。

表 3-7-1 张力带技术操作规范核查表

项目	考核内容	是	部分	否
操作前	戴口罩、帽子,洗手			
	术前评估			
	术前谈话			
	用物准备			
操作中	核对患者信息,向患者解释配合			
	患者体位选择、消毒、铺单			
	做膝前正中切口或横弧形切口			
	骨折复位评价			
	进针点部位			
	进针方向			
	固定针分布			
	钢丝缠绕于股四头肌肌腱和髌韧带深面			
	钢丝“8”字构型			
	拧钢丝方式,边提边拧			
	钢丝剪断折弯旋转 180°			
	将针尾锤入软组织深面			
	钢丝结折弯紧贴骨面			
	活动膝关节检查张力带稳定性			
操作后	术后注意事项			
	操作记录			

表 3-7-2 张力带技术操作规范评估表 单位:分

项目	好(5)	一般(3)	差(1)
操作过程流畅度			
操作检查熟练度			
人文关怀			

四、常见操作错误及分析

1. 没有严格遵循张力带适应证　压力侧骨折复位不良或粉碎性骨折应用张力带容易导致张力带失效。

2. 克氏针离关节面太远　克氏针应尽可能靠近压力侧骨质钻入才能达到最佳固定效果,否则容易出现压力侧骨块分离移位。

3. 钢丝没有绕过韧带和克氏针深层　如果钢丝没有绕过韧带和克氏针深层,容易导致钢丝松动，固定失效。

4. 克氏针针尾折弯后没有旋转 90° 而贴附骨面　容易导致钢丝松动或克氏针退针。针尾折弯后应旋转一定角度与钢丝垂直或折向钢丝反方向。

5. 钢丝没有紧贴骨面缠绕固定　容易导致钢丝松动。

6. 克氏针针尾或钢丝结末端留得太长　容易刺激皮肤。

五、常见训练方法及培训要点介绍

通常可采用塑料骨模型进行张力带技能操作培训，所使用的模型（模拟骨）与成人正常骨干的形态和大小相同，有的模型表面覆盖有人工模拟肌肉和皮肤。操作前模拟外伤所造成的各种类型的骨折，模型固定于操作台上，学员可在模型骨上模拟各部位的张力带操作步骤。同时，配合老师现场讲解和带教，使学员在体外充分熟悉张力带的操作程序，为体内的手术操作打下良好的基础。

六、相关知识测试题

1. 下列张力带的适应证**不包括**

A. 髌骨骨折　　B. 距骨骨折　　C. 股骨干骨折

D. 股骨大转子骨折　　E. 尺骨鹰嘴骨折

2. 关于张力带原理的描述，下述**不正确**的是

A. 张力带可将张应力转化为压应力

B. 弯曲的管状结构在受到轴向力时可产生压力侧和张力侧

C. 直的管状结构受到偏心力时可产生压力侧和张力侧

D. 张力带适用于粉碎性骨折

E. 不可吸收线和接骨板和外固定架均可以作为张力带材料

3. 下列**不属于**张力带并发症的是

A. 内固定断裂　　B. 内固定松动

C. 克氏针或钢丝刺激皮肤　　D. 固定失效

E. 缺血性肌挛缩

4. 以下关于张力带的叙述**错误**的是

A. 张力带可治疗骨折不愈合　　B. 张力带可应用于股骨干骨折

C. 张力带可将张力转化为压力　　D. 克氏针越靠近张力侧固定效果越好

E. 张力带压力侧骨折端必须接触良好

5. 张力带内固定松动的原因**不包括**

A. 钢丝未紧贴骨面固定

B. 克氏针太细不能对抗屈膝应力

C. 压力侧骨折复位不良或骨折粉碎

D. 钢丝结留得太长

E. 不当早期功能锻炼

答案：1. B　2. D　3. E　4. D　5. D

（赵瑞波）

第八节　显微血管吻合技术

一、概述

20世纪60年代初Jacobson等初次报道小血管吻合技术，为显微外科发展奠定了基础，随着显微手术器械、显微缝线和手术显微镜的不断发展，手工小（微）血管吻合技术逐步成熟，可吻合血管的口径越来越细。除了手工缝合，亦出现了多种新型小血管吻合技术。

二、操作规范流程

（一）适应证

1. 四肢动静脉断裂。
2. 再植与再造。
3. 游离组织瓣移植等。

（二）禁忌证

1. 全身情况差，不能耐受手术。
2. 远侧肢（指）体已经变性和坏死。
3. 血管病变严重，管腔闭塞。

（三）操作前准备

1. 器械护士准备　将显微手术器械安放在手术医生及其助手取用方便的地方，在手术视野两侧各放一块湿盐水纱布，且用10ml注射器抽取配制好的肝素溶液（肝素12 500U加生理盐水200ml）。

2. 器械和显微镜准备　手术医生及其助手检查显微器械，调节座椅的高度、手术显微镜目镜的瞳距、屈光度与放大倍数；当吻合直径1~2mm的血管时，放大倍数宜为6~10倍；直径小于1mm的血管吻合，放大倍数宜为10~16倍。

3. 修整血管断端　血管吻合前在显微镜下去除吻合口处血管外膜，防止外膜进入管腔，是提高吻合通畅率的重要措施。清除外膜的方法有两种：一是用镊子提起吻合口周围外膜，如同脱袖子，将外膜拉出吻合口外，予以剪除，剪除后外膜自然回缩到离吻合口缘2~3mm处；另一种是用镊子提起吻合口周的外膜，分次剪去2~3mm。

4. 检查血管状况　正常血管周围有疏松结缔组织，管壁柔软，管腔内壁呈乳白色，清晰，血管内膜、中膜紧密贴合，在显微镜下不易分辨其界限。当外伤后，如撕脱伤、挤压伤、电击伤、放射性损伤或炎症后，血管失去正常形态，如出现血管壁青紫瘀斑、小动脉缎带样改变、血管内膜和中膜分离、管腔内有絮状物及血栓形成、血管硬结如板样等，不适宜直接进行血管吻合，需要彻底切除病变血管。

5. 检查血流状况　松开止血带和血管夹后，动脉近端应有活动性喷血，如不喷血或喷血不明显，应考虑近端仍有阻塞，可用肝素溶液加压冲洗，如仍不见效，则须继续向近端切除部分血管，直到喷血活跃。

6. 选择血管缝线　在确保缝合有足够强度的前提下，尽可能选用细小、摩擦系数较小、光滑、单丝或外有被覆的缝线，如prolene线；缝线与缝针融合在一起的圆形缝线，可减少缝线穿过血管壁引起的针孔出血。

（四）操作步骤

根据血管对合方式的不同，可分为端 - 端吻合法和端 - 侧吻合法；根据牵引线的缝合方式不同又分为两定点、三定点和四定点吻合法。

1. 端 - 端吻合法　端 - 端吻合符合恢复血流的正常流向，能保持血液的最大流速及流量。为避免血管吻合时发生扭曲或吻合口对合不良，常采用二定点或三定点端 - 端缝合。前者较易掌握，也最常用；后者适用于管壁薄、内径小、前后壁呈贴合状态的血管吻合，如内脏静脉的吻合等。

（1）二定点端 - 端吻合法：将待吻合的血管断端修剪好外膜端 - 端对合后，在吻合口缘 12 点部位先缝第 1 针（图 3-8-1），打结时留有长约 10mm 的线尾，然后主刀医生在 6 点部位缝合第 2 针，打结时助手牵拉第 1 针的线尾，防止第 2 针的血管壁内翻，而后助手牵开第 1、2 针的缝线，手术者在 3 点部位缝合第 3 针，再在第 1、3 针间的中点及第 2、3 针间的中点，分别缝第 4 针与第 5 针。然后牵引第 2 针的牵引线，使血管翻转 180°，让血管吻合口的后壁缘暴露。在 9 点部位缝合第 6 针，再在 2、6 针间及 6、1 针间，缝合第 7 针与第 8 针，至此血管缝合结束，剪除牵引线。检查吻合口对合是否良好，如有不佳，可重新缝合。最后放松血管夹，如吻合口、针孔有少量漏血，用盐水纱布轻压吻合口片刻，即可控制漏血；如为活动性渗血或喷射性出血，则应补针。直径 1~2mm 的血管一般缝合 6~8 针即可。

（2）二定点顺序吻合法：是二定点吻合法的改进，在技术熟悉后可采用此法。第 1、2 针定点缝合仍在 12 点与 6 点部位进针（图 3-8-2），第 3 针位于第 1、2 针间的上 1/3 部分，第 4、5 针进行连续缝合，留长线，剪断后间断打结。这种缝合方法加快了吻合速度，而且在进行第 4、5 针连续缝合时，吻合口的两边缘张开，有足够的视野，可见到对侧管壁，防止缝合到后壁上。后壁的缝合同前壁缝合，第 7、8 针进行连续缝合，分别打结。

（3）三定点端 - 端吻合法：在血管吻合口缘的 12 点、4 点及 8 点部位各缝 1 针（图 3-8-3），使吻合口妥帖对合后打结，各留下约 10mm 的线尾。然后再在第 1、2 针间，第 2、3 针间及第 1、3 针间，视管径大小，各缝 1~2 针。三定点缝合法有三个方向的牵引线，可防止缝合到对侧管壁上，特别适用于管壁很薄的内脏静脉缝合。

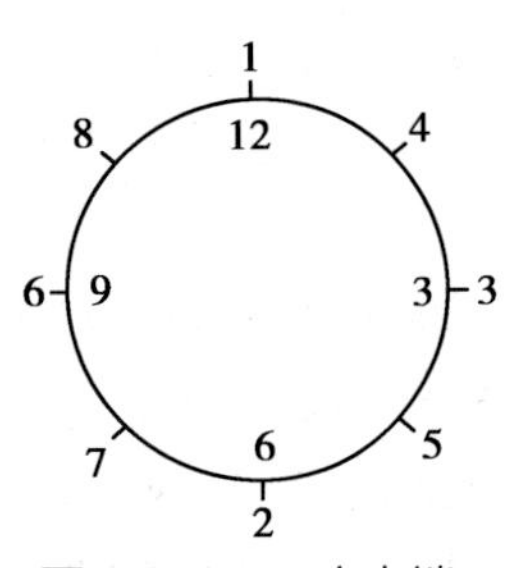

图 3-8-1　二定点端 - 端吻合法

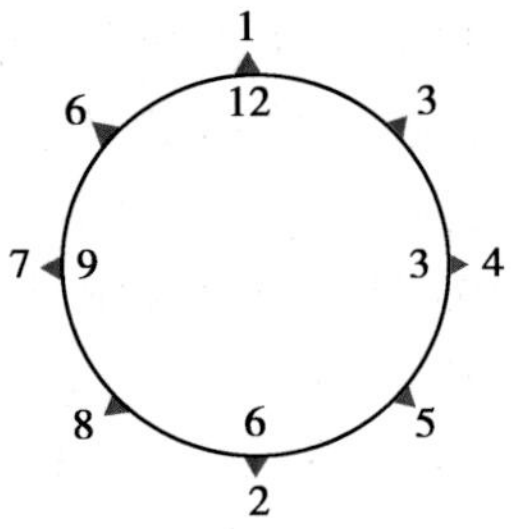

图 3-8-2　二定点顺序吻合法

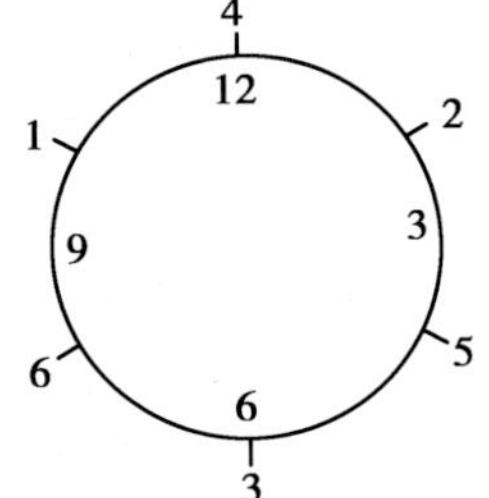

图 3-8-3　三定点吻合法

2. 端 - 侧吻合法　适用于两吻合血管口径悬殊太大，或受区血管不宜被切断等情况，该吻合法对显微操作技术要求较高。

(1)吻合口的制备：端 - 侧吻合通常以“端”侧血管的末端与“侧”侧血管的侧壁裂孔吻接。将“端”侧血管端剪成斜面，以 45°~60° 为最佳，既便于吻合，又可保证高通畅率。“侧”侧血管侧壁造成的裂孔为椭圆形，裂口的周径宜略大于受区血管的吻合口周径。裂口的制作：可用显微血管镊子提起血管壁，先去除外膜，再用显微血管剪刀，在侧壁上剪出椭圆形裂孔。也可用无损伤缝针在血管侧壁上缝合一针作为牵引，提起血管壁，再用显微血管剪刀，在侧壁剪出椭圆形裂孔。

(2)端 - 侧吻合方法：可采用二定点吻合法或顺序吻合法。二定点吻合法适用于缝合时前后血管壁易暴露的情况。顺序吻合法则用于吻合血管后壁不易暴露的情况，即先缝合血管后壁中点，然后再顺序缝合后壁及前壁。

（五）并发症及处理

1. 血管痉挛　任何机械刺激、化学物质刺激及寒冷、低血容量均可引起血管痉挛，避免上述因素是防止血管痉挛所必需的。而解除血管痉挛的最有效方法目前有下列几种。

(1)热生理盐水纱布持续湿敷是最有效的方法，但往往费时较多，一般需 20 分钟左右，如果血管蒂很长，血管严重痉挛，有时费时达 1 小时以上。

(2)罂粟碱、利多卡因解除血管痉挛亦有效，术中应直接滴于血管表面。

(3)机械扩张及液压扩张也是常用的方法，对于吻合口处的痉挛，用显微镊子伸入管腔内轻轻撑开，即可解除痉挛；对于整段的不易解除的血管痉挛，可采用液压扩张，这只用于静脉，特别是静脉移植。

(4)手术时间长、创面大、液体量丢失多的时候，术中需要及时补充血容量，除常规补充晶体、胶体、输血外，还可使用低分子右旋糖酐、白蛋白，尤其是血管吻合后需要保持较高的动脉压力。

(5)手术室温度保持在 22℃以上，这是显微外科手术所必需的。寒冷季节，在无暖气供应的地区，尤应注意。

2. 血管栓塞　常由于血管清创不彻底、吻合时张力过大、血管吻合质量差、血管迂曲扭转等导致。一旦发现血管栓塞，则立即切除原吻合口，重新吻合血管。

（六）操作注意事项

1. “稳、准、轻、巧”　这是显微吻合的基本要求，动作要轻柔、稳健，动作幅度小，避免超出视野范围和抖动；拔针、拉线、剪线都要与血管在一个平面上进行，否则将出现视野模糊。

2. 两血管断端口径相当　可用扩张血管专用的镊子或显微持针器扩张，遇到口径相差太悬殊时，可将吻合口作斜切口、鱼嘴样切口或改行端 - 侧吻合术。

3. 无创操作，保持创面湿润　血管吻合时，只用镊子夹持外膜，忌用镊子直接夹持血管内膜，以免损伤血管内皮细胞；要全层缝合，尤其不要漏掉血管内膜。手术视野常用肝素生理盐水冲洗，保持吻合血管的湿润状态。

4. 吻合操作中肝素的使用　在常用的两定点血管吻合前需用肝素溶液冲洗血管的管腔，判断血管是否异常、管腔内是否存在异物；在缝合完一侧时，需要进行第二次肝素溶液冲洗管腔，目的为冲洗管腔内异物的同时判断有无缝到对侧管壁；在缝合最后一针前，需第三次肝素溶液冲洗管腔，管腔充盈，可有效避免最后一针缝到对侧管壁。

5. 密切配合，外翻对合　血管吻合虽可以一人操作完成，但如果有 1 名熟练的助手协助，可提高吻合速度和质量。吻合口一般保持血管内膜外翻，有两种方法：一是进针时缝针与血管壁间的夹角为30°~45°，而不是通常的90°，这种角度的缝合可使血管外膜的边距小一些，内膜的边距大一些，打结时内膜更易外翻；二是打结时术者轻轻提起缝合针线，助手轻压缝合的血管壁，可保证血管内膜外翻。

（七）相关知识

手工吻合法至今仍是显微血管吻合的“金标准”，但是手工吻合的方法存在固有缺陷，包括缝针对血管内膜造成损害、缝线暴露于管腔内干扰正常血流、吻合口内翻等，增加了血管栓塞的风险。Nakayama于1962年首次报道了针环型微血管吻合器，1986年Ostrup又对其进行了改进。时至今日，这种血管吻合器的应用已30多年。吻合器法，即针式环形机械吻合装置，基本原理是将血管断端穿入并外翻固定于吻合环上，依靠吻合环的紧密对合，实现血管断端的吻合。主要适用于外径0.8~4.3mm及血管壁厚度≤0.5mm的静脉及动脉。操作主要包括测量血管外径、选择合适的微血管吻合装置、刺穿两根血管末端、合拢套环和检查血管。该方法具有吻合成功率高，操作时间短等优点，但是血管吻合器不是手法血管吻合的替代，其应用是建立在显微外科基本技术的基础上，只有严格的显微操作技术训练，才能最大程度保证显微外科手术的成功。

三、评价标准（二定点端 - 端吻合法）

见表3-8-1、表3-8-2。

表3-8-1　二定点端 - 端吻合法操作规范核查表

项目	内容	是	部分	否
操作前准备	调节显微镜高度，操作距离，使镜下视野清晰			
	吻合口在视野中心			
操作过程	使用血管夹阻断血流			
	钝性扩张血管，肝素生理盐水冲洗管腔			
	二定点端 - 端吻合的部位和顺序正确：理顺血管，确认无扭曲，在血管12点部位缝合第1针			
	进针时防止针尖刺入对侧管壁，从管腔外进针			
	边距为管壁厚度的2倍，进针方向与血管外壁垂直，针自内壁刺入另端同侧管腔垂直穿出血管壁顺针弧度出针			
	边距对称，引线顺利，打3个方结			
	在6点部位缝合第2针			
	血管正面3点部位缝合第3针			
	在第1、3针中点缝合第4针，在第2、3针中点缝合第5针			
	翻转血管，背面朝上，肝素生理盐水再次冲洗管腔			
	在血管背侧9点部位缝合第6针			
	在第1、6针中点缝合第7针			
	在第2、6针中点缝合第8针			

续表

项目	内容	是	部分	否
操作过程	吻合最后一针前肝素生理盐水冲洗管腔			
	吻合过程中未用力牵拉血管或直接钳夹血管			
	操作过程中始终保持掌控针的动向，未出现飞针、跳针，没有断针			
	镊尖未刺破血管壁、损伤血管内膜（包括撕扯和反复针刺等）			
操作结果评价	吻合完成后松开血管夹，模拟血可自血管另一端自然流出			
	吻合口无明显渗漏			
	取下血管，用24G软针头从管腔内顺利通过吻合口，无阻力抵抗感			
	纵向剖开管腔，缝线未缝至对侧血管内膜			
	缝合针距均匀、边距对称			
	吻合口血管壁轻度外翻，边缘无内翻和卷折			
	线结无松动			

表3-8-2　二定点端-端吻合法操作规范核查表　　单位：分

项目	好(5)	一般(3)	差(1)
操作过程流畅度			
操作检查熟练度			
人文关怀			

四、常见操作错误及分析

1. 反复穿刺，针距、边距不当　血管吻合的进针应一次完成，切忌反复穿刺血管壁，针距及边距视血管直径与管壁厚度而变化，一般针距为0.3~0.5mm，边距为0.2~0.4mm。血管直径超过1mm时，针距及边距可再大一些。静脉吻合时，边距也可大一些，以保证吻合口外翻。当针距增大时，边距也应增大，方可使吻合口对合良好。管壁厚的血管，边距也可大于0.4mm。另外，作为初学者一定要反复练习，控制手部颤抖，逐渐适应眼和手在镜下的配合，这样才能做到精准操作，针距、边距得当。

2. 张力过大，血管扭曲　吻合血管的张力太大时，易致血管壁损伤，轻者仅损伤内膜，严重时则引起吻合口撕裂。血管过长、迂曲可能产生吻合血管折叠，血流不畅。因此吻合之前需要仔细检查血管的长度和张力，过短可选择血管移植，过长则修剪多余的血管。

五、常见训练方法及培训要点介绍

现阶段我国对显微外科医生的培训可通过三大模型进行，分别为非动物模型、非活体动物模型和活体动物模型。活体动物模型虽然最接近人体组织，但对实践场地及资金投入要求较高，受到获取及伦理审核等限制，因此，目前的模拟培训主要集中在非动物模型和非活体动物模型。模型训练主要分为三个阶段：第一阶段是使用非动物模型，如纱布、橡胶手套、硅胶、合成仿真血管模型等；第二阶段是使用非活体动物模型，如离体的鸡翅、鸡腿、冰冻大鼠等；第三阶段一般采用活体大鼠模型。

第一阶段：在橡胶手套或硅胶管上训练显微镜下的眼手配合加缝合，打结动作规范，在视野的同一平面完成，要习惯精细操作、正确的进针角度、打结等，熟练掌握血管吻合的规范化程序。这个阶段枯燥而艰辛，可训练学员坚韧的心理素质，达到本阶段后进入下阶段训练。

第二阶段：使用离体的鸡翅，先解剖出血管，进行直径 1~2mm 血管吻合，吻合通畅率 80%~90% 为达标。本阶段要教育学员重视对血管的解剖，不能只重吻合而不重解剖，只有良好的解剖才能事半功倍。

第三阶段：进行活体大鼠直径 0.5~1mm 血管的吻合，大鼠股动脉直径一般为 0.5~1mm，对 0.5mm 的血管吻合通畅率要求在 60%~70% 为达标，最后达到能熟练吻合直径 0.3mm 左右的鼠尾动脉。可训练血管的端 - 端吻合、端 - 侧吻合和不同管径血管之间的吻合。

六、相关知识测试题

1. 以下**不需要**血管吻合的情况是
   A. 前臂桡动脉断裂
   B. 小指尺侧指固有动脉断裂
   C. 前臂皮下静脉断裂
   D. 足背动脉断裂
   E. 大腿股动脉断裂
2. 以下措施**不适用**于血管痉挛的是
   A. 空调温度调到 22℃　　B. 温盐水纱布覆盖血管
   C. 罂粟碱　　D. 利多卡因
   E. 补充血容量
3. 以下适合使用吻合器法吻合的情况是
   A. 皮瓣静脉与胫后静脉吻合
   B. 皮瓣动脉与胫后动脉吻合
   C. 断肢再植的血管吻合
   D. 皮瓣静脉与皮下浅静脉吻合
   E. 足背动脉断裂修复
4. 端 - 侧吻合时，两根血管的最佳夹角为
   A. 30°~40°　　B. 45°~60°　　C. 60°~90°
   D. 90°~120°　　E. 120°~150°
5. 以下情况容易导致血管栓塞的是
   A. 血管扭曲　　B. 血管外膜未修剪
   C. 血管壁有青紫色斑块　　D. 血管张力大
   E. 以上都是

答案：1. C　2. A　3. A　4. B　5. E

（俞　芳）

第九节 显微神经缝合技术

一、概述

13 世纪起就有医生将断裂的神经直接缝合。1878 年 Albert 报道了游离神经移植治疗周围神经缺损。自从显微外科技术应用到临床以来,神经缝合手术有了更大的进步。1964 年 Smith 首先在手术显微镜下进行神经束膜缝合,1972 年 Millesi 又运用神经束间移植来修复神经缺损,目前这一显微外科技术已成为临床修复周围神经的常规方法。采用显微外科技术缝合周围神经比肉眼下操作具有明显的优越性。神经缝合时,由于手术显微镜的放大作用,术者两眼分辨能力大大提高,可清晰地判断神经的损伤部位、范围及程度,可较彻底地切除损伤的部位。同时借助精细的显微手术器械,能对神经进行精确的手术操作,使神经束对位准确,减少对神经纤维的损伤,有利于提高手术质量及神经修复的效果。目前常用的显微神经缝合技术包括神经外膜缝合法、神经束膜缝合法、神经外膜结合束膜缝合法和神经套管法。

二、操作规范流程

(一) 适应证

1. 神经外膜缝合法　①整齐切割无缺损的神经损伤;②神经损伤部位比较靠近侧,神经干内多为感觉与运动的混合束时宜用神经外膜缝合法。

2. 神经束膜缝合法　神经干内运动束与感觉束已分离的部位。

3. 神经移植　损伤的神经缺损较大,超过 2~4cm 或大于 4 倍神经干的直径,神经游离或屈曲关节等方法不能解决时。

4. 神经套管法　缺损范围在 3cm 以内的神经干缺损。

(二) 禁忌证

1. 全身情况差不能耐受手术。

2. 伤口污染严重。

3. 感染伤口。

(三) 操作前准备

1. 患者的准备

(1) 向患者解释说明具体病情和手术方案,术前、术后的注意事项,取得理解和配合。

(2) 术前对患者进行全面系统检查,评估对手术的耐受性。

(3) 术区和供区的准备,清洁、备皮等。

2. 物品(器械)的准备

(1) 双人双目手术显微镜、气囊止血带、皮肤衬垫。

(2) 显微操作器械:显微剪刀、显微持针器、显微镊、自动撑开器、刀片、9-0、10-0、11-0 显微缝合线。

(3) 过氧化氢溶液、生理盐水、纱布、绷带。

3. 操作者准备

(1) 显微外科手术操作较复杂且精细,时间长,术者需保持良好的精神状态和体力。

(2)受损神经的功能评定并详细记录。

(3)术前充分了解病情,制订手术方案和术中可能发生问题的应对措施。

(4)对显微器械进行检查,包括器械是否齐全、有无器械损坏。

(5)调试好显微镜各项参数,以保证术中正常使用。

(四)操作步骤

1. 神经外膜缝合法　手术操作应在止血带下进行,急诊开放性损伤时,先行彻底清创后,固定骨折,修复肌腱,充分暴露断裂的神经远、近端,以锐利刀片修整齐挫伤的神经断端,直到断面为完整的神经外膜和正常的神经乳头。对于陈旧性神经损伤,从两端正常组织到病变区逐步暴露神经干,切除周围的瘢痕组织,先切除近端假性神经瘤,直至切面露出正常的神经束,同样的方法处理远端神经瘤。辨明神经干断端的形态,神经束在断端的分布,神经表面滋养血管的走行,作为神经缝合的定位标志,使神经断端尽量精准对合。显微镜下对神经断端进一步修整,清除神经外膜外附着的疏松结缔组织,暴露吻合端完整光滑的神经外膜,进一步修整齐突出的神经乳头,神经外膜和神经束之间、神经束之间有清晰的生理间隙,可以轻提神经外膜进行缝合。以 8-0~10-0 无创缝合线缝合外膜。可采用两定点缝合法,先缝合 12 点处,留长线牵引神经,将神经干翻转 180°,缝合对侧 6 点处,然后分别均匀缝合两侧 3 点和 9 点处。缝合时应精确对位,不可扭转,具体缝合针数以神经干粗细确定,以神经乳头不外露为标准。缝合时应避免张力,妨碍神经再生,见图 3-9-1。

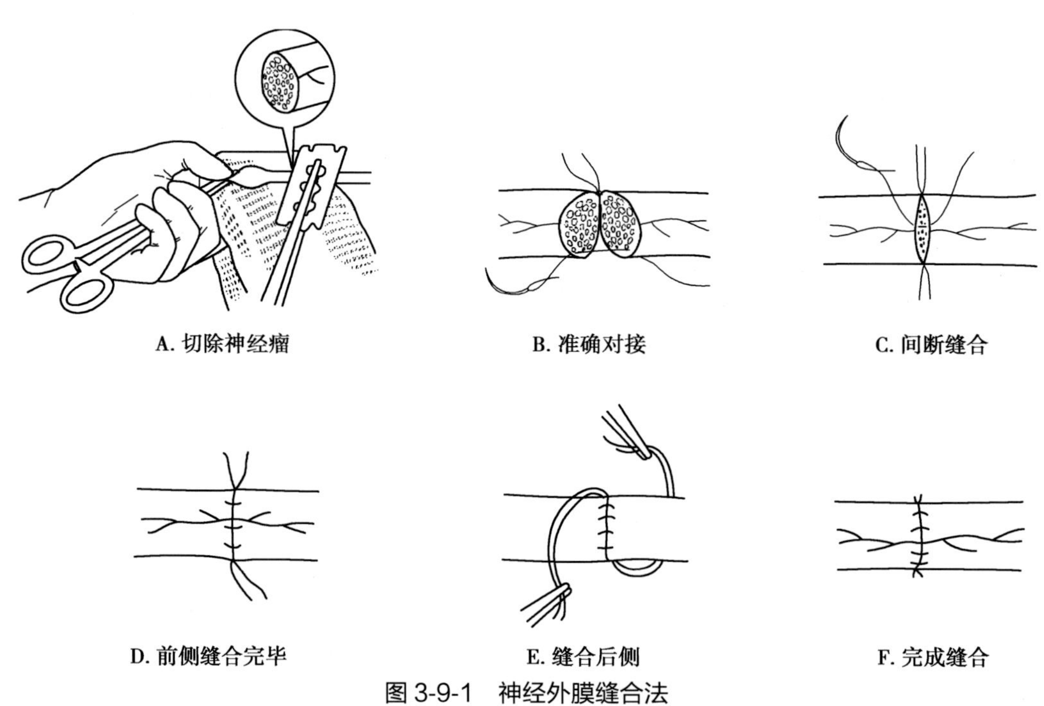

图 3-9-1　神经外膜缝合法

2. 神经束膜缝合法　缝合神经干两断端相对应的神经束或束组膜。应在显微镜下手术,上气囊止血带,先在断端两端环形切除神经外膜宽度约 3mm,根据神经干断端神经束或神经束组的粗细、分布情况分离相对应的神经束或神经束组。切除各神经束断端的瘢痕组织至正常。应注意各神经束的断面不要在同一平面上。术中注意微创操作,不可钳夹神经束。用 10-0 或 11-0 无创缝合线将各神经束对应缝合，针数不宜过多，以神经束对合为度，一般 1~2 针即可，见图 3-9-2。

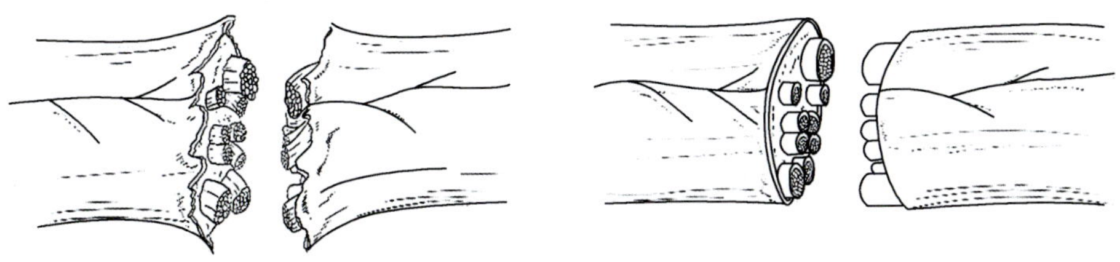

A. 断裂的神经干　　B. 清创后切齐神经两端，外露正常神经束

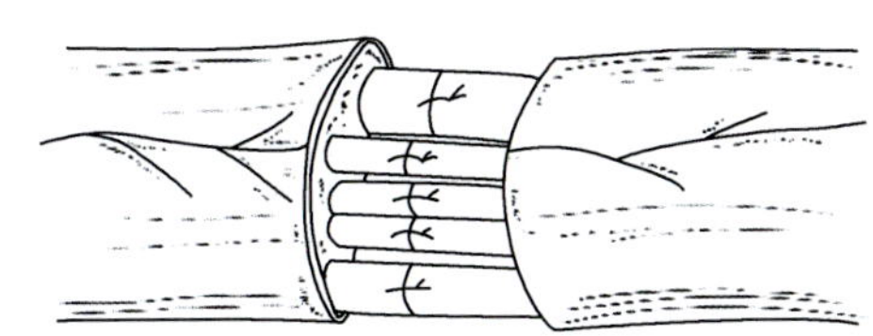

C. 根据神经束的大小、形状、位置进行精确的神经束缝合

图 3-9-2　神经束膜缝合法

3. 神经外膜加束膜缝合术（临床较少应用）　损伤神经暴露应遵循从正常区到损伤区，正确处理神经断端，一般不需要分离出每个神经束，只需找出主要的神经束和束组即可。

缝合方法：可将主要的神经束先行束膜缝合，然后再将神经外膜拉拢行外膜缝合，或将中心大束缝合后，周边束行外膜与束膜共同缝合，适应证同神经束膜缝合法。

4. 神经套管法　神经缺损在 3cm 以内，可以采用可吸收材料的神经套接管缝合修复神经缺损的方法。应先将神经两断端常规清创，修剪至正常神经外膜和神经束。将神经两断端分别插入到相应直径的神经套接管内，神经两端使用 7-0 或 8-0 的无创缝合线固定，管内注入肝素生理盐水或神经生长因子，见图 3-9-3。

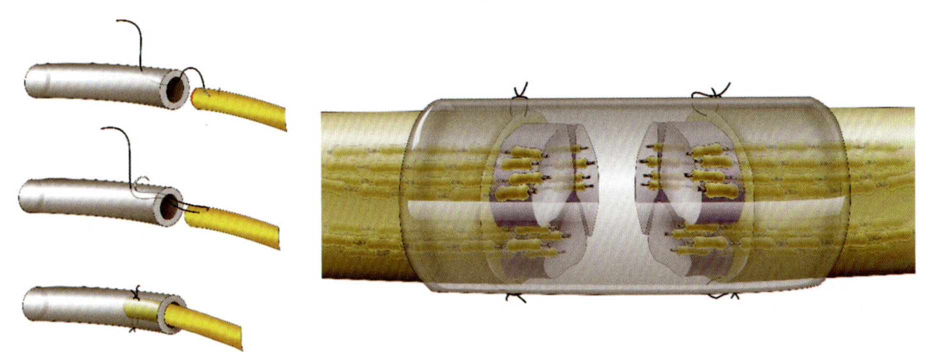

图 3-9-3　套管缝合法

可吸收神经套管具有以下优势：①无须自体神经移植的神经修复；②与自体移植比较，显著减少了手术时间；③减少瘢痕和神经瘤；④有利于神经诱导与趋化，神经功能恢复好；⑤不扭转、不塌陷设计有利于神经长入。

（五）并发症及处理

1. 血肿　松止血带后彻底止血，放置引流条充分引流，如术后血肿形成需拆除部分缝线排除积血。

2. 神经再次断裂　术后应采用石膏或支具固定关节 3~4 周，防止过早活动导致神经再次断裂，如确定神经再次断裂须尽早探查修复。

（六）注意事项

1. 注意神经断端对位，应利用神经断端神经束的分布形态，神经干外形及外膜血管纵向走行的位置为参照，使之对位准确，以利于神经纤维再生。

2. 注意勿钳夹神经，只能挑、拨或夹持神经外膜。

3. 勿缝合过紧，神经近、远端束间的小间隙有利于神经束再生时的正确趋化生长。

4. 外膜对合良好，不能有神经乳头外露。

5. 注意保持神经在良好的软组织基床上。

6. 神经吻合后不能有张力，如果两端稍加游离或屈曲邻近关节仍然有张力则选用神经移植修复。

7. 感觉与运动纤维混合束宜选用外膜缝合法，运动束和感觉束已分开宜选用束膜缝合法。

三、评价标准

见表 3-9-1、表 3-9-2。

表 3-9-1　显微神经缝合操作规范评分表

项目	内容	分值	评分
操作准备（10 分）	核对患者信息：包括患者姓名、性别、年龄、主诉	2	
	检查患者，明确受损神经及其损伤部位，检查手术区域、正确摆放体位	2	
	询问患者既往有无高血压、心、肺、脑疾病等病史	2	
	物品（器械）准备：确定显微镜相关设备正常，显微器械准备充分；显微缝线、气囊止血带、生理盐水、无菌纱布、敷料等准备妥当	4	
人文关怀（5 分）	向患者介绍自己	1	
	告知本次手术操作事项，取得患者信任与配合	2	
	注意保护患者隐私，操作轻柔	2	
操作评分（50 分）	显微缝合操作过程评估		
	正确使用显微镜和显微器械	10	
	正确分离暴露神经	8	
	修整神经断端至正常结构	8	
	正确固定神经（不能钳夹），缝合神经外膜或束膜	8	
	两定点法均匀缝合神经外膜或束膜	8	
	完成多股神经的编织移植	8	

续表

项目	内容	分值	评分
缝合质量评分(20分)	神经缝合质量评估		
	神经缝合后无张力	5	
	神经外膜缝合精确、松紧适度	5	
	缝合针距和边距均匀	5	
	神经束包裹完整，无神经乳头外露	5	
术后处理评分(5分)	术后肢体包扎与制动	2	
	向患者交代手术情况和术后注意事项，如肢体制动、功能锻炼、术后用药、手术方式等	3	
问题回答评分(10分)	手术操作相关问题	5	
	围手术期处理相关问题	5	
总分(100分)			

表 3-9-2　质量评估表　　单位：分

项目	5分	4分	3分	2分	1分
操作流畅度					
操作熟练度					
人文关怀					

评分说明如下：

5分：手术过程清晰流畅、方法正确，人文关怀到位，有术前交流、术中安慰及术后注意事项的交代。

4分：介于5分与3分。

3分：手术过程能整体完成，方法基本正确，能有部分术前交流、术中安慰、术后饮食及注意事项的交代。

2分：介于3分与1分。

1分：手术操作粗暴，无人文关怀。

四、常见操作错误及分析

1. 无法找到神经断端　损伤区域内瘢痕组织增生，缺乏组织正常解剖结构，在损伤区域内不但难以找到神经断端，而且容易损伤周围血管等组织，须从正常组织内开始暴露神经然后顺着正常结构的神经往瘢痕区域内分离神经断端。

2. 神经瘤切除不彻底　神经瘤切除时要用锋利刀片逐步切除神经瘤，直至神经断面出现正常神经外膜、神经束，断面有渗血，神经质地柔软，无瘢痕为止。神经如果缺损较多就行神经移植修复。

3. 缝合后神经乳头外露　修剪时神经束突出外膜较长或缝合神经外膜时针距过宽容易导致神经乳头外露于吻合口之外。注意修整神经断端时修平整神经束，缝合外膜时针距及边距适度且均匀。

五、常见训练方法及培训要点介绍

显微神经缝合训练应循序渐进，可以先采用硅胶管缝合训练，练习显微镜下手眼配合操作，一般先从 4~6 倍开始，这样视野大，光线好，便于适应手眼协调配合训练，先练习缝合直径 2mm 的硅胶管，1 周之后，就能够基本适应显微镜下操作。再将手术显微镜调换为放大 10~15 倍，缝合直径为 1mm 直径的硅胶管。如果在此放大倍数的显微镜下能够操作自如，硅胶管缝合能保持较高的通畅率，且针距及边距控制均匀，这就说明显微镜下的操作已经达到基本熟练的程度，可进行下一步的动物新鲜神经标本吻合训练。切取一段猪或其他大型动物的周围神经（如坐骨神经、胫神经），两端固定在操作台上后，从中间切断神经，练习显微镜下对神经各结构的分辨，并逐层对神经外膜、神经束进行修剪整齐、断端，然后对合好神经，挑起神经外膜，以两定点缝合法缝合神经外膜，亦可进一步切除部分神经外膜练习神经束膜缝合法。

六、相关知识测试题

1. 患者，男，23 岁。电锯伤致肘部正中神经断裂。该患者适宜使用的神经修复方法是

A. 神经外膜缝合法　　B. 神经束膜缝合法
C. 神经外膜加束膜缝合法　　D. 神经移植
E. 神经转位修复

2. 下列对于神经外膜缝合注意事项**错误**的是

A. 应利用神经断端神经束的分布形态，神经干外形及外膜纵行血管的位置为参照，使之对位准确
B. 注意勿钳夹神经，只能挑、拨或夹持神经外膜
C. 外膜对合良好，不能有神经乳头外露
D. 如果神经有部分缺损，允许神经在张力下牢固缝合
E. 神经外膜缝合采用可采用两定点缝合法

3. 下列**不是**神经外膜缝合法的适应证

A. 整齐切割无缺损的神经损伤
B. 神经损伤部位比较靠近侧
C. 神经干内多为感觉与运动的混合束
D. 神经干内运动束与感觉束已分开的部位
E. 缺损范围在 3cm 以内的神经干缺损

4. 神经缝合术后处理**不正确**的是

A. 伤口放置引流，术后 24~48 小时拔除
B. 固定关节于屈曲位，以减少神经缝合部位的张力
C. 术后 3~4 周，行关节功能锻炼
D. 术后第 2 天行关节功能训练
E. 注意保持神经在良好的软组织基床上

5. 下列是神经长段缺损时修复方法的是
A. 神经外膜缝合法
B. 神经外膜加束膜缝合法
C. 吻合血管的神经移植术
D. 神经套管缝合法
E. 神经松解术

答案:1. A　2. D　3. D　4. D　5. C

（吴攀峰）

第十节　关节镜技术

一、概述

关节镜是一种观察关节内部结构的棒状光学器械，是用于诊治各种关节疾病的内镜。关节镜设备主要由光学系统、图像采集系统及相关的手术动力系统组成，其中关节“镜”本身是关节镜系统的核心部分，由透镜系统、光导纤维、光缆接口、金属鞘和摄像头组成。通过在体表皮肤作约 1.0cm 的小切口，将关节镜放入关节内，便可直接观察关节内形态和病变，并通过使用特殊器械，对关节内疾病进行探查和治疗，从而避免大切口的开放手术。

随着计算机技术的进步和关节镜器械设备的研发，关节镜技术在过去的数十年间得到了飞速发展。以往多种需要开放手术的损伤和疾病，如今可以通过微创的关节镜技术得到更好的治疗。有人将关节镜技术与骨折内固定、人工关节置换并称为 20 世纪骨科领域的三大重要进展。现在已经成为多种疾病（如半月板损伤、肩袖损伤）的标准诊断方法和治疗技术。关节镜技术是关节外科的重要组成部分，充分体现了现代外科微创化的发展趋势。

关节镜技术最早应用于膝关节，但随着技术的发展进步，人体各个关节部位，如肩关节、髋关节、踝关节、肘关节、腕关节、指间关节等，均可应用关节镜技术进行相关疾病的诊疗。并且随着微创理念的深入和推广，关节镜技术已延伸到了关节外领域并取得了良好效果，如关节镜下臀肌挛缩松解、腘窝囊肿摘除等。本节以膝关节镜为例，介绍关节镜技术。

二、操作规范流程

（一）适应证

1. 关节损伤或疾病通过常规检查未能明确诊断，需要通过关节镜检查以辅助诊断。
2. 关节损伤或疾病保守治疗无效，需要通过关节镜手术进行治疗。

（二）禁忌证

1. 凝血功能障碍，有严重的出血倾向。
2. 关节局部存在皮肤感染可能危及关节时或远处感染可能种植入手术部位。
3. 心肺等脏器严重功能不全，不能耐受麻醉或手术。

（三）操作前准备

1. 患者的准备

（1）关节镜手术前完成血常规、凝血功能、MRI 等相关检查。

（2）术中有内植物者可在术前预防性使用抗生素，单纯行关节探查或清理者无须术前使用抗生素。

(3) 术前谈话，签署手术同意书。

2. 物品（器械）的准备

(1) 关节镜系统。

(2) 摄像系统、光学系统、辅助动力系统、液体灌注系统。

(3) 相关手动器械、止血带、肢体固定支架等。

3. 操作者的准备

(1) 核对患者信息：包括患者姓名、性别、年龄、主诉。

(2) 查看患者血常规、凝血功能及 MRI 等检查结果。

(3) 明确患者有无关节镜手术禁忌证。

(4) 确定患者已签署关节镜手术同意书。

(四) 操作步骤（以膝关节诊断性关节镜检为例）

1. 麻醉满意后，患者取仰卧位，在手术侧大腿近端安置止血带（如手术创伤较小，也可选择不安置）。从足到止血带下缘范围，用强力碘溶液消毒 3 次。手术部位铺单。

2. 准备并连接好相应的手术设备管线，调试好设备；摆放好相关的手术器械，下肢抬高，止血带充气（必要时）。

3. 在切皮制作入路前，测试麻醉满意程度。测试满意后，可将患侧下肢屈曲 90°，下垂于手术床旁（无菌隔离袋保护）。

4. 建立前外侧入路　该入路是做膝关节诊断性关节镜检的标准入路，通过前外侧入路，几乎可看到膝关节内所有的结构，但是后交叉韧带、外侧半月板前部和较紧张膝关节内侧半月板后角周边区则不能看得很清楚。此入路位于外侧关节线上方 1cm、髌腱边缘外侧 1cm 处，触探髌骨下极有助于防止前侧入路过高；入路应在髌下 1cm 处，如果入路距关节线太近，外侧半月板前角可能产生医源性损伤。入路位置距关节线过高，则会影响对半月板后角和其他后部结构的观察。如果紧贴髌腱边缘插入关节镜，关节镜可穿透脂肪垫，引起在关节内观察和操作关节镜困难。

5. 成功、准确和全面地诊断膝关节内损伤的关键是进行系统有步骤的观察。应遵循一个规范化的检查程序，从一个间室到另一个间室，对每个膝关节都按照该程序进行系统的检查。具体的顺序并不关键，重要的是养成按照这些顺序进行操作的习惯，如不这样做则会影响诊断的正确性和完整性。

6. 为进行关节镜检查，常规应将膝关节分成以下几个室：髌上囊、髌股关节、内侧沟、外侧沟、内侧室、髁间窝、外侧室、后内侧室和后外侧室（图 3-10-1）。其中，后内侧室可通过将关节镜经髁间窝直接向后插入或经另一个后内侧入路进行检查。后外侧室通常可经前入路进行彻底的检查，但如观察不够全面，也可选择直接的后外侧入路。

(五) 并发症及处理

1. 医源性关节内结构损伤　关节内结构，如软骨、半月板、韧带在关节镜手术期间发生损伤，是常见的关节镜手术并发症，属于医源性损伤。通常由于术者操作不熟练，或解剖结构不熟悉所致。因此在进行手术操作时，术者应动作轻柔，充分了解关节内解剖结构位置关系，以避免医源性损伤。轻度的医源性损伤，通常不需要特殊处理，但如果损伤严重，则需要进行相应的手术修复。

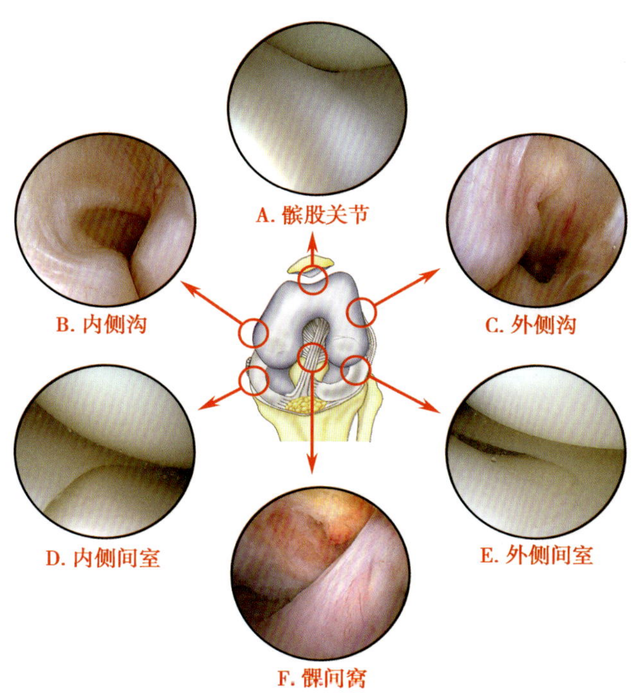

图 3-10-1　膝关节镜下各间室 / 部位示意图

2. 关节周围血管、神经损伤　术者应充分了解关节周围重要神经、血管的走行关系，在进行手术操作时应注意避开重要的神经、血管结构，或提前给予相应保护。关节镜手术的主要操作区域在关节内，发生严重的神经、血管损伤并发症极为少见，但由于后果严重，操作时仍应高度警惕，预防该并发症的发生。

3. 关节内积血　关节镜手术后关节积血属于常见的术后并发症，多见于滑膜切除术后，或术中行了骨道制作等。一般情况下，轻中度的关节积血可以自行吸收，无须特殊处置，可辅助予以冰敷、下肢抬高等措施帮助肿胀的消退。严重且持续的关节积血、积液应进行相应的血管和凝血功能检查。

4. 感染　皮肤感染、关节内感染是关节镜手术后可能的并发症之一，但总体而言，关节镜手术创伤小，同时术中有持续的灌洗，发生术后感染的概率明显低于开放手术。但术者仍应严格遵循无菌原则进行操作，必要时预防性应用抗生素。一旦感染发生，应留取标本寻找病原菌，选用敏感的抗菌药物进行抗感染治疗，必要时进行清创手术。

（六）操作注意事项

1. 严格无菌操作，避免引发术后感染。

2. 术中操作轻柔规范，熟悉解剖结构，避免造成医源性的关节内结构损伤，或造成关节镜手术设备、器械的损坏。

三、关节镜检规范检查表

见表 3-10-1、表 3-10-2。

表 3-10-1　膝关节镜检操作规范核查表

项目	内容	是	部分	否
操作前准备	核对患者信息及相关影像学资料			
	术前谈话，告知手术目的及相关风险，签署手术同意书			
	用物准备：关节镜手术系统设备、相关手动器械、止血带、肢体固定支架等			
	查看患者血常规、凝血功能、心电图、MRI 等检查结果			
	综合评估患者有无关节镜手术适应证及禁忌证			
	协助患者取仰卧位，在术侧肢体近端绑扎好止血带备用			
操作过程	外科洗手法洗手			
	术区消毒、铺单			
	关节镜设备管线连接，调试			
	麻醉效果评价			
	下肢抬高，止血带充气			
	膝关节镜检入路定位：外侧关节线上方 1cm、髌腱边缘外侧 1cm 处			
	尖刀切开入路处皮肤，长约 1cm			
	使用直钳扩大入路通道			
	置入关节镜，按髌上囊、髌股关节、内侧沟、外侧沟、内侧室、髁间窝、外侧室、后内侧室和后外侧室的顺序分别探查			
	探查过程中避免医源性损伤			
	镜检结束后描述镜检结果			
	入路切口消毒缝合			
	切口敷料覆盖包扎			
操作后	医疗用物分类处理			
	书写手术操作记录			

表 3-10-2　膝关节镜检规范检查评估表　　　　单位：分

项目	好(5)	一般(3)	差(1)
操作过程流畅度			
操作检查熟练度			
人文关怀			

评分说明如下：

好(5 分)：操作过程清晰流畅，方法正确，人文关怀到位，有操作前交流、术中操作轻柔得当。

一般(3 分)：操作过程能整体完成，方法基本正确，有部分操作前交流、术中部分操作不当，有医源性损伤风险。

差(1 分)：操作粗暴，无人文关怀。

四、常见操作错误及分析

1. 关节镜手术入路定位不准确，造成手术镜检困难或失败。术前需充分熟悉关节相关解剖，定位时仔细辨别相关定位标志，如髌骨、髌腱、关节间隙等。

2. 关节内结构辨别不清，手术器械与关节镜镜头空间位置感不足，从而造成操作困难，甚至产生医源性关节结构损伤，器械损坏。达到熟练完成关节镜手术操作，需要一个陡峭的学习曲线。早期进行关节镜手术操作时，需要耐心和恒心。

五、常见训练方法及培训要点介绍

在进行真正的关节镜手术操作前，可以通过尸体标本或关节镜手术模拟设备进行关节镜手术技术的练习和训练。通过尸体标本或关节镜手术模拟设备，可以模拟练习各类关节镜手术操作步骤，如关节探查，半月板切除、成形等。配合老师现场讲解和带教，可以使学员在实施真正关节镜手术前，熟悉掌握关节镜的操作程序，尤其重点掌握镜下关节结构解剖特点及镜下手术工具操作的空间感，为后期手术操作打下良好的基础。

六、相关知识测试题

1. 以下关于关节镜手术技术表述**不正确**的是
   A. 所有的关节开放手术均可以通过关节镜手术完成
   B. 关节镜手术技术绝对优于开放手术技术
   C. 关节镜手术技术充分体现了现代外科微创化的发展趋势
   D. 关节镜手术创伤小，恢复快，可作为关节疾病的常规诊疗手段
   E. 关节镜手术技术只适用于处理关节内的病损

2. 以下手术，应用关节镜技术将具有明显优势的是
   A. 关节内骨折复位内固定　　B. 关节脱位复位
   C. 关节滑膜切除术　　D. 关节内游离体摘除
   E. 关节内巨大肿块切除

3. 以下属于关节镜手术可能发生的并发症的是
   A. 医源性软骨损伤　　B. 关节积血
   C. 关节感染　　D. 手术器械折断
   E. 关节周围血管、神经损伤

4. 以下设备系统**不属于**常规关节镜手术设备系统的是
   A. 关节镜成像系统　　B. 光学系统　　C. 术中导航系统
   D. 液体灌注系统　　E. 辅助动力系统

5. 在实施膝关节镜镜检手术时，最常使用的观察入路是
   A. 前内侧入路　　B. 前外侧入路　　C. 后内侧入路
   D. 后外侧入路　　E. 髌上外侧入路

答案：1. ABDE　2. CD　3. ABCDE　4. C　5. B

（熊依林　肖文峰）

第十一节　骨髓炎脓肿引流术

一、概述

化脓性骨髓炎是由化脓性细菌引起的骨膜、骨质和骨髓的炎症，本病根据临床表现，分为急性和慢性骨髓炎两种。急性期常有骨质破坏，病程发展为慢性时，则出现骨质硬化、死骨及无效腔形成。急性血源性化脓性骨髓炎儿童多发，好发于长骨的干骺端，最常见于股骨、胫骨。早期治疗包括尽早、足量、有效的抗生素治疗和支持治疗，及时局部切开减压、引流（包括骨髓腔钻孔或开窗），手术包括切开骨膜下脓肿、骨髓炎症区钻孔或开窗减压引流。

二、操作规范流程

（一）适应证

1. 急性化脓性骨髓炎，局部穿刺证实有骨膜下脓肿。
2. 急性化脓性骨髓炎，影像学证实骨膜下脓肿形成。
3. 骨膜下脓肿穿破至软组织并形成脓肿。

（二）禁忌证

1. 一般情况差，恶病质，心肺功能不全，不能耐受麻醉及手术。
2. 血小板与凝血功能异常，有出血性疾病的病史和长期服用抗凝药物史。

（三）操作前准备

1. 全身应用足量、敏感的抗生素控制感染。
2. 全身情况衰弱、贫血、病情危重或有中毒性休克者，应积极输血、输液，纠正脱水、酸中毒等，待病情好转后手术。
3. 患肢做皮牵引或外固定制动，抬高患肢。

（四）操作步骤（以胫骨近端骨髓炎为例）

1. 手术时需使用止血带，在止血带充气前抬高患肢数分钟，在感染状态下避免使用驱血带驱血。
2. 在小腿皮肤脓肿突出部皮肤作 5.0~7.5cm 切口。
3. 依次切开皮下组织和筋膜层，到达骨膜，注意勿损伤皮神经。
4. 仔细观察骨膜，此时骨膜可能会因骨膜下脓肿从骨质上剥离，如果存在此情况，纵向切开骨膜，压力很高的脓液将会溢出。
5. 如果未发现骨膜下脓肿，可将切口两侧的骨膜稍做剥离，用 4mm 钻头对准髓腔脓肿中心钻数个小孔，则可见脓液流出。
6. 如果有黏稠的脓液流出，则在该处骨皮质上开适当大小骨窗。
7. 收集脓腔周边感染组织，进行微生物学检查。
8. 清除髓腔内所有脓液，并清除所有坏死组织。
9. 使用至少 3L 的生理盐水进行冲洗，冲洗液中可加入抗生素。
10. 留置冲洗管和引流管于骨窗内，关闭手术切口，如切口处皮肤张力过高，则可不缝合皮肤切口。

11. 长腿石膏后托将患肢制动，固定于膝关节屈曲 10°~15°、踝关节 90°、足中立位。

12. 根据药敏试验的结果使用抗生素，疗程为 6 周。

13. 持续冲洗引流，冲洗 2 周后如引流液清亮，先将冲洗管拔除，3 日后再考虑拔除引流管。

（五）并发症及处理

1. 化脓性关节炎　病灶邻近关节腔，切口过大直接累及关节囊，导致脓液进入关节腔，引起化脓性关节炎。预防措施：术前详细计划，仔细设计手术切口，避免破坏关节囊。处理措施：若出现化脓性关节炎，需行关节腔持续冲洗术。

2. 骨折　开窗时骨质劈裂和开窗后应力骨折。预防措施：开窗之前先钻孔，避免骨皮质劈裂；骨窗应沿骨长轴呈长椭圆形，避免应力集中。处理措施：骨折发生后，应行石膏或外固定架固定，维持骨折断端稳定，待感染控制后进一步处理骨折。

（六）操作注意事项

1. 手术切口长度　充分暴露病灶，避免累及关节囊。

2. 骨膜下脓肿穿破至软组织并形成脓肿，应同时引流软组织脓肿和髓腔内脓肿。

3. 应尽可能减少剥离骨膜，剥离骨膜越多，受累的骨质血供破坏越严重。

4. 骨皮质开窗　应在骨皮质上先钻孔，再用骨刀开窗，避免应力骨折。

5. 骨窗应呈长椭圆形，大小以能充分清除感染坏死病灶为宜。

6. 引流管的放置　交叉放置，预防堵管，保证冲洗和引流通畅。

（七）相关知识

1. 急性血源性骨髓炎的相关知识

（1）病史和体格检查：有感染史，或有外伤史；起病急骤，开始有寒战、高热，患肢疼痛，活动受限，活动后剧痛，局部红肿，皮温升高；骨膜下穿刺可抽出脓液；脓肿穿破骨膜后疼痛缓解，处理不当常形成窦道，迁延不愈。

（2）实验室检查：白细胞总数明显升高，可达 $(30\sim40)\times10^9/L$，中性粒细胞增加，一般均伴有血红蛋白降低，ESR 增快，CRP 增高。局部脓液可见化脓性细菌，血培养可阳性。

（3）X 线片：一般 2~3 周后才能显示病变区域骨质改变，骨膜反应，骨质虫蚀样改变。

（4）CT：急性化脓性骨髓炎早期髓内和周围软组织充血水肿，CT 表现为骨髓密度减低，肌肉密度下降，肌间脂肪变薄和移位。对早期发现软组织和骨膜下脓肿作用较大，表现为边界较清楚的囊状低密度区，增强后脓肿囊壁明显强化，而脓腔无强化，使脓肿范围更清楚。此外，CT 对死骨的显示优于 X 线片。

（5）MRI：早期骨髓炎的炎性渗出与水肿，MRI 尤其敏感，表现为 T_1 加权成像骨髓正常的高信号被低信号取代，T_2 加权成像病变的骨髓信号比正常更高。周围软组织水肿在 T_2 加权成像呈高信号，皮下脂肪水肿在 T_1 加权成像表现为高信号的脂肪层内出现不规则的低信号影。MRI 能够全方位显示早期骨膜下和软组织脓肿的范围，脓肿在 T_1 加权成像为低信号，在 T_2 加权成像呈均匀高信号，增强后见脓肿囊壁明显强化。正常皮质骨在 T_1 加权成像和 T_2 加权成像均呈低信号，骨破坏表现为低信号的骨皮质变薄不规则或消失，被高信号取代。MRI 对死骨的发现不如 X 线片和 CT 敏感。

（6）SPECT：具有很高的敏感性，在发病数小时内即有病变部位骨代谢的异常，出现放射性核素浓聚，对于临床高度怀疑早期急性化脓性骨髓炎而 X 线片无明显改变时，有助于诊断。

(7) 怀疑有脓肿形成时应分层穿刺活检确诊。

2. 鉴别诊断

(1) 急性蜂窝织炎：全身中毒症状稍轻，局部红、肿、热、痛及压痛等急性炎症表现可较急性骨髓炎明显，并有波动感，但无骨局部深压痛。

(2) 化脓性关节炎：为关节内化脓性感染，多见于儿童，以髋关节、膝关节为好发部位，成年人创伤后感染多见。起病急，体温可达 39~40℃，全身中毒症状严重，受感染的关节疼痛剧烈，局部明显肿胀、压痛、皮温升高。ESR、CRP 和白细胞升高但无特异性。当全身中毒症状严重时，70% 以上患者血培养阳性。关节穿刺可见关节液多为絮状，可见脓球。X 线片检查显示关节肿胀、积液、关节间隙增宽，同时 CT、MRI 和 SPECT 可以鉴别关节周围组织炎症及骨髓炎。

(3) 尤因肉瘤：全身和局部表现可与急性血源性骨髓炎相似，鉴别困难。尤因肉瘤也可以在骨膜下形成渗出液，有分层骨膜反应，但其渗出液中主要含红细胞。局部穿刺活检病理检查可以确诊。

3. 术后处理及随访　骨科和感染科至少随访 1 年，持续观察病情变化，判断疾病是否复发。

三、评价标准

见表 3-11-1、表 3-11-2。

表 3-11-1　骨髓炎脓肿引流术操作规范核查表

项目	内容	是	否
操作前准备	核对患者信息		
	化脓性骨髓炎的诊断		
	查看患者血常规、凝血功能、心电图及既往检查结果		
	评估是否有操作禁忌证		
	操作前是否已行全身支持治疗及术前准备		
	手术方案确定		
	手术物品的准备		
手术操作	手术部位驱血方式的选择		
	手术切口及入路		
	观察脓肿是否已突破骨膜		
	感染病灶标本的采集		
	确定骨骼钻孔和 / 或开窗的范围		
	直视下清除脓肿		
	引流管与冲洗管的放置		
	持续冲洗液的选择及配制		

续表

项目	内容	是	否
术后处理	全身支持治疗及抗生素治疗		
	患肢制动		
	引流与冲洗时间		
	拔管时间		

表 3-11-2 骨髓炎脓肿引流操作质量评估表 单位：分

项目	5分	4分	3分	2分	1分
操作过程流畅度					
操作检查熟练度					
人文关怀					

评分说明如下。

5 分：操作过程清晰流畅，无卡顿，操作熟练，关键点无遗漏，人文关怀到位，有术前交流及术后注意事项的交代。

4 分：介于 5 分与 3 分。

3 分：操作过程能整体完成，能有部分术前交流及术后注意事项的交代。

2 分：介于 3 分与 1 分。

1 分：操作粗暴，无人文关怀。

四、常见操作错误及分析

1. 开窗定位不准确，未能充分清除病灶　骨开窗前未进行定位，对感染所累及的范围无准确估计，导致骨开窗位置错误或病灶暴露不充分，未能完全清除病灶。

2. 引流不充分　引流管放置位置欠佳；管口过小，造成引流管易堵塞或引流不通畅。

3. 开窗时骨质劈裂和开窗后应力骨折　开窗前未钻孔，导致开窗时骨折；开窗过大，应力集中，术后出现骨折。

五、常见训练方法及培训要点介绍

目前尚无适宜的模拟训练方法，临床上多采用实际操作进行培训。

六、相关知识测试题

1. 急性化脓性骨髓炎最常见的致病菌是
   A. 溶血性金黄色葡萄球菌　　B. 乙型链球菌
   C. 大肠埃希菌　　D. β- 链球菌
   E. 革兰氏阴性杆菌

2. 急性化脓性骨髓炎最主要的感染途径是
   A. 骨科手术后感染　　B. 开放性骨折继发感染
   C. 经血液循环播散　　D. 经淋巴循环播散
   E. 邻近软组织感染直接蔓延

3. 下列**不是**急性化脓性骨髓炎早期诊断依据的是
A. 起病急，高热
B. 患部持续疼痛不敢活动
C. X 线片显示骨膜反应
D. 局部温度升高，有深压痛
E. 白细胞计数和中性粒细胞增多

4. 下列有关急性骨髓炎的表述正确的是
A. 最常见的致病菌是乙型链球菌
B. 多发生在骨干
C. 主要感染途径是经血液循环
D. 老年人抵抗力弱，最易发病
E. 主要感染的途径是淋巴系统

5. 患儿，男，8 岁。左小腿轻微外伤后发热（体温 39.7℃）、畏寒，左小腿上端肿胀、剧痛，局部皮温升高，皮肤颜色正常，白细胞计数 25×10^9/L，X 线片未见明显变化，局部穿刺针达骨膜下时抽出黄色脓汁。首先应考虑
A. 急性蜂窝织炎
B. 化脓性膝关节炎
C. 化脓性骨髓炎
D. 滑囊炎感染
E. 胫骨上端骨结核转变为全膝关节结核

答案：1. A　2. C　3. C　4. C　5. C

（田　健）

第十二节　软组织肿瘤穿刺活检技术

一、概述

在软组织肿瘤的诊断中，活检起着重要的作用。特别是对于良性侵袭性、恶性和难以定性的肿瘤，在确定最后的治疗方案之前，均需要活检以明确临床诊断，并对肿瘤进行准确分类。活检必须建立在详细的临床评估和影像学分析的前提下，而软组织病变的确诊则基于三项指标，即临床、影像和病理，所有这些指标必须相互吻合。

活检分为穿刺活检、切开活检及切除活检。由于穿刺活检创伤小、费用相对低、造成污染的可能性更小，因此越来越受到重视。活检计划欠妥或不正确的活检技术都会直接影响诊断的准确率。一些基层医院不愿意选用穿刺活检的一个重要原因是担心穿刺出的组织太少，影响对病理结果的判断。据文献报道，规范的细针穿刺活检准确率约为 60%，芯针穿刺活检准确率能达到 70%~90%。

活检的切口设计不合理可能造成肿瘤的污染，使手术范围扩大、截肢平面增高，严重时可能使患者丧失保肢的机会。因此穿刺活检前，应制订缜密的术前计划，并确保取材的针道位于下次手术切口内，以便能在扩大切除肿瘤时完整切除穿刺通路。

二、操作规范流程

（一）适应证

1. 凡临床及影像学检查难以确定诊断的软组织肿瘤、难以排除是否为恶性病变时，应

及时活检确诊。

2. 对于所有软组织肿瘤直径超过5cm(除非是诊断非常明确的肿瘤及肿瘤样病变)应活检明确诊断。

3. 所有位于筋膜下或位置深在的肿瘤,无论直径大小,均建议诊断性活检。

4. 近期体积迅速增大的肿块,应活检明确诊断。

5. 临床诊断为恶性软组织肿瘤,化疗、放疗前须明确组织学诊断,或为手术提供参考依据的情况。

(二) 禁忌证

1. 绝对禁忌证

(1)患者的一般情况差,恶病质,心肺功能不全,不能够耐受穿刺或检查难以合作。

(2)血小板与凝血功能异常,有出血性疾病的病史和长期服用抗凝药物史。

(3)穿刺点周围皮肤感染。

2. 相对禁忌证

(1)肿块体积较小且位置较深,或肿块位于肌间隙内,穿刺活检可能造成出血污染神经、血管。

(2)临床和影像学表现疑为腱鞘囊肿、脂肪瘤的良性软组织包块,病灶部位典型,透光试验阳性及通过体格检查或超声、MRI能够确诊。

(三) 操作前准备

1. 活检前应常规行超声及增强MRI检查,观察肿瘤有无坏死、液化等,防止活检取到不典型的病灶组织,施行穿刺的医生必须充分了解病史,并和影像学、病理学医生在术前共同研究临床和影像学资料,确定可以取到典型的组织病变部位。

2. 要同时考虑活检部位与手术方案,应在患者的身体表面标记出最终肿瘤切除重建或截肢手术所需的皮肤切口。活检穿刺点或切口应该在手术切口内,且要尽可能远离重要神经、血管,目的是最终手术时一并切除。为了缩小肿瘤细胞的污染范围,活检通道应选择单个肌肉间室,而且要能直接暴露病灶。最好选用经肌肉入路,而不是肌间隙入路,降低血肿扩散、肿瘤污染的机会,所以,最好在超声等影像引导下进针取材。

3. 充分准备穿刺活检的特制穿刺针(图3-12-1)及其消毒单和器械(盛标本的杯或瓶、固定保存液)等。活检前需向患者及家属交代活检的意义及并发症,征得同意,签署手术同意书。术前4~6小时禁食,术前作出血、凝血时间、血小板计数和凝血酶原测定。

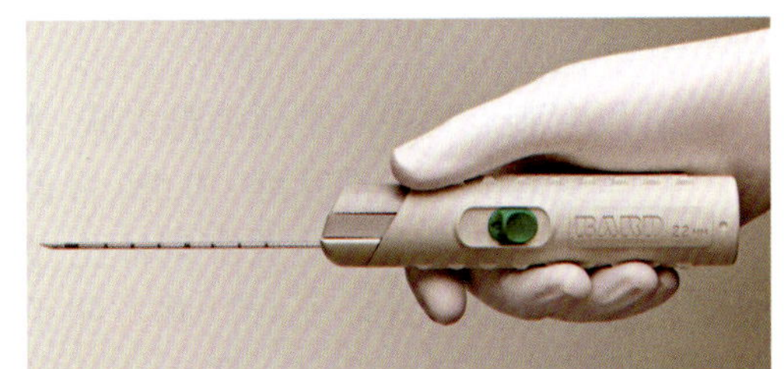

图3-12-1 活检穿刺针

4. 选择适合的软组织肿瘤活检穿刺针

(1)针吸活检:是采用不同型号针具抽吸取材。主要用于表浅易触及肿块,所取标本主要用于细胞学分析。对肿瘤成分均一、细胞丰富的骨髓源性肿瘤和转移癌等具有较高的阳性率,但对于实质性肿瘤取材困难,阳性率不高。针吸活检的主要优点是创伤小、操作简单、快速、可重复,对病变周围组织污染小,并发症少;主要缺点是不能获得充足的诊断材料,在进行组织学分级(如区分一些恶性肿瘤的亚型)及辨别低度恶性肿瘤和良性或交界性病变上存在困难。

⑵芯针活检：是应用套管针深入肿瘤内部取材，可得到长度22mm的组织芯块（图3-12-2）。可做石蜡包埋或冷冻切片进行组织学检查，以及细胞学检查和免疫组化等辅助检查。该方法可重复操作，组织结构破坏小。组织穿刺活检通常是首先使用的活检方法。

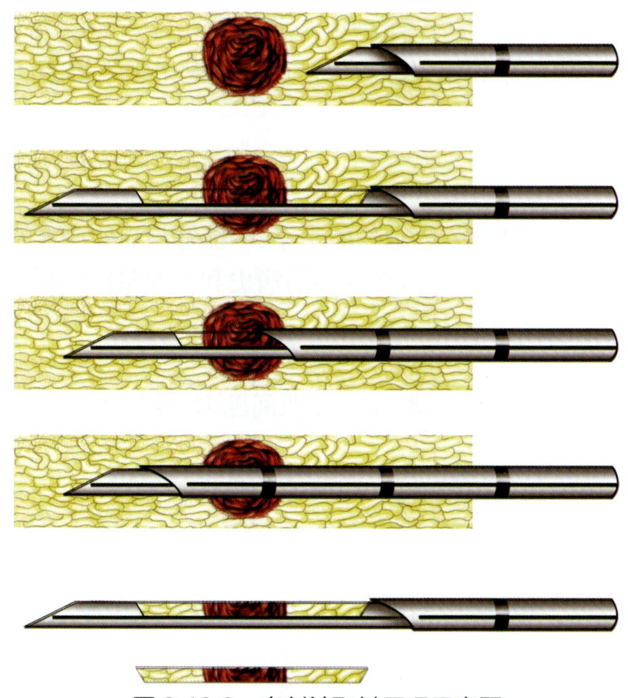

图3-12-2　穿刺针取材原理示意图

（四）操作步骤

1. 准备穿刺体位　根据患者病变部位的不同分别选择取仰卧位、侧卧位或俯卧位等。

2. 穿刺点定位　结合超声、MRI等影像学资料和临床检查，选择安全、表浅、可以取得典型组织的部位，而且必须考虑到以后的手术能够将穿刺通路切除。选择恰当的体表标准，用标记笔标出穿刺点，并根据影像学资料估测穿刺深度。深部肿块可经超声检查定位或在超声引导下进行操作。

3. 以穿刺点为中心常规消毒皮肤，术者戴无菌手套、口罩，铺无菌洞巾。

4. 全身麻醉或局部麻醉　0.5%普鲁卡因或1%利多卡因局部皮肤浸润麻醉。

5. 用手术刀尖扩大皮肤穿刺针孔，激活穿刺针，刺入肿块后，按下扳机，击发穿刺针，完成取材操作（图3-12-3），必须严格按照手术流程进行操作（所用活检针种类不同，使用方法各异）。

6. 拔出穿刺针，用生理盐水或针芯将穿刺针内肿瘤组织冲出，肉眼观察是否确为肿瘤组织，如不可靠，可调整方向和深度再次穿刺。肿瘤组织经专业处理，固定送光镜和电镜检查，免疫荧光检查。

7. 拔针后局部压迫止血5分钟，以碘伏消毒，无菌纱布覆盖固定，加压包扎，密切观察患者生命体征。

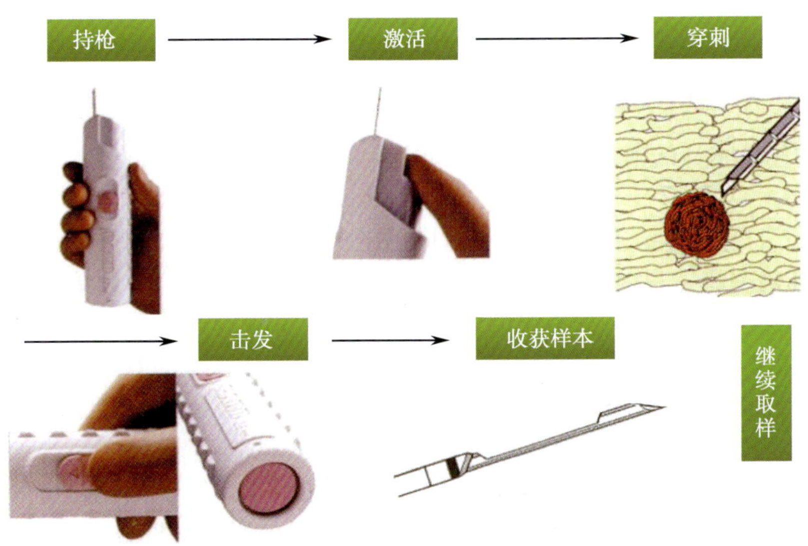

图 3-12-3 穿刺针操作流程

（五）并发症及处理

穿刺活检对患者造成的损伤较轻，发生并发症者较少，术后处理也比较简单。

1. 局部疼痛　术后疼痛一般能耐受，不能忍受者可口服止痛药。

2. 出血或局部血肿形成　穿刺活检术后继续局部加压，敷料加压包扎。

3. 感染　术中严格无菌操作，术后伤口如出现红肿则追加使用抗生素。

4. 穿刺通道肿瘤播散　可在穿刺结束后用针缝合穿刺口，待下次手术时梭形切除穿刺通道。

（六）操作注意事项

1. 用最短的切口、最短的通道，尽可能穿过最少的解剖结构，使之既能取得合适量的组织标本，又降低对周围组织的污染。

2. 使用专用的穿刺活检针，以避免获取的标本被挤压或牵扯。

3. 要取足量的组织。取出的组织标本有条件者可送检做冷冻切片，由病理专家确认已经获得了病变组织。对于穿刺活检，必须做细胞形态学检查以证实标本中是否有肿瘤成分。如果病理检查阴性或存有疑问，需要重新活检。确认标本中含有病变组织后，还要进一步穿取更多的组织。

4. 严格止血操作，充分压迫止血。确保肿瘤周围无血肿形成。

5. 若选用局部麻醉，严禁将局部麻醉药注入肿瘤，造成肿瘤细胞的扩散。

6. 应在无菌手术室进行活检操作，对于较深的病变，必要时需在超声或 CT 引导下进行穿刺，以提高活检的准确率。

（七）相关知识

软组织肿瘤活检主要分为切开活检和穿刺活检。穿刺活检主要分为针吸活检和芯针活检。切开活检是较为可靠的检测手段，主要适用于“疑难病例”及穿刺活检失败的病例。因为获取的组织标本量大，病理医生可评估细胞的形态学特征和病灶不同部位的组织学结构。此外，这种活检方法还能提供组织标本进行一些其他辅助检查，如免疫组织化学、细胞遗传学、分子遗传学、流式细胞学和电镜检查。这些检查手段有助于软组织肿瘤的确诊和分类，进而指导最后的治疗。切开活检的缺点主要是手术时间长、患者创伤相对大、感染、血肿及血管、神经损伤，活检不当可能出现肿瘤细胞扩散。文献报道，存在局部并发症的切开活检，8.5% 的患者术后的治疗和预后会受到影响，其中 4.5% 的患者会因切开活检的问题而截肢。

由于穿刺活检创伤小、费用相对低、造成污染的可能性更小，因此越来越受到重视。影响活检穿刺准确率的主观因素包括：①疾病认识的偏差，视活检为诊断捷径，未行完善的影像学检查，活检应该被视为一种最终的诊断检测方法；②取材部位错误，取出的病变组织为坏死组织、继发或伴发疾病及遗漏肿瘤去分化成分；③病理医生的专业水平，未经过专业培训或非肿瘤专科医院的病理医生对少见软组织肿瘤判断存在偏倚，从而影响患者的进一步治疗。影响活检准确率的客观因素包括病变的大小、取材标本量及病变的类型。

可通过以下几个方面来提高穿刺活检的准确率：①应该结合患者的病史、体格检查及相关的影像学检查作出初步诊断；②穿刺活检前应行完善的影像学检查，如超声或增强 MRI，判断肿瘤的实性组织，选取生长活性高的边缘部位取材，必要时在影像学（超声或 CT）引导下行穿刺活检；③在避免污染的前提下充分取材，在病变的同一点多方向，在肿瘤的不同深度成扇形多次取材，必要时辅助冰冻快速病理检查，避免再次活检。

三、评价标准

见表 3-12-1、表 3-12-2。

表 3-12-1　软组织肿瘤穿刺活检操作规范核查表

项目	内容	是	否
手术前准备	核对患者信息：包括患者姓名、性别、年龄、主诉		
	询问禁食、禁饮情况		
	询问患者既往有无高血压及心、肺、脑疾病等病史		
	询问有无服用抗血小板药物、抗凝药物如阿司匹林、氯吡格雷等的情况及有无出凝血异常疾病史。全身麻醉活检需询问有无麻醉药物过敏史		
	查看患者血常规、凝血功能、心电图及既往检查结果		
	明确患者有无活检禁忌证		
	确定患者已签署活检检查及麻醉同意书		
	物品（器械）准备：确定超声机等相关设备正常，穿刺针的大小合适。监护设备、氧气及急救药品准备妥当		
麻醉定位活检手术手法	体位		
	全身麻醉		
	深部肿块超声定位		
	体外穿刺针激活		
	进针方向		

续表

项目	内容	是	否
麻醉定位活检手术手法	深部肿块进针后超声证实穿刺针针尖位置		
	穿刺深度		
	扣动扳机击发穿刺针		
	拔针后取出标本		
	检查标本是否为肿瘤组织		
	拔针后按压伤口 5 分钟		
手术后处置	向患者简要介绍手术情况		
	交代患者术后注意事项，如是否需要卧床休息，观察局部血肿、伤口是否有红肿及肢体远端血运等情况		

表 3-12-2　软组织肿瘤穿刺活检规范检查质量评估表　　单位：分

项目	5分	4分	3分	2分	1分
操作过程流畅度					
操作检查熟练度					
人文关怀					

评分说明如下。

5 分：操作过程清晰流畅，无卡顿，操作熟练，进针及退针方法正确，能正确激活穿刺针及击发穿刺针，人文关怀到位，有术前交流及术后注意事项的交代。

4 分：介于 5 分与 3 分。

3 分：操作过程能整体完成，卡顿次数少于 3 次，活检进针，退针，激活穿刺针及击发穿刺针方法基本正确，能有部分术前交流及术后注意事项的交代。

2 分：介于 3 分与 1 分。

1 分：操作过程卡顿次数大于 3 次，不会激活及击发穿刺针，操作粗暴，无人文关怀。

四、常见操作错误及分析

1. 活检入路选择错误，活检通道污染关节及血管、神经束　操作者对进针路线解剖不熟悉，活检通道进入关节，或经过有血管、神经束经过的肌间隙，也可能由于操作者操作技术欠熟练，偏离计划穿刺通道等。

2. 穿刺针未准备就绪，就直接穿刺进入肿瘤　穿刺针未准备就绪，穿刺针刺入皮肤后不会击发，无法取出肿瘤组织。

3. 活检结束后局部压迫止血不规范　包括操作者遗忘局部压迫或局部压迫时间过短，容易造成穿刺点出血或血肿。

五、常见训练方法及培训要点介绍

目前尚无适宜的模拟训练方法，临床上多采用实际操作进行培训。

六、相关知识测试题

1. 在软组织肿瘤的诊断中，规范的芯针穿刺活检的准确率可高达
   A. 60%　　B. 70%　　C. 80%
   D. 90%　　E. 100%
2. 对于原发性软组织肿瘤，确诊依靠
   A. 临床表现　　B. 影像学检查　　C. 病史
   D. 术中所见　　E. 临床表现、影像、病理结合
3. 以下**不是**软组织肿瘤穿刺活检并发症的是
   A. 局部疼痛不适　　B. 局部血肿形成　　C. 感染
   D. 穿刺通道播散　　E. 骨折
4. 以下**不是**穿刺活检优点的是
   A. 费用低　　B. 创伤少　　C. 污染少
   D. 恢复快　　E. 准确率高
5. 以下**不是**软组织肿瘤穿刺活检适应证的是
   A. 软组织肿瘤直径超过 5cm
   B. 肿瘤位置位于深筋膜以下
   C. 近期体积迅速增大的肿块
   D. 临床及超声和 MRI 检查难以确定诊断的软组织肿瘤
   E. 疑为腱鞘囊肿、脂肪瘤的良性软组织包块

答案：1. D　2. E　3. E　4. E　5. E

（万　军）

第十三节　四肢骨肿瘤穿刺活检技术

一、概述

骨肿瘤的诊断需要遵循临床、影像及病理三结合的原则，其中，病理检查对骨肿瘤的确诊起着关键作用，因为病理检查可以了解肿瘤的类型、分化程度和分期以决定最后治疗方案和评估预后。获取术前病理诊断的方法是活检，即获取少量病变组织送病理科，通过显微镜观察或免疫组织化学方法获得病理诊断。活检分为穿刺活检、切开活检及切除活检，其中穿刺活检是目前获取术前病理诊断的主要途径。

穿刺活检是利用粗套管针穿取病变组织，有费用低、创伤少、污染少、恢复快等优点，但穿刺活检获取的是局部少量组织，不能反映肿瘤全貌，经验不足或取材部位不当，未刺入瘤区取得有代表性的肿瘤组织，则难以得出准确的结论，甚至作出错误的结论。一般穿刺活检的准确率为 80%~90%，所以穿刺活检应由经验丰富的骨肿瘤专科医生操作，最好由主刀医生亲自操作，以提高穿刺活检准确率，减少并发症，并且有利于确诊后完整地切除肿瘤。不正确的穿刺活检会给患者带来灾难性的后果，轻者不能明确诊断，重者污染局部重要结构如血管、神经束，导致不得不行截肢手术。因此穿刺活检前，应对肿瘤的性质、分期及治疗有充

分的了解，制订缜密的术前计划，并确保取材的针道位于下次手术切口范围内，以便能在彻底切除肿瘤手术时完整切除。近年来有报道利用 CT、MRI、超声及透视引导下穿刺活检提高成功率。

二、操作规范流程

（一）适应证

1. 凡临床及影像学检查未能确诊的骨肿瘤、难以排除是否为恶性病变时，应及时活检确诊。

2. 临床与影像学检查诊断意见不一致，治疗上难以决定局部或广泛切除。

3. 活检的病理检查报告是正确诊断治疗的需要。因恶性肿瘤拟决定施行截肢的患者，或准备施行新辅助化疗或放疗的患者，术前虽已具有较完整的临床检查资料及影像学资料等，仍需病理检查证实无误。

（二）禁忌证

1. 患者的一般情况差，严重心、肺、肝、肾及其他脏器功能障碍，不能够忍受穿刺或检查难以合作。

2. 凝血功能障碍，有出血性疾病的病史和长期服用抗凝药物史。

3. 全身感染、高热及局部皮肤病损。

（三）操作前准备

1. 进行穿刺的医生必须充分了解病史，熟悉肿瘤部位的 X 线影像，能分析肿瘤实质和病理有代表性的部位。熟悉穿刺部位的解剖结构和重要血管、神经的路径。要善于寻找穿刺的进针点，通过最直接而损伤小的途径达到肿瘤，所以，最好能在 X 线透视或 CT、超声等影像的引导下进针取材。

2. 充分准备穿刺活检的特制穿刺针及器械（盛肝素生理盐水的碗、注射器、尖刀片、固定保存液）等。

3. 穿刺前做好患者思想工作，取得其配合。术前 4~6 小时禁食，术前进行出血时间、凝血时间、血小板计数和凝血酶原测定。

4. 选择合适粗细的骨肿瘤活检穿刺针。普通粗穿刺针（16G）直径 1.6mm，长 11~12cm。外套管前端平齐呈锯齿状，以便旋转切割组织，内套针芯前端稍长而尖锐，增强刺入组织的穿透力；拔出针芯后，外套管的后端接 10~20ml 注射器，可抽吸前端切割下的组织块。

（四）操作步骤

1. 体位　根据病变部位不同可分别采用仰卧位、侧卧位或俯卧位等。

2. 常规消毒、铺单。

3. 穿刺点定位　结合 X 线、CT、MRI 等影像学资料和临床检查，选择安全、表浅、可以取得典型组织的部位，要掌握好进针方向和深度，尽量避开大血管和主要神经及器官，不要造成误伤。而且还必须考虑到以后的手术能够将穿刺通路切除。选择恰当的体表标识，用标记笔标出穿刺点，并根据影像学资料估测穿刺深度。为了确认针尖是否达到所需的解剖位置，可在 X 线透视下或 CT、超声初步确定进针位置与方向。

4. 一般应用全身麻醉。

5. 进针方法　一般是从皮肤完好部位垂直进针，如在皮肤较厚而坚韧的部位进针时，可先用尖刀片刺破皮肤，然后进针，估计方向和深度，或在C形臂、超声、CT引导下逐步深入，尽量远离大血管和神经。到达肿瘤表面后，拔出针芯，旋转套管，边转边深入。如估计穿刺部有较坚硬的骨质（锁骨、髂骨），则宜斜向刺入并旋转针头，才较易穿破骨皮质而进入骨髓腔。

6. C形臂透视确认针尖进入穿刺目标区域。

7. 肿瘤组织采取　在刺入肿瘤中约1cm深处，即可拔出针芯，接上已抽入少量肝素生理盐水的10~20ml的注射器，用力抽吸，始终保持针筒处于真空状态。抽吸式取材时是持续用较大抽吸的负压吸取瘤组织，所以要在退针时保持这种负压吸力，直至退出肿瘤为止。肿瘤的周围部分是其生长最活跃的区域，因而该处的组织细胞最具病理代表性。

8. 取出组织的观察　将抽吸出的组织倒入盛有半碗肝素生理盐水的纱布上清洗干净，用肉眼观察是否确为肿瘤组织，如不确定，可适当调整穿刺方向与深度重新穿刺。但不应穿刺次数太多，以避免肿瘤播散。将穿刺组织用10%甲醛固定，及时送病理科检查。

9. 局部加压伤口5分钟，缝合1针，再加压包扎，观察患者情况，必要时用抗生素。

（五）并发症及处理

1. 骨折　是骨肿瘤活检术后一种严重的并发症，发生率较低，但涉及以后的局部切除范围，处理不当会影响患者的预后。

2. 处理　在病理结果未明确前，应暂行外固定。待病理结果明确后，按骨肿瘤和骨转移瘤外科治疗原则进行治疗。

3. 血肿　活检时发生的血肿会严重影响整个肿瘤治疗。血肿往往沿筋膜面向上、向下延伸，有时可蔓延至很远。处理措施：肢体制动，使用止血药物，局部适当加压。

4. 感染　活检处感染是一个非常严重的问题。处理措施：肢体制动，全身和局部应用敏感的抗生素。

5. 血管、神经损伤　因操作不当或穿刺入路选择错误，穿刺针可刺伤血管和神经。穿刺前应充分做好术前计划，避免此并发症。

（六）操作注意事项

1. 活检前应高度重视，周密计划。因为这是肿瘤治疗的开始，是至关重要的第一步，不正确的活检会给患者带来灾难性的后果。

2. 严格遵循无菌操作原则。

3. 活检入路应位于下次肿瘤切除手术切口范围，确保活检不影响肿瘤切除手术方案的制订，活检污染区应能被完整切除。同时，活检入路应避开重要的血管、神经和跨间室，以防肿瘤污染。

4. 应在C形臂、CT或超声引导下进行穿刺，以提高骨肿瘤穿刺的准确率。

5. 活检术中精细操作，应确保有足够的有代表性的组织标本供病理医生诊断，又要减少肿瘤污染健康组织，活检污染区手术时能被完整切除。

6. 穿刺完成后应局部压迫止血5分钟以上。

（七）相关知识

一次穿刺活检应与一次正式的手术一样谨慎，应慎重研究活检的细则，如部位、方法和范围。活检和手术应在同一个医院的骨科进行。换而言之，如果一个医院没有条件进行最终的手术，则不可在该医院进行活检，应及早转送至有诊疗条件的医院治疗。

活检本身是侵袭性的，最常用的有两种基本方法：①切开活检，采用正式手术的路径；②穿刺活检，用不同大小的针抽吸，获取组织。切开活检虽可在直视下多处取材为诊断提供更多的依据，但由于手术创伤可造成损伤，导致肿瘤的扩散或转移，有时还引起伤口感染，给病灶的进一步处理带来困难。

虽然针刺本身也是一种"切开"方法，但危害较小。穿刺活检具有很多优点：①出血少，患者痛苦轻；②骨缺损小，不会因穿刺造成骨质薄弱导致病理性骨折；③皮肤不必切开，可减少感染机会且有利于伤口愈合，对需要化疗及放疗的患者可尽早活检；④可多次、多处取材；⑤肿瘤组织层次完整，有利于下一步手术的施行；⑥适用于解剖较深，不易达到的部位如骨盆、脊柱等。但由于穿刺活检范围有限，获得的信息也较少。所以活检类型的选择取决于病损的性质、外科医生和影像学医生的经验。

一般而言，成骨性肿瘤的软组织病灶较少或没有软组织病灶时，穿刺活检比较困难，需要切开活检。骨肿瘤位于肢体深部，一般建议采取穿刺活检。穿刺活检分为细针和粗针。在很多其他专业采用细针穿刺，而在骨肿瘤领域一般需要粗针穿刺活检。这是因为骨肿瘤异质性很强，需要多点穿刺和更多组织才可进行准确的病理诊断。穿刺前，术者应同影像学医生共同分析，根据影像学检查结果确定肿瘤组织的典型位置进行穿刺活检。

三、评价标准

见表 3-13-1、表 3-13-2。

表 3-13-1 骨肿瘤穿刺活检规范检查核查表

项目	内容	是	否
操作前准备	核对患者信息：包括患者姓名、性别、年龄、主诉		
	询问禁食、禁饮情况		
	询问患者既往有无高血压及心、肺、脑疾病等病史		
	询问有无服用抗血小板药物、抗凝药物如阿司匹林、氯吡格雷等的情况及有无出凝血异常疾病史。全身麻醉活检需询问有无麻醉药物过敏史		
	查看患者血常规、凝血功能、心电图及既往检查结果		
	明确患者有无活检禁忌证		
	确定患者已签署活检手术及麻醉同意书		
	物品（器械）准备：确定 C 形臂相关设备正常，穿刺针的大小合适。监护设备、氧气及急救药品准备妥当		
活检位置	口述股骨远端肿瘤活检位置及穿刺针经过的肌肉		
	口述股骨近端肿瘤活检位置及穿刺针经过的肌肉		
	口述胫骨近端肿瘤活检位置及穿刺针经过的肌肉		
	口述肱骨近端肿瘤活检位置及穿刺针经过的肌肉		

续表

项目	内容	是	否
麻醉定位活检操作手法	体位		
	麻醉		
	C 形臂初步定位		
	进针方向		
	进针后 C 形臂证实		
	注射器中加少量肝素生理盐水		
	穿刺过程中持续负压抽吸		
	穿刺手法及深度		
	肝素生理盐水中清洗并确认标本为肿瘤组织		
	带负压拔针，用针芯将穿刺针内的组织推出		
	拔针后按压伤口 5 分钟		
手术后处置	向患者简要介绍手术情况		
	向患者交代术后注意事项，如是否需佩戴支具保护或扶拐减少负重，观察伤口是否有红肿及血肿等情况		

表 3-13-2　骨肿瘤穿刺活检规范检查质量评估表　　单位：分

项目	5分	4分	3分	2分	1分
操作过程流畅度					
操作检查熟练度					
人文关怀					

评分说明如下。

5 分：操作过程清晰流畅，无卡顿，操作熟练，进针及退针方法正确，人文关怀到位，有术前交流及术后注意事项的交代。

4 分：介于 5 分与 3 分。

3 分：操作过程能整体完成，卡顿次数少于 3 次，活检进针及退针方法基本正确，能有部分术前交流及术后注意事项的交代。

2 分：介于 3 分与 1 分。

1 分：操作过程卡顿次数大于 3 次，操作粗暴，无人文关怀。

四、常见操作错误及分析

1. 活检入路选择错误，活检通道污染关节及血管、神经束　操作者对穿刺针进针路线解剖不熟悉，活检通道进入关节，或经过有血管、神经束的肌间隙，也可能由于操作者操作技术欠熟练，穿刺时偏离计划穿刺通道等。

2. 穿刺动作粗暴，穿刺针穿透肿瘤对侧边界造成污染　主要是由于操作者操作技术欠熟练,操作粗暴引起。

3. 活检结束后局部压迫止血不规范 包括操作者遗忘局部压迫或局部压迫时间过短,容易造成穿刺点出血或血肿。

五、常见训练方法及培训要点介绍

目前尚无适宜的模拟训练方法,临床上多采用实际操作进行培训。

六、相关知识测试题

1. 关于骨肿瘤穿刺活检的优点**不正确**的是
   A. 手术血肿小,肿瘤细胞散落机会少
   B. 骨缺损小,不易造成病理性骨折
   C. 感染机会少
   D. 适合切开活检不易达到的部位,如骨盆、脊柱等
   E. 经验不足的医生也可操作
2. 对于大多数原发性骨肿瘤,诊断依靠
   A. 临床表现　B. 影像学检查
   C. 病理　D. 术中所见
   E. 临床表现、影像、病理结合
3. 骨肿瘤活检时正确的情况有
   A. 横向切口　B. 暴露主要的血管、神经束
   C. 肿瘤污染邻近组织　D. 仔细止血
   E. 弄碎或扭曲标本结构
4. 在骨肿瘤的诊断中,活检的准确率可高达
   A. 60%　B. 70%　C. 80%
   D. 90%　E. 100%
5. 下列**不属于**活检适应证的是
   A. 临床及X线检查未能确诊的骨肿瘤
   B. 临床确诊恶性骨肿瘤拟决定施行截肢的患者
   C. 某些部位较深而解剖结构复杂的骨肿瘤
   D. 侵袭入骨髓的肿瘤
   E. 临床可以确诊的良性骨肿瘤

答案:1. E 2. E 3. D 4. D 5. E

(罗 伟)

第十四节 脊柱内镜技术

一、概述

经皮脊柱内镜技术的发展建立于Yeung发明的YESS(Yeung Endoscopic spine system)

脊柱内镜系统及技术基础之上，YESS 技术即经 Kambin 三角区进入椎间盘内进行髓核摘除的技术。Hoogland 等在此基础上进行改进，设计了不同直径的环锯和扩孔钻，逐级切除上关节突腹侧骨质，扩大椎间孔，将工作通道置入椎管内，直接摘除脱出或游离的椎间盘组织，暴露并松解硬脊膜和神经根，即 TESSYS（transforaminal endoscopic surgical system）技术。Rutten 等提出完全内镜技术（full-endoscopic technique）概念，从后路椎板间摘除各种脱出的椎间盘。脊柱内镜技术可以减少组织损伤，减少出血量，减轻术后疼痛，缩短康复时间等，在很大的程度上保留了脊柱的原有稳定性，降低了医源性损伤及术后脊柱不稳的发生。随着手术技术的不断发展，各种辅助器械及工具的应用，脊柱内镜技术的临床应用也由简单的椎间盘摘除，逐步发展到椎管狭窄、腰椎滑脱等复杂疾病的治疗，从腰椎逐步发展至颈椎、胸椎疾病的治疗，从单纯的减压手术发展到镜下融合手术，成为脊柱疾病不可缺少的现代化诊疗手段。脊柱内镜手术借助于工作通道将内镜置于病变部位，在持续的水环境下，通过各种特殊工具在直视下操作。手术包括穿刺技术、置管技术、镜下操作技术三大组成部分。以经典的内镜下腰椎间盘摘除术为例，分为侧方经椎间孔入路和后方经椎板间入路两类技术。

二、操作规范流程

（一）适应证

1. 腰椎间盘突出症　理论上，脊柱内镜技术可治疗任何类型的腰椎间盘突出症，但以下情况会增加手术难度，应谨慎。

（1）椎间盘髓核脱出高度游离。

（2）严重椎管和椎间孔骨性狭窄。

（3）钙化型椎间盘突出。

（4）椎间孔入路处理高髂嵴的 L_5/S_1 椎间盘突出。

（5）椎间盘翻修手术。

2. 腰椎管狭窄症　根据狭窄类型选择不同的减压技术，如后路经椎板间技术、侧路经椎间孔技术等。

3. 神经根型颈椎病　包括后路锁孔技术（Key-hole）及前路经椎体或椎间隙切除技术。

4. 其他　脊柱内镜技术亦可用于治疗胸椎管狭窄症、腰椎滑脱、感染、肿瘤等疾病，镜下也可进行椎间融合手术。

（二）禁忌证

1. 严重心肺疾病如严重心律失常、心肌梗死活动期、重度心力衰竭、哮喘、呼吸衰竭不能平卧或侧卧，无法耐受内镜手术。

2. 严重高血压、精神异常及意识明显障碍，不能配合内镜手术。

3. 休克、昏迷、卒中等危重情况。

4. 手术节段局部有炎症、感染。

（三）操作前准备

1. 患者的准备

（1）完善 X 线正侧位及屈伸动力位片，CT、MRI 检查。

（2）完善血常规、凝血功能、输血前四项、胸片及心电图等常规术前检查。

（3）全身麻醉患者术前应禁食 ≥ 6 小时，禁饮 >2 小时。

(4)签署手术知情检查同意书。

(5)患者体位：采取侧卧位时，髓核突出侧朝上，腰部垫高，髋关节和膝关节屈曲，采用束缚带适当固定躯干，维持体位的稳定性。采取俯卧位时，使腹部悬空，调整手术床，使腰前凸减小，屈髋屈膝，尽量使椎板间隙张开。

2. 物品(器械)的准备

(1)内镜相关设备的准备，包括内镜、摄像系统、光源系统及射频系统。

(2)内镜相关手术器械严格消毒，包括穿刺针和导丝、软组织扩张系统、椎间孔扩大系统、工作套筒、各类镜下器械等。

(3)C形臂机连接调试。

(4)特殊设备准备，包括镜下磨钻、镜下超声骨刀、激光等。

(5)监护设备、氧气及急救药品准备妥当。

3. 操作者的准备

(1)核对患者信息：包括患者姓名、性别、年龄、主诉。

(2)全身麻醉患者需确认禁食、禁饮时间。

(3)询问有无麻醉药物过敏史。

(4)查看患者血常规、凝血功能、心电图及既往检查结果。

(5)明确患者有无手术禁忌证。

(6)确定患者已签署手术知情同意书。

(四)操作步骤

1. 后方经椎板间入路

(1)定位：体表定位手术节段棘突，C形臂透视确定手术节段。

(2)入镜：棘突旁开5mm作一长约7mm的纵向切口，切开深筋膜，置入铅笔头状的扩张管至黄韧带浅面，沿扩张管旋入工作管道，再次C形臂透视确定位置，取出扩张管，放入内镜。

(3)破黄：镜下识别黄韧带、上位椎板下缘及下位椎板上缘。清理椎板表面的软组织及黄韧带表面的纤维脂肪组织，向外侧清理至小关节内侧边缘及上下关节突交界点，必要时适当扩大椎板边缘或切除小关节内侧缘，按需暴露黄韧带起止点，逐步切除或切开黄韧带，使冲洗的生理盐水流入椎管内硬膜外。

(4)镜下操作：识别神经根及硬膜囊，射频电极将神经根周围的血管预止血，神经剥离子分离神经与椎间盘组织的粘连，用工作套管将神经根轻柔地向内侧牵开，暴露出脱出的髓核或椎间盘后缘，交替使用剪刀、髓核钳、射频电极等，清除突出的髓核组织及椎间盘内松散的退变髓核，射频电极消融絮状髓核并烧灼成形纤维环，也可使用镜下缝合器将纤维环进行缝合。

(5)退镜：沿神经根外侧缘向头侧及尾侧探查，并探查神经根的腋部，观察神经根走行区域是否有残余的髓核组织及神经根活动度，射频止血，必要时留置引流管，可吸收线皮内缝合切口。

2. 侧方经椎间孔入路

(1)穿刺：C形臂透视确定手术节段，后正中线旁开8~14cm为穿刺点(实际的旁开距离依手术节段、患者身高和肥胖程度进行适当调整)，0.5%利多卡因逐层浸润麻醉，22G带芯的穿刺针在C形臂引导下穿刺至目标椎间孔，拔出针芯，插入导丝，在穿刺点处皮肤切开8mm的小切口，拔出穿刺针。

(2) 关节突成形：在C形臂透视下，沿导丝逐级插入导管和逐级扩张导管，然后退出扩张管，采用环锯或骨钻磨除增生的关节突骨质和上关节突腹侧，进行椎间孔成形；也可在视频图像监视下，先辨别出上关节突和横突的交界处，再进行可视化椎间孔成形。退出环锯或骨钻，置入工作通道(图3-14-1)。

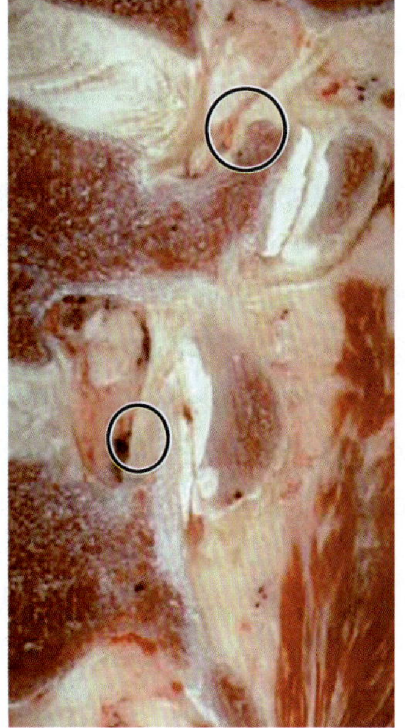

图3-14-1　关节突成形部位：上关节突腹侧

(3) 镜下操作：置入脊柱内镜系统，调节白平衡，调节合适的水流量和压力，采用射频电极对黄韧带进行修整和切除，暴露其深面的神经根和椎间盘；可用稀释的亚甲蓝将髓核染色，根据突出位置调整工作套管，应用髓核钳摘除被染色的突出于纤维环外的髓核组织及椎间盘内松散退变的髓核，使用射频电极进行髓核消融、纤维环热成形或进行纤维环缝合。

(4) 退镜：沿神经根周围探查，观察神经根和硬膜囊搏动情况，射频止血，必要时留置引流管，缝合皮肤。

(五) 并发症及处理

1. 血管和腹部脏器损伤及术后血肿　穿刺置管偏腹侧、椎间孔外探查操作过多等可能损伤大血管和腰椎节段血管及其分支，导致腹膜后血肿。高位腰椎($L_{1\sim3}$)穿刺时旁开较远可能损伤肾脏、肠管等引起继发性椎间盘感染。预防措施：术前在轴位MRI或CT图像上根据局部解剖设计穿刺路径，避开腹腔脏器和肾脏。术中用清晰标准的正、侧位X线透视监测器械位置和方向。侧路穿刺时避免偏前到达椎体侧方。如果怀疑发生肠管损伤，应立即更换无菌的穿刺针。必要时术后放置负压引流管。

2. 出口神经根和神经节损伤　椎间孔狭窄，工作通道挤压，反复穿刺，盲视下椎间孔成形等可能损伤出口神经根和神经节。预防措施：术前了解椎间孔解剖，排除变异神经根，尽量靠近Kambin三角的后内侧置管。注意患者反应，如有异常及时调整器械的位置或方向。穿刺尽量偏向椎间孔腹侧及尾端。神经根和神经节损伤后予以神经营养药物、理疗和对症治疗。

3. 行走神经根和马尾神经损伤　椎间孔成形及置管偏背侧及中央，摘除髓核时视野不清，结构分辨不清可能损伤行走神经根和马尾神经。预防措施：椎间孔成形时环锯不宜超过椎弓根内缘，禁止超过棘突连线，可视化成型时注意控制深度。椎板间入路时镜下直视切开黄韧带，避免盲视下破黄。术中及时止血、保持清晰的视野。摘除突出物前仔细确认其表面无神经覆盖，避免盲目钳夹。

4. 硬膜囊损伤　器械过度深入椎管，摘除过程中分辨不清、盲目钳夹、突出物与硬膜囊粘连紧密等可能损伤硬膜囊。预防措施：精确靶向穿刺和置管，可视化成形。保持视野清晰，准确判断镜下组织，不盲目操作，避免过度减压和广泛暴露神经。发生硬膜囊撕裂时降低水压，尽快结束手术。撕裂较小者可不处理。硬膜囊破裂后应尽量卧床或头低足高位、避免硬膜囊内压力增加造成神经纤维疝出。

5. 器械断裂　器械老化，粗暴操作，沿导丝置入扩张杆时两者成角，穿刺针和导丝弯曲变形，内镜下应用器械夹取较坚硬的骨质等容易造成器械断裂。预防措施：术前仔细检查器械，避免粗暴操作，同轴置管，避免重复使用一次性器械。

6. 减压不充分及早期复发　主要因置管位置不理想、突出物巨大且破碎、位置隐蔽或游离较远等所致。预防措施：术前充分评估，选择恰当的手术方式，必要时磨除部分椎弓根或椎板，根据突出位置适度调整工作套管，手术结束前充分探查，充分摘除椎间隙内破碎松动的髓核，尽量保留后纵韧带等。

7. 椎间盘炎和椎间隙感染　主要因消毒不严格、术中污染、反复穿刺、穿刺针进入肠管或腹腔、器械污染等所致。预防措施：器械严格消毒，严格无菌操作，避免反复穿刺或不正确穿刺，缩短手术时间，减少椎间盘损伤。

8. 术后复发和退变　主要因年龄偏大、体重指数大、Modic 改变、不适当的术后康复锻炼所致。预防措施：避免过多切除相对正常的椎间盘组织，减少纤维环、后纵韧带的破坏，术后早期戴腰围，避免腰部负荷增加。

（六）操作注意事项

1. 学习内镜手术前，需具有丰富的开放手术经验，熟悉脊柱的局部解剖，并学习有关脊柱内镜的相关理论，包括内镜操作的适应证、禁忌证、操作流程；熟悉镜下脊柱、脊髓、神经根及椎间盘的解剖结构，掌握常见并发症的表现及处理原则。

2. 操作过程中，保持视野清晰，动作轻柔，避免暴力操作。仔细辨认神经及椎间盘结构，不盲目切除辨别不清的组织。时刻关注患者的反应，防止神经损伤。必要时可进行椎间盘亚甲蓝染色，以助于分辨。

3. 巨大椎间盘突出时，可能挤压神经组织使其离开正常位置，手术过程中应仔细分辨，充分分离，不盲目切除。不过早将通道置入椎管，以防止神经挤压造成损伤。对于巨大突出、中央型突出、游离型椎间盘，在摘除主要突出的髓核后，应将椎间盘内退变松动的髓核尽量切除，以减少复发。手术结束前仔细探查神经根的腋部和肩部、远端和近端，防止遗漏和残留。尽量不留盲区。

4. 术中透视时，应调整手术床或 C 形臂机，使手术节段呈现标准正侧位。应熟悉影像解剖，以判断器械位置及进一步的调整方向。工作通道置入后，应再次透视确认，以防出现节段错误。

5. 术前应完善 X 线正侧位和屈伸动力位片、CT 及 MRI 检查。以判断椎间孔及椎板间孔的大小，是否存在钙化、椎间盘游离程度等，以预估手术难度。

三、评价标准

见表 3-14-1、表 3-14-2。

表 3-14-1　脊柱内镜操作规范核查表

项目	内容	是	否
操作前准备	核对患者信息：包括患者姓名、性别、年龄、主诉		
	询问禁食、禁饮情况（全身麻醉患者）		
	询问患者既往有无高血压及心、肺、脑疾病等病史		

续表

项目	内容	是	否
操作前准备	查看患者血常规、凝血功能、心电图及既往检查结果		
	明确患者有无脊柱内镜手术禁忌证		
	确定患者已签署手术知情同意书		
	物品(器械)准备:确定相关设备正常,包括内镜系统、光源系统、摄像系统、射频系统及图像采集系统。监护设备、氧气及急救药品准备妥当		
建立通道	麻醉药品稀释		
	根据体形、手术节段、髂嵴等确定皮肤切口		
	按顺序对皮下、深筋膜、关节突、椎间孔及后纵韧带浸润麻醉		
	置入导丝,沿导丝逐级置入扩张通道,扩张软组织		
	沿导丝置入环锯(或骨钻),进行椎间孔成形(或镜下可视环锯成形)		
	置入工作套管		
	连接内镜、光源系统、摄像系统,冲洗系统		
关键步骤完成后均需进行 C 形臂正侧位透视,根据透视结果进行调整			
镜下操作	调整视野方位,分辨率及白平衡		
	识别镜下组织		
	咬除黄韧带		
	识别椎间盘,摘除突出髓核		
	消融纤维环		
	探查神经根		
能准确识别不同结构,精准操作			
操作后处置	向患者简要介绍手术情况		
	向患者交代术后注意事项,如康复锻炼建议,观察是否有感染、血肿、神经功能障碍等情况		

表 3-14-2　质量评估表　　单位:分

项目	5分	4分	3分	2分	1分
操作流畅度					
操作熟练度					
人文关怀					

评分说明如下。

5 分:手术过程清晰流畅,方法正确,人文关怀到位,有术前交流、术中安慰及术后注意事项的交代。

4 分:介于 5 分与 3 分。

3 分:手术过程能整体完成,方法基本正确,能有部分术前交流、术中安慰、术后饮食及注意事项的交代。

2 分:介于 3 分与 1 分。

1 分:手术操作粗暴,无人文关怀。

四、常见操作错误及分析

1. 髓核钳等工具暴力钳夹，导致器械断裂 目前的内镜器械多为丝轴结构，构造精细，暴力操作极易损坏。应在充分分离的基础上轻柔操作，避免器械断裂。

2. 术前仅进行 MRI 或 CT 检查，忽视 X 线检查 X 线检查具有同样的重要作用。正侧位片可判断椎板间孔及椎间孔的形态，有助于选择手术入路及预估手术难度，屈伸动力位片有助于判断脊柱稳定性。

3. 仅根据摘除椎间盘的量评估手术效果，导致部分手术效果不佳 手术结束的标准不能仅关注摘除椎间盘的量，还应综合考虑突出物的位置，减压后神经根的松弛情况，以及患者症状和体征的变化情况等。

4. 局部浸润麻醉时在肌层过多注入药物，导致麻醉效果欠佳 麻醉药物在肌层弥散快，且肌层疼痛感受神经少，导致局部麻醉效果欠佳。为保证麻醉效果，需将麻醉药物在疼痛感受器分布丰富的部位充分浸润，如皮下、深筋膜、关节突周围等。

五、常用训练方法及培训要点介绍

1. 训练模型 脊柱内镜模拟训练模型由仿真半身模拟人、摄像系统、高清监视器、模拟操作训练器械、手术入路孔壁组成。仿真模拟人模型包含硅胶皮肤和肌肉、$L_{1\sim5}$ 椎体和椎间盘、神经、韧带等结构，椎体可打磨钻孔，模拟施行手术操作。椎体和穿刺范围的肌肉为耗材，可替换。模型的骨组织可在 C 形臂下显影。可模拟侧方或后方入路，内镜下可看到突出的髓核、神经根、硬膜囊和增生的骨组织。可模拟镜下椎间孔成形、使用各类抓钳摘除突出组织及纤维环射频消融等。优点是触觉反馈，立体感觉与真实操作相近，不足是相对真实操作变化较少，适合流程和基本操作手法的训练。

2. 虚拟训练 虚拟现实手术以 3D 医学影像数据为基础，利用虚拟现实技术在计算机中建立一个模拟环境，医生借助 VR 硬件设备与虚拟环境中的信息进行手术计划、训练互动。椎间孔镜微创手术虚拟训练系统包括医生头戴头盔及数据手套，可实现在虚拟创建的手术室里学习手术操作。数据手套中内置体感反馈震点，能更加顺畅地实现手势识别的射线、抓放、旋转、移动等操作。同时，数据手套通过真实的手指弯曲和移动的使用方式贴合人体的操作行为模式，使培训体验更加具有沉浸感和真实感。具有高度仿真、精准的操作交互体验、可重复练习、不受传统的硬件条件的限制，不消耗任何医学耗材等优点。

3. 其他 猪的脊柱部分解剖形态与人体较为接近，也可采用冷藏新鲜猪尸作为标本进行模拟训练。

六、相关知识测试题

1. 下列安全三角的界限**错误**的是
   A. 前界为出口神经根
   B. 下界为下椎体的上终板
   C. 内界延伸为行走神经根与硬膜囊
   D. 前界为行走神经根
   E. 下界为椎间盘

2. 椎间孔镜手术适应证为
   A. 盘源性腰痛
   B. 术后复发,手术瘢痕及解剖结构不清而影响二次手术
   C. 马尾神经综合征
   D. 对手术及麻醉无法耐受的老年患者
   E. 以上都对
3. 椎间孔镜手术禁忌证为
   A. 腰椎失稳型椎间盘突出　　B. 穿刺部位 / 路径 / 椎间隙有感染
   C. 凝血功能障碍　　D. 精神异常
   E. 以上都对
4. 椎间孔镜技术的手术入路方式有
   A. 远外侧或水平入路　　B. 后路或椎板间入路　　C. 椎间孔入路
   D. 经关节突入路　　E. 以上都是
5. 行侧入路手术时,局部麻醉重点麻醉的部位**不包括**
   A. 皮下　　B. 深筋膜　　C. 肌层
   D. 关节突周围　　E. 椎间盘表面

答案:1. D　2. E　3. E　4. E　5. C

（段春岳）

第四章

神经外科技能

第一节　腰大池置管引流术

一、概述

腰大池置管引流是通过持续体外引流蛛网膜下腔异常或正常的脑脊液达到治疗目的的神经外科技术。它以操作简单安全、疗效确切而被广泛应用于神经外科临床实践。对于需要反复穿刺引流的患者，每次穿刺引流的脑脊液量均有限，无法发挥引流作用，且反复行穿刺操作，使患者身心均背负沉重负担，不利于后续康复，患者依从性也差。腰大池持续外引流可有效规避上述缺点。腰大池置管持续外引流可尽快地将血性或感染性脑脊液排出体外，畅通脑脊液循环，减少蛛网膜粘连，减轻脑水肿反应，缓解脑血管痉挛，同时缓慢降低颅内压，提高脑灌注压并提供鞘内注药通道。

二、操作规范流程

（一）适应证

1. 蛛网膜下腔出血　蛛网膜下腔中红细胞裂解可释放大量细胞因子、黏附分子及补体等各种炎性介质，激活炎性级联反应，并刺激脑膜和血管，造成脑血管痉挛、脑积水及脑梗死等严重并发症。持续引流出颅内血性脑脊液可加快蛛网膜下腔积血清除速度，减轻红细胞及其代谢产物对脑血管和脑组织的刺激损伤，减轻炎症反应，缓解脑血管痉挛。还可以减轻蛛网膜下腔的粘连，降低脑积水的发生率。对于考虑颅内动脉瘤破裂导致的蛛网膜下腔出血，在动脉瘤妥善处置前，腰大池置管引流应慎重，以免颅内压过大波动导致动脉瘤再次破裂出血。

2. 颅内感染　腰大池置管引流可加速脑脊液循环，加速感染性脑脊液的廓清，同时，还可利用置管进行高频率的鞘内注射抗生素。在留取脑脊液进行常规、生化、涂片及培养等检查时，经引流管取标本也更为便捷，避免了患者反复腰椎穿刺。

3. 脑脊液漏　包括外伤性脑脊液鼻漏、耳漏和神经外科术后脑脊液伤口漏。腰大池置管持续引流可平稳显著地降低颅内压，减轻硬膜张力，同时改善脑脊液循环，使局部硬膜漏口干燥，从而有利于漏口处硬膜的修复和肉芽组织形成粘连，有利于漏口愈合。

4. 脑膨出　部分颅骨缺损患者合并有脑膨出，颅骨修补前行腰大池置管可促进膨出脑组织复位，为皮瓣分离和修补材料安装提供便利。

5. 脑积水　多用于脑积水术前，腰大池置管引流放液试验可为预判脑室腹腔分流手术疗效提供参考意见，尤其是对于正常压力性脑积水，放液后患者临床症状改善提示手术疗效可能较好。

6. 开颅手术前降低颅内压　在部分神经外科颅底手术中，高颅压状态不利于开颅和术中暴露。仅仅依靠体位、麻醉及脱水药物有时效果不理想，而开颅手术前，预先行腰大池穿刺置管引流，可在短时间内有效地释放脑脊液以降低颅内压，便于分离和暴露，减少术者对脑组织的牵拉，缩短手术时间，提高手术安全性。

（二）禁忌证

1. 绝对禁忌证

（1）有脑疝征象。

（2）有临床表现的严重高颅压。

（3）全身严重感染，休克，呼吸循环不稳定。

（4）腰部穿刺部位皮肤或软组织感染，穿刺部位脊柱畸形或骨质破坏。

（5）严重凝血功能障碍。

2. 相对禁忌证　临床考虑有颅内压升高，但患者病情尚稳定，经临床医生详细评估后方可实施。

（三）操作前准备

1. 患者的准备

（1）术前完善血常规，HbsAg、抗 HCV、抗 HIV 等相关检查。

（2）检查前患者无须禁食。

（3）签署腰大池穿刺置管知情同意书。

（4）操作前应向患者做好解释工作，消除其恐惧感。

2. 物品（器械）的准备

（1）腰椎穿刺包。

（2）2% 利多卡因、生理盐水，5~10ml 注射器。

（3）强力碘溶液、消毒棉球。

（4）急救药品准备妥当。

3. 操作者的准备

（1）核对患者信息：包括患者姓名、性别、年龄、床号。询问药物过敏史。

（2）询问患者既往有无高血压及心、肺疾病等病史，有无出凝血异常疾病史。

（3）查看患者血常规、凝血功能、肝炎、艾滋病、梅毒等抗体结果。

（4）明确患者有无腰椎穿刺禁忌证。

（5）确定患者或其授权家属已签署腰大池置管引流同意书。

（四）操作步骤

1. 体位及定位　可床旁或手术室操作。屈弓屈膝位于床缘，双手抱膝；平髂前上棘，$L_{3\sim4}$ 椎间隙水平中线处进针（图 4-1-1）。

2. 消毒　强力碘溶液棉球以穿刺点为中心向外消毒，直径 15cm，消毒 2~3 次，铺无菌巾。

3. 麻醉 2% 利多卡因逐层浸润麻醉。

4. 穿刺测压 持穿刺针垂直背部皮肤缓慢进针，穿破硬膜时有落空感，拔出针芯见脑脊液流出提示穿刺到位。如无脑脊液再缓慢进针 2~5mm，或调整穿刺方向再次穿刺，穿刺成功后测压，如压力高于 200mmH_2O，可先缓慢释放部分脑脊液后再置管。

5. 置管 调整穿刺针斜口方向，可朝向头端或骶端。拔出针芯，从穿刺针管内置入引流管，引流管通过穿刺针斜口时有突破感，过斜口 3~5cm 即可，置入总深度为 12~15cm，避免引流管在椎管内走行过长（图 4-1-2）。

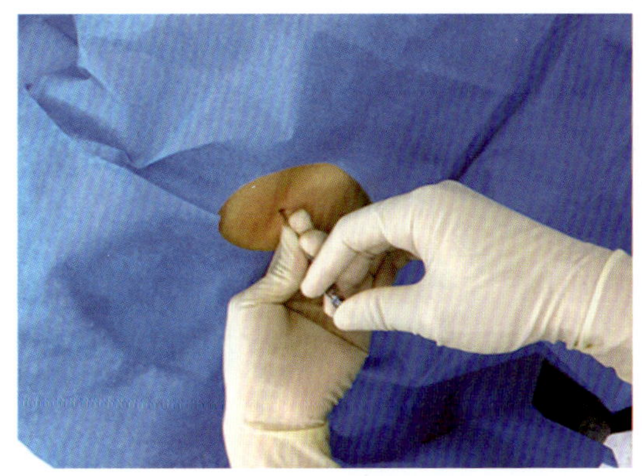

图 4-1-1 消毒铺巾后平 $L_{3\sim4}$ 椎间隙水平在中线处垂直进针

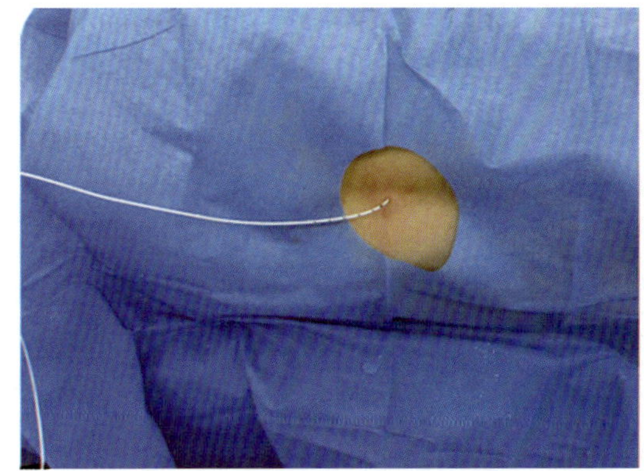

图 4-1-2 腰大池引流管置入深度一般为 12~15cm

6. 接集液袋（瓶） 退针管后，拔出引流管导芯，在引流管末端接三通管和引流袋（瓶）。

7. 固定 可在穿刺点附近用缝线固定引流管，再用黏性较好的胶带将引流管固定于背部及腹部皮肤表面。应避免引流管打折（图 4-1-3）。

8. 引流管拔除 完成治疗目标后要尽早拔除腰大池引流管。撕开胶带，消毒，拔除时操作应轻柔缓慢，尽量避免引流管断裂在椎管内，拔除后应检查引流管的完整性。拔除后穿刺点应缝合避免脑脊液漏。

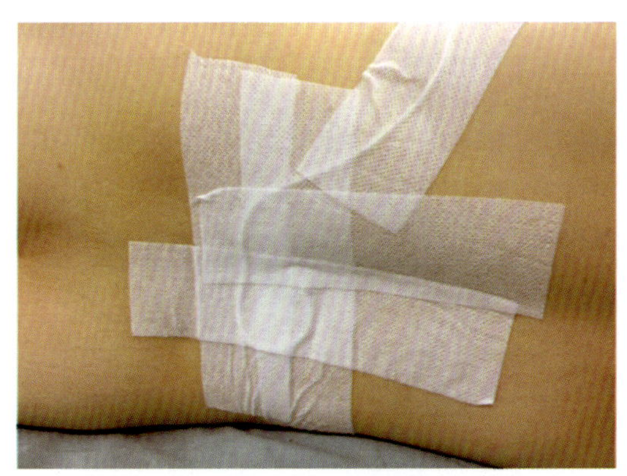

图 4-1-3 腰大池引流管需用胶带固定妥善防止脱出

（五）并发症及处理

1. 引流不畅 / 堵管 常见原因包括引流管打折，引流管部分脱出，脑脊液浑浊堵管等。处理措施：如有打折或脱出，需重新固定或置管；如脑脊液浑浊，可使用 5~10ml 生理盐水每天冲管一次预防堵管，堵管后也可用生理盐水冲洗通管。

2. 引流管脱出或断裂 多为患者翻身时扯出或意识不清患者无意识扯断。需重新置管。

3. 穿刺点脑脊液漏 原因包括置管时间较长，窦道形成，脑脊液顺着窦道从穿刺点渗出。处理措施：可在穿刺点附近缝针闭合漏口，如无效应拔除引流管，缝合穿刺点针孔，选择其他椎间隙再次穿刺置管。

4. 引流管残端残留椎管　原因为拔管时引流管断裂在椎管内。多需手术取出。

5. 双下肢无力　原因多为利多卡因进入硬膜外、硬膜下或蛛网膜下腔所致，患者一般多合并有全身冒汗等不适。多为一过性，药物代谢后症状消失。

6. 神经根刺激症状　表现为穿刺点以下平面区持续疼痛。原因为引流管位置太深或太偏，刺激神经根产生疼痛。处理措施：穿刺时尽量使穿刺针在椎管中央。腰大池引流管进入椎管内长度不宜过长，以 3~5cm 为宜。若出现神经根症状，可尝试退管或改变引流管位置。也可让患者改变体位，给予止痛药对症治疗。如无效，需拔除引流管。

7. 颅内及椎管内感染　原因多由引流管放置时间过长所致，鞘内注射等操作未严格按照无菌原则也容易导致颅内及椎管内感染。处理措施：需拔除引流管，并进行引流管尖端培养，及时使用抗生素治疗。

8. 硬膜下积液原因　原因为引流过度。处理措施：减少引流量，适当增加输液量，采用头低位。

9. 脑疝形成　原因为未严格把握穿刺置管的适应证，穿刺前颅内压过高，短时间内过度引流也是脑疝形成的直接原因。处理措施：重在预防，对于严重高颅压患者禁止行腰大池置管引流术。严格控制引流量和引流速度。发生脑疝后立即夹闭引流管，予以甘露醇脱水降颅内压治疗，必要时急诊行侧脑室穿刺外引流。

三、评价标准

见表 4-1-1、表 4-1-2。

表 4-1-1　腰大池置管引流术操作规范核查表

项目	内容	是	否
操作前准备	核对患者信息：包括患者姓名、性别、年龄、床号		
	询问有无服用抗血小板药物、抗凝药物如阿司匹林、氯吡格雷等的情况及有无出凝血异常疾病史。询问有无麻醉药物过敏史		
	查看患者血常规、凝血功能、心电图及既往检查结果		
	明确患者无腰大池置管引流的禁忌证		
	确定患者已签腰大池置管引流同意书		
	物品（器械）准备：腰椎穿刺包，测压管，引流管套件，强力碘溶液，利多卡因，纱布，手套		
穿刺置管	体位正确		
	穿刺点定位准确		
	操作顺序：消毒、麻醉、穿刺、测压、置管、接引流装置、固定引流管		
操作后处置	向患者简要介绍操作情况		
	交代患者术后注意事项，如体位，引流速度及引流量控制		
	脑脊液标本送检		
	及时完善操作记录		

表 4-1-2 腰大池置管引流术操作规范质量评估表 单位：分

项目	5分	4分	3分	2分	1分
操作过程流畅度					
操作检查熟练度					
人文关怀					

评分说明如下。

5 分：操作过程清晰流畅，无卡顿，进针及置管方法正确，人文关怀到位，有术前交流、术中安慰，询问患者状态及术后注意事项的交代。

4 分：介于 5 分与 3 分。

3 分：操作过程能整体完成，卡顿次数少于 3 次，进针及置管方法基本正确，能有部分术前交流、术中安慰、术后体位及注意事项的交代。

2 分：介于 3 分与 1 分。

1 分：操作过程卡顿大于 6 次，操作粗暴，患者疼痛难忍，无人文关怀。

四、常见操作错误及分析

1. 引流袋（瓶）高度 持续引流应根据患者颅内压调整引流袋高度，使得引流速度控制在 2~5 滴 /min，10~20ml/h；间断开放引流，引流袋高度一般与床缘平齐，每 1~2 小时开放一次，每次引流量 10~20ml。每天引流总量 200~350ml 为宜（成人）。

2. 引流管放置时间 一般放置 5~7 天，最长不超过 2 周。如患者确需继续使用，可考虑更换椎间隙再次穿刺或改行侧脑室穿刺外引流。

3. 患者体位 患者可以仰卧或侧卧，侧卧时引流袋的位置应相应更改。少数情况下如有必要患者也可短时间坐、立或下床，但此时应关闭引流管。

4. 鞘内注射 根据病情需要可鞘内注射抗生素、激素或化疗药物，以提高中枢神经系统药物浓度，达到治疗的目的。可根据药敏试验结果选择鞘内注射的抗生素。

5. 脑脊液监测 严密观察脑脊液颜色，腰大池引流管便于留取脑脊液送实验室检查，可 2~3 天检测一次，动态对比脑脊液细胞数及生化指标变化。

6. 拔管时注意事项 在无菌条件下拔管。轻柔操作，如遇阻力，勿暴力拔管，可转动引流管调整方向后再拔。拔除后穿刺点窦道应缝针避免脑脊液漏。纱布覆盖并严密观察纱布有无渗湿。

五、常用训练方法及培训要点介绍

腰大池置管引流的训练仍以腰椎穿刺训练为基础。腰椎穿刺训练模型较多，CK811 腰椎穿刺训练模型又称为腰椎穿刺仿真标准化患者，该仿真标准化患者取侧卧位，背部与床面垂直，头向前胸弯曲，双膝向腹部屈曲，躯干呈弓状。$L_{1\sim5}$ 椎体和棘突、髂后上棘、髂嵴等体表标志明显。适合流程和基本操作手法的训练。

六、相关知识测试题

1. 下列**不属于**腰大池置管引流适应证的是

A. 严重颅内感染

B. 垂体瘤术后脑脊液鼻漏
C. 外伤性蛛网膜下腔出血
D. 一次性取脑脊液送脱落细胞学检查
E. 部分颅底肿瘤术前降颅内压

2. 关于腰大池置管引流的操作**不正确**的是
A. 一般在 $L_{3\text{-}4}$ 椎间隙进针
B. 如压力高于 200mmH_2O，可先缓慢释放部分脑脊液后再置管
C. 置管深度一般超过穿刺针尖 5~10cm
D. 置管后引流袋的高度要根据引流速度进行调整
E. 置管可在床旁或手术室完成

3. 关于腰大池置管引流的并发症的处置正确的是
A. 脑脊液穿刺点漏应加压包扎
B. 置管后颅内感染多由于置管时间过长，需拔管后进行引流管尖端培养
C. 脑疝形成时仍可继续引流
D. 硬膜下积液是由于引流不足，需加快引流速度
E. 引流管断裂在椎管内无须手术取出

4. 关于腰大池置管引流的注意事项说法**不正确**的是
A. 每天引流总量 500~600ml 为宜
B. 一般放置 5~7 天，最长不超过 2 周
C. 根据病情需要可鞘内注射抗生素、激素或化疗药物
D. 患者可以仰卧位或侧卧位
E. 拔管时遇阻力不可暴露强行拔管

5. 腰大池置管引流的优势**不包括**
A. 持续稳定地降低颅内压
B. 操作简单，创伤小
C. 便于留取脑脊液实验室检查
D. 便于鞘内注药
E. 严重高颅压时仍可穿刺置管

答案：1. D　2. C　3. B　4. A　5. E

（谭志刚）

第二节　颅内压监测技术

一、概述

关于颅内压及其决定因素的系统讨论最早可以追溯到 18 世纪，苏格兰解剖学家亚历山大·蒙罗（Alexander Monro）和同胞外科医生乔治·凯利（George Kellie）提出了“蒙罗 - 凯利学说”。后来，美国神经外科医生哈维·库欣改进了“蒙罗 - 凯利学说”，并详细阐述了临床管理颅内压的基本原则。

通常情况下，颅内腔的体积是恒定的，因此颅内压维持稳定主要取决于其内容物的体积。颅内内容物包括：①脑组织；②血液；③脑脊液。因为脑组织是相对不可压缩、稳定的。所以颅内压相对稳定即要求平衡流体部分进出；也就是说，动脉血的流入和静脉血的流出必须达到相对平衡，脑脊液的产生速率和引流速率必须达到相对平衡。此三部分任意部分的体积增加都可以导致颅内压增高。在某些病理状态下（如脑水肿、脑出血等），颅内总体容积增加超出了系统的代偿能力即可引起颅内压增高。当颅内压自我调节的贮备能力耗竭时，容积的略微增加即可导致颅内压的持续升高，进而带来致命性损害（图 4-2-1）。

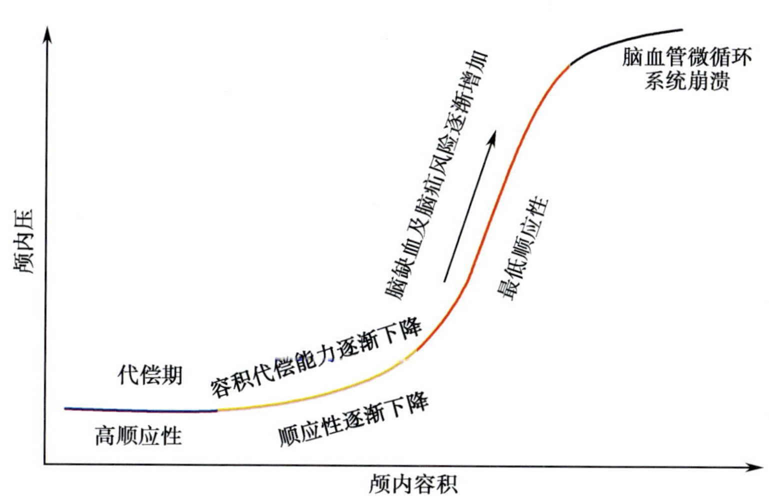

图 4-2-1 颅内压压力 - 容积曲线

在正常的生理条件下，包括体位、脑搏动、心血管的舒缩功能、呼吸节律和肾上腺素、血管紧张素等的调节能力的变化，均可引起平均颅内压的变化。当颅内压变化的持续时间超过 5 分钟时，则被视为有临床意义。仰卧位时，成年人颅内压的生理界限为 7~15mmHg，儿童为 3~7mmHg，婴儿为 1.5~6mmHg。

鉴于颅内压早期调控的可逆性及其对颅脑损伤患者预后评估的重要意义，促使临床希望通过监测颅内压以指导临床管理。近年来，颅内压监测已经广泛应用于神经重症监护及颅脑外伤、蛛网膜下腔出血和脑积水等神经系统疾病。

二、操作规范流程

（一）适应证

1. 强烈推荐 用于治疗重型颅脑损伤（GCS ≤ 8 分），入院时颅脑 CT 异常，即发现脑挫裂伤、血肿（包括但不限于硬膜外、硬膜下、颅内血肿等）、环池受压、脑疝或严重脑肿胀。

2. 全身多发伤伴意识障碍（GCS<15 分） 其他脏器损伤后的治疗可能影响脑灌注压，如呼气末正压通气（PEEP）、应用强效镇静剂。

3. 创伤性颅内占位可在清除占位效应后行监测。

（二）相对禁忌证

1. 清醒患者。

2. 凝血功能严重障碍（如 DIC）。

（三）操作前准备

1. 患者的准备

(1) 了解患者的意识状态、瞳孔大小及生命体征等的动态变化。如患者躁动不安，则需在麻醉状态下进行操作。

(2) 患者取仰卧位，头正中，头圈或头垫置于头下固定，可抬高床头 15°~30° 方便操作。头部角度的旋转会使操作者的解剖方向感出现偏差。

(3) 确保患者头部清洁，穿刺点周缘备皮。

2. 物品（器械）的准备（如进手术室操作则可按照脑室外引流手术进行准备，以下为 ICU 床旁操作准备）

(1) 无菌手套。

(2) 吸收无菌隔垫。

(3) 记号笔。

(4) 备皮刀。

(5) 外科口罩。

(6) 无菌衣、手术帽。

(7) 强力碘溶液。

(8) 无菌纱布。

(9) 局部麻醉药。

(10) 无菌布单。

(11) 手术刀片、缝线、手摇钻或开路电钻等操作器械。

(12) 颅内压监测仪及穿刺针等配套设备。

（四）操作步骤

1. 术区消毒铺巾　清洁头部后穿刺点周缘备皮（剔除周围头发 2cm 即可，目前认为刮刀损伤头皮表皮后感染风险反而大大增加）。标记穿刺点后消毒双手并消毒术区，铺无菌巾。侧脑室颅内压监测探头置入最常采用侧脑室额角穿刺点，即 Kocher 点，定位于中线旁开 2.5~3cm，取眼球前视状态下瞳孔中线处，冠状缝前约 1cm。一般在右侧侧脑室额角进行穿刺。但如果存在右侧额叶存在病理损伤或右侧侧脑室出血脑室内铸型等情况，可考虑取左侧穿刺。

2. 切开头皮，颅骨钻孔　穿刺点皮下局部麻醉后以穿刺点为中心平行于矢状面行直切口 2~3cm，乳突撑开器撑开切口，应用高压灭菌后的电动颅骨钻或手摇钻钻孔。尖刀片划开硬膜。注意颅骨钻孔时钻头必须垂直于颅骨表面，穿行轨迹尽量与准备行侧脑室穿刺的轨迹一致。否则在用直径较小的钻头且颅骨较厚时，会造成骨孔本身的轨迹移位，致使后续穿刺轨迹偏移。可以通过使用直径较大的钻头，或在钻骨孔时多次反复回缩推进，以确保颅骨内板开口处足够大，避免导管轨迹移位。

3. 穿刺　将带针芯的颅内压监测探头垂直于骨孔球面进行穿刺，在双侧外耳道与穿刺点所在平面向同侧内眦方向穿刺，即导管的轨迹在矢状面上朝向外耳道，在冠状面上朝向同侧内眦。带针芯穿刺置入过程中，见脑脊液流出后退出针芯再深入 1cm 左右，一般穿刺深度在 5cm 即可。当然每个病例最好结合患者影像学做精准测量，最理想的穿刺深度即导管探头前端在侧脑室的 Monro 孔水平。若穿刺过深（≥ 8cm）才见到脑脊液流出，则针芯前端可能已经达到脚间池。

4. 皮下隧道潜行　脑室行颅内压监测引流管穿刺成功后，监测引流管远端行皮下隧道分离潜行约 3cm 后妥善固定。皮下潜行引流管可以降低感染风险，并且可以降低无意将引流管拔出或深入的风险，对于皮肤切缘的愈合也更为有利（图 4-2-2）。

5. 缝合切口，固定引流装置并妥善连接颅内压监测仪器　如引流管引流脑脊液通畅，监测记录仪及示波屏上显示出颅内压数值及波动曲线，则说明颅内压监护仪安装处置良好。

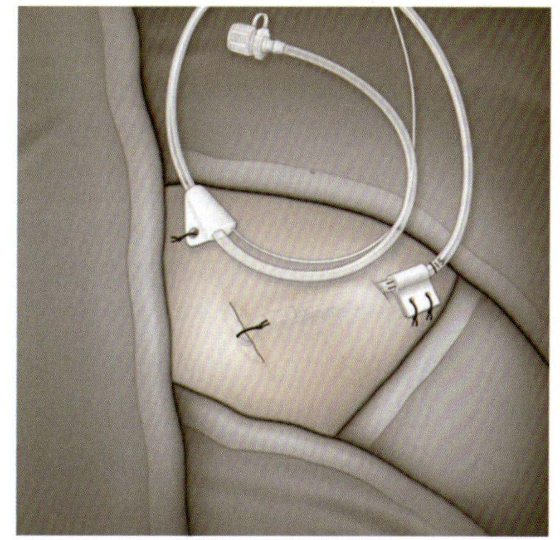

图 4-2-2　穿刺后引流监测装置皮下潜行后再出头皮切口并妥善固定

（五）并发症及处理

1. 感染　感染为颅内压监测最常见的并发症，国内外报道其发生率为 1%~36.7%。其中感染装置的菌落形成要比有临床表现的感染更为常见。脑脊液细菌培养阳性对颅内感染最具诊断及治疗意义。脑脊液感染相关征象：①细胞指数［细胞指数 =（脑脊液白细胞数 – 脑脊液红细胞数）/（外周血白细胞计数 – 外周血红细胞计数）］上升；②脑脊液糖 / 血糖比值持续下降；③存在发热、脑膜刺激征等临床表现；④脑脊液细菌培养呈阳性；⑤脑脊液乳酸持续增高。存在以上任意两条均提示颅内感染。

感染的高危因素有：①脑实质、蛛网膜下腔或脑室内出血；②颅内压 >20mmHg；③持续监测时间超过 1 周；④开颅术后；⑤监测引流系统阻塞或阻塞后反复冲洗；⑥开放性颅脑损伤；⑦合并其他部位感染（如肺炎或菌血症）。

最新临床指南提出不推荐预防性使用抗生素或常规更换导管以减少感染的发生。感染发生后如情况允许，建议尽早撤除颅内压监护装置。监护引流管自穿刺点在皮下潜行一段距离（一般 ≥ 3cm）后再出皮肤固定可显著降低感染风险。持续颅内压监护时至少每 2 小时检查一次监护引流系统，包括引流是否通畅和固定监护导管处是否有移位或脱落。脑室引流储液囊要定期（一般每 4~8 小时）清空。每天可取引流脑脊液行常规、生化、乳酸测定、细菌培养和药敏试验等检测，及早发现脑脊液常规生化的改变，有感染征象时尽早使用符合培养细菌用药方案的抗生素精准抗炎治疗。当然，提高颅内压管理的无菌观念也至关重要。

2. 出血　据文献报道有创颅内压监测相关性出血总体发生率为 1.1%~2.8%。置入颅内压监护装置后及时复查颅脑 CT 有助于早期出血情况的发现。当出血致使脑室内铸型，引流管堵塞时建议尽早拔除侧脑室引流测压装置，如必要则考虑行对侧侧脑室穿刺外引流颅内压监测或行脑实质型颅内压监测。

3. 失效或阻塞　脑室内导管型颅内压监测装置引流量需要密切观察并控制，短时间过量的脑脊液引流可能促使脑室壁移位并贴附于引流管口，增加堵塞的可能。另外，当颅内压高于 50mmHg 时引流梗阻的发生率会显著增加。

4. 移位　检测探头或脑室引流管可能由于多种原因出现移位，致使颅内压数值漂移，脑脊液引流不畅。应自穿刺点皮下移行一段距离（通常 ≥ 3cm）后出皮肤切口并妥善用缝线固定引流管，降低引流管移位甚至脱出的概率。

5. 放置不到位　当脑室较小或由于脑水肿、脑占位病变等原因使脑室受压变形移位时，可能降低穿刺成功率。操作者术前需要仔细参考患者影像学检查结果（包括 CT、MRI 等），依据患者影像数据设计穿刺路径，必要时可在神经导航设备辅助下在手术室行“精准”侧脑室穿刺放置引流及测压装置，也可以更换为脑实质型颅内压监护装置放置。

（六）操作注意事项

1. 在学习颅内压监测前，需学习相关颅内压原理的基础，颅内压监测操作的适应证及禁忌证；掌握侧脑室颅骨及体表投影标志的解剖学基础，在穿刺的过程中要有解剖三维空间感，才能做到精准穿刺。

2. 颅骨钻孔时，钻头必须垂直于颅骨表面，避免出现颅骨外板骨孔孔径中点与内板孔径中点的明显错位，否则会使后续侧脑室穿刺针道出现移位，穿刺轨道偏移，造成穿刺困难（图 4-2-3）。必要时可采用直径较大的钻头钻孔。

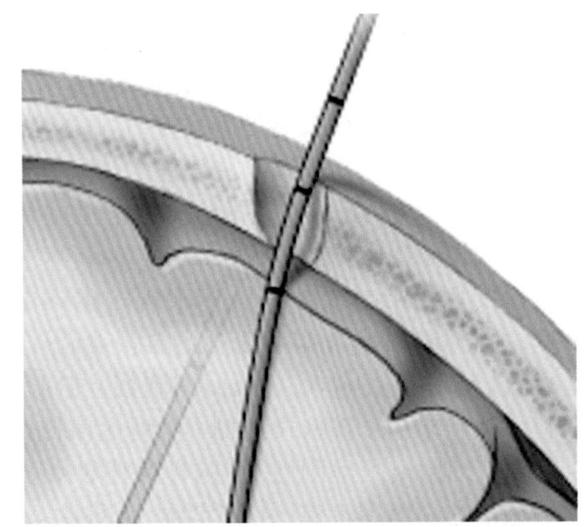

图 4-2-3　钻孔未垂直于骨面造成骨孔内外径中点偏移从而造成穿刺轨道偏移

3. 侧脑室穿刺。定位 Kocher 穿刺点（如前述）后，穿刺在双侧外耳道假想连线平面朝向同侧内眦方向，带针芯穿入皮质后见脑脊液流出即可退出针芯，一般再深入 1cm 即可。

4. 如连续 3 次穿刺未见脑脊液成功引流，则可考虑行蛛网膜下腔探头置入监测或脑实质内探头监测。

5. 应用导管型颅内压穿刺引流装置监测颅内压时，注意调整基准“零点”应与室间孔保持同一水平，临床上一般取外耳道水平位置为参考基准。应用压力传感器型颅内压监测装置时，注意一些品牌的压力传感器在置入前需要在一个标准大气压下的生理盐水内进行“调零”。

6. 严格预防感染。在颅内压监测的整个操作过程中，从安装脑室内导管或颅内传感器，到监测期间和取出传感器，都要严格执行无菌操作技术。监测时间一般 3~7 天，最长不宜超过 14 天，置入 5 天后感染概率会显著增加。

7. 密切观察患者的生命体征、意识、瞳孔及肢体活动的变化，对躁动患者加以约束或给予适度镇静镇痛，防止脱管移位发生。

8. 患者头部尽量保持正中位，避免扭曲致使颈静脉回流受阻造成颅内压升高；床头抬高 15°~30°，以利于颅内静脉回流，减轻脑水肿，降低颅内压。

9. 加强颅内压监测管道及探头导线护理，在更换敷料，翻身护理等操作过程中要防止其脱落、打折、阻塞，保证颅内压监测装置的正常运行。持续颅内压监测时至少每 2 小时检查一次监护引流系统，包括引流是否通畅，固定监护导管处是否有移位或脱落。脑室引流储液囊要定期（一般每 4~8 小时）或储液快满时及时清空（并计数）。

10. 每天应取引流脑脊液行常规、生化、乳酸测定及细菌培养和药敏试验等检测，动态监测脑脊液常规生化指标变化，发现异常及时处置。颅内压监测期间也应定期复查颅脑

CT,以掌握颅内病情变化。

11. 原则上在降低颅内压治疗结束后 48~72 小时,颅内压持续保持在正常范围即可停止监测。

（七）相关知识

颅内压监测分有创颅内压监测与无创颅内压监测。

19 世纪后期最常采用测量颅内压的方式是通过腰椎穿刺测量颅内压,目前仍广泛应用于各级医院。但其仅可测量一个短暂时段的颅内压范围,且对于重型颅脑外伤颅内压高的患者,单纯性腰椎穿刺测压有导致脑疝危象的可能。目前已不作为颅脑损伤重症患者的颅内压监测方式。

现今临床常用的有创颅内压监测装置根据颅内压监测探头置入的部位不同可分为脑室内导管型(包括有引流导管型与无导管型)、脑实质型、蛛网膜下腔间隙型、硬膜下型和硬膜外型(图 4-2-4)。

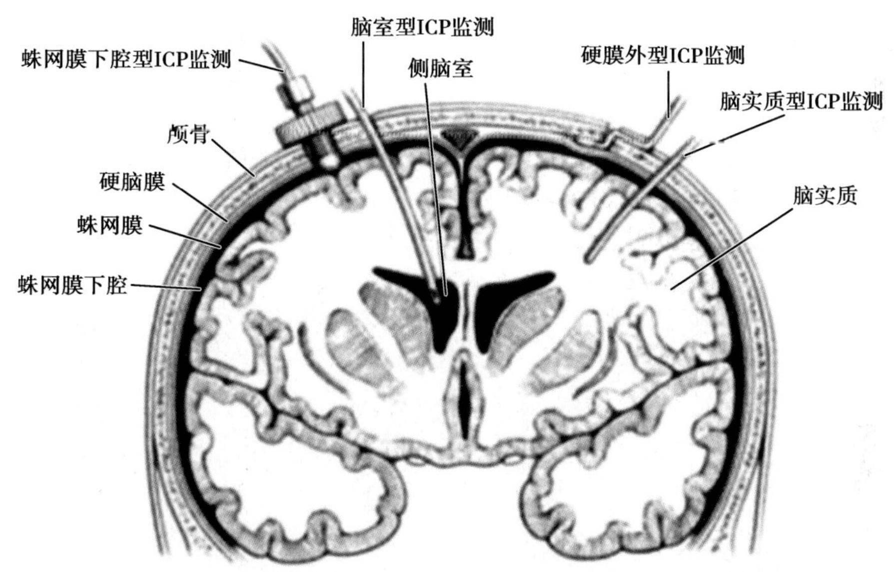

图 4-2-4 常见有创颅内压监测分类

1. 脑室内导管型 即在监测颅内压的同时可以起到脑室外引流的作用,被视为颅内压监测的“金标准”。优点:相对精准,测量漂移值较小;除可监测颅内压外,还可以起到引流脑脊液缓解颅内压的治疗作用(包括脑室内积血的引流或脑室脑膜炎感染脑脊液的引流)。缺点:当脑室受压变形移位时相对穿刺难度增加;脑室内凝血块或脑室移位塌陷可造成引流管堵塞及测量不准;护理难度相对大;传感器位置必须始终处于相对患者头部固定的参考点,即随着患者头位的改变而改变。

2. 脑实质型 准确率较脑室内导管型稍差,较硬膜下型及蛛网膜下腔间隙型要好。

3. 蛛网膜下腔间隙型 在植入 3 天后感染风险逐步增高。当颅内压增高,即最需要行颅内压监测时会由于脑表面蛛网膜下腔的闭塞而准确率明显减低,此时测量值往往低于实际测量值。

4. 硬膜下和硬膜外型 准确率往往更差。

在不符合有创颅内压监测应用的指征，或由于条件所限不能立即进行有创颅内压监测时，颅内压的无创评估也可以为临床决策带来一定参考依据。另外，对于一些颅内压升高可疑性较低，但需要评估颅内压对病情影响的患者，无创颅内压监测亦是一种良好的选择。

1. 经颅超声多普勒（transcranial ultrasound Doppler，TCD）　在神经危重症情况下，经颅多普勒是最常用的监测脑血流变化的工具。目前已有很多计算模型，可通过脑中动脉血流速度、动脉血压和脉动指数的测量来评估颅内压。虽然随着人工智能及神经网络技术的运用，计算模型不断进化改良，其推算颅内压准确率较前有了明显提高。但该技术在临床医护的应用上仍然存在明显局限性，即像大多数超声技术一样，TCD 在观察者间的主观差异比较明显。10%~15% 的患者由于颅骨特征限制了超声的反应敏感性，使得 TCD 难以实施。TCD 仅提供了一次性测量，虽然有潜力成为一种筛查工具，但对于需要持续监测的患者来说，该技术还远远达不到临床应用的诉求。

2. 神经鞘直径（optic nerve sheath diameter，ONSD）　视神经从颅内进入眼眶时，周围被硬脑膜鞘所包围。围绕视神经的蛛网膜下腔与颅内蛛网膜下腔相连。颅内压升高可通过蛛网膜下腔的脑脊液传导，导致视神经鞘扩张，因此当颅内压升高时可通过超声来观察视神经鞘直径的变化间接反映颅内压变化。超声 ONSD 测量与有创颅内压监测之间存在相关性，其总体敏感性和特异性分别为 0.90 和 0.85，一般建议直径为 5.6mm 作为诊断升高的阈值。但对于严重颅脑损伤伴眶周甚至眼球损伤者不适用，且在颅内压剧烈波动状态下，测量 ONSD 的特异性也会显著降低。当有创颅内压监测不能及时应用时，ONSD 测量可能成为监测颅内压的筛选试验（图 4-2-5）。

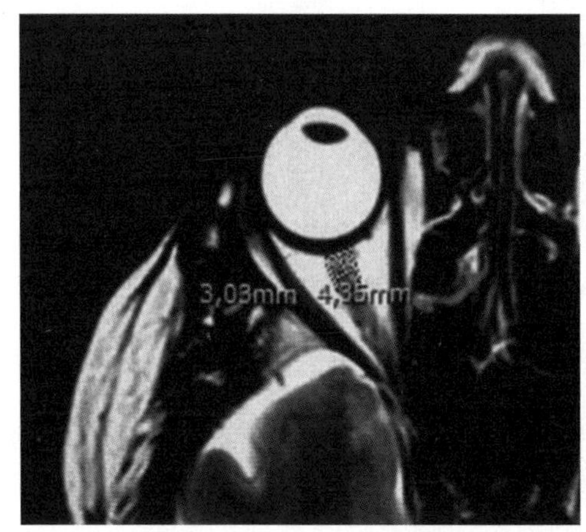

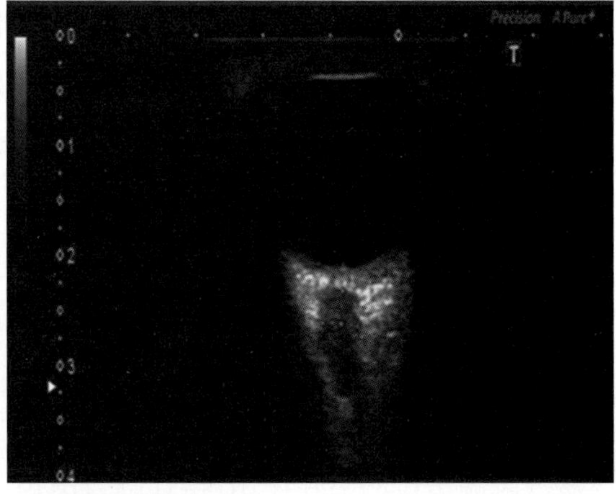

图 4-2-5　MRI 及超声显示视神经鞘

3. 基于影像学评估　CT、MRI 等影像学可为临床医生提供很多信息进行评估颅内压情况，包括占位效应、中线移位程度、脑室受压变形程度、环池间隙等，但需要明确的是 CT 和 MRI 通常用于诊断目的，仅可提供关于颅内压变化的定性分析。

4. 医用无创颅内压监护仪　目前国内外已有几种临床应用的无创颅内压监测传感器，随着技术革新、人工智能和神经网络数据分析的进化迭代，以后可能会出现更为精准的无创颅内压监护设备。

三、评价标准

见表 4-2-1、表 4-2-2。

表 4-2-1　侧脑室穿刺型颅内压监测操作规范核查表

项目	内容	是	部分	否
操作前准备	核对患者信息：包括患者姓名、性别、年龄、住院号			
	评估意识状态、瞳孔大小及生命体征等			
	评估肢体活动情况及配合程度，适当约束，避免躁动			
	仰卧位，抬高床头 15°~30°			
	清洁头发及穿刺点周围皮肤，穿刺点周缘备皮。标记穿刺点			
	佩戴外科口罩、帽子，消毒双手并消毒手术区，穿无菌手术衣，铺无菌巾			
	物品(器械)准备：颅内压监测仪、探头、消毒液、无菌巾、换药包、无菌敷料、固定胶带 备监护设备、氧气及急救药品			
操作过程	切皮			
	以穿刺点为中心平行于矢状面纵向直切口 2~3cm			
	皮缘止血后乳突撑开器撑开切缘			
	钻孔			
	应用无菌电钻或手摇钻垂直于骨面均匀用力钻骨孔			
	颅骨钻好后冲洗清理骨渣，骨缘止血			
	硬膜处理			
	双极电凝硬脑膜表面止血			
	11# 刀片划开硬膜小孔，0.3~0.5cm			
	穿刺			
	若应用合并传感器型颅内压监测装置，则需先将探头置于 1 个气压下的生理盐水中“调零”			
	带针芯垂直于骨面在双侧外耳道平面内向同侧内眦方向缓慢穿刺			
	见脑脊液流出后退出针芯再深入 1cm			
	皮下潜行			
	脑室测压引流管先暂夹闭			
	皮缘切口外潜行隧道游离约 3cm			
	监测引流装置皮下潜行后从外侧切口分出并妥善固定			
	连接固定引流装置及颅内压监护仪			
	连接引流管及外侧引流集液装置			
	连接颅内压监护仪并读数，观察颅内压波形			

续表

项目	内容	是	部分	否
操作过程	注意事项			
	各项操作严格无菌			
	患者躁动不安可予以适度镇静，严重颅脑外伤患者可在手术室全身麻醉状态下进行操作			
	避免导管及颅内压监测探头导线迂曲、弯折或脱出			
	连续三次脑室型颅内压监测引流装置置入失败后可更换为脑实质型监测探头安置			
操作后处置	准确记录引流液的颜色、性状、量及监测结果			
	至少每2小时检查一次引流管是否通畅，监测引流装置固定处是否有移位或脱出			
	每日留取脑脊液标本行常规生化等检验			
	向患者家属交代注意事项			

表 4-2-2　颅内压监测操作规范评估表　　单位：分

项目	好(5)	一般(3)	差(1)
操作过程流畅度			
操作检查熟练度			
人文关怀			

评分说明如下。

好：整体过程清晰流畅，操作熟练，无菌观念强，方法正确，人文关怀到位。

一般：操作过程能整体完成，操作方法基本正确，能有部分交流及注意事项的交代。

差：连续三次侧脑室穿刺引流未成功且仍盲目操作，动作粗暴，缺乏人文关怀，无菌观念淡薄。

四、常见操作错误及分析

穿刺多次未准确置入侧脑室：首先明确操作前患者头位是否仰卧居正中，其次 Kocher 穿刺点是否准确定位，再次穿刺角度及深度是否符合规范标准。当然也要考虑是否存在脑室移位或脑室缩小为裂隙脑室等特殊情况。

五、目前常用模拟训练简介

国外已有几家虚拟现实公司推动 VR/AR 技术结合患者影像学数据模拟患者侧脑室穿刺或手术方案设计等操作。虚拟外科训练操作系统可以利用一个手持式机器触头，模仿相关手术工具的使用，并使适当的触觉反馈成为可能。另外其可以融合患者的特定 CT/MRI 扫描数据，以模拟患者的情况以提高临床各种操作的真实性。优秀的模拟训练系统还通过力学组件模拟阻抗等因素可模拟人体解剖操作中的不同组织（如皮肤、组织、骨骼等）的触觉反馈，以达到训练侧脑室穿刺、颅内压监测等操作的真实“4D”体验。这些高科技虚拟现实模拟训练系统的运用可以为不同年资医生提供一个安全且相对真实的教学环境,安全有效地进行全方位训练,提高其方向认知能力、手眼协调能力和操作诊断能力(图 4-2-6)。

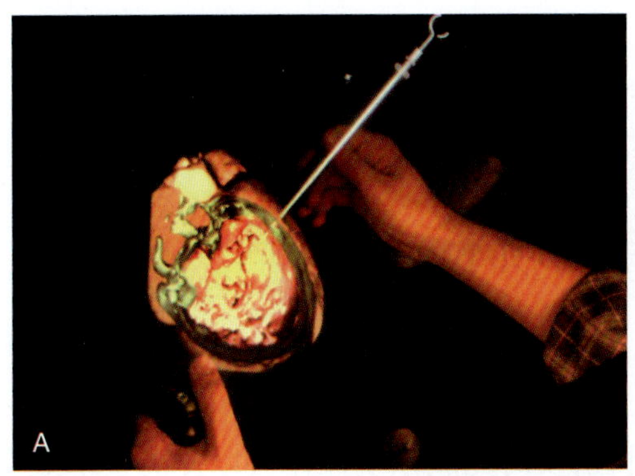

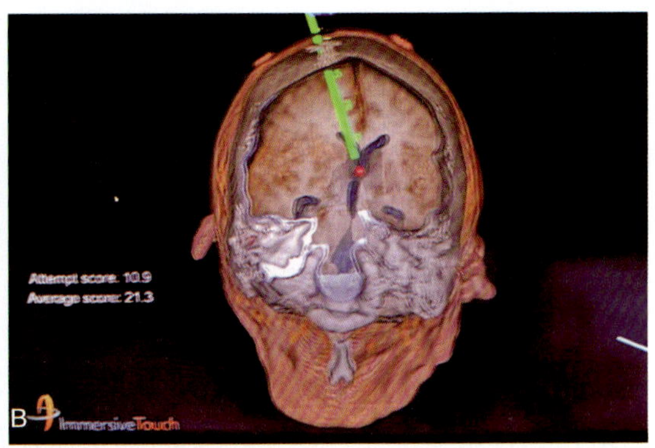

图 4-2-6　VR 设备模拟侧脑室穿刺(A、B)

六、相关知识测试题

1. 患者,女,65 岁。颅内压监测仪显示为 35mmHg。首选的降颅内压药物是

A. 50% 甘油盐水溶液　　B. 地塞米松　　C. 乙酰唑胺

D. 20% 甘露醇　　E. 氢氯噻嗪

2. 患者,男,30 岁。因重型颅脑损伤行持续颅内压监测。必须采取降压措施的最高颅内压阈值是

A. 15mmHg　　B. 20mmHg　　C. 25mmHg

D. 30mmHg　　E. 40mmHg

3. 患者,50 岁。车祸 6 小时后由外院转入。颅脑 CT 显示:右侧额叶、两侧颞叶周围脑组织水肿,中线略左偏,考虑脑挫裂伤。急诊拟"重型颅脑外伤"收治入院,立即行"脑内血肿清除术",术后返回监护室,患者昏迷,瞳孔对光反射消失,GCS 评分 6 分。下一步处理**不恰当**的是

A. 镇静　　B. 镇痛　　C. 持续颅内压监测

D. 目标体温控制在 31~33℃　　E. 维持出入量平衡

4. 患者,男性,62 岁。因"突发头痛,伴恶心、呕吐 1 天,加重伴意识不清 6 小时"来诊。体格检查:神志昏迷,双侧瞳孔直径约 3mm,对光反射消失,肢体刺痛无反应,血压 160/100mmHg。对该患者的一般处理中,下列**错误**的是

A. 密切观察意识、瞳孔、血压、脉搏及呼吸等的变化

B. 频繁呕吐时,予以禁食

C. 意识不清及咳痰困难者予以气管插管或气管切开

D. 便秘时予以高压灌肠,以疏通大便

E. 静脉补液量以维持出入量平衡为度

5. 患者,女,58 岁。急性颅内压增高,其生命体征变化为

A. 呼吸增快,脉率增快,血压升高

B. 呼吸减慢，脉率增快，血压正常
C. 呼吸减慢，脉率减慢，血压升高
D. 呼吸正常，脉率减慢，血压下降
E. 呼吸增快，脉率正常，血压下降

答案：1. D　2. B　3. D　4. D　5. C

（崔　岩）

第三节　常用开颅术

一、概述

钻孔和骨瓣成形是颅脑手术中的基本操作过程，及时完成该项操作可以提高手术效率。虽然该操作过程简单明了，但也存在一定的风险。最为重要的是：术者应该熟练掌握这些基础的手术步骤，从而最大限度地降低并发症的发生率。

二、操作规范流程

（一）适应证

1. 急性硬膜外血肿　血肿量较大（幕下>10ml，颞部>20ml，幕上>30ml，中线移位>1cm），意识障碍逐渐加深，颅内压进行性升高表现；急性硬膜下血肿：血肿>30ml或颞部>20ml，血肿厚度>10ml，中线移位>5mm。

2. 急性脑内血肿和脑挫裂伤

（1）对于急性脑实质损伤（脑内血肿、脑挫裂伤）的患者，如果出现进行性意识障碍和功能损害，药物无法控制高颅压，CT出现明显占位效应。

（2）额颞顶叶挫裂伤体积>20ml，中线移位>5mm，伴基底池受压。

（3）通过脱水等药物治疗后颅内压>25mmHg，脑灌注压<65mmHg。

（4）颅后窝血肿>10ml、CT扫描有占位效应者。

3. 慢性硬膜下血肿　钻孔引流无法引流出陈旧性出血。

4. 凹陷性颅骨骨折

（1）闭合性凹陷性骨折>1cm。

（2）闭合性凹陷性骨折压迫导致神经功能障碍。

（3）开放性凹陷性骨折。

（4）闭合性凹陷性颅骨骨折压迫静脉窦导致血液回流障碍、出现高颅压。

5. 高血压脑出血　皮质下、壳核出血>25ml，丘脑出血>10ml，小脑出血>10ml，中线移位>1cm，脑室脑池等结构受压变形或消失，双侧瞳孔不等大甚至对光反射消失，意识障碍加深，躁动嗜睡甚至昏迷。

6. 脑动静脉畸形

（1）S-M分级Ⅰ～Ⅱ级。

（2）S-M分级Ⅲ～Ⅳ级必须根据患者情况在采用多模式方法下治疗。

（3）S-M分级Ⅳ级枕叶或小脑Ⅳ级AVM必须考虑手术。

(4)脑动静脉畸形合并出血。

7. 动脉瘤　囊性动脉瘤(包括前交通动脉瘤、后交通动脉瘤、大脑中动脉瘤、椎基底动脉瘤)等。

8. 肿瘤　垂体瘤、脑膜瘤、颅咽管瘤、侧脑室肿瘤、软骨肉瘤、脊索瘤、神经鞘瘤、畸胎瘤、胆脂瘤、胶质瘤、髓母细胞瘤、室管膜瘤、生殖细胞瘤、松果体瘤、海绵窦浆细胞瘤等。

9. 颅内感染性疾病　脑脓肿、脑猪囊尾蚴病、脑弓形虫病等。

10. 枕下减压　枕骨减压、小脑扁桃体下疝畸形等。

11. 烟雾病、烟雾综合征。

(二) 禁忌证

1. 绝对禁忌证

(1)严重心肺疾病如严重心律失常、心肌梗死活动期、重度心力衰竭、哮喘、呼吸衰竭不能平卧,无法耐受开颅全身麻醉手术。

(2)严重休克、水和电解质平衡紊乱、严重贫血或营养不良。

(3)凝血功能障碍,如血小板疾病、血友病、白血病及长期服用华法林的心房颤动患者。

(4)头部软组织或邻近组织感染。

2. 相对禁忌证

(1)急性或慢性病急性发作,经治疗可以恢复。

(2)心肺功能不全。

(3)急性扁桃体炎、咽炎、急性哮喘发作期。

(4)消化道大出血,血压波动较大。

(三) 操作前准备

1. 患者的准备

(1)为避免交叉感染,制订合理的消毒措施,根据消毒措施检查前完善 HbsAg、抗 HCV、抗 HIV 等相关检查。

(2)全身麻醉手术,术前禁食 ≥ 10 小时,禁饮 ≥ 6 小时。

(3)常规:60 岁以上患者完善心电图及心脏彩超检查。

(4)有高血压、冠心病和心律失常患者,术前测血压、心脏彩超及 24 小时动态心电图检查,若有禁忌证,及时暂缓手术。

(5)签署开颅手术风险知情同意书。

(6)剔除术区头发,检查有无相关区域软组织感染。

(7)全身麻醉后,患者仰卧位(翼点入路)或公园长椅位(乙状窦后入路),推荐头架固定;头向健侧旋转 15°~30°(翼点入路)或头向下垂 10°(乙状窦后入路);调整手术床以便外科医生能够舒适工作。

(8)患者眼睛涂眼膏,并贴上胶带保护,以避免消毒时含碘消毒液损伤眼睛。

(9)常规导尿,监测尿量,并及时发现可能出现的尿崩症。

(10)术前 30 分钟,预防性使用抗生素,手术时长超过 3 小时应追加一次抗生素。

2. 手术室设置及物品(器械的准备)

(1)在手术室内确定显微镜及显微器械使用情况正常,包括显微镜内存、显微镜光源、操作手柄或脚踏、显示器、视频录像系统正常;不同手术所选择的显微器械包正常消毒且可使用。

(2) 开颅动力系统及吸引器操作正常。

(3) 保证患者仰卧位、左侧卧位、右侧卧位等体位下，术者身后有足够空间摆放显微镜或观察内镜。

(4) 监护设备、氧气设备及急救药品准备妥当。

(5) 备好开颅器械包，颅后窝开颅时备有颅后窝器械包，消毒物品及无菌巾。

3. 操作者的准备

(1) 核对患者信息：包括患者姓名、性别、年龄、主诉。

(2) 确认禁食、禁饮时间。

(3) 确认患者既往有无高血压及心、肺、脑疾病等病史，有无服用抗血小板药物。

(4) 药物、抗凝药物及有无出凝血异常病史。

(5) 麻醉医生需询问有无麻醉药物过敏史。

(6) 查看患者血常规、凝血常规、心电图及既往检查结果。

(7) 再次明确患者无手术禁忌证。

(8) 确定患者已签署麻醉知情同意书。

(四) 操作步骤

神经外科有多种开颅入路，根据疾病不同会选择不同入路，如翼点入路、乙状窦后入路、颞下入路、远外侧入路、Dolenc 入路、Kawase 入路等。本部分以经典翼点入路和乙状窦后入路为例，介绍开颅的操作步骤。

1. 经典翼点入路　该入路由 Yasargil 教授设计并广泛应用于神经外科各种病症。翼点入路是利用额颞发际线内的弧形切口，行额颞骨瓣成形，通过磨除蝶骨嵴、分离侧裂，暴露脑内深部的经典开颅方式。它通过磨除蝶骨嵴，解剖侧裂及额叶底部眶顶区域蛛网膜并释放脑脊液，在额颞叶之间形成一个圆锥形的工作空间。通过该间隙打开额叶底部、视交叉池和颈内动脉池的蛛网膜，进而暴露鞍上、鞍旁、脚间池等空间。

(1) 开颅技术

1) 体位：仰卧位，头部旋转 30°~60°，抬高肩膀；胸廓抬高 10°~15°；使用 Mayfield 三钉头架，保证三钉位于冠状缝和矢状缝之间；颈部后仰 15°。说明：经典翼点入路一般将颧弓置于最高点，而该入路的头位根据颅内病变的部位和性质有不同变化：鞍内病变可减少头部后仰，而鞍上、上斜坡病变则增加头部后仰程度；嗅沟脑膜瘤可略向对侧多旋转和向对侧肩部多倾斜；当采用翼点入路与纵裂入路联合探查第三脑室肿瘤时，头部的后仰和旋转均应减少至最低限度，以兼顾二者需要。

2) 皮肤切口　①翼点入路采用发际线内弧形切口，始于耳屏前方，止于正中矢状线外侧 2~3cm 发际前缘，切口两端连线到达额骨颧突部位。②切口下缘不超过颧弓水平，以免损伤面神经主干，且尽量靠近耳屏，避免损伤面神经颞支。③术中面神经颞支的保护：手术刀垂直切开头皮直达颞肌筋膜，然后采用 2 种方法分离。锐性分离，紧贴颞肌筋膜表面用手术刀向前分离；钝性分离，用纱布在头皮下方筋膜表面用拇指按住，双手前推皮瓣分离。对于颞肌不发达的患者，不分离颞肌筋膜，将皮瓣连同颞肌一同翻向前下。④颞肌的处理：在颞肌附着处内侧，颞线下 0.5~0.7cm 切开肌腱，以便骨瓣复位后行颞肌 - 颞肌肌腱缝合(图 4-3-1)。

3）骨瓣成形：经典翼点入路开颅为钻四孔，根据病变范围，或采用改良方式开颅时，可适当减少钻孔数目。第一孔（即关键孔）在额骨颧突之后；第二孔位于眶上缘中点处，此两孔尽量接近颅底；第三孔位于颞线内近冠状缝处；第四孔位于颞骨鳞部，尽量靠近颅中窝底，铣下颅骨，取下骨瓣。分离蝶骨嵴硬膜，咬除蝶骨嵴，到达眶上裂附近。

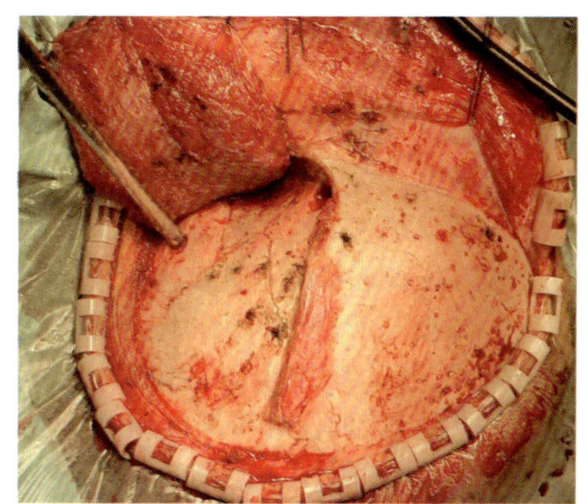
图 4-3-1 翼点开颅切开皮肤及颞肌后所暴露骨质范围

注意：在关键孔处钻颅时，钻孔位置在额骨颧突后 1cm 眶额缝附近处，钻头钻入板障后应将钻头方向朝向额顶，以免打穿眶板和眶筋膜。颅骨钻孔是外科医生进行颅内操作的必经步骤，应注意以下几点：①根据颅骨厚度（儿童或成人）选择合适的开颅钻；②钻孔过程中开颅钻垂直于颅骨表面；③钻孔过程中禁止摇动、旋转，或改变钻孔角度，避免误伤；④避免钻孔过程中压力过大穿破硬膜；⑤以下情形应格外小心，包括颅骨轮廓不规则，婴儿、小儿及其他颅骨柔软的患者；⑥颅骨病变处。

（2）硬膜切开：游离额颞骨瓣后，磨除蝶骨嵴，悬吊硬膜。硬膜沿骨瓣形状弧形剪开并翻向颅底，必要时可放射状剪开。

（3）关颅：对于翼点入路，术后根据实际情况选择硬膜水密缝合或不缝合。对于一般肿瘤或未破裂动脉瘤手术，术后需水密缝合硬膜，回纳骨瓣，以颅骨固定系统固定，最后分层缝合肌层和皮瓣。但是对于大面积脑梗塞、高血压脑出血及颅脑外伤等需去大骨瓣减压手术的患者，则需敞开硬膜，去除骨瓣做到骨性减压，最后分层缝合颞肌和皮瓣。

2. 乙状窦后入路 乙状窦后入路是采用耳后的倒“7”形或直形切口，行乳突后枕骨骨瓣成形，暴露横窦和乙状窦夹角，切开硬脑膜，并向内下牵拉小脑，利用小脑和岩骨背面夹角的自然间隙，暴露脑桥腹外侧面、桥小脑角池及周围病变的入路。

（1）开颅技术

1）手术体位：乙状窦后开颅的手术体位主要有两种，分别为 3/4 侧俯卧位和半坐位。由于重力作用，半坐位时小脑自然下垂，有利于肿瘤的暴露，但该体位有气体进入静脉系统从而引发气体栓塞的风险，因此术中需要心脏及血管超声的实时监测，该种体位只在部分医疗中心开展。现以 3/4 侧俯卧位为例。

2）3/4 侧俯卧位：消毒、铺单前，可选择行腰椎穿刺释放 35~40ml 脑脊液以降低颅后窝压力，有利于安全切开硬膜。头架固定，患者术侧的肩膀应向前倾并尽量向尾端牵开，以确保术者有足够的操作空间（图 4-3-2）。将患者固定在手术床上。

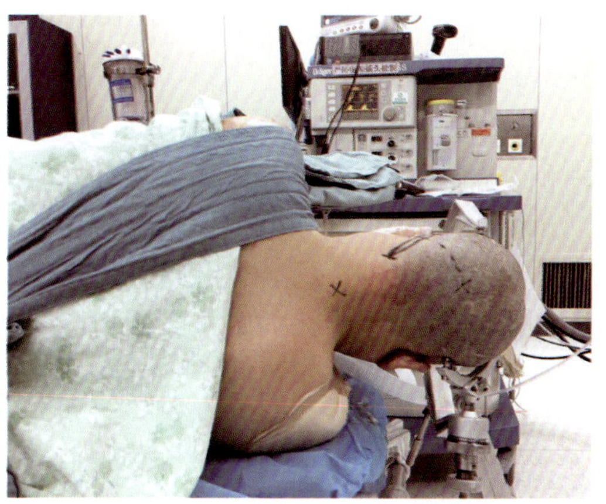
图 4-3-2 乙状窦后入路体位摆放

3）乳突置于手术视野的最高点：向地面方

向旋转头部，头钉位置远离术区。患者的头部稍屈曲并垂向地面，床头上抬 15°。

4）以横窦与乙状窦交界处作一倒“7”形切口：颧弓根与枕外粗隆连线作为横窦体表标记，过乳突根部做一垂直于该连线的切口标记，越过横窦体表标记后该切口标记拐向后方并平行于横窦。对于大型听神经瘤，可通过加宽切口基底以扩大颅骨切开的范围。

5）辨认横窦 - 乙状窦交界下缘并钻孔：颧弓根与枕外粗隆连线作为横窦体表标记线，过乳突根部作该连线的垂直线，交点即为钻孔位置。

6）钻孔与颅骨成形：在上述钻孔位置处可通过磨钻磨除表面骨质来辨别横窦下缘及乙状窦后缘，随后使用剥离子去除“蛋壳样”的骨质。根据肿瘤实际大小及手术需求选择第二或第三孔位置，如枕骨鳞部近颅底处或横窦下缘近中线处。骨瓣成形的第一步使用铣刀自第一孔向后、向下、再向前止于乳突根部，随后从第一孔由上向下沿乙状窦后缘铣除或磨除骨质。

7）使用磨钻或剥离子去除乙状窦表面的蛋壳样骨质。乙状窦后方常常有一“乳突导静脉”，可通过双极电凝电灼后烧断。在去除乙状窦表面骨质过程中若出现静脉窦的破口引起出血，可以通过明胶海绵压迫止血，若仍然无法止血，可使用 5-0 针线加缝 1~2 针止血。

8）颅骨成形后及手术结束前应仔细检查并使用骨蜡封闭乳突气房。

（2）硬膜切开：弧形或“T”形切开硬膜。弧形切开：距离横窦及乙状窦边缘约 2mm、平行于静脉窦走行切开硬膜。“T”形切开：硬膜最下缘与硬膜后缘连线直行切开，随后在连线中点向横窦乙状窦交界处再次切开硬膜。分别向上、向外侧翻转横窦及乙状窦并悬吊硬膜。硬膜切开过程中，若出现静脉窦出血，可使用 5-0 针线加缝 1~2 针止血。脑牵开器向下方及内侧牵拉小脑并暴露桥小脑角部位的病变。

（3）关颅：硬膜边缘应对合良好。术后要求水密缝合硬膜，乳突气房用骨蜡彻底封闭，然后回纳骨瓣，最后分层缝合肌层和皮瓣。

（五）并发症及处理

术后神经功能评分低于术前时，尤其是术后即刻恶化的神经功能，应该紧急评估和处理。可能出现的原因如下。

1. 术后血肿　包括脑内血肿（ICH），术区血肿或术区远端血肿；硬膜外血肿及硬膜下血肿。

2. 脑梗死　包括动脉性脑梗死；静脉性梗死，常见于静脉窦周围手术。

3. 术后癫痫　抗癫痫药物使用剂量不足。

4. 急性脑积水。

5. 颅内积气　单纯颅内积气，其症状包括嗜睡、谵妄、头痛、恶心和呕吐、癫痫发作。颅内积气常在 1~3 天内吸收。

6. 水肿　术区邻近的大脑皮质功能术后会因为水肿而出现功能障碍，此情形可通过脱水治疗后好转。

7. 其他　脑神经的牵拉或撕裂会导致暂时或永久的脑神经功能障碍；脑血管牵拉会导致血管痉挛。

（六）操作注意事项

1. 在进行开颅术操作前，需学习有关开颅术的相关理论基础，包括适应证、禁忌证；熟悉神经系统及颅骨相关解剖结构，掌握常见的脑血管、脑外伤、脑肿瘤疾病及相关疾病的影像学表现及处理原则，轻柔操作，避免暴力开颅。

2. 操作过程中应做到循序渐进，保证每一步止血确切，保持术野干净整洁，如有出血一定明确出血部位，进行有效止血后再行下一步操作。

3. 操作的每一步应到位，例如：蝶骨嵴磨除过程要保证蝶骨嵴平整，从而保证硬膜下结构的充分暴露。

4. 关颅过程避免脑脊液漏，硬膜尽量做到水密缝合。

（七）相关知识

1. 翼点入路作为经典的开颅入路之一，有众多改良方式，包括扩大翼点入路、额颞开颅、颅中窝底入路、眶外侧入路等，各种翼点入路的变形可以根据病变部位、大小及病变性质略有不同，对翼点入路解剖的详细掌握可为不同种类手术提供最优解决方式。

2. 开颅过程中硬膜应尽量保持完整。开颅过程中硬膜撕裂可导致如下问题：术后缝合或修补困难增加脑脊液漏风险；穿透硬膜可能使静脉窦或皮质桥静脉损伤导致回流障碍、术后脑肿胀、脑挫伤、蛛网膜下腔出血或脑出血等风险。

三、开颅术规范检查表

见表4-3-1、表4-3-2。

表4-3-1　开颅术操作规范核查表

项目	内容	是	部分	否
操作前准备	核对患者信息：包括患者姓名、性别、年龄、主诉			
	询问禁食、禁饮情况			
	询问患者既往有无高血压及心、肺、脑疾病等病史			
	询问有无服用抗血小板药物、抗凝药物如华法林、阿司匹林、氯吡格雷、利伐沙班等的情况及有无出凝血异常疾病史。麻醉需询问有无麻醉药物过敏史			
	查看患者血常规、凝血功能、心电图及既往检查结果			
	明确患者有无开颅术禁忌证			
	确定患者已签署开颅手术同意书			
	物品（器械）准备：确定开颅相关设备正常，包括磨钻、铣刀、吸引器正常；图像采集系统及图文报告系统操作正常。监护设备、氧气及急救药品准备妥当			
操作过程	颅骨外过程			
	头部切口画线是否准确			
	标记关键解剖标志			
	翼点开颅按顺序切皮止血；乙状窦后入路按顺序进行耳后切口			
	按顺序进行筋膜间分离；逐层切开皮下及枕部肌肉			
	按顺序切开颞肌筋膜；按顺序暴露至寰枕交界附近			

续表

项目	内容	是	部分	否
操作过程	颅骨骨瓣成形			
	关键孔			
	颞底(乙状窦上)			
	额底(枕骨鳞部)			
	铣刀通过钻孔,骨瓣成形			
	磨除多余骨质(蝶骨嵴、乙状窦后)			
	打开硬膜前彻底止血			
	打开硬膜			
	悬吊硬膜周围			
	弧形或放射状剪开硬脑膜			
	保护脑组织及硬膜切缘			
操作后处置	周围头皮、筋膜、肌肉再次彻底止血			
	棉片及纱布保护周围组织结构			

表 4-3-2　开颅术操作规范评估表　　单位:分

项目	好(5)	一般(3)	差(1)
操作过程流畅度			
操作检查熟练度			
人文关怀			

评分说明如下。
好:操作过程清晰流畅,人文关怀到位,有术前交流、术后周围组织结构的保护,术中出血量少,无脑组织及硬膜损伤。
一般:操作过程能整体完成,开颅方法基本正确,开颅过程少量出血,无脑组织或硬膜损伤,或只有轻微损伤。
差:操作过程卡顿,操作粗暴,出血量大,有硬膜和脑组织挫伤。

四、常见操作错误及分析

1. 开颅时开颅钻及铣刀破坏硬脑膜,损伤脑组织　使用自停开颅钻时用力过大,未能及时使开颅钻自停,导致破坏硬脑膜,另外有可能对于患者年龄、病情预估不足导致硬脑膜及脑组织损伤;使用铣刀时,铣刀过热,未及时用无菌生理盐水降温,导致灼伤脑组织。

2. 处理蝶骨嵴骨质不到位　蝶骨嵴多余骨质未磨除或磨除不够,蝶骨嵴骨质去除不够会导致手术视野范围暴露不足,影响术者操作。

3. 开颅后未能彻底止血　操作欠规范,导致术区止血不彻底。

五、常用训练方法及培训要点介绍

1. 模型训练　未操作过开颅器械时,第一次为患者开颅会不安全,尤其在窦旁操作时。因此术前需要获得一些控制性设备的操作经验。可以椰子作为头颅模型,准备开颅钻、头架、冲洗液、铺巾及一个桶，组成简易的开颅训练模型。首先在一个台面上固定头架，椰子固定于头架上，安装好开颅钻。然后在椰子上按计划画线。最后用开颅钻打孔。假定覆盖椰肉表面的褐色部分是硬脑膜，完整保留硬脑膜，按照预定的轮廓进行开颅。

2. 尸头训练　尸头解剖是神经外科医生深入学习和提高的重要手段，通过尸头解剖学习，进一步加深对手术入路的理解，也是显微神经外科解剖研究的开端。通过尸头解剖获得解剖知识对年轻的神经外科医生来说是必需的。

六、相关知识测试题

1. 患者，女，45 岁。应“突发剧烈头痛 2 小时”入院。DSA 诊断为右侧后交通动脉瘤；既往有高血压病史。对该患者最常用的开颅方式是

A. 右侧额下入路　　B. 右侧纵裂入路　　C. 右侧翼点入路
D. 右侧乙状窦后入路　　E. 右侧扩大颅中窝底入路

2. 患者，男，67 岁。因“左侧听力下降伴行走不稳半年”入院。头部 MRI 示左侧桥小脑角区占位；既往无特殊。对该患者最常用的手术入路是

A. 右侧乙状窦后入路　　B. 右侧翼点入路　　C. 左侧翼点入路
D. 左侧乙状窦后入路　　E. 左侧远外侧入路

3. 患者，65 岁。因“头晕 3 月，加重伴乏力 1 周”入院。头部 MRI 提示左侧 CPA 区囊实性占位。该患者在开颅过程中重点应暴露的结构是

A. 左侧横窦　　B. 左侧乙状窦　　C. 左侧枕窦
D. 左侧横乙交界区　　E. 左侧面听神经

4. 患者，男，47 岁。因体检发现右侧鞍旁占位，行右侧翼点入路鞍旁占位切除术，术中硬膜外出血量较大。考虑的原因是

A. 脑皮质静脉出血　　B. 脑膜中动脉出血　　C. 蝶骨嵴出血
D. 颞肌出血　　E. 颞肌筋膜出血

5. 患者，男，55 岁。因“头晕头痛 6 个月”入院。头部 MRI 提示为右侧蝶骨嵴巨大脑膜瘤。对患者术中应重点处理的骨质是

A. 右侧额底　　B. 右侧前床突
C. 右侧蝶骨嵴及颞骨鳞部　　D. 右侧乳突
E. 右侧额骨颧突

答案：1. C　2. D　3. D　4. B　5. C

（郑娇盈）

第四节　立体定向下脑病变活检术

一、概述

脑组织活检的目的是对取出的病变组织进行光镜、电镜、生化、组织化学和病毒学等检查。脑组织活检是早期明确颅内病灶性质的重要手段。根据所用器械不同而分为徒手穿刺术和立体定向穿刺术，后者又可分为有框架立体定向术和无框架立体定向术两种。徒手穿刺

术适合于弥漫性病变,简便易行但精确性稍差;而立体定向术则适合于局限性病变、重要功能区病变和深部的病变。立体定向术自1947年由Spiegel和Wycis首先应用于人脑以来,其后的十多年,主要的治疗对象是锥体外系疾病和精神病,直到50年代末期和60年代初,才由Mundinger等用于肿瘤活检。1976年Bergstorm将CT应用于立体定向术的影像定位,随着CT、MRI的临床应用及计算机技术的飞速发展,立体定向活检的定位精确度提高至1mm以内,而且活检器械可以安全到达颅内绝大部分部位,大大提高了活检的阳性率,减少了并发症。目前立体定向下脑病变活检术已在临床广泛应用,借助脑立体定向仪,可在手术侵袭很小的情况下,准确获得脑内病变组织,尤其是脑内小病灶,从而明确其病理性质,进行正确的治疗。对于颅内肿瘤,立体定向活检诊断的准确率达95%以上,对于一些特殊性质的病变如炎症、脱髓鞘疾病、艾滋病等,活检诊断的准确率也可达85%。本节主要介绍立体定向脑组织活检术。

二、操作规范流程

(一) 适应证

1. 病变位于脑重要功能区,预计开颅手术将导致严重神经功能缺失。
2. 性质不明的脑深部病变。
3. 疑为炎性病灶或全身性疾病造成的脑内病变。
4. 脑内多发或弥散性占位病变及累及双侧大脑半球的占位病变。
5. 准备接受放疗、立体定向放射外科治疗或化疗,须得出病理诊断。
6. 手术风险大且性质不明的颅底肿瘤。

(二) 禁忌证

1. CT、MRI影像学检查没有可见的目标。
2. 局部头皮感染。
3. 血供极丰富的病灶或疑为血管性病变,预估活检易产生严重出血。
4. 凝血功能障碍、血小板数量减少;1周内有服用阿司匹林类药物的情况。
5. 脑室内病变。
6. 有严重高颅压症状,有脑危象先兆。
7. 颅骨板障厚度<3mm,不能固定立体定向仪。
8. 低位脑干内弥漫性生长的病变。
9. 疑为脑囊虫或脑棘球蚴病。
10. 开颅手术易切除的非功能区病变。

(三) 操作前准备

1. 患者的准备

(1)术前完善血常规、凝血功能、乙肝表面抗原(HBsAg)、丙型肝炎病毒抗体(抗-HCV)、抗人类免疫缺陷病毒抗体(抗HIV)、心电图等相关检查。

(2)如需要行全身麻醉,检查前患者应禁食≥6小时,禁饮>2小时。

(3)签署脑组织活检术知情同意书。

(4)检查前应向患者和监护人做好解释工作,消除患者的恐惧感,征得患者和家属的理解。

(5)根据病变的位置局部备头皮或剃发,标记好手术的部位。

2. 物品（器械）的准备

（1）无菌手套、无菌手术衣、无菌纱布及其他无菌敷料、无菌布单。

（2）甲紫或其他手术画线笔。

（3）消毒液。

（4）麻醉药物。

（5）手术刀片、缝线、吸引器、电凝、手摇钻或开颅电钻等操作器械。

（6）立体定向框架（图 4-4-1）。

（7）计算机立体定向计划系统。

（8）立体定向手术操作器械包。

（9）心电监护仪、氧气、肾上腺素等急救药品。

3. 操作者的准备

（1）对患者信息：包括患者姓名、性别、年龄、主诉、脑活检的部位。

（2）再次确认患者既往有无心、肺、脑部疾病等病史，有无服用抗血小板药物、抗凝药物及有无出凝血异常疾病史。

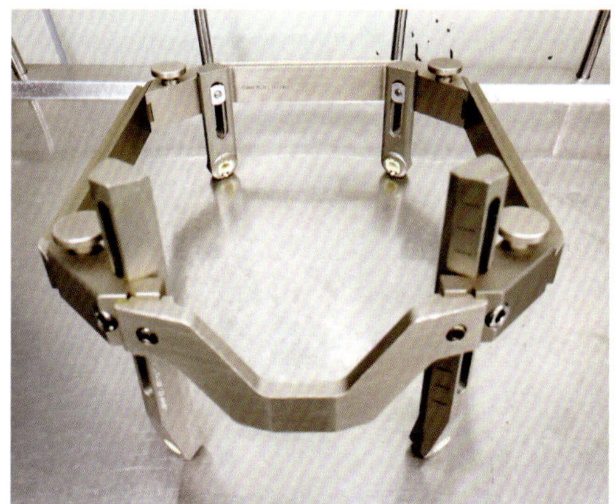

图 4-4-1　立体定向框架

（3）麻醉医生需询问有无麻醉药物过敏史、家族中恶性高热病史。

（4）查看患者血常规、凝血功能、心电图及既往检查结果。

（5）再次明确患者无手术禁忌证。

（6）确定患者已签署手术知情同意书。

（四）操作步骤

1. 一般准备同开颅术。预约术中快速冷冻切片组织学检查。

2. 在手术室安装立体定向框架（图 4-4-2），一般在患者坐位、局部麻醉下安装，小儿或配合困难者可在静脉辅助麻醉下安装。将患者头颅固定在立体定向框架中，装上定位框（图 4-4-3）。安装时注意将活检靶点包含在定位框定位范围内。尽量避免立体定向框架对术中操作的影响。需全身麻醉手术者，应将立体定向框架前方横杆换成弓形杆以便于麻醉操作。

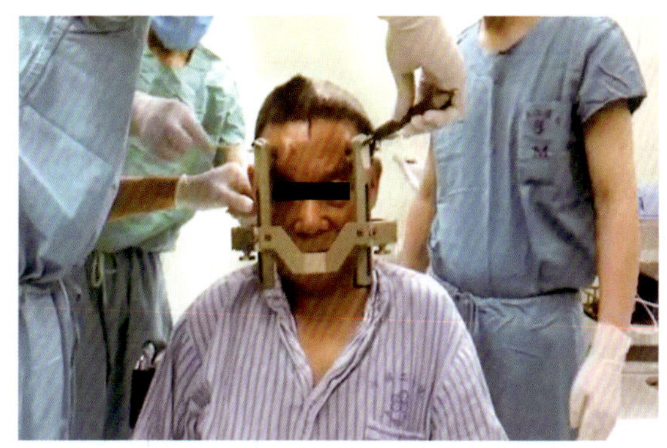

图 4-4-2　安装立体定向框架

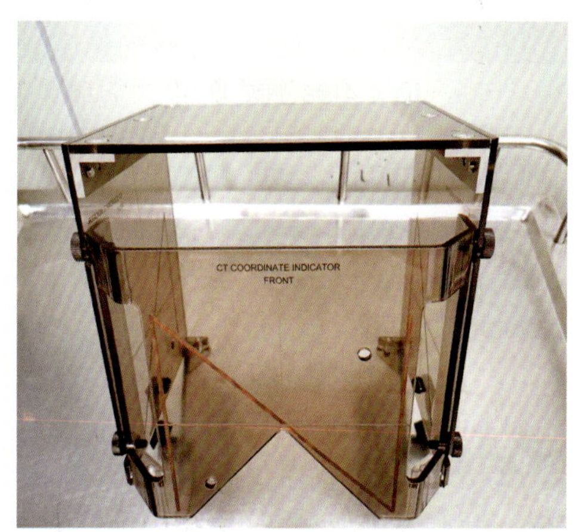

图 4-4-3　定位框

3. 护送患者到CT或MRI室定位扫描，将定位框安装在CT或MRI适配器（板）上进行扫描，扫描参数依病变性质和大小而定，扫描平面应与立体定向框架平面平行。选取活检病灶所在的冠状位、矢状位及轴位层面，进行靶点的计算。

4. 确定病灶活检靶点及其坐标值，根据定位影像资料确定病灶活检靶点，通过计算机立体定向计划系统，计算出三维坐标值，选择最佳的入颅点和活检轨迹，并确定导向弓架左右及前后的角度（Ring角和Arch角）。

5. 护送患者回手术室，采取适宜体位与麻醉（局部麻醉、半坐卧位为主）。

6. 进行活检手术再消毒，铺巾，安装弓状载具（图4-4-4），根据测出的三维坐标值及Ring角和Arch角，在立体定向框架及弓状载具上进行调整，于最佳入颅点处切开头皮，颅骨钻孔，切开硬膜，把活检器械置入弓状载具载持器上进行病变穿刺（图4-4-5），按计算的活检轨迹插入靶点，钳切或负压抽吸取出病变组织（图4-4-6），留取2~3块病变组织，以降低假阴性率。具体操作时，可将活检针经导向器深入至病变内5mm处获取组织，然后每深入3~5mm取一块组织至病变最深处。所取组织标本分两份：一份送快速冷冻切片组织学检查；一份送常规病理检查。如为囊性病灶，应进行囊液涂片细胞病理学检查，直至活检组织病理诊断明确为止，否则更换靶点，重新取材。确定活检靶点无出血，取出活检器械，骨孔可用吸收性明胶海绵填塞，缝合头皮切口、拆除立体定向框架，手术结束。

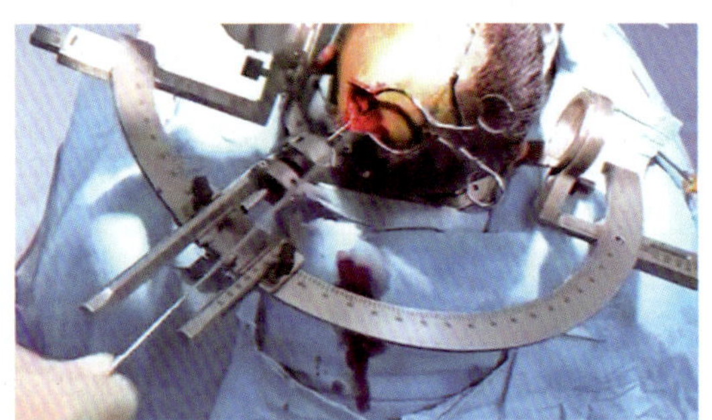

图4-4-4　弓状载具

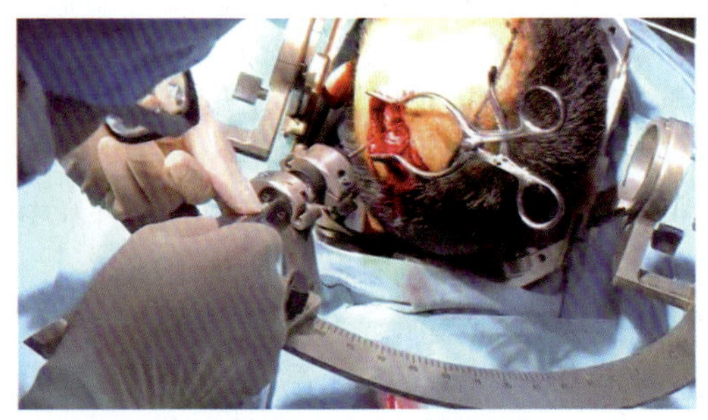

图4-4-5　病变穿刺

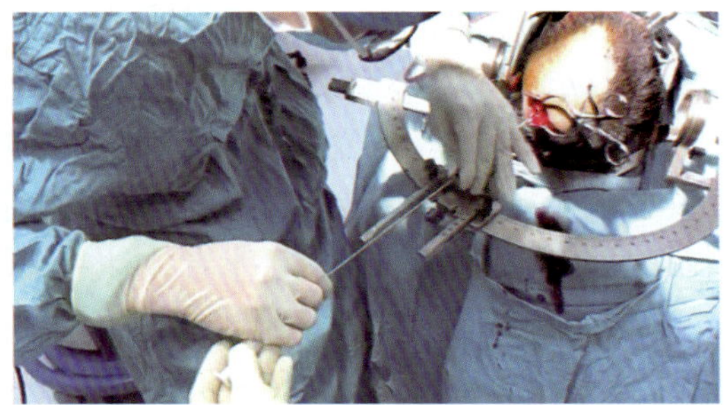

图4-4-6　取出病变组织

（五）并发症及处理

定向脑组织活检术的主要并发症包括出血、癫痫发作、新的神经功能损害和感染。除术后感染外，其他并发症大多发生于术中或术后24小时内。其中出血是定向活检的最主要同时也是最严重的并发症。

1. 出血　其原因如下。

（1）活检针穿刺时损伤皮质静脉或脑内血管。

（2）恶性肿瘤或血供丰富的肿瘤，内含丰富的毛细血管网和异常血管结构，活检时极易受损。穿刺及采取病变组织时，进针要缓慢、轻柔；退出活检针时若阻力明显，应缓慢放开活检组织，不可用力撕拉，以免导致出血。一旦发生出血，应将活检针留置在靶点内，取出针芯观察，一般均可自行停止，必要时可注入 0.5ml 凝血酶或将细长吸收性明胶海绵通过外套管推送至靶点压迫止血，也可以使用射频热凝方法止血。出血量大造成脑压迫症状者，应行开颅血肿清除。

2. 癫痫发作　可发生在术中或术后，术中一旦发生应立即取出活检针，并予抗癫痫处理。对于术前即有癫痫症状者，活检针置入前可先肌内注射苯巴比妥钠 5mg/kg(最大量不超过 100mg)，或术中输注丙戊酸钠注射液维持，术后加强抗癫痫治疗。

3. 新的神经功能损害　与病灶的部位和组织学特性有密切关系，病变恶性程度越高，发生的概率越大。也可因靶点或活检轨迹选择不当而引起。一旦发生，主要给予营养神经、对症治疗。

4. 感染　立体定向活检术后感染率极低，对于活检后置入分流管、贮液囊等异物，应给予预防感染治疗。

5. 麻醉意外　麻醉过程中出现误吸、过敏反应、呼吸困难、苏醒延迟等，甚至出现意识障碍乃至死亡。因此脑活组织检查操作过程中必须由专职麻醉医生进行麻醉，避免严重并发症。预防措施：操作应轻柔，术前应询问病史，了解既往史及有无麻醉药物过敏情况。

（六）操作注意事项

1. 靶点选择　靶点一般选择在病灶的边缘或病灶中心，因为边缘部位是病变组织细胞分化生长活跃区。但病变中心若为坏死液化区，活检阳性率低。强化最明显部位则为多血管区，活检易导致出血。活检应沿病变长轴进行，多点取材，提高活检的阳性率。

2. 活检轨迹　避开皮质及脑内的主要血管和重要功能区(如内囊、放射冠)，还应考虑到若一次取材不能得出正确病理诊断时，可以在一个活检轨迹上进行多靶点活检，减少脑组织损伤。活检轨迹尽量勿经过脑室，否则一旦出血，血液相对不易自凝，血且易进入脑室系统，增加术后反应等。

3. 入颅点　大多选择在冠状缝前或枕部，少数可选颞上部或经鼻蝶入路。

4. 活检针的选择　术者可根据病变的影像特征，选择不同的活检器械，Sedan 侧方开口活检针适用于大多数性质病灶的活检，尤其适用于质地软的病灶。对于病变血管不丰富或质地较硬的实质性病灶，可采用 Backlund 螺旋形活检针或活检钳。

5. 病理检查　包括快速冷冻切片、常规病理检查、特殊染色和免疫标记分析等。术者应与病理科医生密切合作，确定病理检测流程。取出的标本勿挤压，应立即送检。如果送检组织的冷冻切片不能明确性质，应继续在不同深度或方向取样，直到明确为止。

6. 术中注意事项　术中应注意患者意识、精神状态、语言、瞳孔、深浅反射、肌肉张力等变化，以便尽早发现神经损害征象，及时调整活检针的方向或深度。

7. 术后处理　术后常规给予预防性抗感染、抗癫痫治疗，必要时予以脱水处理。术后严密观察患者生命体征和病情，并于 24 小时内行颅脑 CT 复查。

（七）相关知识

1. 钻颅及进针位置的选择　穿刺针进入脑皮质点应避开重要功能区(如中央前回)；穿刺针至活检靶点的路径上，应避免造成脑深部重要结构损害；穿刺针从皮质到活检靶点的距离应尽可能短。病变在额叶、鞍区，一般采用冠状缝前、矢状缝旁开 3cm 处钻颅。松果体区、顶叶、颞叶、枕叶病变，多采用顶骨结节处钻颅。脑干病变如果选用前额入路，在冠状缝后

1~2cm、中线旁3cm处钻颅，以保证穿刺路径与脑干纵轴平行；如果选用颅后窝经小脑入路，则在枕外粗隆下3~5cm、中线旁开5cm处钻颅。

2. 活检靶点选择　由于肿瘤中心可能是坏死组织，故活检时应选择合适的病变部位。留取2块或3块病变组织，以提高诊断的阳性率。

3. 穿刺及钳取组织技巧　将活检针经导向器深入至病变内5mm处获取组织，然后每深入3~5mm取一块组织至病变最深处。穿刺及获取病变组织时，进针要缓慢、轻柔；退出活检针时若阻力明显，应缓慢放开活检组织，不可用力撕拉，以免伤及重要结构。

4. 立体定向脑组织活检术的优点　①明确病灶的性质，从而决定是否行开颅手术、放疗或化疗；②帮助制订手术计划，如病灶切除范围等；③对特殊感染、脱髓鞘疾病、艾滋病等，明确病变性质并帮助制订特殊的治疗计划；④明确颅内多发性肿瘤是否为多源性；⑤活检的同时可协助疾病治疗等。随着影像技术、立体定向技术和计算机技术的飞速发展，颅内病变立体定向活检术称为一项安全、可靠、微创的诊断技术，这一微侵袭性的技术，为颅内病变的诊治提供了更多的选择与指导。

三、评价标准

见表4-4-1、表4-4-2。

表4-4-1　立体定向下脑病变活检术操作规范核查表

项目	内容	是	否
操作前准备	核对患者信息：包括患者姓名、性别、年龄、主诉		
	询问禁食、禁饮情况		
	询问患者既往有无高血压及心、肺、脑疾病等病史		
	询问有无服用抗血小板药物、抗凝药物的情况及有无出凝血异常疾病史。有无麻醉药物过敏史		
	查看患者血常规、凝血功能检查结果、心电图及既往检查结果		
	明确患者有无手术禁忌证		
	确定患者已签署活检手术知情同意书		
	物品（器械）准备：确认立体定向脑病变活检相关设备正常。开颅动力系统及吸引器工作正常。立体定向手术操作器械包、消毒药品及无菌巾、单		
安装框架及扫描	安装立体定向框架及定位框		
	送患者到CT或MRI室定位扫描		
	将扫描数据导入计算机立体定向计划系统		
	根据定位影像资料确定病灶活检靶点		
	确定病灶活检靶点三维坐标值		
	选择最佳的入颅点和活检轨迹，确定导向弓架左右及前后的角度（Ring角和Arch角）		

续表

项目	内容	是	否
立体定向下脑病变活检	患者回手术室,采取适宜体位与麻醉		
	消毒,铺巾		
	根据确定的坐标值,在立体定向框架及弓状载具上进行调整,在头皮上确定最佳入颅点		
	切开头皮,颅骨钻孔,切开硬膜		
	每个操作后都应充分止血,保证手术视野清晰		
	活检器械置入弓状载具载持器上		
	活检器械插入脑内至靶点		
	钳切或负压抽吸病变组织 确定活检靶点无出血,取出活检器械 标本送快速冷冻切片组织学检查及常规病理检查 骨孔用明胶海绵填塞 缝合头皮切口 拆除立体定向框架		
	精细轻柔操作,保证取材准确及手术安全		
操作后处置	预防性抗感染治疗		
	抗癫痫治疗,必要时予以脱水处理		
	严密观察患者生命体征和一般情况		
	复查颅脑 CT 观察颅内情况		

表 4-4-2　立体定向下脑病变活检术操作规范评估表　　单位:分

项目	5分	4分	3分	2分	1分
操作过程流畅度					
操作检查熟练度					
手术视野干净度					

评分说明如下。

5 分:操作过程流畅,熟练,立体定向软件操作熟练,术中充分止血,手术视野清晰,术中操作精细动作轻柔,取材准确。

4 分:介于 5 分与 3 分。

3 分:操作过程能整体完成,立体定向软件操作基本熟练,术中手术视野基本清晰,术中操作较精细动作较轻柔。

2 分:介于 3 分与 1 分。

1 分:熟练度差,立体定向软件操作不熟练,术中手术视野不清晰,术中操作粗糙、动作粗暴,手术安全性差。

四、常见操作错误及分析

1. 活检失败　原因包括病灶靠近脑室系统,组织质地硬活检针不能穿透病灶,靶点误差等。另外如一次取材不能得出正确病理诊断时,可在一个活检轨迹上进行多靶点活检,以提高阳性率。

2. 操作时动作粗暴，导致颅内出血　颅内出血往往是由于操作者操作技术欠熟练或患者欠合作，操作粗暴引起。穿刺及采取病变组织时，进针要缓慢、轻柔，避免损伤皮质静脉或脑内血管；退出活检针时若阻力明显，应缓慢放开活检组织，不可用力撕拉，以免伤及重要结构。靶点尽量避免选择强化最明显部位，因其常为富血管区，活检易导致出血。活检轨迹尽量勿经过脑室，否则一旦出血血液相对不易自凝。

3. 活检后不观察出血情况　由于操作者操作欠规范，活检后直接退活检针，不仔细观察。

五、常见训练方法及培训要点介绍

目前尚无适宜的模拟训练方法，临床上多采用实际操作进行培训。

六、相关知识测试题

1. 关于立体定向下脑病变活检术的适应证**不正确**的是
   A. 脑内多发或弥散性占位病变及累及双侧大脑半球的占位病变
   B. 病变位于脑重要功能区，预计开颅手术将导致严重神经功能缺失
   C. 准备接受间质内放疗、立体定向放射外科治疗或化疗，必须得出病理诊断
   D. 肿瘤复发还是放射性坏死，需作出鉴别诊断
   E. 呈弥漫性生长的低位脑干病变
2. 立体定向下脑病变活检术的禁忌证**不正确**的是
   A. 年龄小于2岁，颅骨板障厚度<3mm，不能固定立体定向仪
   B. 疑为血管性病变或血供极丰富病灶，估计活检易产生严重出血
   C. 疑为炎性病灶或全身性疾病造成的脑内病变
   D. 脑室内病变
   E. 严重凝血功能障碍
3. 关于立体定向下脑病变活检术的术前准备**不正确**的是
   A. 确定患者已签署立体定向脑病变活检手术知情同意书
   B. 确认立体定向脑病变活检相关设备完备
   C. 确认患者既往有无高血压及心、肺、脑疾病等病史，有无服用抗血小板药物、抗凝药物及有无出凝血异常疾病史
   D. 查看患者血常规、凝血功能、心电图及既往检查结果
   E. 所有患者的体位均为仰卧位
4. 立体定向下脑病变活检术的主要并发症**不包括**
   A. 出血　　B. 癫痫发作　　C. 头痛
   D. 新的神经功能损害　　E. 感染
5. 关于立体定向下脑病变活检靶点的选择**不正确**的是
   A. 靶点一般选择在病灶的边缘或病灶中心
   B. 病变中心若为坏死液化区，则不宜作为靶点
   C. 活检可沿病变长轴进行贯穿多点取材

D. 可在靶点上下病灶内多点取材

E. 靶点一般选择在病灶强化最明显部位

答案：1. E　2. C　3. E　4. C　5. E

（向　军）

第五节　神经内镜技术

一、概述

神经内镜外科技术包括锁孔神经内镜技术、颅底神经内镜技术和脑室镜技术。本节主要介绍临床应用最为广泛的颅底神经内镜技术。颅底神经内镜技术的主要手术入路是经鼻蝶窦入路，该技术可对鞍区、前颅底、翼腭窝及斜坡的病变进行手术。Guiot 等于 1963 年最早将内镜技术应用于经蝶窦手术中。此后，神经内镜的应用并未得到足够重视，直到最近 30 余年，得益于内镜光学设备、视频图像系统、神经内镜辅助装置及专用手术器械的进步，神经内镜先驱逐渐将神经内镜应用于神经外科各类手术。颅底神经内镜技术已经成为垂体及鞍区病变治疗的关键技术。

二、颅底神经内镜技术的操作规范流程

（一）适应证

1. 垂体腺瘤的手术治疗　包括非激素分泌型腺瘤造成视神经压迫、垂体受压导致垂体功能低下或垂体卒中；分泌型垂体腺瘤导致的肢端肥大症、库欣病或促甲状腺激素释放腺瘤；药物治疗无效或不能耐受药物副作用，需手术治疗的催乳素腺瘤患者。

2. 其他位于垂体或鞍内的病变或肿瘤　包括 Rathke 囊肿、垂体脓肿及垂体转移瘤。

3. 垂体柄 - 下丘脑疾病　包括颅咽管瘤、垂体柄病变活检和切除。

4. 颅底脊索瘤及颅底中线区脑膜瘤的手术。

5. 颅底其他病变　包括颅底脑膜脑膨出、脑脊液漏修补、视神经管骨折等。

（二）禁忌证

1. 绝对禁忌证

（1）严重心肺疾病如严重心律失常、心肌梗死活动期、重度心力衰竭、哮喘、呼吸衰竭，无法耐受全身麻醉手术。

（2）鼻腔急性细菌性或真菌性感染。

（3）患者不能接受可能出现的嗅觉功能障碍。

2. 相对禁忌证　急性或慢性病急性发作，经治疗可恢复。

（1）心肺功能不全。

（2）急性扁桃体炎、咽炎、急性哮喘发作期。

（3）严重高血压者，血压偏高。

（4）严重出血倾向或贫血，血红蛋白低于 50g/L。

（5）严重的垂体功能低下，尤其是伴有相应症状的情况。垂体急性卒中出现视神经压迫症状，应紧急手术。

(三) 操作前准备

1. 患者的准备

(1)为避免交叉感染,制订合理的消毒措施,根据消毒措施完善 HbsAg、抗 HCV、抗 HIV 等相关检查。

(2)手术需要全身麻醉,术前应禁食 ≥ 8 小时,禁饮>4 小时。

(3)40 岁以上应术前测血压,60 岁以上术前完善心电图和心脏彩超检查。

(4)有高血压、冠心病和心律失常者,术前测血压及完善心电图和垂体功能检查;若发现禁忌证,应暂缓手术。

(5)签署神经内镜经蝶窦颅底病变手术知情同意书。

(6)术前要剃除鼻毛,检查鼻腔无急性炎症。

(7)患者全身麻醉后,取仰卧位,推荐头架固定,头向左侧偏斜,向右旋转 5°~10°,根据病变位置,躯干上半身抬高 10°~20°。

(8)患者眼睛涂眼膏,并贴胶带保护,以避免消毒时含碘消毒液损伤。

(9)常规导尿监测患者尿量。

(10)患者体位固定后,可进行导航注册,辅助手术。

(11)患者整个面部及鼻腔消毒,若需要取脂肪或阔筋膜进行颅底重建,应同时对腹壁或大腿外侧进行消毒,铺无菌巾。

(12)术前 30 分钟,预防性使用抗生素,手术时长超过 3 小时者应追加一次抗生素。

2. 手术室设置及物品(器械)的准备

(1)在手术室内,确认神经内镜相关设备正常,包括各角度镜体、摄像头、冷光源、光纤、监视器、视频录像系统运行正常。

(2)开颅动力系统及吸引系统运行正常,常规准备双吸引器。神经导航系统适用于复杂病例,如肿瘤较大累及鞍旁或鞍上范围较广,或甲介型蝶窦鞍底结构辨识困难的患者。

(3)当患者头位为左斜位时,主刀医生和一助均位于患者右侧,麻醉医生和设备位于患者躯干左尾侧。

(4)监护设备、氧气及急救药品准备妥当。

(5)备好神经内镜操作器械包,鼻腔黏膜收缩药物、消毒药品及无菌巾。

3. 操作者的准备

(1)核对患者信息:包括患者姓名、性别、年龄、诊断等。

(2)确认禁食、禁饮时间。

(3)再次确认患者既往有无高血压及心、肺、脑疾病等病史,抗凝抗血小板药物服用史等。

(4)麻醉医生需询问有无麻醉药物过敏史。

(5)查看患者血常规、凝血功能、心电图及激素结果。

(6)再次明确患者无手术禁忌证。

(7)确定患者已签署手术及麻醉知情同意书。

(四) 操作步骤

1. 手术入路　可经单侧鼻孔或双侧鼻孔进行手术,双侧鼻孔入路可以让术者获得更好的双手操作自由度,同时进入多个手术器械,获得更高效精准的病变切除和颅底重建,且不易造成鼻中隔过度偏曲和较大的黏膜受损。

(1) 鼻腔准备：鼻消毒后，操作者左手持 0° 观察镜，右手持吸引器引导内镜进入鼻腔。镜体沿下鼻道，由浅入深进入鼻腔，首先可以观察到下鼻甲和鼻中隔，鼻腔空间狭窄时可轻轻推开鼻甲。镜体可经过下鼻甲后端与鼻中隔之间，到达后鼻孔，观察鼻咽部。同样方法进入对侧鼻腔，初步了解鼻腔结构。

采用肾上腺素和利多卡因浸泡的棉条置入下鼻甲与鼻中隔之间及中鼻甲前部，收缩黏膜。黏膜收缩完成后，轻轻向外侧移位下鼻甲后部，创造手术入路的空间。然后沿中鼻甲内下方与鼻中隔之间逐渐置入棉条，继续收缩上、中鼻道的黏膜（图 4-5-1）。向外侧推移中鼻甲，常规经蝶入路切除垂体腺瘤，无须切除中鼻甲。此时，内镜进入蝶筛隐窝，观察到蝶窦开口。蝶窦开口会存在变异，若不能观察到蝶窦开口，可于后鼻孔顶部向上 1.5cm 左右定位进入蝶窦。术前影像显示为甲介型或变异较大的蝶窦时，可结合导航定位。

(2) 蝶窦开放：切开蝶窦前壁黏膜，对于垂体腺瘤直径大于 3cm 或术中可能出现鞍膈有较大缺损时，应取带蒂黏膜瓣。若无须取黏膜瓣，直接切开蝶窦前壁黏膜并剥离，应注意切口离鼻顶 1cm 以上，以免损伤嗅区。

采用高速磨钻扩大蝶窦开口，充分开放蝶窦前壁，向外侧扩展时应注意外侧的蝶腭动脉分支，当出现鼻后中隔动脉出血时，应确切电凝止血。根据病变暴露的需要，还需要切除部分鼻中隔后部骨质，一般长度为 1cm 左右。开放蝶窦后，可见蝶窦内的黏膜和分隔。根据手术需要，仅剥离需暴露的颅底骨质区域的黏膜，以减少出血并促进鼻腔功能术后恢复。蝶窦内骨性分隔变异较大，不是定位中线的标志。有部分蝶窦分隔骨质与颈动脉管粘连紧密，不应粗暴地撕脱、骨折这些分隔，安全的做法是采用高速磨钻予以磨除。

2. 颅底开窗　蝶窦充分开放后，内镜进入蝶窦腔，剥离颅底部分黏膜后辨识颅底重要解剖标志，包括视神经隆突、颈内动脉隆突、视神经 - 颈内动脉隐窝及斜坡凹陷（图 4-5-2）。对于垂体腺瘤等中线部的手术，能够明确这些解剖标志即可在安全的区域内对鞍底进行开窗。采用剥离子轻触鞍底骨质，一些垂体大腺瘤会出现鞍底骨质菲薄或被侵蚀的情况，可直接剥离鞍底骨质，再使用 Kerrison 咬骨钳扩大暴露。垂体微腺瘤及 Rathke 囊肿患者的鞍底骨质常较厚，使用带金刚砂微磨钻，打磨鞍底，“蛋壳化” 鞍底骨质，再用咬骨钳扩大开窗。强调充分的鞍底骨质切除，向外侧可达双侧海绵窦，向前达到蝶骨平台，向下后应达斜坡凹陷上缘。

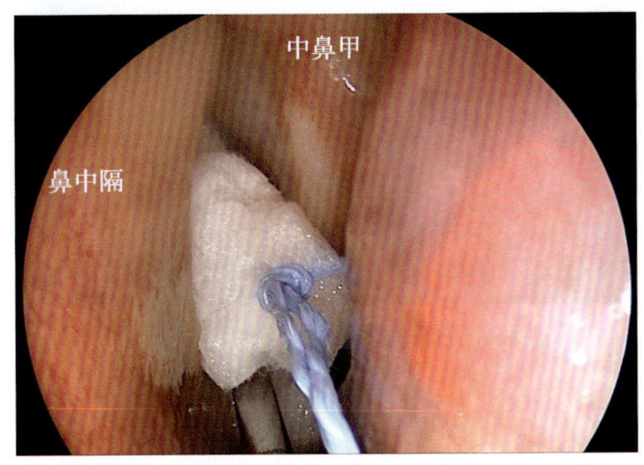

图 4-5-1　浸泡肾上腺素的棉条浸润鼻中隔与中鼻甲黏膜

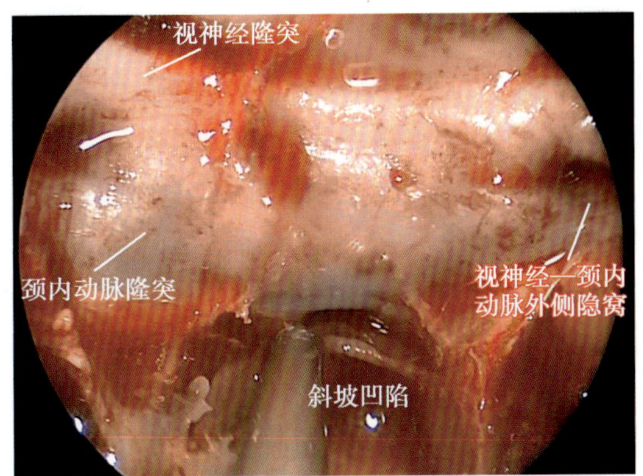

图 4-5-2　蝶窦充分开放，颅底各解剖标志

3. 肿瘤切除　鞍底硬膜用小圆刀片或钩刀切开。切开前，采用多普勒定位颈内动脉可更安全地避免损伤。对于较大肿瘤的切除，应充分辨识正常垂体和肿瘤关系，正常垂体常被压迫变薄并位于肿块的周边。先将变薄的正常垂体分离至两侧，然后进行瘤内减压。应用取瘤钳和各种形状的刮圈进行瘤内切除，减压的顺序是先切除手术视野下方，再切除两侧，最后切除上方肿瘤。瘤内大部分减压后，可见鞍上结构下陷，采用小棉条支撑以防鞍膈过度塌陷导致侧方肿瘤暴露困难。在肿瘤内减压后，寻找肿瘤边界及假包膜，沿假包膜外完全剥离，减少肿瘤残留(图 4-5-3)。

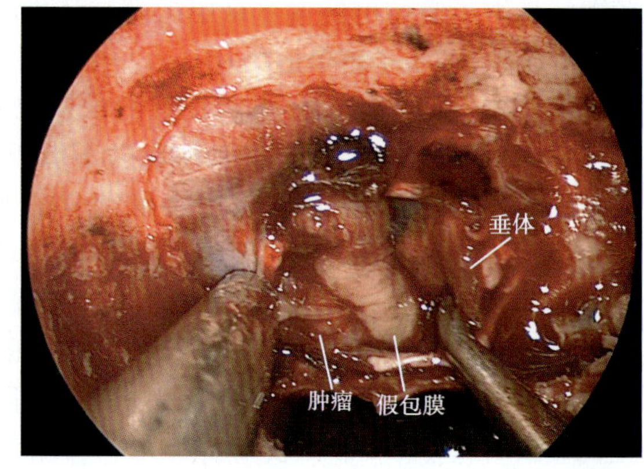

图 4-5-3　肿瘤内减压后，肿瘤假包膜外分离切除肿瘤

对于微腺瘤的切除，首先应保持手术视野的清晰，尽可能在无血的手术视野中操作。采用吸收性明胶海绵对骨质边缘填塞压迫以减少海绵窦出血。对硬膜进行仔细观察，是否有局部硬膜膨隆表现。切开硬膜后，在内镜下放大手术视野，充分辨识肿瘤的位置，若无法从垂体表面观察到肿瘤，则需要切开垂体进行探查，明确灰蓝或黄白色肿瘤边界后，沿假包膜外分离，完整切除肿瘤。

肿瘤切除后，内镜深入瘤腔，对瘤腔进行各角度探查，观察鞍内、海绵窦内侧壁和鞍上，不遗漏任何死角，在安全的前提下可切除海绵窦内侧壁以提高疗效。内镜下确认肿瘤完整切除，同时观察鞍膈破损和脑脊液漏的情况。瘤腔内出血采用双极电凝或吸收性明胶海绵压迫止血，海绵窦出血采用吸收性明胶海绵或流体明胶止血。彻底止血后，生理盐水冲洗，确认无肿瘤残留和出血。

4. 颅底重建　应根据颅底暴露范围、鞍膈缺损及术中脑脊液漏情况进行个体化的多层重建。

对于术中未见明显脑脊液漏，鞍膈未见明显破损或较小破损的情况，可采用一块人工硬脑膜贴于鞍膈外，再使用吸收性明胶海绵填塞鞍内固定，取一块面积超过骨窗的人工硬脑膜贴于颅底硬膜外，人工硬膜周边内衬于骨窗下，用可吸收止血纱固定，然后使用硬脑膜胶固定(图 4-5-4)。

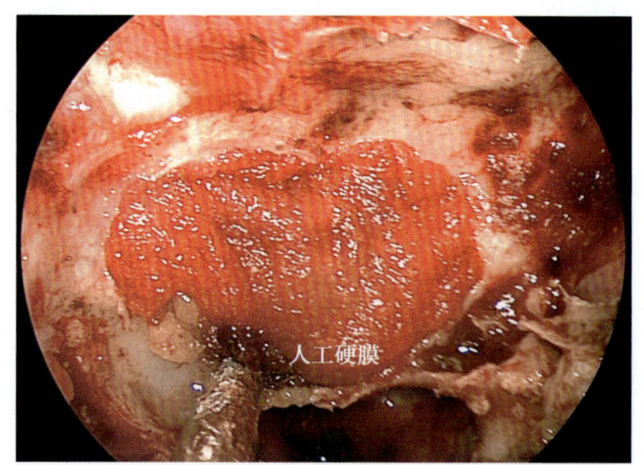

图 4-5-4　颅底重建，人工硬膜贴于硬膜外

采用扩大入路切除鞍内及鞍上肿瘤时，术中常出现高流量脑脊液漏，且鞍膈有较大的缺损，术前应有充分的准备，鼻腔准备时取带蒂鼻中隔黏膜瓣备用。重建时可先采用一块人工硬膜内衬于鞍膈蛛网膜，再取较大块脂肪填塞于鞍内，取大腿外侧阔筋膜封闭颅底硬膜，然后将黏膜瓣外贴于颅底骨质，需要注意黏膜瓣边界应超过骨瓣缺损边界至少 0.5cm，黏膜瓣应无扭转打折，保持黏膜瓣的正常血供。经过细致牢固的颅底重建，可免于预防性应用腰大池引流。

(五) 并发症及处理

1. 脑脊液漏 是颅底神经内镜手术的潜在并发症。神经内镜经蝶窦垂体腺瘤术后脑脊液漏发生率为4%~5%。脑脊液漏可导致患者出现颅内感染、气颅等,应积极处理。预防措施:术前充分影像评估,术中仔细观察脑脊液漏、鞍膈缺损及骨质缺损情况。术后应加强营养并嘱患者尽可能避免做急剧提升颅内压力的动作,包括剧烈运动、用力打喷嚏和用力排便等活动。处理措施:腰大池引流和再次行颅底重建手术。少数情况下,患者颅底缺损较小时,腰大池引流可治愈脑脊液漏。再次手术时,应用自体脂肪和/或带蒂黏膜瓣行颅底重建是治疗脑脊液漏的主要方法。

2. 颈内动脉损伤 术中颈内动脉损伤是颅底神经内镜手术最为凶险的并发症,少见但是危及生命,可发生于病变暴露和切除时。颅底解剖标志不清晰、变异、肿瘤包裹颈内动脉,侧方生长的肿瘤需行颈内动脉移位、既往手术史和放疗史等,是术中颈内动脉损伤的主要因素。预防措施:术前充分评估颈内动脉的形态及走行,术中采取精细确切的技术,尽早定位颈内动脉,熟悉解剖并轻柔操作。处理措施:①术中直接修复。首先是控制出血,以防出血过多致休克甚至危及生命。以适当吸力的吸引器控制术区,保持手术视野清晰,立即用棉条压迫出血处,压力应适当,如压力过小无法控制出血,过大则加重损伤或导致血管闭塞。其次是暴露损伤处的血管近端,行颈内动脉临时阻断。取阔筋膜360°包裹损伤处,采用动脉瘤夹将筋膜和肌肉在破口处夹闭以重塑血管壁。②颈内动脉的血管内重建。尽快控制出血后安全地转至神经介入手术室,应用血流导向装置修复颈内动脉破口。术后均应行脑血管造影,检查是否出现假性动脉瘤、狭窄及闭塞等严重后遗症。

3. 水、电解质紊乱 尿崩症和低钠血症最为常见,明显延长住院时间。迟发型低钠血症会提高患者再入院率。预防措施:最为重要的是术中减少垂体组织损伤,充分利用内镜抵近放大的优势,辨识正常结构,精细操作,减少损伤。尿崩症多为一过性,口服去氨加压素可控制尿量,患者烦渴、尿多症状很快会控制。低钠血症常于手术3天后出现,表现为呕吐、乏力甚至意识障碍。最常见的原因是抗利尿激素异常分泌。术后应监测电解质,出现低钠血症后予以限水治疗并辅以补钠。处理的关键在于尽早发现和尽快明确原因。

4. 垂体功能紊乱 激素分泌型腺瘤术前即存在垂体功能紊乱导致的代谢紊乱,尤其是库欣病患者,其术后垂体功能恢复需较长时间。预防及处理措施:术前存在皮质醇和/或甲状腺激素缺乏时,应予以补充。术中减少对正常垂体的破坏,术后常规监测垂体功能。库欣病的监测更为频繁,出现激素水平低下时,术后辅以氢化可的松补充直至垂体功能完全恢复。

5. 鼻出血 术后鼻腔少量渗血为手术对鼻黏膜的损伤所致,可自行减少至消失。鼻腔大出血常出现于术后数天至4周左右。最常见的原因是蝶腭动脉分支的破裂出血,少见情况为颈内动脉损伤形成假性动脉瘤破裂出血。预防措施:术中轻柔操作,发现蝶腭动脉分支出血时采用带滴水的双极电凝确切止血。处理措施:蝶腭动脉分支出血可通过适当的压迫或紧急内镜下电凝止血。也可通过局部麻醉下血管内栓塞出血血管快速控制出血。

6. 其他 颅内感染、鼻炎和鼻窦炎、脑神经损伤等,均可通过规范的术中操作和术后治疗进行有效的预防和治疗。

(六) 操作注意事项

1. 在学习颅底神经内镜操作前,须学习有关神经内镜应用的相关理论,包括内镜操作的适应证和禁忌证；熟悉相关解剖知识，掌握常见颅底疾病内镜下的表现和处理原则。

2. 操作前也应于模型或尸头标本训练，熟悉神经内镜操作的习惯，以及相关辅助器械的使用，如高速磨钻。

3. 操作过程中，做好充分的黏膜收缩准备，利用解剖间隙和自然通道进镜；保持手术视野清晰，减少正常结构损伤；保持轻柔精细的操作，避免暴力进镜。

4. 手术入路中，常有结构变异导致入路困难，可结合术中神经导航，或充分利用各解剖标志和内镜操控活动度大的优势，仔细辨别结构，切勿盲目操作，导致颅底血管、神经损伤。

5. 熟悉颅底内镜下常用的止血方法，内镜操作空间狭窄，准确而有效的止血，是安全、快速和高质量完成手术的前提。

6. 术后处理　仅行鞍内病变切除的患者，如鞍内垂体腺瘤和Rathke囊肿，术后麻醉复苏室苏醒后回到常规病房。病变侵及范围较大、术前症状重、有合并症的患者，术后应于神经外科ICU严密监护，包括生命体征、血容量、内环境、尿量及神经功能等。患者生命体征平稳，颅内无明显出血，无明显脑脊液漏，术后24小时即可下床活动，可加速康复并减少深静脉血栓发生。

（七）相关知识

1. 目前临床应用的神经内镜主要有3种类型：硬性内镜、纤维软镜和电子软镜。颅底内镜手术使用硬性内镜，是利用内镜的观察作用，在内镜外操作的手术。硬性内镜是能够提供最好手术视野的镜体，具有广角的视野，放大视野的同时不降低分辨率。

2. 内镜镜体的固定装置有重要作用。镜体固定后更加稳定并可减少术者疲劳。固定装置分为气动支持臂和机械支持臂。机械支持臂操作简便，通过金属杆和活动关节连接，需要助手协助打开和拧紧关节；气动支持臂则更加灵活，同样牢固可靠，可单人操作移动镜体，缺点是价格昂贵。

三、颅底神经内镜评价标准

见表4-5-1、表4-5-2。

表4-5-1　颅底神经内镜常规入路操作规范核查表

项目	内容	是	否
操作前准备	核对患者信息：包括患者姓名、性别、年龄、主诉		
	询问禁食、禁饮情况		
	询问患者既往有无高血压及心、肺、脑疾病等病史		
	询问有无服用抗血小板药物、抗凝药物的情况及有无出凝血异常疾病史。有无麻醉药物过敏史		
	查看患者血常规、凝血功能、垂体激素和视力视野检查结果、心电图及既往检查结果		
	明确患者有无手术禁忌证		
	确定患者已签署颅底内镜手术知情同意书		
	物品（器械）准备：确认神经内镜相关设备运行正常。开颅动力系统及吸引器工作正常。神经内镜操作器械包，鼻腔黏膜收缩药物、消毒药品及无菌巾		

续表

项目	内容	是	否
手术入路	鼻腔准备，充分消毒		
	鼻腔黏膜收缩满意		
	蝶窦黏膜切开		
	蝶窦前壁充分开放		
	颅底解剖标志辨识		
	根据病变大小、位置，颅底开窗		
每个操作后都应充分止血，保证手术视野清晰			
肿瘤切除	切开硬膜前确认颈内动脉位置		
	切开硬膜		
	辨识硬膜下肿瘤与垂体		
	肿瘤内减压		
	沿肿瘤假包膜外分离		
	内镜镜头抵近瘤腔观察，探查各角落		
	瘤腔充分止血，冲洗		
精细确切的颅底重建，保证手术安全			
颅底重建	确认鞍膈缺损和术中脑脊液漏情况		
	合理取材，人工硬膜、自体脂肪、阔筋膜		
	确认鞍膈缺损修补满意		
	适当的鞍内填塞固定		
	硬膜外贴硬膜或阔筋膜		
	生物硬脑膜胶固定		
	蝶窦内填塞支撑		
操作后处置	患者回麻醉复苏室或神经外科监护室苏醒		
	密切观察患者生命体征、血容量、内环境、尿量及神经功能		
	复查头部影像观察颅内及鞍内情况		

表 4-5-2　颅底神经内镜常规入路操作规范评估表　　单位：分

项目	5分	4分	3分	2分	1分
操作过程流畅度					
操作检查熟练度					
视野清晰度					

评分说明如下。

5分：操作过程清晰流畅，熟练，进镜和退镜无明显黏膜挫伤；充分的入路准备，术中控制出血，手术视野干净，无明显活动性出血干扰手术；入路及颅底解剖结构清楚。

4分：介于5分与3分。

3分：操作过程能整体完成，进镜和退镜较少触碰黏膜造成损伤和渗血；入路准备尚可，少量黏膜渗血，颅底少量渗血；颅底解剖结构基本可辨认。

2分：介于3分与1分。

1分：熟练度差，进镜和退镜经常触碰周围，入路黏膜受损严重并渗血；颅底渗血严重，解剖结构不可清晰确认；手术安全性差。

四、常见操作错误及分析

1. 手术中黏膜出血较多影响手术视野和操作　首要原因是黏膜收缩不够充分；还与操作者技术不熟练有关，不习惯内镜下的操作视野，导致术中器械对黏膜的损伤。

2. 肿瘤切除过程中造成正常垂体组织损伤　在肿瘤切除过程中应循序渐进，瘤内减压时采用刮除、分离和吸除的操作。术中仔细辨认肿块假包膜或边界，若术中没有仔细辨认相应结构，却采取粗暴的撕扯、用力刮除、过度烧灼等方法处理鞍内和鞍上结构，使正常垂体组织或血供受损，导致术后垂体功能持续低下。

五、常用训练方法及培训要点介绍

1. 神经内镜基础操作训练　目前并无通用的神经内镜操作训练模型，颅底神经内镜手术是在狭窄空间内操作，且神经内镜下操作与神经外科医生熟悉的显微镜下操作完全不同，因此需一段时间的训练。目前有训练中心采用 3D 打印鼻颅底模型进行颅底内镜操作训练，帮助初学者熟悉内镜下的视野观察，模拟在狭窄空间内的操作，熟悉内镜及器械反复进出手术通道的方式，内镜下磨钻和特殊器械的配合等。

2. 神经内镜下解剖操作训练　内镜下解剖训练是在尸头上进行。新鲜、灌注良好的尸头标本是内镜解剖操作训练的良好模型。在尸头上可以辨识鼻腔各解剖结构及血管。打开蝶窦后，可以充分无死角地观察各解剖标志。如果能够参加尸头解剖培训班，对初学者快速熟悉内镜下解剖非常有帮助。需要注意的是，内镜下的尸头解剖是正常的非病理情况，而实际的临床操作中往往存在变异和病理情况下的解剖改变，因此，应充分认识到模型训练的不足，具体工作中要谨慎而精细地运用相应技术。

六、相关知识测试题

1. 患者，女，23 岁。停经溢乳 6 个月，未婚未育。血催乳素（PRL）>200μg/L；MRI 平扫检查示鞍区病变，考虑垂体大腺瘤。下列患者应进行的处理**不恰当**的是

A. 患者签字后进行肿瘤切除　　B. 视力、视野检查
C. 垂体 MRI 增强检查　　D. 血尿 HCG 检查
E. 垂体功能整体评估

2. 颅底神经内镜经鼻蝶窦入路目前能够治疗的疾病**不包括**

A. 垂体腺瘤　　B. 颅咽管瘤　　C. Rathke 囊肿
D. 鞍结节脑膜瘤　　E. 前床突脑膜瘤

3. 颅底神经内镜操作过程中应循序渐进，以下操作步骤**不正确**的是

A. 蝶窦的开放应充分，根据病变的范围进行个体化切除
B. 鼻中隔后部可适当切除，以利于病变暴露和器械操作
C. 常规切除一侧中鼻甲有利于创造更多操作空间
D. 蝶窦内黏膜无须完全剥离，仅剥离颅底开窗的范围即可
E. 颅底硬膜的暴露可至双侧海绵窦和前后海绵间窦

4. 患者因鞍区疾病入院手术，行颅底内镜经鼻蝶窦手术治疗，手术顺利，恢复良好，术后 5 天出院。出院后 1 周，患者用力喷嚏后出现鼻腔流液，为清亮液体，低头时明显。目前

最关键的处理措施是

A. 继续观察鼻腔流液情况

B. 完善相关准备后行神经内镜下探查加脑脊液漏修补

C. 卧床休息观察

D. 给予脱水、利尿，降低颅内压以减少脑脊液渗漏

E. 行腰大池置管引流术

5. 颅底内镜经鼻蝶窦手术的操作空间狭窄，少量出血便会造成视野模糊。保持手术视野清晰和干净是手术安全完成并获得满意疗效的前提。以下内镜下止血操作**不正确**的是

A. 骨质出血可采用高速磨钻、骨蜡或流体明胶止血

B. 蝶腭动脉分支出血予以充分电凝止血

C. 海绵窦出血，最有效的方法是双极电凝止血

D. 鼻腔黏膜出血予以肾上腺素棉条浸润

E. 颈内动脉破裂出血时应首先快速适当压迫控制出血，并补充血容量

答案：1. A　2. E　3. C　4. B　5. C

（彭　雍）

第六节　脑及脊髓血管造影术

一、概述

数字减影血管成像或数字减影血管造影（digital subtraction angiography，DSA）是20世纪80年代初出现的一项医学影像新技术，最初需要直接暴露颈动脉或经皮穿刺颈动脉、椎动脉注射造影剂，此后引入经皮动脉穿刺置鞘技术（Seldinger穿刺法）和数字减影血管技术，逐步发展为今天成熟的经皮动脉插管血管造影术（以下简称DSA）。

二、操作规范流程

（一）适应证

1. 怀疑血管本身病变或寻找脑和脊髓血管病病因。
2. 怀疑脑静脉病变。
3. 脑内或椎管内出血或蛛网膜下腔出血病因检查。
4. 头面部富血管性肿瘤术前检查。
5. 了解颅内占位性病变的血供与邻近血管的关系及对某些肿瘤的定性评估。
6. 实施血管内介入或手术治疗前明确血管病变与周围解剖的关系。
7. 急性脑血管病需动脉溶栓或其他血管内治疗。
8. 头面部及颅内血管性疾病的治疗后复查。

（二）禁忌证

1. 严重的动脉硬化，血管迂曲，特别是有动脉粥样硬化斑块形成时，应该尽量避免导管或导丝碰触，避免斑块脱落或动脉夹层形成。

2. 严重出血倾向或严重高血压。

3. 严重肝肾功能、心肺功能障碍。

4. 穿刺部位有感染，如果感染局限在一侧，可以选择另一侧进行，双侧感染可待感染控制后再进行血管造影，或选择其他部位如桡动脉、肱动脉等穿刺造影。

5. 对造影剂和 / 或麻醉剂严重过敏。

6. 一般情况极差，生命体征不稳定，休克或濒死状态。

（三）操作前准备

1. 患者的准备

（1）掌握患者的临床资料，包括现病史和既往史，尤其是有无造影剂过敏史。

（2）术前完善患者的血常规、凝血功能、肝肾功能、心电图、胸片等，如果已有血管超声、TCD、CTA、MRA 等血管检查结果，可结合临床资料初步判断责任血管及可能的解剖变异或路径，提前做好介入器材和技术的准备。

（3）向患者及家属充分告知检查的必要性、简要操作过程，造影期间需要配合医生的注意事项、术中和术后可能出现的不适感、可能的并发症及相应处理方案。在取得患者和 / 或家属同意后，签署知情同意书。

（4）双侧腹股沟区备皮，检查股动脉搏动情况，如果预估手术时间较长或术后不能配合平卧位排尿，还可以提前留置导尿。

（5）再次复查有无脑、脊髓血管造影禁忌证。

（6）长期服用抗凝药物的患者，术前如何调整抗凝治疗方案，目前还缺乏研究结论。应根据患者个体情况进行风险 - 获益评估，来决定术前是否停用抗凝药。

（7）DSA 一般在局部麻醉下进行，发生恶心、呕吐的可能性极小，吸入性肺炎更加罕见，建议对于清醒且能够配合的患者一般不必要求术前禁食。

（8）术前需建立静脉通路，预计手术时间较长或术后不能配合平卧位排尿者可以提前留置导尿管。

2. 物品（器械）的准备

（1）常用器材

1）动脉血管鞘：可根据动脉血管造影，疾病类型初步判断和预计血管是否进行内治疗，选择不同的型号血管鞘，如 5F、6F、8F 动脉血管鞘，小儿血管造影多选用 4F 动脉血管鞘。年龄较大、髂动脉、腹主动脉或胸主动脉等过度迂曲患者，可以选择中长动脉血管鞘（25cm）甚至长动脉血管鞘（110cm）。

2）造影导管：根据所选择的动脉血管鞘直径或患者血管条件、诊断或治疗目的的不同和个人习惯等，选择不同形状、类型的造影管。常用的造影导管有：5F 的 Pigtail 造影管（俗称“猪尾巴”管）、5F 的单弯高流量脑血管造影管（也称“椎动脉”造影管）、5F 的 Headhunter 高流量脑血管造影管（俗称“猎人头”）、Simmon 造影导管等，小儿一般选用 4F 造影管；脊髓血管造影时选用 5F 脑血管造影管和 4F 的 Cobra 造影导管（俗称“眼镜蛇”导管）等。

3）导丝：常用的是“0.038”“0.035 和”0.032”的带有亲水膜的导丝，长度多为 200~205cm。如果血管迂曲严重，可以使用加硬的导丝，但使用时要防止硬导丝将血管内膜损伤。如果血管造影需要联合使用多种导管时，可以使用加长的交换导丝（260~300cm）。

4）附件：三通、“Y”形阀、灌注线输液管、穿刺针、引导血管鞘的短导丝、加压输液袋等。

(2)药品

1)软包装生理盐水 500ml/ 袋或 100ml/ 袋数袋,用于连接动脉灌注线和冲洗、灌注动脉血管鞘和造影导管。

2)利多卡因 5ml,局部皮肤麻醉。

3)肝素 12 500IU,加入冲洗盐水,供造影时间过长时全身肝素化使用。

4)鱼精蛋白 50mg,用于造影术后中和肝素。

5)地塞米松 10mg,预防及治疗过敏反应。

6)罂粟碱(备用),严重血管痉挛时使用。

7)纱布、绷带,用于穿刺部位加压包扎。

3. 操作者的准备

(1)核对患者信息:包括患者姓名、性别、年龄、主诉。

(2)询问患者既往有无高血压及心、肺、脑疾病等病史,有无服用抗血小板药物、抗凝药物如阿司匹林、氯吡格雷等的情况及有无出凝血异常疾病史。

(3)查看患者血常规、凝血功能、心电图及既往检查结果。

(4)明确患者有无脑和脊髓血管造影检查禁忌证。

(5)确定患者已签署胃镜检查同意书。

(四)操作步骤

1. 术者双手和肘关节上 2cm 消毒。

2. 患者平卧于血管造影床后,头部相对固定。暴露腹股沟区股动脉手术实施部位,消毒手术视野(范围:上界平脐,下界大腿中部,两边以双侧股骨转子线为界,最后消毒会阴部)。此外,双侧腹股沟区亦应充分消毒,这样可以避免一侧股动脉穿刺失败后更换至另一侧股动脉穿刺时再次消毒。

3. 铺无菌手术巾(四巾法)　第一块首先沿身体轴线覆盖于生殖器上;第二块和第三块手术巾沿斜角铺于大腿部与第一块手术巾相交于大腿内侧;第四块手术巾垂直于身体轴线并与前三块手术巾相交,在腹股沟区形成两个“三角形”区域。此为双侧股动脉穿刺的手术操作准备区域,将手术洞巾铺于其上。注意整个过程严格进行无菌操作。

4. 术者再次双手消毒,穿手术衣,戴无菌手套,整理手术台,连接灌注线并排空其中的气体后加压(压力应 ≥ 300mmHg),将动脉血管鞘连接于灌注线上,排空气体,血管扩张器插入血管鞘并固定、锁牢(图 4-6-1、图 4-6-2)。

5. Seldinger 法穿刺股动脉置鞘

(1)定位:优先选择右侧股动脉在腹股沟韧带股动脉搏动最明显处下方 1.5~2.0cm 处作为穿刺点。

(2)麻醉:以利多卡因在皮肤穿刺点(外口)和股动脉穿刺点(内口)两侧逐层浸润麻醉。

(3)穿刺:在外口做一与腹股沟方向大致平行的 2~3mm 皮肤切口,右手拇指和示指持血管穿刺针,针与皮面成 30°~45° 缓慢进针,针尖接近股动脉时可有搏动感。若为单壁穿刺继续推送穿刺针至穿透前壁,尾端鲜红色动脉血持续搏动性涌出为穿刺成功;若使用透壁穿刺法则穿透血管前后壁拔去针芯,缓慢后退穿刺针套管至尾端动脉血持续涌出为穿刺成功(图 4-6-3)。

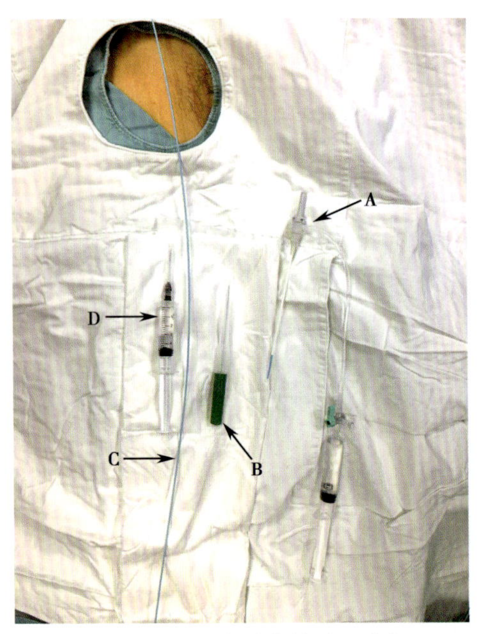

图 4-6-1　脑及脊髓血管造影准备 1
A. 血管鞘；B. 穿刺针；C. 造影导管；D. 利多卡因。

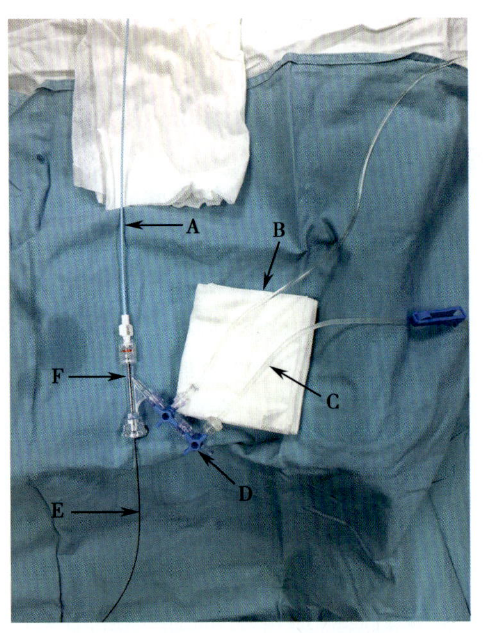

图 4-6-2　脑及脊髓血管造影准备 2
A. 造影导管；B. 造影剂自动注射线；C. 高压注射线；D. 三通；E. 导丝；F. "Y" 形阀。

(4) 置入导丝：换用左手持针，右手将 "J" 形导丝自尾端送入股动脉内撤去穿刺针，左手随即压迫内口以防出血。

(5) 置鞘：以肝素生理盐水纱布擦拭导丝，通过导丝置入动脉鞘 - 鞘芯组件，到位后撤去导丝和鞘芯。

(6) 冲洗：以注射器回抽动脉鞘，回血良好确认在动脉内后，注入肝素生理盐水冲洗动脉鞘。

桡动脉穿刺置鞘通常选择患者右臂以便于术者操作，根据弓上大血管形态和介入诊疗需要也可选择左侧入路。通常选择桡骨茎突近端 1~2cm 桡动脉搏动最明显处为穿刺点，操作步骤基本同上。

6. 将造影导管连接于与灌注线相连的 "Y" 形阀上，排尽导管中的气体，通过已经建立好的动脉血管鞘进入股动脉，左手示指与拇指捏住导管进行脑血管选择性造影（图 4-6-4）。

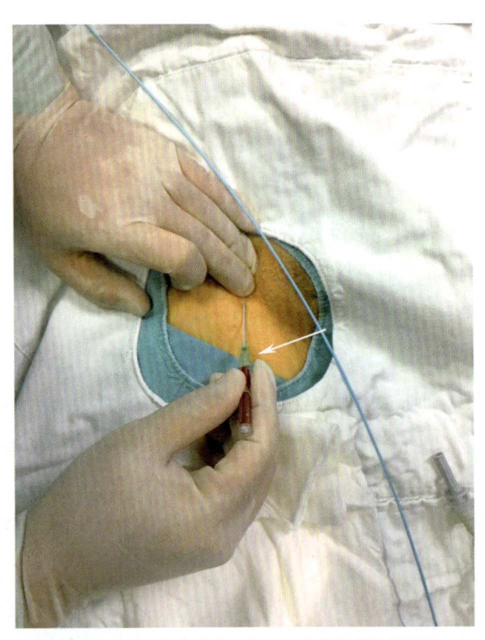

图 4-6-3　Seldinger 法穿刺股动脉

7. 主动脉弓造影　主动脉弓造影通常使用直径 0.035 英寸（1 英寸 =2.54cm）亲水导丝和带侧孔的 Pigtail 导管。采用自动注射的方式，将导管尾端直接连接于 DSA 高压注射器的压力延长管。

8. 选择性血管造影

(1) 标准的脑血管造影包括双侧颈内动脉及双侧椎动脉的四血管造影，有时为明确颅外动脉代偿或排除硬脑膜动静脉瘘，还需做包括双侧颈外动脉的六血管造影。通常使用 0.035 英寸亲水导丝和单弯曲造影导管。操作要点如下。

1) 连接：单弯管内衬导丝尾端连接“Y”形阀，并通过三通管连接加压滴注和高压注射器排净管道内气体。

2) 导管到位：沿导丝缓慢前送导管，颈动脉造影时导管头端应放置在颈总动脉分段以下 2~3cm 处。椎动脉造影时，导管头端应放置在锁骨下动脉距离椎动脉开口 1~2cm 处。

3) 造影：导管头端位于主动脉弓一级分支血管的造影习惯称为选择性血管造影，进入二级甚至三级分支血管时称为超选择性血管造影。如颈内动脉和椎动脉这些分支血管管径较小，建议在选择性造影的路图指引下将导丝准确送入目标血管，然后将造影导管与目标血管保持同轴，向前送至适宜造影的稳定位置。

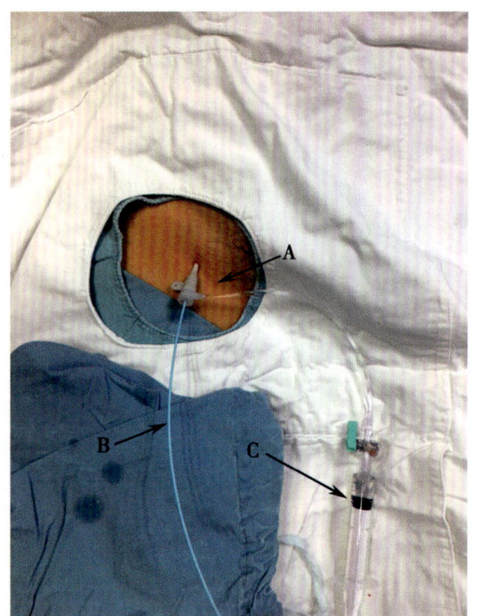

图 4-6-4 脑及脊髓血管造影置入血管鞘
A. 置鞘；B. 接入造影导管；C. 注射肝素生理盐水。

(2) 全脊髓血管造影：包括双侧椎动脉、双侧甲状颈干和 / 或肋颈干、双侧肋间动脉、双侧腰骶动脉、双侧髂内动脉在内的全部血管均采用选择性逐条血管造影并随时记录于脊髓血管造影表中。病变血管包括怀疑病变的血管要求行正、侧位常规摄片，必要时可以加摄双侧斜位片，以便充分了解病变部位、性质及其血管结构的信息。

9. 术后处理

(1) 动脉血管鞘的处理：一般情况下，血管造影完成后即可拔除动脉血管鞘，股动脉压迫止血 20 分钟后，无菌纱布覆盖，绷带加压包扎，嘱患者平卧，下肢制动 24 小时。造影过程中应用肝素时，术毕可以等量鱼精蛋白中和肝素，4 小时后肝素基本完成自然代谢再拔除动脉血管鞘。如果患者经济条件允许，可以使用动脉血管封堵器（如 Angioseal 或 Closer 等）。

(2) 每 30 分钟观察生命体征、检查神经功能、测足背动脉搏动一次。一般情况下，检查足背动脉搏动正常 4~6 次后可以停止。

（五）并发症及处理

1. 短暂性脑缺血发作和脑梗死　术中血管壁斑块脱落、导管内血栓形成、气体栓塞等可造成缺血性卒中。预防措施：穿刺成功后给予全身肝素化，预防导管壁血栓形成；造影次序严格按照主动脉弓、弓上大血管及其分支进行超选择性造影，禁止导管或导丝超越血管壁斑块，防止斑块破损或附壁血栓脱落；仔细检查并排空管道中的空气，预防气栓的发生；当证实远端血管出现栓塞时，根据病情给予溶栓或机械取栓；当患者出现气栓时，可给予高压氧治疗。

2. 皮质盲　表现为双眼视力丧失，瞳孔对光反射正常，也可伴有遗忘、肢体偏瘫、头痛等其他症状，多见于椎动脉造影后，其他脑血管或冠状动脉造影后也可出现。发病机制与脑血管痉挛、血 - 脑屏障破坏有关，可能是一种与可逆性后部白质脑病综合征类似的疾病类型。脑血管造影后的皮质盲无特效处理，需完善头颅影像学检查排除后循环脑栓塞，可适当补液，促造影剂排泄同时给予血管解痉药物。皮质盲通常数小时或数天内可完全恢复，预后良好。

3. 动脉夹层　发生于股动脉或髂动脉的夹层多由于穿刺针或导管、导丝进入内膜下而未及时发现，因内膜破口位于血管夹层的远心段，而血管夹层位于近心段，为逆行夹层，不易继续扩大，一般数小时或数天后可自行愈合。如血管夹层延伸过深可能累及对侧大血管供血时，应及时行局部血管造影，必要时请外科医生协助处理。

发生于弓上血管的动脉夹层为顺行夹层，应立即暂停介入操作，数分钟后行造影检查。如果未引起明显的管腔狭窄，血管壁没有明显的造影剂滞留，可不进行特殊处理。如果管腔血流受到明显影响，可以考虑置入支架。

4. 血管迷走反射　拔除血管鞘、手工按压、加压包扎时刺激周围血管，患者可出现迷走神经反射，主要表现为血压下降、心率下降，可有冷汗、苍白、四肢湿冷等迷走神经反射症状。处理措施：解除血管刺激、静脉推注阿托品，并适当补充血容量，必要时应用血管活性药物如多巴胺升压。

5. 血肿形成　腹股沟局部血肿是最常见的穿刺点并发症。原因包括：凝血功能异常或使用了抗凝药物；术中反复穿刺股动脉，或穿刺时刺穿股动脉并同时累及股动脉的分支；术后股动脉穿刺处压迫止血方法不当、时间不足，以及患者出现剧烈咳嗽、便秘等腹压增加症状；穿刺侧下肢过早负重活动等。预防措施：术前明确患者无凝血功能障碍，根据手术时间合理控制肝素用量；尽量减少股动脉穿刺次数；术后按压部位准确，按压时间不少于 15 分钟；嘱患者避免剧烈咳嗽，卧床时间不小于 24 小时。少量出血可用机械压迫法处理。血肿多为自限性，可自行吸收。

6. 假性动脉瘤　股动脉穿刺后，血液可通过损伤的血管壁破裂口进入血管周围组织，形成腔隙，造成假性动脉瘤。假性动脉瘤的原因包括：穿刺次数过多；穿刺部位偏低，股动脉偏细，致使穿刺损伤相对大；血管周边软组织较多，不易压迫止血；动脉鞘尺寸较大等。大部分假性动脉瘤可在超声定位下局部对瘤颈部加压包扎；部分难以压迫闭塞的假性动脉瘤可在超声引导下瘤腔内注射凝血酶；少数情况下可使用覆膜支架将假性动脉瘤闭塞或行外科手术切除或修补。

（六）操作注意事项

1. 超选择性造影前需谨慎评估目标血管管径、迂曲程度等，结合超选择性造影的必要性综合判断。若血管开口存在斑块或狭窄，则慎行超选择性造影。

2. 超选择性造影目标血管更易受损，推送导丝应轻柔，并结合适度旋转，避免造成血管夹层。

3. 若目标血管存在严重狭窄或动脉瘤，多种投影位置显影效果不佳，可尝试三维成像以获得更全面的影像。

4. 脑血管造影常伴有动脉迂曲，增大介入操作难度可通过如下方法完成选择性造影。

(1)髂动脉或腹主动脉迂曲严重影响导管操控性，可改用长血管鞘拉直迂曲血管增强操控性。

(2)目标血管开口扭曲、成角较大，导丝难以进入，可使用导丝塑形技术增大导丝头端弯曲角度。

(3) 目标血管远端迂曲，导丝可通过但导管前送困难，可尽量将导丝送至血管远端相对安全区域，如送至颈外动脉或腋动脉，推送导管时可稍加旋转，也可要求患者将头部转向对侧以减少张力。

(4) 对于牛型主动脉弓，导管能搭在头臂干开口，但导丝在左侧颈总动脉前送困难，可嘱患者向右侧转头，或在前送导丝时轻轻咳嗽。

(5) 对于Ⅱ型主动脉弓，导管难以搭在头臂干内，不能为导丝输送提供足够的支撑力，可考虑使用头端弯曲部分更大的 Hunterhead 导管。

(6) 对于Ⅲ型主动脉弓或Ⅱ型主动脉弓合并牛形弓，可考虑使用 Simmons 复合弯曲导管，利用髂动脉、左侧锁骨下动脉或主动脉瓣塑形导管，完成选择性造影。切勿过度旋转导管以免导管打结。

(7) 若血管过于迂曲，应避免使用同一种方法长时间反复尝试；在改变操作方法、更换介入材料后，导丝导管仍不能到位者，应及时中止操作以免增加并发症。

三、评价标准

见表 4-6-1、表 4-6-2。

表 4-6-1　脑及脊髓血管造影操作规范核查表

项目	内容	是	否
操作前准备	核对患者信息：包括患者姓名、性别、年龄、主诉		
	询问患者既往有无高血压及心、肺、脑疾病等病史		
	询问有无服用抗血小板药物、抗凝药物如阿司匹林、氯吡格雷等的情况及有无出凝血异常疾病史。有无麻醉药物过敏史		
	查看患者血常规、凝血功能、心电图及既往检查结果		
	明确患者有无脑及脊髓血管造影检查禁忌证		
	确定患者已签署脑及脊髓血管造影检查同意书		
	物品(器械)准备：确定脑及脊髓血管造影相关设备正常，包括 X 线机器设备、高压灌注线正常；图像采集系统及图文报告系统操作正常。监护设备、氧气及急救药品准备妥当		
操作过程	术区消毒、铺单		
	穿手术衣、戴无菌手套		
	连接造影剂注射线并排气		
	连接高压灌注线、“Y”阀、三通及造影导管并排气		
	血管鞘排气并插入血管扩张器		
	Seldinger 法穿刺股动脉置鞘		
	定位		
	麻醉		

续表

项目	内容	是	否
操作过程	穿刺		
	置入导引导丝		
	置鞘		
	冲洗		
	造影		
	弓上造影		
	全脑血管造影 / 全脊髓血管造影		
	可能诊断		
	拔出动脉血管鞘		
操作后处置	向患者简要介绍检查情况，向患者交代术后注意事项		
	观察生命体征、检查神经功能、测足背动脉搏动 0.5 小时一次。一般情况下，检查足背动脉搏动正常 4~6 次后可以停止		

表 4-6-2　脑及脊髓血管造影检查质量评估表　　单位：分

项目	5 分	4 分	3 分	2 分	1 分
操作过程流畅度					
操作检查熟练度					
人文关怀					

评分说明如下。

5 分：操作过程清晰流畅，无卡顿，股动脉穿刺及血管造影方法正确，人文关怀到位，有术前交流、术中安慰，询问患者状态及有术后注意事项的交代。

4 分：介于 5 分与 3 分。

3 分：操作过程能整体完成，卡顿少于 3 次，股动脉穿刺及血管造影方法基本正确，能有部分术前交流、术中安慰、术后体位及注意事项的交代。

2 分：介于 3 分与 1 分。

1 分：操作过程卡顿大于 6 次，操作粗暴，患者疼痛难忍，无人文关怀。

四、常见操作错误及分析

1. 穿刺针喷血，导丝却无法放入　可能原因：①穿刺针进入过深，触及股动脉后壁；②穿刺进入过浅，没有完全穿透动脉前壁；③穿刺针的角度过大，导丝难以进入；④穿刺针方向向下，导丝不能进入；⑤穿刺针进入动脉内膜下；⑥穿刺针进入股动脉分支。

2. 放入导丝后发生血液反流　可能是由于操作者未调高滴注速度或患者血压升高引起。

3. 将导丝退出造影导管或行其他操作后，再进导丝时，不以蘸肝素生理盐水的纱布擦拭导丝，否则会导致导丝干涩，进管困难，导丝上的沉积物可能诱发血栓发生。操作者操作欠规范。

五、常用训练方法及培训要点介绍

1. “理论 - 参观 - 协助手术 - 术者”　经典的培训模式，这是外科技术传统的教学培训模式。

2. 模拟训练　血管介入模拟训练器通过模拟脑和脊髓血管造影操作环境，使得其学习过程可视化，并具备可参与性，让学员能更好地学习到血管介入操作技能。目前有一些使用的虚拟训练系统，由操控平台、双监视器、控制面板、器械台及脚踏板组成。它采用了人体解剖视觉重现和力反馈技术、触觉反馈系统等，使模拟器的画面清晰、脏器逼真，在使用过程中，模拟患者可给予相应的触觉反馈，这使得操作更为真实，加深了使用者对操作的感觉体会。该系统的问世同时也为内镜学员提供了一个安全的教学环境，可使其安全有效地进行全方位训练，提高方向认知能力、手眼协调能力和操作诊断能力。

六、相关知识测试题

1. 脊髓血管造影检查适用于

A. 脑动脉瘤　　B. 脑干肿瘤

C. 颅脑外伤、头颅骨折　　D. 脑梗死早期诊断

E. 脊髓血管畸形

2. 脑血管造影常见的并发症有

A. 短暂性脑缺血发作和脑梗死　　B. 动脉夹层

C. 假性动脉瘤　　D. 血肿形成

E. 血管迷走反射

3. 脑血管造影术操作者的术前准备包括

A. 核对患者信息：包括患者姓名、性别、年龄、主诉

B. 询问患者既往有无高血压级心、肺、脑疾病等病史，有无服用抗血小板药物、抗凝药物如阿司匹林、氯吡格雷等的情况及有无出凝血异常疾病史

C. 查看患者血常规、凝血功能、心电图及既往检查结果

D. 明确患者有无脑和脊髓血管造影检查禁忌证

E. 确定患者已签署胃镜检查同意书

4. 患者，男，56 岁。因“突发剧烈头痛伴呕吐 12 小时”就诊；既往有高血压病史。下列检查对诊断最必要的是

A. 头颅 MRI 检查

B. 凝血常规检查

C. 告知脑血管造影风险，患者签字后完善检查

D. 血常规检查

E. 测量血压

5. 患者，女，53 岁。3 个月前行脑动静脉畸形栓塞术。此次就诊必须进行的检查是

A. 血常规检查。　　B. 凝血常规检查　　C. 心电图检查

D. 头部 MRI 检查　　E. 脑血管造影检查

答案：1. E　2. ABCDE　3. ABCDE　4. C　5. E

（张明铭　喻孟强）

第七节　显微镜下外侧裂分离技术

一、概述

外侧裂是人脑表面最大的脑裂，左右大脑半球各一，一般呈对称分布。外侧裂表面覆盖以粗大的侧裂静脉，内部包含颈内动脉及其各分支，是各种颅脑肿瘤、颅底手术、脑动脉瘤手术经常需要分离的结构。因此，如何尽量减少外侧裂分离时的损伤甚至做到无创伤分离，是安全进行神经外科显微手术的重要内容，也是神经外科专科医生必须掌握的基本操作技术。

分离外侧裂应全程在手术显微镜下进行。对显微手术器械的灵活应用能够尽可能减少对外侧裂区域的创伤从而达到手术目的。需要注意的是，分离外侧裂不仅是剪开外侧裂上方的蛛网膜，更重要的是撑开外侧裂的内部间隙。

二、操作规范流程

（一）适应证

1. 暴露基底池。

2. 暴露岛叶或脑干前上部。

3. 毗邻第三脑室前壁 - 终板的病变。

（二）禁忌证

1. 绝对禁忌证

（1）严重心肺疾病如严重心律失常、心肌梗死活动期、重度心力衰竭等，无法耐受全身麻醉的情况。

（2）脑疝晚期，基本生命体征不平稳、呼吸循环衰竭的危重患者。

（3）凝血功能明显障碍且无法纠正。

2. 相对禁忌证　急性或慢性病急性发作，经治疗可恢复。

（1）心肺功能不全。

（2）严重高血压者，血压偏高。

（3）严重出血倾向，血红蛋白低于 50g/L 或 PT 延长 1.5 秒以上。

（三）操作前准备

1. 患者的准备

（1）制订合理的术前检查，完善三大常规、肝肾功能、电解质、凝血功能、输血前检查、交叉配血、HbsAg、抗 HCV、抗 HIV、胸片、心电图、心脏超声等相关检查。

（2）签署手术同意书、麻醉同意书。

（3）术前禁食、禁饮 6 小时以上。

（4）切口设计，可选择翼点入路额颞部弧形切口、眶上外侧入路弧形切口等。

（5）术前剃发，可剃光头或仅剃皮肤切口沿线头发，注意检查头皮表面有无破损或感染灶。

（6）采取经翼点入路（图 4-7-1）或经眶上外侧入路（图 4-7-2）时，患者取仰卧位，其头部由头架或头圈固定。头部向对侧旋转 30°。头部旋转超过 30° 可能会因为颞盖旋转的角度而阻挡解剖侧裂。头位根据四个要点摆放：①高度，便于静脉回流；②旋转小于 45°（如旋转过大则颞叶将落于额叶上，使大脑外侧裂更难分开）；③伸展颈部；④倾斜颈部（使大脑外侧裂与术者平行）。

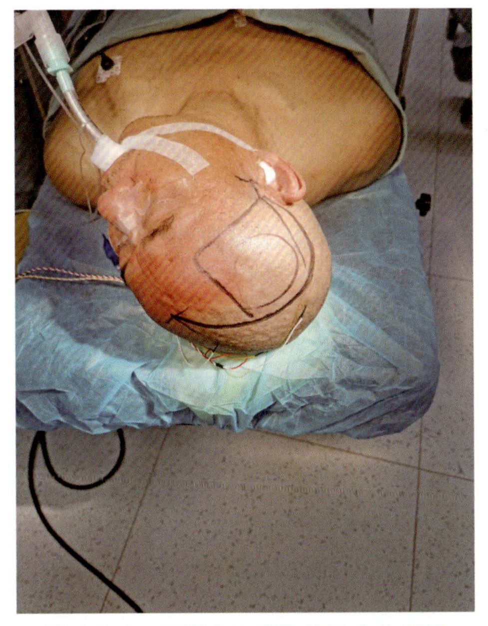
图 4-7-1　经翼点入路体位及头位摆放
适当旋转头部，注意旋转角度。

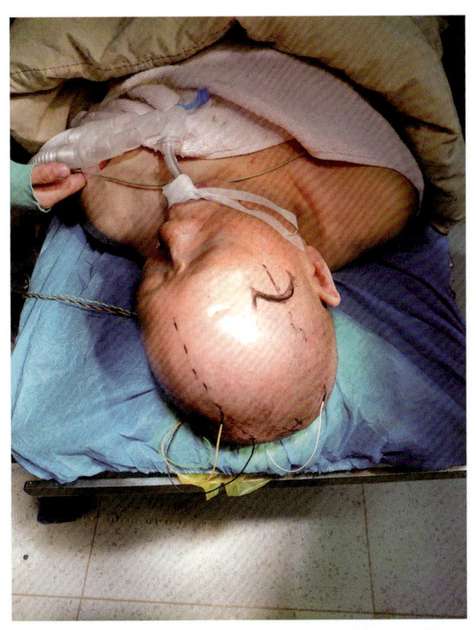
图 4-7-2　经眶上外侧入路体位及头位摆放
适当旋转头部，注意旋转角度。

2. 物品（器械）的准备

（1）手术显微镜及影像采集系统的准备：用于神经外科的手术显微镜应具备：①物镜焦距为 300mm；②镜体可做俯、仰及左、右倾斜活动；③亮度以能达到物面照明 30 000 勒克斯为宜。此外，如条件允许，最好能配备电视摄像，以便手术助手、器械护士及麻醉医生等能通过电视来配合手术进行，还有利于教学。

（2）显微手术器械的准备：双极电凝应用时电流只经过镊子两尖端之间的组织，故所需电量大为减少，一般只需单极电凝的 1/4~1/3，重要部位止血时甚至可将电量减低到不及单极电凝的 1/10，因而热的扩散和邻近损害均相应减少。此外，双极电凝在有液体如生理盐水、脑脊液或血液存在的情况下，能同样起到电凝止血的作用。

对电凝镊的规定：①镊尖宽度为 0.9mm、0.6mm 和 0.4mm 三种；②镊子的总长度为 16cm 和 23cm 两种，为适合显微手术，多采用膝状；③镊尖的形状分为直形、直角向下弯曲形和直角向上弯曲形三种；④除镊尖外，其余部分经绝缘处理；⑤使用中保持镊尖的光滑、清洁和湿润。

双极电凝止血要领可归纳为六点：①较宽的镊尖（最常用 0.9mm）和较低的电凝输出（最常用 2.5mm）；②间断电凝法，每次电凝约 0.5 秒，重复多次，直至达到电凝完善标准；③移行递增电凝法，从血管表面发白为止，从发白处剪断血管；④阻断血流电凝法，用于直径 > 1.5mm 的动脉或血流异常快速的血管（如动静脉畸形 AVM），先用血管夹暂时阻断电流，再进行电凝；⑤血管灼闭区的长度争取大于其直径的 2~3 倍；⑥电凝前必须用生理盐水湿润血管壁。

其他显微操作器械：显微剪刀、1ml 注射器及针头、尖刀片及刀柄、显微镊、显微血管钩、显微血管探针等，建议打包常用器械进入显微器械盒统一消毒管理。

(3) 负压吸引系统的准备：预计出血量较多的手术，需准备两路负压吸引装置，其中的一路或两路在无禁忌证时可直接对接自体血回收系统，减少异体输血。普通手术准备一路负压吸引系统即可。

3. 操作者的准备

(1) 核对患者信息：包括患者姓名、性别、年龄、主诉。

(2) 确认禁食、禁饮时间。

(3) 询问患者既往有无高血压及心、肺、脑疾病等病史，有无服用抗血小板药物、抗凝药物如阿司匹林、氯吡格雷等的情况及有无出凝血异常疾病史。

(4) 麻醉前需询问有无麻醉药物过敏史。

(5) 查看患者血常规、凝血功能、心电图及既往检查结果。

(6) 明确患者有无开颅手术禁忌证。

(7) 确定患者已签署手术同意书、麻醉同意书。

(四) 操作步骤

1. 外侧裂池显微解剖操作步骤　操作的关键是要找到一个相对恒定的界面，沿蛛网膜间隙进行分离（一般将外侧裂的动脉血管牵向额侧，静脉血管牵向颞侧，从外侧裂的额侧分开）。

(1) 自外侧裂前端分别从额叶和颞叶中间部分沿蝶骨嵴向深部探查。外侧裂静脉向蝶顶窦的引流影响蝶骨嵴深部的暴露，多数情况下若无法保留则可电凝后切断。引流静脉的切断应离开蝶骨峭，靠近皮质表面，以免蝶顶窦硬脑膜撕裂造成止血困难。

(2) 将外侧裂池内蛛网膜打开，暴露大脑中动脉及其分支，同时使两侧额叶和颞叶的牵拉变得容易，翼点入路的暴露更加充分。通常用尖刀片的尖端或 1ml 注射器的针头进行外侧裂池蛛网膜的锐性开窗操作（图 4-7-3）。

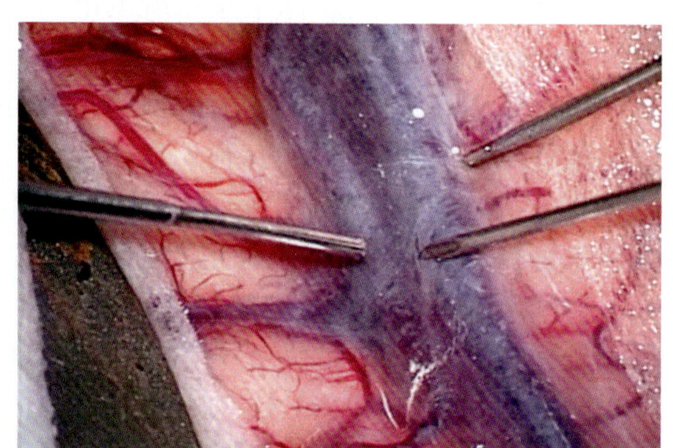

图 4-7-3　外侧裂池蛛网膜锐性开窗

使用 1ml 注射器针头尖端进行外侧裂蛛网膜开窗操作

(3) 自外侧向内侧使用显微剪锐性解剖侧裂池（图 4-7-4）。侧裂池内额叶与颞叶间正常的间隙 2~3mm，透过蛛网膜可看到大脑中静脉。大脑中静脉由一根或多根静脉组成，走行在侧裂颞侧，血液回流入蝶顶窦或海绵窦，偶尔颞极的血液回流至岩上窦。动脉一般只供应一侧脑叶，将其从另一侧移开应该是安全的。如大脑中动脉分支通向额叶和颞叶，开始解剖观察其分支可能走向颞叶，继续分离追踪发现它在颞叶可能只是一个血管袢，因此应解剖分离后将其移行到额叶。开放脑池的顺序和数目应根据病变的部位和尺寸决定。分离侧裂池，应该在侧裂静脉的额叶一侧，避免损伤脑表面的大脑浅中静脉。部分蛛网膜下腔出血后的患者蛛网膜发黄不透明，侧裂的蛛网膜和软脑膜粘连紧密，不能充分开放脑池。此时可用“水分离”技术，即使用 1ml 注射器针头在蛛网膜上开一个小孔，然后向小孔内注射生理盐水约 20ml 使蛛网膜下腔重新充盈，便于后续分离操作（图 4-7-5）。沿额叶、颞叶之间大脑表浅的大脑中动脉分支逆向追踪到大脑中动脉主干进入侧裂池。

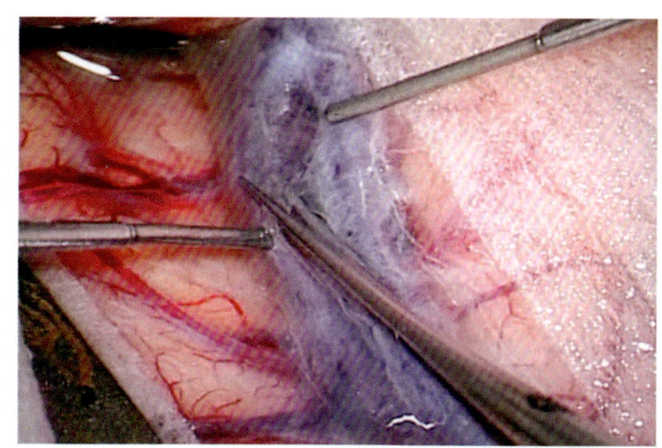

图 4-7-4 显微剪锐性分离充分开放侧裂池
使用显微剪锐性分离法处理蛛网膜及内部的蛛网膜小梁。

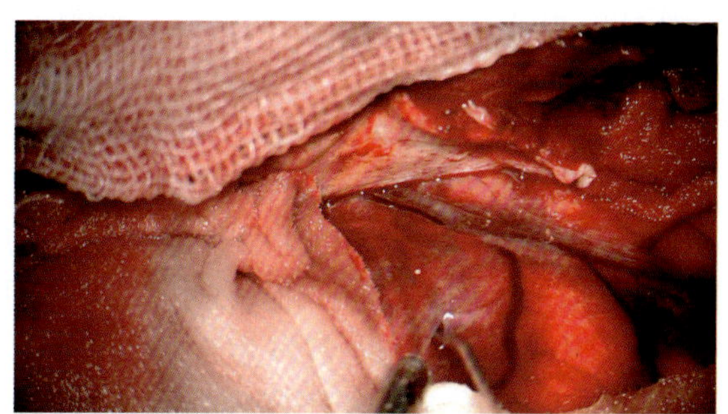

图 4-7-5 蛛网膜下腔的“水分离”技术
用 1ml 注射器针头向蛛网膜下腔注射生理盐水使其充盈。

（4）部分病例难以分辨侧裂池方向，可根据嗅束和蝶骨翼交叉点，找到视神经解剖标志。打开视交叉池和颈内动脉池，暴露颈内动脉和视神经，继续从颈内动脉起始部自内向外分离侧裂池。可电灼剪断颞叶通向蝶顶窦的引流静脉。

2. 外侧裂浅部分离过程中的显微操作技巧

（1）吸引器膨胀蛛网膜：将 1cm × 1cm 小棉片盖在分离交叉处，吸引器吸住，蛛网膜就会膨起来。

（2）水分离技术：见上文。

（3）吸引器和脑压板合力使用，使局部蛛网膜呈“绷紧”状态，适合锐性分离操作（图 4-7-6）。但切忌过于暴力牵拉引起静脉撕裂甚至脑动脉瘤破裂。

（4）在手术过程中会有一些细小血管，且侧裂中后部通常有一根较粗的静脉横跨在外侧裂上，这时可以将该静脉外的蛛网膜适当剥离，即可以不用切断该血管，就能将外侧裂分开。

（5）静脉有破裂出血时可以用小片吸收性明胶海绵加脑棉片或用可吸收止血纱加脑棉片压迫止血，效果良好。不建议使用双极电凝反复烧灼。

（6）如果必须要离断静脉，建议“丢额保颞”。

3. 外侧裂深部分离过程中的显微操作技巧

（1）深部分离蛛网膜及小梁时直接用显微剪锐性剪开。

（2）蛛网膜池是一个天然的间隙，不要用

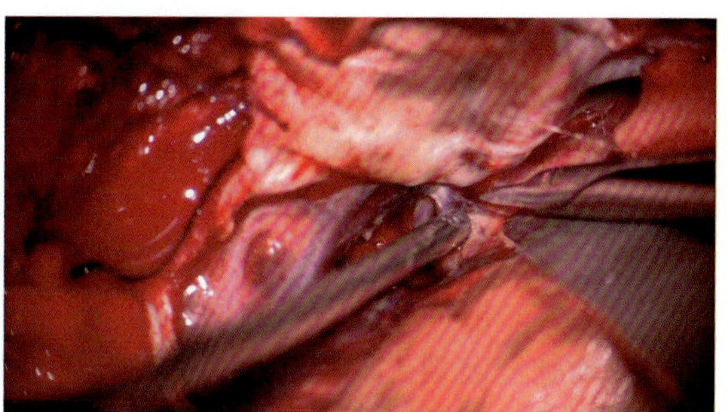

图 4-7-6 利用吸引器和脑压板的合力使侧裂局部蛛网膜绷紧
绷紧后方便进行锐性分离操作。

双极将其破坏掉，用显微镊或显微剪剪开即可完成手术。

(3)侧裂中的每一根动脉都很重要，应避免损伤造成偏瘫、失语等神经功能障碍。

(4)一般情况下，动脉血管牵向额侧，静脉血管牵向颞侧。

(五) 并发症及处理

1. 心脑血管意外和肺部并发症　心脏意外包括心绞痛、心肌梗死、心律失常和心脏骤停等，还可出现脑血管意外；肺部并发症包括低氧血症、呼吸困难等，是老年人或原有心、脑、肺疾病的患者容易出现。预防措施：术前应询问病史，老年人或原有心、脑、肺疾病的患者术前检查血压、完善心电图及肺功能。麻醉诱导需平稳，开颅过程中尽量减少出血，一旦出现心脑血管意外，应立即中止手术，就地组织抢救。

2. 麻醉意外　麻醉过程中出现误吸、过敏反应、呼吸困难、苏醒延迟等，甚至出现意识障碍乃至死亡。因此麻醉过程中必须由专职麻醉医生进行。预防措施：操作轻柔，注气不能过多，术前应询问病史，了解既往史及药物使用情况。

3. 侧裂血管损伤　常发生于侧裂静脉，其次见于较小的大脑前动脉、大脑中动脉分支。预防措施：在高倍镜视野下操作，强调锐性分离蛛网膜下腔。

4. 脑组织牵拉伤　常因不适当使用脑压板或吸引器牵拉压迫脑组织所致。预防措施：牵拉时适当用力，关注脑搏动。

5. 桥静脉撕裂　常因分离外侧裂过程中脑脊液释放过多，脑压骤降引起脑塌陷所致。预防措施：开放脑池释放脑脊液时，不宜过快。定时向手术视野内冲洗生理盐水，维持适当颅内压。

6. 感染　常因消毒、铺巾、手术操作时不遵循无菌原则引起。预防措施：全程严格按照执行无菌操作。

(六) 操作注意事项

进入侧裂池后，手术的难度便由分离脑叶转变为梳理动脉。大脑中动脉的上、中、下干，颞前动脉、豆纹动脉以及其他分支都必须进行梳理以完成侧裂分离。这些动脉大都恒定的为某一脑叶供血，只会朝向额叶或颞叶的二者之一，而不会同时向两个脑叶发出分支。因此，侧裂池的动脉可向单侧进行分离。当一支动脉血管位于其供血脑叶时，则容易识别解剖关系。分支血管要从其主干进行追溯以明确其走行，以便正确分离。对于解剖关系不清楚的动脉，需要进一步分离。

与动脉只向一侧脑叶供血不同，静脉血管可同时来自不同脑叶，而且连接侧裂的静脉较多。在侧裂分离终末端遇到侧裂深部位于大脑中动脉 M_1 段上方的静脉一般比较小，可以进行分离。大的侧裂深部静脉应该移向颞侧并予以保留。颈动脉池和侧裂池之间较厚的蛛网膜是额叶和颞叶之间最后的连接。一旦切开这层蛛网膜，侧裂分离则完全结束，颈内动脉ICA 床突上段至大脑中动脉 MCA 分叉处的血管也可以进行探查。

分离侧裂的过程中可以使用、亦可不使用脑牵开器，视分离难易程度及术者个人经验及习惯决定。一般而言，脑动脉瘤手术时建议在分离侧裂的过程中使用脑牵开器，这样当分离过程中动脉瘤破裂出血时，术者可有充分的操作空间进行近端血管的阻断及动脉瘤瘤颈、瘤体的紧急处理。牵开器的牵拉要轻柔，将阻碍深部视野的组织轻轻挡开即可。

用上述方法，从远端向近端分离侧裂，相比从近端向远端分离要简单。由远端向近端可逐渐分离至深部的动脉主干。相比之下，由近端向远端的分离要沿着 MCA 的 M_1 段，可能需要牵开额叶，早期脑脊液便被释放，侧裂塌陷。从远端向近端分离时，如果到达动脉瘤时无法进行近端控制，对于破裂的动脉瘤可能形成危险，但对于未破裂动脉瘤仍是安全的。对于破裂的动脉瘤患者，进行侧裂分离时，开始时先从远端建立分离平面，然后立即转向由近端分离，可以对动脉瘤进行控制。

（七）相关知识

1. 外侧裂的静脉引流形式是非常多样的。大脑中浅静脉（Sylvian 静脉）是外侧裂比较恒定的引流静脉，它通常与上矢状窦和横窦分别通过 Trolard 静脉、Labbe 静脉相联系，主要分为单干型、双干型、多干型和未发育型。

2. 有 3% 的情况无外侧裂静脉。有些患者额颞叶先天没有间隙，二者牢牢地长在一起，这时候无法分开侧裂。

3. 外侧裂分为水平段和垂直段，在释放脑脊液后垂直段的处理相对容易。

4. 最常见的三条静脉，分离面为“额单颞双”，即在离蝶骨嵴约 3cm 处，从额侧静脉与颞侧双静脉交叉处开始分离。

5. 将静脉从脑表面分离出来的操作，可以先从动脉静脉交界处开始，因为此处蛛网膜比较疏松。

三、评价标准

见表 4-7-1、表 4-7-2。

表 4-7-1　显微镜下外侧裂分离技术操作规范核查表

项目	内容	是	部分	否
手术麻醉前准备	核对患者信息：包括患者姓名、性别、年龄、主诉			
	询问禁食、禁饮情况			
	询问患者既往有无高血压及心、肺、脑疾病等病史			
	询问有无服用抗血小板药物、抗凝药物如阿司匹林、氯吡格雷等的情况及有无出凝血异常疾病史，需询问有无麻醉药物过敏史			
	查看患者血常规、凝血功能、心电图及既往检查结果			
	明确患者有无开颅手术禁忌证			
	确定患者或家属已签署授权委托书、手术知情同意书、麻醉知情同意书			
	物品（器械）准备：确定开颅手术器械、动力系统、负压吸引系统、手术显微镜设备正常；图像采集系统正常。监护设备、氧气及急救药品准备妥当			
操作过程	操作步骤			
	自侧裂前端分别牵拉额叶和颞叶，沿蝶骨嵴向深部探查			
	将侧裂池内蛛网膜打开，暴露大脑中动脉及其分支			
	自外向内侧解剖侧裂池			
	打开视交叉池和颈内动脉池，暴露颈内动脉和视神经			
	观察拍照或录像：每个部位均需有显微镜下取图动作			

续表

项目	内容	是	部分	否
操作过程	自侧裂前端分别牵拉额叶和颞叶，沿蝶骨嵴向深部探查			
	将侧裂池内蛛网膜打开，暴露大脑中动脉及其分支			
	自外向内侧解剖侧裂池			
	打开视交叉池和颈内动脉池，暴露颈内动脉和视神经			
	观察并能准确描述解剖标志情况			
	额叶、颞叶、侧裂静脉			
	大脑中动脉及主要分支			
	侧裂池			
	视交叉、颈内动脉、大脑前动脉			
操作后处置	局部检查防止手术视野出血			
	关颅术			

表 4-7-2　显微镜下外侧裂分离技术规范操作评估表　　单位：分

项目	好(5)	一般(3)	差(1)
操作过程流畅度			
操作检查熟练度			
局部解剖熟练度			

评分说明如下。

好：操作过程清晰流畅，无卡顿，显微技能娴熟，局部解剖熟练，无血管、神经组织损伤。

一般：操作过程能整体完成，卡顿少于 3 次，显微技能一般，局部解剖欠熟练，可能损伤少量血管、神经组织。

差：操作过程卡顿大于 6 次，操作粗暴，显微技能生疏，局部解剖不清楚，血管、神经组织损伤大。

四、常见操作错误及分析

1. 破坏蛛网膜的自然间隙　操作者解剖关系不清，导致破坏蛛网膜的自然间隙，增加操作困难。

2. 分离过程中造成血管、神经损伤　由操作者显微操作技能欠规范所致。

3. 操作后手术视野止血不彻底　由操作者止血理念不到位所致。

五、常用训练方法及培训要点介绍

目前常用训练方法主要包括尸头的手术入路显微解剖训练。

临床神经解剖是神经外科的基础之一，神经外科医生，尤其是年轻医生都应尽早完成系统的临床神经解剖学习和训练。尸头解剖学习班首先应强调局部解剖知识在理解入路解剖中的关键作用，提倡以入路为导向的局部解剖方法，大量增加 3D 显微镜和 3D 内镜下的入路解剖和局部解剖授课、示教和带教，使学员能够真正理解入路的设计原理、应用原则和操作细节。同时，强调局部解剖和入路解剖知识在手术中的实际应用，增加病例讨论课程，通过对真实病例手术前后的临床表现、影像和手术录像的分析讨论，使学员加深对解剖和手术的双重理解。神经解剖实验室应配备手术显微镜、神经内镜、全套显微手术器械、高速磨钻、单反照相机和环闪系统、录像系统等高端设备，具有丰富的标本处理和硅胶血管灌注经验，满足做好临床神经解剖的所有必备条件。

临床解剖课程安排是以局部解剖为基础的入路解剖，教师通过病例讲授手术与解剖的关系；配备显微镜、内镜、动力系统和3D显示设备等，解剖器械更加贴近手术实际；课程全程强调投影、分区、构筑、延续关系等基本局部解剖理念；强调干净、清晰的局部解剖，特别注重细节，强调解剖操作的过程，在训练过程中通过思考逐步建立牢固的3D观念；以入路为导向，完成包括外侧裂入路解剖在内的数个主要方向的局部解剖和入路解剖训练。

六、相关知识测试题

1. 与鞍上池前外侧角相连的是
   A. 侧裂池　B. 纵裂池　C. 脚间池
   D. 环池　E. 大脑大静脉池
2. 下列与外侧裂**不相邻**的结构是
   A. 颞叶　B. 枕叶　C. 顶叶
   D. 额叶　E. 岛叶
3. 以下为大脑中动脉动脉瘤的常用开颅夹闭术手术入路的是
   A. 经外侧裂入路　B. 经纵裂入路　C. 经乙状窦后入路
   D. 经额下入路　E. 经侧脑室三角区入路
4. 鞍旁脑池群位于蝶鞍的周围，**不包括**的脑池是
   A. 视交叉池　B. 颈动脉池　C. 嗅池
   D. 四叠体池　E. 侧裂池
5. 对眶上入路锁孔手术的描述，下列**错误**的是
   A. 对鞍区、鞍上区的垂体瘤、颅咽管瘤、鞍结节、前颅底脑膜瘤均可采用该入路
   B. 可直接到达鞍区手术部位，无须解剖侧裂
   C. 不需要剃发，切口隐于眉毛中，外观影响小
   D. 骨窗可按需要向内侧（额下入路）或外侧（接近于翼点入路）移动，使不同部位的病灶均可由此入路手术
   E. 不能用于动脉瘤夹闭术

答案：1. A　2. B　3. A　4. D　5. E

（欧阳竹）

第八节　脑血管吻合术

一、概述

临床实践证明，脑血管吻合术能有效缓解患者脑缺血症状，改善脑组织供血，避免脑梗

死的发生，提高患者生活质量和延长寿命，并且手术并发症和死亡率都很低，是一种公认安全有效的治疗方法。近年来，随着外科手术条件的改善和手术技术的提高，以及麻醉和围手术期管理的改进，个性化治疗方案的优化，颅内外动脉吻合术已成为常见的神经外科手术，也是患者愿意接受的一种常规神经外科手术。在我国每年完成的各类脑血管手术中，颅内外血管吻合术的病例数已经逐年上升。由于我国各地医院发展不均衡，条件和技术水平各异，致使脑血管病外科及其他相关技术的应用和发展受到不同程度的限制和影响，制定符合我国国情的脑动脉吻合技术指南非常必要。

二、操作规范流程

(一) 适应证

1. 闭塞性脑血管疾病、反复短暂性脑缺血发作

(1) 存在与临床症状相符的脑血流动力学障碍性脑缺血，术前脑血管检查发现颈部手术不可及的颈内动脉狭窄或闭塞，或大脑中动脉、大脑前动脉、椎动脉狭窄或闭塞，而且侧支循环代偿不良。

(2) 反复发作的脑缺血症状，经过药物治疗效果不佳。

(3) 颅脑 CT 或 MRI 检查除外大面积脑梗死(梗死灶>1/2 大脑中动脉供血区域)，且距最近一次脑梗死发作时间>3 周。

2. 颅内复杂、巨大动脉瘤，无法行常规开颅夹闭或介入手术治疗时；颅内肿瘤累及颈内动脉及其主要分支主干时，手术有损害颈动脉及主要分支主干的可能。

3. 颅内床突旁段动脉瘤、脑血管狭窄闭塞且合并有严重易栓症不能耐受介入治疗。

4. 外伤后颈动脉损伤不可恢复，导致脑供血不足。

5. 其他原因的颈动脉及其分支主干供血不足，如烟雾病。

(二) 禁忌证

1. 完全性卒中的急性期及进行性卒中。

2. 颅内外无可供吻合的血管。

3. 有普遍脑动脉硬化，痴呆、偏瘫无恢复迹象。

4. 患有严重心、肺、肾疾病，血压过高，有糖尿病等。

5. 患者及家属不同意。

(三) 手术前准备

1. 患者的准备

(1) 制订合理的术前检查，完善三大常规、凝血常规、肝肾功能、输血前检查、血型、心电图、心脏彩超、腹部超声、肺部 CT 等相关检查。需要取大隐静脉时需完善双下肢彩超，需取桡动脉时需行双上肢 CTA 明确桡动脉情况。Allen 试验检查尺动脉、桡动脉侧支循环情况。

(2) 术前应向患者及其家属做好充分解释工作，使患者家属对手术必要性、手术风险及可能的手术并发症有一个充分的认识。

(3) 术前 6 小时禁饮，8 小时禁食，签署手术知情同意书及麻醉同意书，手术开始前及术中按规范使用抗生素预防感染。

(4) 术前备皮(取大隐静脉时需备会阴部皮肤)；根据吻合需要选择不同手术入路及切口。

2. 物品(器械)的准备

(1)荧光手术显微镜,显微器械(包括显微镊、显微剪、显微持针器、双极电凝、显微缝针缝线、显微血管夹)。

(2)肝素、罂粟碱、亚甲蓝、吲哚菁绿、生理盐水,5~10ml 注射器。

(3)棉片、橡皮垫片。

3. 麻醉的准备　脑血管吻合术麻醉及围手术期血流动力学管理的原则为维持神经细胞氧的供需平衡,避免加重脑缺血。脑缺血患者的脑动脉储备能力低,氧耗增加时难以保证有足够血流量而发生缺血事件,因此欲维持神经细胞氧的供需平衡,必须做到如下内容。

(1)降低神经细胞耗氧量,避免脑供血及灌注压降低对神经细胞氧的供、需平衡影响。血压升高增加氧耗,但同时也增加脑动脉的灌注压力,从而增加脑血供。术中、术后血压的波动对神经细胞氧的供、需平衡极为不利,围手术期应维持血压稳定,维持110/60~130/80mmHg(参考基础血压),对术前有脑梗死病史、无颅内动脉瘤的患者,适度地升高血压明显有利于维持神经细胞氧的供、需平衡,但对于颅内动脉瘤患者,灌注压应适度降低,防止动脉瘤破裂,注意平稳降压。

(2)重视麻醉前用药及麻醉诱导:麻醉诱导要缓慢,并备齐急救药如去氧肾上腺素等,血压一旦降低应积极处理。

(3)保持麻醉维持过程中的循环稳定:血压和心率不应随着手术刺激的强弱而上下波动。任何正性肌力药物均增加心肌耗氧,应用正性肌力药物的指征为:肺动脉楔压(PCWP)>16mmHg,平均动脉压(MAP)<70mmHg 或收缩压<90mmHg,心排血量(CO)<2.0L/min[或心排血指数(CI)<1.2L/($min \cdot m^2$)],静脉血氧饱和度(SvO_2)<65%。正性肌力药物可选用多巴酚丁胺、多巴胺、肾上腺素等。

(4)在保证足够麻醉深度的同时,应维持相对平稳的血压和较慢的心率。维持适当的血容量,以避免左心室舒张末期压力升高,保持血压稳定,脑血流灌注充足,术中使用 TCD 监测脑血流,可有效观察脑灌注。

4. 操作者的准备

(1)核对患者信息:包括患者姓名、性别、年龄,床号。询问病史等,确认禁食、禁饮时间。

(2)询问患者既往有无高血压及心、肺疾病等病史;有无服用抗血小板药物如阿司匹林、氯吡格雷和抗凝药物如华法林、利伐沙班等的情况;有无出凝血异常疾病史。

(3)查看患者术前检查结果及既往检查结果有无异常。

(4)麻醉前需询问有无麻醉药物过敏史。

(5)明确患者有无开颅手术禁忌证。

(6)确定患者已签署手术同意书、麻醉同意书。

(四)操作步骤(以颞浅动脉 - 大脑中动脉吻合为例)

1. 患者全身麻醉插管后,仰卧位,头架固定头部,头向左(右)偏 45°~60°,设计额颞皮瓣,翼点入路。

2. 切开头皮,分离浅筋膜层,显微镜下沿颞浅动脉走行分离颞浅动脉,游离结束后使用罂粟碱棉片湿敷预防干燥及血管痉挛,末端 1cm 左右修剪血管外结缔组织及血管外膜。

3. 开颅后于皮质表面挑选直径匹配的大脑中动脉 M_4 分支,下方垫橡胶片予以隔离保护,罂粟碱棉片湿敷。

4. 将受体血管用临时阻断夹予以临时阻断，修剪与供体血管直径接近的侧口，肝素溶液冲洗管腔后进行端 - 侧吻合。吻合前，可用亚甲蓝进行内膜染色，便于缝合时辨认内膜结构。先进行 12 点与 6 点处的锚定缝合，再在两侧进行间断缝合。缝完一面后轻柔翻转供体血管，缝合另一面。

5. 吻合完毕后，先松开受体血管的阻断夹，再松开供体血管的阻断夹，观察吻合口的通畅情况（图 4-8-1A），吲哚菁绿荧光造影进一步明确吻合口通畅情况（图 4-8-1B）。确切止血后，逐层关颅。

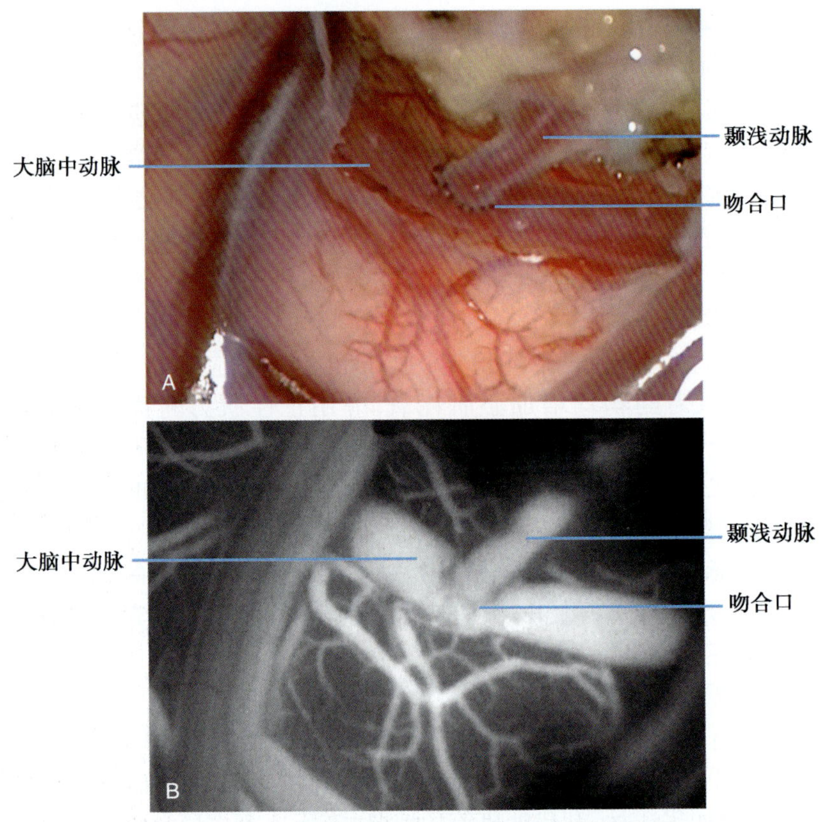

图 4-8-1　颞浅动脉 - 大脑中动脉端 - 侧吻合

（五）并发症及处理

1. 脑梗死　形成脑梗死的原因主要包括：吻合口处血栓形成导致供血血管及受体血管闭塞；供血血管过长致血管迂曲打折；血压过低致血流过慢、血栓形成；高凝状态；供血血管未进行充分地肝素冲洗。

2. 灌注损伤　受体血管长期耐受低灌注血流，血管吻合术后血流量突然增加，受体血管自我调节功能障碍，导致局部脑组织供血区血流急剧增加，患者表现为异常兴奋、癫痫，甚至出现颅内出血。

3. 皮下血肿　患者术前服用抗凝药物，术区渗血，颈部血管暴露过程中止血不充分，穿支静脉损伤，术中维持适度的灌注压有利于观察术区出血情况，围手术期血压管理平稳有利于预防术后渗血事件的发生。

4. 脑神经损伤 面神经最易损伤，主要表现为面肌功能障碍，额纹消失，切口离耳屏过低、太远时容易损伤面神经主干，一般切口以耳屏前方 1cm 内、平外耳道为宜，分离额颞部脂肪垫有利于保护面神经额支，降低面神经损伤概率，提高患者术后生活质量。

5. 颅内血肿 术后颅内血肿的原因包括脑血管损伤、硬膜悬吊损伤、吻合口出血、止血不彻底。脑缺血患者长期低血流量灌注，颅内新生侧支血管脆性大，术中损伤，脑脊液丢失，造成脑组织张力下降，脑组织表面静脉易发生出血；术后血压升高，吻合口张力增加，是术后吻合口出血的主要原因，术中、术后血压的平稳至关重要；手术创面大，长时间口服抗凝药患者，充分止血且合理放置硬膜外引流有利于降低硬膜外血肿发生的概率。

（六）操作注意事项

1. 学习脑血管吻合术，需学习相关脑血管病的基础和治疗方式，严格掌握脑血管吻合术的适应证及禁忌证，优化脑血管病围手术期管理；掌握侧颞浅动脉、大隐静脉、桡动脉血管条件及体表投影标志的解剖学基础，了解面神经的走行，在术中尽量避免损伤面神经及供体血管，制订个性化手术方案。

2. 需要取大隐静脉者需完善双下肢彩超了解下肢深静脉通畅情况，Perthes 试验阳性见于深静脉阻塞，为大隐静脉高位结扎的禁忌证，禁止取大隐静脉作为供体血管；需取桡动脉时需行双上肢 CTA 明确桡动脉情况，Allen 试验检查尺动脉和桡动脉侧支循环情况，Allen 试验阳性时，禁止取桡动脉作为供体血管。

3. 在分离供体血管时，动作应轻柔，保持视野清晰，如供体血管有分支血管，需缝扎止血，确保分支血管完全闭塞；游离过程中全程使用罂粟碱水湿润血管，防止血管痉挛，同时供体血管不宜过长，避免造成血管折叠迂曲，应尽量保持供体血管平直。

4. 用特制的显微剪修剪血管，保持切缘整齐，供体血管末端修剪血管外结缔组织及血管外膜；挑选直径匹配的受体血管，剪开与供体血管匹配的吻合口，避免损伤血管后壁，修剪的供体血管末端及吻合口使用肝素生理盐水、罂粟碱水充分冲洗，确保吻合口处无血栓。

5. 取大隐静脉作为供体血管时，要注意静脉瓣方向，吻合前，可用亚甲蓝进行内膜染色，便于缝合时辨认内膜结构，进针时避免损伤对侧血管壁或勾入对侧血管内膜。缝合时，先进行 12 点与 6 点处缝合锚定，再分别缝合两侧。应全程无张力缝合，避免吻合后吻合口狭窄。吻合完毕后，先松开受体血管的阻断夹，再松开供体血管的阻断夹，利用血压形成的张力，观察吻合口有无明显漏血及动脉搏动情况，必要时补针。可使用吲哚菁绿观察吻合口通畅情况。

6. 注意围手术期灌注压，麻醉复苏过程中应尽量平稳，避免患者突然躁动使血压急剧升高；术后灌注压稍高于正常血压，一般 10% 基础血压为宜。稀释血液，改善循环灌注，术后 24 小时无明显出血倾向者，可恢复术前抗凝方案。

7. 其他 放置引流管者，术中避免引流管与供体血管交叉，术后拔管应动作轻柔，避免造成供体血管明显位移，导致吻合口撕裂；术后 3 个月复查，观察供体及受体血管通畅情况及代偿情况，是否需继续行对侧颅内外血管吻合术。

三、评价标准

见表 4-8-1、表 4-8-2。

表 4-8-1　脑血管吻合术操作规范核查表

项目	内容	是	部分	否
操作前准备	核对患者信息：包括患者姓名、性别、年龄、主诉			
	询问禁食、禁饮情况			
	询问患者既往有无高血压及心、肺疾病等病史			
	询问有无服用抗血小板药物、抗凝药物如阿司匹林、氯吡格雷等的情况及有无出凝血异常疾病史。麻醉需询问有无麻醉药物过敏史			
	查看患者血常规、凝血功能、心电图及既往检查结果			
	明确患者有无开颅术禁忌证、供体血管有无操作禁忌证，再次核对 Perthes 试验、Allen 试验结果			
	确定患者已签署手术同意书			
	物品（器械）准备：确定开颅相关设备正常，包括磨钻、铣刀、吸引器正常；图像采集系统及图文报告系统操作正常。监护设备、TCD、氧气、急救药品、取供血动脉显微器械包及显微血管缝合包准备妥当			
操作过程	颅骨外过程			
	头部切口画线是否准确、标记供体血管走行			
	标记关键解剖标志			
	翼点开颅按顺序切皮止血			
	按颞浅动脉走行，显微镜下分离并游离足够长的颞浅动脉			
	按顺序进行筋膜间分离；皮下及肌肉筋膜，按顺序切开颞肌筋膜			
	颅骨骨瓣成形			
	关键孔			
	颞底			
	额底			
	铣刀通过钻孔，骨瓣成形			
	磨除多余骨质，预留供血动脉入颅通道			
	打开硬膜前彻底止血			
	打开硬膜			
	悬吊硬膜周围			
	弧形或放射状剪开硬脑膜			
	保护脑组织、脑膜中动脉及硬膜切缘			
血管吻合	棉片及纱布保护周围组织结构			
	供体血管末端 1cm 左右修剪血管外结缔组织及血管外膜，肝素生理盐水冲洗			
	挑选直径匹配的大脑中动脉 M_4 分支，下方垫橡胶垫片隔离			
	罂粟碱面片湿敷操作血管，临时阻断夹阻断受体血管			

续表

项目	内容	是	部分	否
血管吻合	修剪与供体血管直径接近的侧口，肝素生理盐水冲洗管腔，亚甲蓝染色吻合口内膜			
	先行 6 点及 12 点锚定缝合，侧面间断缝合			
	轻柔翻转受体血管，缝合另一侧			
操作后处置	松开供体血管阻断夹，观察吻合口有无漏血后再松开受体血管阻断夹			
	吲哚菁绿荧光造影			
	固定供体血管，逐层缝合并关颅			
	患者回麻醉复苏室或神经外科监护室苏醒			
	密切观察患者生命体征、血容量、血压以及神经功能			
	复查头部影像观察颅内情况			

表 4-8-2　脑血管吻合术操作规范评估表　　单位：分

项目	好(5)	一般(3)	差(1)
操作过程流畅度			
操作检查熟练度			
供受体血管直径匹配			
供体血管长度及固定			
吻合口漏血情况			
血管通畅度及搏动度			

四、常见操作错误及分析

1. 供血血管过长或过短　术中应详细评估供血血管长度：血管过短无法与颅内血管吻合；血管过长则易造成血管迂曲，造成供血动脉不通畅。

2. 供体血管不通畅　可能是由于供体血管通道过小卡压供体血管；供体血管转弯过急，卡压于颅骨上。多数是由于肝素生理盐水冲洗不充分，供体血管内血栓形成。

3. 吻合口异常　直径不匹配的供体和受体血管吻合容易造成吻合口狭窄，缝合张力过大；吻合口对位不好也可能形成吻合口狭窄。

4. 供体血管内血流无法正常进入受体血管　首先应排除受体血管内血栓形成，多数情况下是因为缝合时，缝针误缝合受体血管后壁，导致吻合口闭塞。缝合操作时应注意操作的准确率；不合适的血流方向也可能造成血流无法顺利进入受体血管，挑选受体血管时应注意顺应血流方向。

5. 吻合口漏血　可能是由于吻合口大小不匹配，缝合不严密所致，应严格修剪大小合适的侧口，严密缝合，及时补针。

6. 开颅后未能彻底止血　操作欠规范，导致术区止血不彻底。

五、常用训练方法及培训要点介绍

1. 显微镜模型训练　显微镜下操作特点为视野清晰，放大，有立体感，但是视野小，景深短，易抖动，眼肌调整难，因此，显微镜下操作要求轻柔，稳健，移动幅度小，避免上下移动，初步在镜下学会平移，切开，缝合打结，并且循序渐进，在眼睛不离开目镜的情况下，完成一次吻合，训练眼睛离开和返回目镜架的适应能力。

2. 火鸡翅模拟血管吻合训练　实体血管模拟吻合训练是深入学习和提高脑血管吻合术的进阶训练。通过在显微镜下游离血管，修剪血管外膜，端端锚定，缝合，补针，进一步加深对微血管吻合技术的理解。

六、相关知识测试题

1. 患者，女，50岁。因“语言障碍半年，加重伴右侧肢体乏力1月”入院。MRI提示左侧额叶陈旧性脑梗死，PWI提示左侧额颞叶灌注降低，DSA提示左侧颈内动脉岩骨段闭塞，左侧后交通动脉不开放，左侧大脑中动脉显影浅淡。当地医院球囊扩张动脉失败，予以保守治疗。患者既往有高血压病史。该患者最合适的治疗方式是

A. 口服阿司匹林

B. 球囊扩张术

C. 颞肌贴敷术

D. 颞浅动脉 - 大脑中动脉吻合术

E. 硬膜反转 - 颞肌贴敷 - 颞浅动脉大脑中动脉吻合术

2. Allen试验主要用于检查

A. 手部肌腱损伤情况

B. 桡动脉和尺动脉的通畅和相互吻合情况

C. 神经损伤后的恢复情况

D. 手部神经损伤程度

E. 手指末端血运情况

3. 颅内外动脉吻合术的适应证是

A. 完全性卒中急性期　　B. 进行性卒中

C. 闭塞性脑血管疾病　　D. 患者偏瘫无恢复迹象时

E. 短暂性脑缺血发作

4. 烟雾病的手术治疗**不包括**

A. 颞浅动脉 - 大脑中动脉吻合术

B. 枕动脉 - 大脑中动脉吻合术

C. 颞肌贴敷术

D. 颈内动脉支架植入术

E. 硬膜反转 - 颞肌贴敷 - 颞浅动脉大脑中动脉吻合术

5. 患者，男，47岁。因“间断右侧上睑下垂4个月”入院。患者右侧颈内动脉 C_4 段巨

大动脉瘤。既往有高血压病史。体格检查：右侧上睑下垂，右侧眼球内收障碍，Perthes 试验(+)，Allen 试验(+)。该患者最合适的治疗方式是

A. 颅内动脉瘤栓塞术
B. 开颅动脉瘤夹闭术
C. 颈外动脉 - 大隐静脉 - 大脑中动脉搭桥
D. 颈总动脉 - 桡动脉 - 大脑中动脉搭桥
E. 载瘤动脉闭塞术

答案：1. E 2. B 3. C 4. D 5. A

（彭 刚 刘 庆）

第九节 前床突切除术

一、概述

前床突切除术是神经外科医生暴露颅底中央区病变时重要的手术步骤，尤其常用于暴露鞍区及鞍旁病变。前床突切除术最先由 Drake 于 1968 年提出，通过硬膜下切除前床突以暴露眼动脉段动脉瘤。Dolenc 自 20 世纪 80 年代起开始推广硬膜外切除前床突在海绵窦区手术中的应用，前床突切除术的意义也逐渐被学界认可。随着外科医生对该区域解剖学认识的不断加深，显微外科技术的普遍进展，以及包括围手术期检查手段和术中操作工具等辅助技术的升级迭代，现今前床突切除术主要通过经颅硬膜外切除、硬膜下切除、或经硬膜外 - 硬膜下联合切除，以及内镜经鼻切除等方法完成。经颅手术中，前床突切除方式的选择主要取决于外科医生的手术习惯，目前并无绝对优劣之分。内镜经鼻切除前床突技术暂不在本节讨论范围内。

二、操作规范流程

（一）适应证

术中切除前床突的目的是为手术入路创造更好的操作空间，主要适用于处理鞍旁与鞍内的血管及肿瘤性病变。

1. 脑血管病 切除前床突有助于暴露：

（1）眼动脉段动脉瘤。

（2）部分后交通动脉瘤（前床突遮挡近端动脉瘤颈，或术中预计需要做颈内动脉近端控制）。

（3）垂体上动脉动脉瘤。

（4）基底动脉尖端动脉瘤（经海绵窦入路夹闭）。

2. 肿瘤 切除前床突有利于暴露前床突段颈内动脉，以及行走在海绵窦外侧壁内和眶上裂内的颅神经。

（1）垂体腺瘤（鞍上及鞍旁部分）。

（2）颅咽管瘤（扩大视神经颈内动脉三角，增加视交叉下部及脚间窝的暴露）。

（3）脑膜瘤（切除前床突并打开视神经管顶壁后，移位视神经可加大颈内动脉内侧与同

侧视神经之间空间的暴露，便于追溯脑膜尾征）。

（4）浸润前中颅底的骨源性恶性肿瘤，如脊索瘤等。

3. 其他情况所导致的视神经管内受压，如骨纤维增生异常综合征等。

（二）相对禁忌证

前床突切除旨在扩大术中操作空间，并无绝对操作禁忌。但在处理床突旁动脉瘤时，若动脉瘤顶直接指向前床突硬膜，则不可经硬膜外切除前床突，须经硬膜下，或经硬膜外 - 硬膜下联合切除。

（三）操作前准备

本章节主要讲述经颅前床突切除术，开颅采用翼点入路或其他额颞入路的扩大及改良入路。患者、术者及手术室的操作前准备同一般开颅术前准备，请参考相关章节。

另外需特别注意的是：

1. 对于血管病患者，术前根据 CTA 确定动脉瘤顶部与周围硬脑膜关系。若动脉瘤顶直接朝向前床突硬膜，则不可行单纯的硬膜外前床突切除术。

2. 术前通过颅底高分辨率 CT 评估蝶窦、筛窦及前床突的气化程度，作为术后是否封堵脑脊液漏的依据。要提前明确是否存在床突间韧带骨化，以及有无颈内动脉床突孔。

3. 对于硬膜外切除前床突者，术前置腰大池引流有助于减低颅内压，有利于暴露。对于部分年龄较大存在一定程度脑萎缩的患者，也可以在取下骨瓣后，于外侧裂上方做小的硬脑膜切口，释放脑脊液以减压。

4. 固定头架时，患者下颌与颈部间须留有空间，避免因挤压颈内静脉引起颅内静脉压力增高，影响剥离硬脑膜和暴露前床突。

5. 目前前床突切除术主要应用高速磨钻，建议预备精钢钻头若干（1~3mm），可备用 Kerrison 咬骨钳。超声骨刀对硬脑膜完整性的保护有优势，也能避免卷入周围棉片，可作为磨钻的替代。

（四）操作步骤

1. 硬膜外前床突切除术

（1）标准开颅并磨平蝶骨嵴。

（2）沿蝶骨嵴内侧磨除骨质，进一步去除眶外侧壁与眶顶板后 1/3 骨质，直至眶上裂外侧缘。

（3）硬膜外分离并抬起额底硬膜。

（4）打开眶上裂外侧缘，暴露眶脑膜韧带，进一步磨除蝶骨小翼至前床突根部（图 4-9-1）。

（5）使用显微剪打开眶脑膜韧带进入硬膜夹层（图 4-9-2）。

（6）沿着硬膜间隙锐性及钝性分离，将硬膜固有层自海绵窦外侧壁的神经鞘膜层分离，直至暴露前床突尖端，通过将硬膜向颞侧分离，可以有效增加前床突根部的暴露及操作空间（图 4-9-3）。

（7）使用高速磨钻（80 000r/min 以上）先打磨前床突外侧骨质，可先用稍大精钢钻磨头（3mm）掏空前床突，调整显微镜角度，观察内侧面并更换更细小磨头（1mm）将视神经管顶壁与视柱处的骨质打磨菲薄并去除（图 4-9-4）。

（8）将剩余薄层“蛋壳状”前床突骨质自周围硬膜（骨膜）游离后移出（图 4-9-5）。

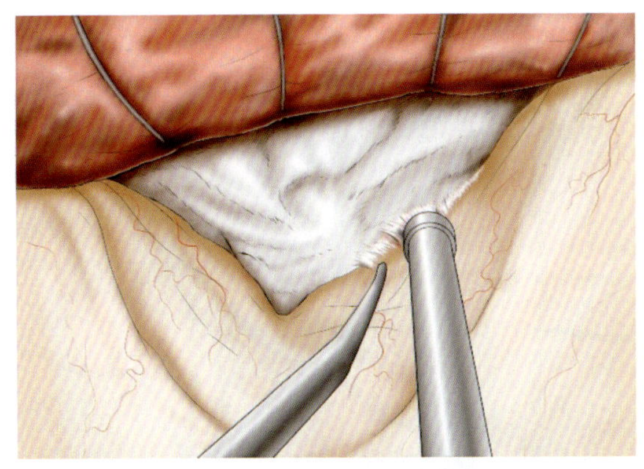

图 4-9-1　暴露前床突根部

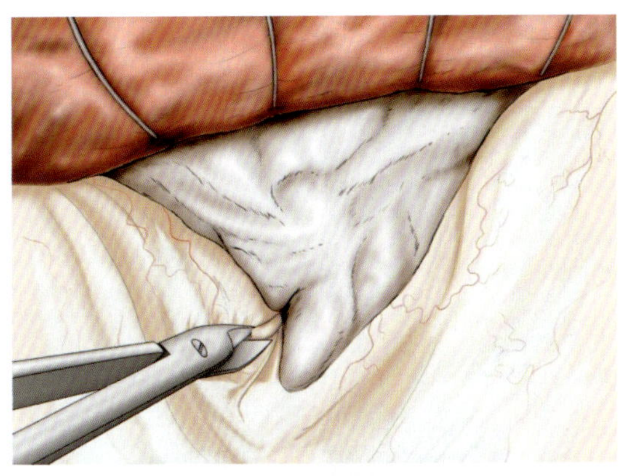

图 4-9-2　剪开眶脑膜韧带

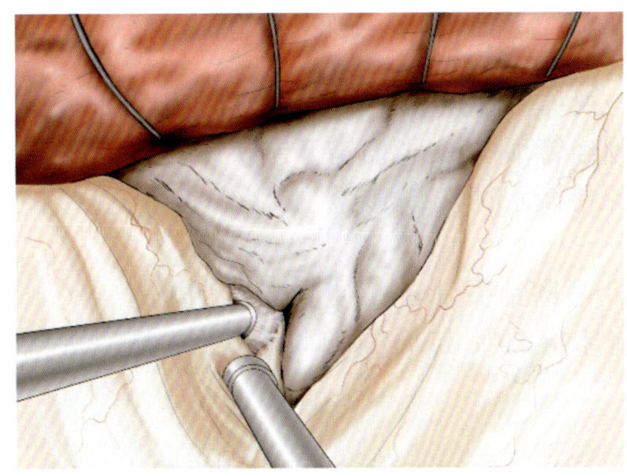

图 4-9-3　分离海绵窦外侧壁，进一步暴露前床突

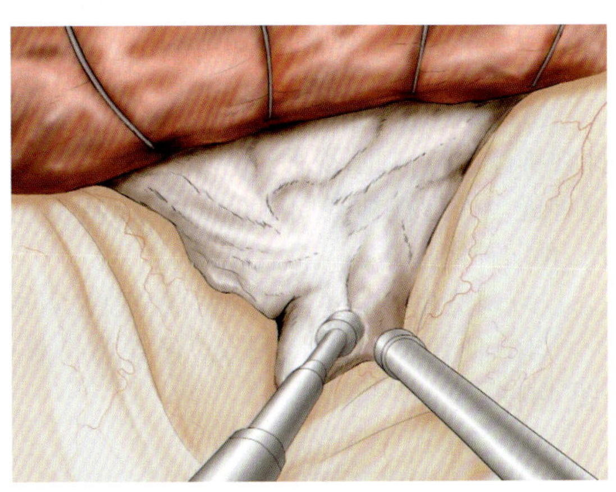

图 4-9-4　磨钻掏空前床突

2. 硬膜下前床突切除术

(1)标准开颅并磨平蝶骨嵴。

(2)弧形剪开硬脑膜并翻向前下方固定。

(3)分离外侧裂起始部，充分释放脑脊液，调整脑压板，适当牵拉额叶，暴露同侧前床突、视神经及颈内动脉。

(4)根据视神经、镰状韧带、颈内动脉及蝶骨嵴等进行定位，使用剥离子触碰辨认前床突的大体边界。

(5)电凝覆盖于前床突区域的硬膜，注意避免对视神经和颈内动脉的热传导损伤，“Y”形或弧形切开硬膜，暴露前床突骨质。需注意，内侧硬膜切口要有效暴露骨性视神经管(图 4-9-6)。

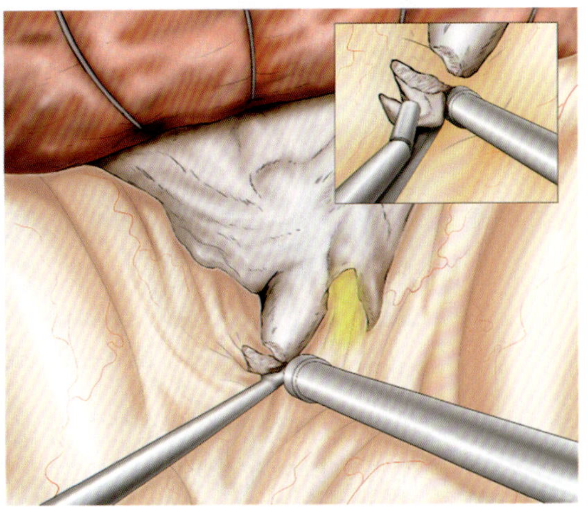

图 4-9-5　游离前床突

(6)修剪硬膜切口边缘，撤除周围棉片，避免被磨钻卷入。

(7)先于前床突根部以稍大精钢钻磨头(3mm)水平方向移动，打磨并掏空前床突大部分骨质（图 4-9-7）。

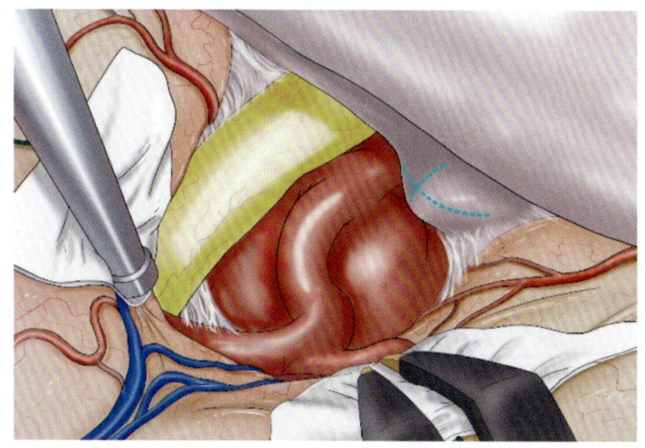

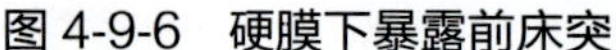

图 4-9-6　硬膜下暴露前床突

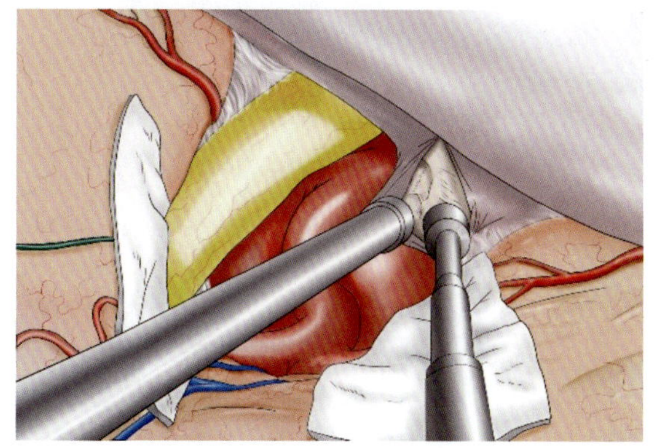

图 4-9-7　硬膜下打磨前床突

（8）调整观察角度，向内侧继续磨除前床突与视神经管顶壁的连接部。反复以剥离子试探视神经走行，判断视神经管残余骨质，磨除视神经管顶壁，必要时剪开镰状韧带，彻底暴露视神经。处理视神经周围骨质时，需特别注意保持滴水冲洗，避免器械对视神经的直接挤压，预防神经损伤。

（9）调整观察角度，向外侧打磨视柱，可更换小号磨钻头（1mm），使前床突游离。

（10）使用剥离子将剩余"蛋壳状"薄壁前床突骨质与周围脑膜分离，并整块去除（图 4-9-8）。

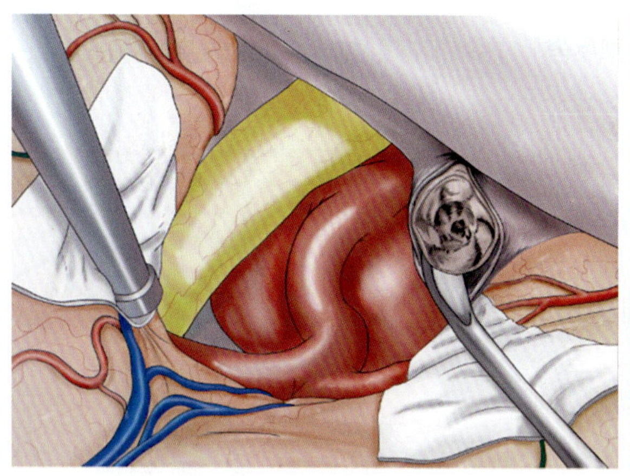

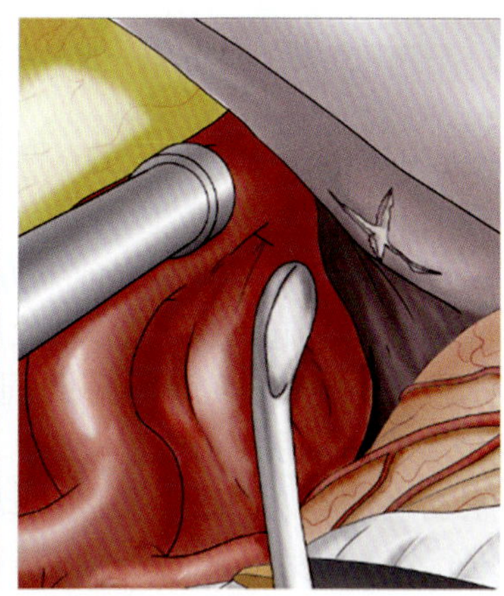

图 4-9-8　硬膜下去除前床突

（11）必要时可以继续磨除剩余的部分视柱结构，有利于对远环的观察及处理。

3. 若操作者可以熟练掌握视柱的定位方法，也可以采用硬膜外 - 硬膜下联合前床突切除术。

（1）标准开颅并磨平蝶骨嵴。

（2）分别自眶顶板剥离额部硬脑膜，自蝶骨大翼剥离颞部硬脑膜，暴露眶脑膜韧带并剪断眶脑膜动脉。

(3)进一步剥离硬脑膜,暴露视神经管开口。

(4)完整暴露前床突根部前方与视神经管和蝶骨小翼的连接处。

(5)在硬膜外磨除前床突骨质之前,要先构建两条虚拟界限

A线:起始于视神经管开口的前内侧,中止于眶上裂的外侧缘。

B线:起始于视神经管开口的后外侧缘,平行于A线向外。该线是视柱在前床突上表面的投影。

(6)换高速磨钻,仅磨除A线与B线之间的骨质。

(7)弧形剪开额颞部硬脑膜并翻向前下方固定。

(8)分离外侧裂起始部,进一步释放脑脊液,调整脑压板,硬膜下暴露前床突的尖端。

(9)自前床突尖端纵性切开硬脑膜至B线,并进一步向前方交叉剪开硬膜,形成"Y"形切口,以完整暴露前床突主体。

(10)保护好周围的血管、神经结构,直视下磨除剩余前床突骨质,根据具体暴露要求磨除视柱。由于硬膜外已将前床突根部与视神经管顶壁和蝶骨小翼分离,硬膜下仅磨断视柱就可以完整取下剩余的前床突骨质。

(五)并发症及处理

1. 与前床突切除术直接相关,且最常见的并发症是脑脊液漏。预防脑脊液漏的发生至关重要。

2. 术前应根据颅底高分辨率CT仔细评估拟切除前床突本身的气化程度,以及其与周围鼻窦(主要是蝶窦与筛窦)的关系。硬膜外切除前床突且硬膜完整性得以保留者,极少出现脑脊液漏。硬膜下切除前床突时,若术中见前床突内的鼻窦黏膜完整,可用干燥吸收性明胶海绵保护,并将其推向鼻窦深处。若磨除前床突后暴露的黏膜范围过大,或存在破损,则具有较大的术后脑脊液漏风险。建议取部分颞肌充分填塞骨性破口,可以结合生物胶或人工硬膜加固。

3. 术后存在脑脊液鼻漏患者应首先考虑行腰大池置管引流,注意脑脊液漏体位,加强营养,预防感染,定期复查颅脑CT。鼻漏及气颅无明显改善者,需再次手术修补缺损。

(六)其他注意事项

掌握前床突切除术的关键,是要对鞍区及鞍旁显微解剖结构有清晰的空间认识,以及熟练运用显微镜下手术动力系统进行骨质磨除。

1. 骨性前床突的解剖　从后上方观察时,前床突呈锥形。根据观察角度变化,其形态各有不同。从内侧面观,视神经管位于其基底部的内侧。颈内动脉在进入硬膜间间隙之前,会跨过前床突内侧的骨沟。视神经管与颈内动脉沟被视柱分隔,后者又部分构成视神经管的底。从外侧面观,前床突的根部横跨眶上裂,其尖端外侧的骨沟内有动眼神经走行。前床突长度因人而异,其有时向后延续并与钙化的床突间韧带融合,形成中床突。中床突会明显增加术中前床突磨除的难度。

2. 血管解剖　前床突段颈内动脉与前床突关系密切,其通过后者内侧的颈动脉沟进入硬膜间间隙。近端的颈内动脉(虹吸段)更靠下方及外侧,与海绵窦固有层相邻。颈内动脉前床突段外侧的动眼神经、滑车神经及三叉神经眼支汇聚后穿眶上裂出颅。内侧的视神经经过视神经管入眶。眼动脉走行于视神经管内视神经下方。眼动脉常起源于硬膜远环的远端,但也有起源于远环近端的变异病例。

3. 神经解剖　视神经在前床突根部内侧由内向外走行。前颅窝底硬膜褶皱将其与前床突骨质分隔。近端视神经被覆的镰状韧带连接前床突和蝶骨平台 - 鞍结节表面的硬脑膜。切开镰状韧带并磨除视神经管顶壁后，可增加视神经的位移度，为部分手术创造必要的操作空间。动眼神经走行于前床突的下外侧面，其表面亦覆有被膜，内侧与硬膜远环相融合，外侧移行为海绵窦内侧壁与部分前壁。

三、评价标准

见表 4-9-1。

表 4-9-1　前床突切除术操作规范检查核

项目	内容	是	否
操作前准备	核对患者信息（姓名、性别、年龄、床号、部位等）		
	查询有无一般手术禁忌		
	术前阅片（骨质气化情况、动脉瘤顶部方向等）		
	物品（高速磨钻、咬骨钳及超声骨刀等）		
手术过程	开颅范围（骨瓣是否到位，蝶骨嵴处理是否充分）		
	降颅内压措施（术前腰大池置管引流、术中侧裂池放液，甘露醇及过度通气等）		
	周围结构保护		
	前床突切除程度充分		
	切除后预防脑脊液漏措施		

四、常见操作错误及分析

见上文“并发症及处理”。

五、常见训练方法及培训要点介绍

目前的前床突切除术常用培训方法主要分为解剖知识培训和显微动力系统操作培训。

（一）解剖知识培训

解剖知识培训主要分为理论知识培训和解剖操作培训。前者是神经外科临床学习的基础，是理解手术入路的根基，建议阅读相关专著。后者主要通过尸头解剖理解和加深对理论的认识，是神经外科医生成长过程中不可或缺的阶段。学员可在每一枚尸头标本上独立操作两次前床突切除术，正好对应硬膜外及硬膜下切除术。

（二）显微动力系统操作培训

前床突切除术的核心操作技术是显微磨钻的应用。灵活运用每一种磨钻头在狭窄空间内进行颅底骨质的精准磨除的技术，需要学员在实验室反复训练习得。目前最常用的训练方式是循序渐进提升打磨技术。

1. 取新鲜牛、羊肩胛骨作为训练对象，固定后在肩胛骨平面上平行或逆行画直线，画圈，仅打磨骨皮质，保留骨松质。

2. 取新鲜带完整脑组织的羊颅骨为训练对象，固定后打磨颅骨并保留完整硬脑膜。

3. 取带壳生鸡蛋，放置于底座上，蛋壳上喷绘各类图案，磨除图案并保留下方膜性结构，且蛋清不外泄。在能熟练磨除简单图案后，可逐步升级为复杂图案，并限时完成。

六、相关知识测试题

1. 切除前床突的意义包括
   A. 有助于暴露眼动脉
   B. 有助于暴露前床突段颈内动脉
   C. 有助于暴露行走在海绵窦外侧壁内和眶上裂内的颅神经脑神经
   D. 增加操作空间
   E. 以上说法都不对
2. 以下说法正确的是
   A. 切除前床突对夹闭后交通动脉瘤没有特别意义
   B. 切除前床突可有效增加大部分颈内动脉眼段动脉瘤及床突旁动脉瘤的暴露
   C. 经右侧入路切除前床突后，可有效避免肿瘤在右侧颈内动脉内侧的残留
   D. 视神经进入视神经管前覆盖于其上的硬膜组织为镰状韧带
   E. 以上说法都不对
3. 经左侧入路切除前床突后，可有效避免肿瘤在____侧颈内动脉____侧的残留
   A. 左，外　　B. 左，内　　C. 右，外
   D. 右，内　　E. 双，外
4. 骨性前床突与颅底的主要连接结构是
   A. 视神经管顶壁　　B. 眶外侧壁　　C. 视柱
   D. 蝶骨小翼　　E. 视神经管内侧壁
5. 视神经进入视神经管前覆盖于其上的硬膜组织为
   A. 镰状韧带　　B. 床突间韧带　　C. 眶脑膜韧带
   D. 天幕缘　　E. 以上说法均不正确

答案：1. ABCD　2. BCD　3. B　4. BCD　5. A

（袁 健　刘 庆）

第五章

泌尿外科技能

第一节　膀胱镜检查术

一、概述

膀胱镜检查术是直视下对膀胱、前列腺及尿道进行观察，并可获得活检标本进行组织病理学检查，也可通过输尿管插管留取上尿路尿样、进行逆行造影等来诊断上尿路疾病。自 Philip Bozzil 医生于 1806 年设计发明膀胱镜至今已有 200 余年历史，随着科学技术的不断进步，已由最初原始、简单的膀胱镜，发展为亮度高、图像清晰、广角视野、操作方便、功能不断完善的现代膀胱镜及软性材料组成的膀胱软镜。同时，在普通膀胱镜检查的基础上结合其他诊断技术，形成了荧光膀胱镜、窄带成像膀胱镜、光学相干断层扫描膀胱镜、虚拟膀胱镜及共聚焦显微膀胱镜等。膀胱镜是泌尿外科不可缺少的器械之一，在泌尿系统疾病的诊断及治疗中发挥重要作用。

二、膀胱镜的组成

膀胱镜检查系统由腔内镜、各种附属配件、显像系统等组成。目前膀胱镜主要分两大类：硬性膀胱镜和软性膀胱镜。

（一）硬性膀胱镜

硬性膀胱镜由镜鞘、观察镜、镜桥、闭孔器及附属配件组成（图 5-1-1）。

1. 镜鞘　用于导入内镜、冲洗、固定和置入操作器件。由镜杆与后端两部分组成，镜杆长约 20cm，根据管径的大小，有 8~25F 等不同型号，8~14F 主要用于小儿，17~25F 主要用于成人。根据临床检查及治疗不同，型号的选择也不同。镜鞘后端由固定环和冲水装置组成，上有两个水门开关控制进出水，尾端可连接冲洗器行膀胱冲洗及抽吸。镜鞘与观察镜设计灵活，使用方便，拆卸保养方便。

2. 观察镜　又称内镜，是膀胱镜的光学部分，由多组放大镜组成，兼有照明和成像功能。按视角不同可分为 0°、5°、25°、30°、70°、120° 等观察镜。观察镜中心为透镜成像部分，外周为照明用导光纤维部分。观察镜离物体距离越近放大倍数越大，可大致估计观察物体的大小，观察镜需要与导光束相连，接受冷光源发出的强光。不同视角观察镜临床应用各有不同，0° 和 5° 镜多用于尿道检查、尿道狭窄的治疗、膀胱肿物活检、取出异物等，30° 和 25°

镜常用于经尿道手术，70° 镜主要用于观察膀胱、输尿管插管等。

3. 镜桥 镜桥是一种不带转向装置的小接头，分三种：①无器械插孔；②有一个插孔；③有两个插孔。转向器分两孔和单孔，根据检查手术要求与镜鞘大小选用。单孔最大可达 9F 或 10F，双孔可有 7F 或 8F 两个插孔。转向器搭配镜桥使用。

4. 闭孔器 是膀胱镜鞘不可或缺的配件，用于在膀胱镜进入尿道口及盲插时，可减少镜鞘对黏膜的机械性损伤。

5. 附属配件 针对不同的检查诊断及治疗目的，配有不同辅助配件，包括活检钳、异物钳、剪刀、输尿管导管、橡皮帽、套石篮等。

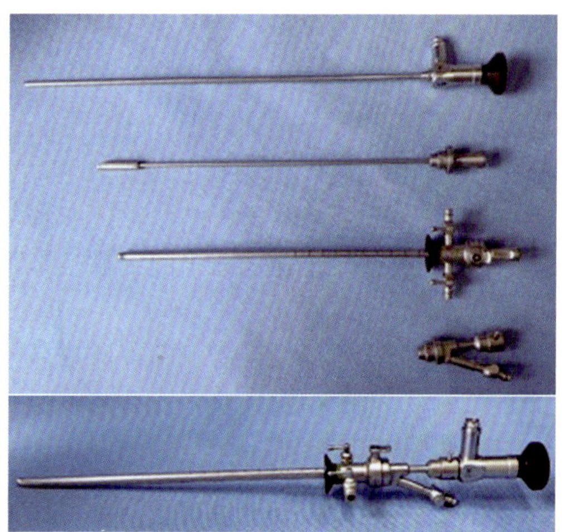

图 5-1-1 硬性膀胱镜

(二) 软性膀胱镜

软性膀胱镜是针对硬性膀胱镜的新产品(图 5-1-2)。其特点是管径较细(相当于 16F)，检查创伤小，患者痛苦少。工作长度 33~35cm，尖端弯曲范围约 300°，通过镜子末端的操作把柄，镜子的尖端可向上弯曲 210°，向下弯曲 90°，有利于观察膀胱出口周围及膀胱前壁的部位。灌洗液与辅助器械插孔共用同一通道，故灌洗液出入不如硬性膀胱镜方便，不利于血尿患者观察。就技术本身及应用而言，由于不易固定、不好控制、不易取组织活检，尚无法完全替代硬性膀胱镜。软性膀胱镜的临床应用范围大致同硬性膀胱镜，辅助配件也大致相同。

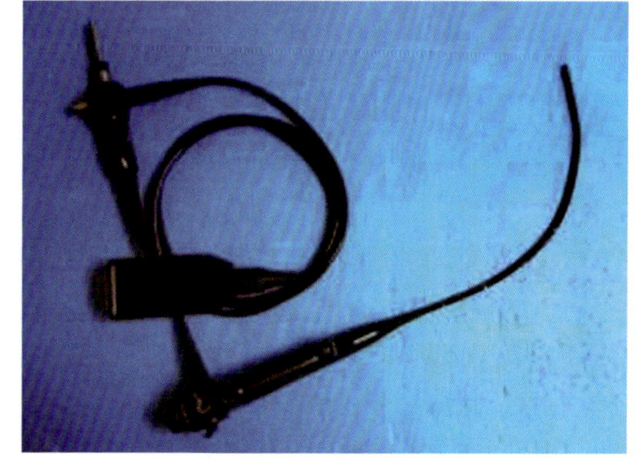

图 5-1-2 软性膀胱镜

三、操作规范流程

(一) 适应证

1. 硬性膀胱镜适应证

(1) 明确外科血尿的出血部位和原因。

(2) 膀胱尿道肿瘤的诊断，包括肿瘤的部位、数量、大小、形状，并取活检。

(3) 膀胱尿道结石、异物、畸形、尿道狭窄、膀胱瘘等诊断。

(4) 膀胱镜下上尿路逆行造影诊断肿瘤、结石、梗阻的部位和程度。

(5) 膀胱镜下输尿管逆行插管从上尿路获取尿样进行尿常规、细胞学、细菌培养、找抗酸杆菌等检查。

(6) 膀胱周围脏器病变对膀胱的影响。

(7) 膀胱尿道肿瘤保留膀胱手术后定期复查随访。

(8) 适于膀胱镜下治疗，取出膀胱尿道异物、粉碎并取出较小的结石；通过输尿管导管向肾盂灌注药物治疗乳糜尿；放置输尿管导管或支架管，以引流尿液、预防和治疗输尿管狭窄等；拔取输尿管支架管。

2. 软性膀胱镜适应证　几乎所有需要进行硬性膀胱镜检查的患者均可施行软性膀胱镜检查，但对以下一些患者尤为合适。

(1) 不能取膀胱截石位：如髋关节病变，患者不能取膀胱截石位，可采用平卧位或其他体位进行软性膀胱镜检查。

(2) 尿道狭窄或前列腺增生：软性膀胱尿道镜较细，且可弯曲，可以通过轻度狭窄的尿道和前列腺增生部尿道。

(3) 膀胱颈部病变：由于硬性膀胱镜检查有时存在盲区，检查膀胱颈部病变时容易漏诊。应用软性膀胱镜检查范围大，消除盲区。

(4) 需要经常膀胱镜检查：膀胱肿瘤患者术后定期复查膀胱镜，易造成尿道狭窄，患者痛苦较大。由于软性膀胱镜较细，且可弯曲，对尿道黏膜几乎无损伤，对需要经常检查的患者尤为适用。

（二）禁忌证

1. 男性泌尿生殖系统急性感染期　急性膀胱炎、尿道炎、前列腺炎、附睾炎等。

2. 膀胱容量过小　小于 60ml 时观察不满意，存在膀胱穿孔的危险。如结核性膀胱挛缩。

3. 包茎、尿道狭窄、尿道内结石嵌顿等　造成膀胱镜检查失败的主要原因。如未考虑到此情况，可造成尿道损伤及假道形成、直肠损伤等。尿道狭窄时可行尿道镜检查。

4. 未控制的全身出血性疾病。

5. 女性月经期或妊娠 3 个月以上。

6. 不能取膀胱截石位者无法行膀胱硬镜检查。

7. 某些原因不能耐受检查：如肾功能严重减退出现尿毒症征象、高血压伴心功能不佳、体质极度虚弱、精神病患者等。

（三）膀胱镜的使用

1. 操作前准备

(1) 明确检查目的：检查者在检查前应认真翻阅病历，明确检查目的，严格遵循适应证选择安排。目前无创性检查方法如超声、CT、MRI、造影等已广泛应用。为满足诊断要求，达到检查及治疗目的，检查者须认真询问病史，应仔细进行体格检查及进行必要的实验室检查，有时需行特殊检查后方能明确目的，掌握检查时机。如欲明确血尿部位，应在尿血时进行检查，怀疑后尿道病变时应将检查重点放在尿道。一般主张门诊接诊、膀胱镜检查及治疗由同一位医生进行。

(2) 患者的心理准备：检查者对患者要做一些解释和说明，使患者认同、了解检查的必要性，消除思想上的恐惧心理，主动配合检查。

(3) 患者的局部准备：患者检查前清洁会阴部，排空膀胱。若条件允许，术前 1 天备皮，温肥皂水清洗外生殖器和会阴部 1~2 次。须行膀胱镜下逆行肾盂输尿管造影患者，术前晚间可使用导泻剂便于排出肠气。

(4) 患者体位：一般采用膀胱截石位，患者仰卧于检查台上，臀部靠近检查台边缘，两大腿屈曲与躯干成 45°，小腿置于检查台的撑脚架上。双腿不能托太高，以免会阴部软组织绷紧，增加患者不适感。

(5) 皮肤消毒：患者体位安置就绪后，可选用下列方法之一进行外阴部皮肤消毒：① 0.5% 活力碘溶液涂擦外阴部皮肤两次；② 1∶1 000 苯扎溴铵（新洁尔灭）溶液擦洗外阴部皮肤 5 分钟；③ 1∶1 000 氯己定（洗必泰）溶液涂擦外阴部皮肤两次。男性包皮过长患者应翻转包皮彻底消毒龟头及尿道外口。女性患者应注意前庭及尿道外口周围的消毒。消毒完毕后立即铺盖无菌巾，并使外阴部露出于检查单孔。

(6) 器械及附件的检查清洗：①检查镜鞘，查看有无弯曲、破损、锐线、棱角等，以免插入时损伤尿道。②检查内镜，首先检查接目镜及接物镜有无损坏，观察内镜视野是否清楚如镜面有油污等脏物，应擦拭干净；如出现雾状物及点状水泡，提示内镜内有水漏入，需更换内镜进行检查。③检查照明系统，查看有无故障，并及时排除。④检查转向器，旋动转向器调节旋钮，观察是否灵活自如。⑤检查输尿管导管，用注射器冲洗输尿管导管，检查是否通畅。如为双侧输尿管插管用，两根输尿管导管应能明显区别，一般用刻度颜色不同的导管，不能混淆。⑥检查冲洗装置，开放冲洗装置，排尽管内气体，注意冲洗液温度是否合适。将检查完毕的膀胱镜及附件用净水冲洗干净，尤其是管腔内的冲洗，检查各部件是否配套完善。助手将导光束与冷光源连接，准备好膀胱冲水装置，镜鞘前端涂无菌润滑剂。

2. 麻醉选择　尿道黏膜对刺激较敏感，正常膀胱黏膜对器械刺激却很少产生疼痛，只在有炎症及其他病变时对刺激非常敏感。在膀胱镜检查中，为消除患者痛苦需采取适当的麻醉。一般情况下，使用表面麻醉便可顺利进行检查，没有必要为减少不适和安慰患者使用蛛网膜下隙阻滞麻醉（腰麻）；特殊病例可考虑选择鞍区麻醉或骶管麻醉；小儿可选用全身麻醉。

(1) 表面麻醉：利用麻醉药物的渗透作用，使其透过尿道黏膜表面，麻醉浅表的神经末梢达到止痛目的。常用的麻醉剂有 2% 利多卡因、2% 普鲁卡因、0.5% 丁卡因、1% 可卡因。可卡因、丁卡因表面麻醉效力较强，但毒性较大，一般用量为 8~10ml。普鲁卡因麻醉效力差，但毒性低。利多卡因表面麻醉效果好，毒性较低。男性患者可采用 1%~2% 利多卡因 10~20ml，注射器抽吸后缓慢注入尿道，用阴茎夹或手指夹住冠状沟部尿道 5 分钟，轻柔按摩会阴部，将麻醉剂挤入后尿道，并使麻醉剂与黏膜充分接触。后尿道静脉窦较丰富，插镜时易破损，局部麻醉药迅速吸收或直接进入血液循环机会较多，麻醉过程中应重视局部麻醉药毒性反应的防治。女性患者可采用 2% 利多卡因 10ml 经尿道注入，也可用棉签浸 1% 丁卡因液缓慢插入尿道 2~3cm，2~3 分钟后取出棉签，可达到麻醉效果。

(2) 鞍区麻醉：适用于感觉特别敏感、膀胱壁深部病变或需要实施手术的男性患者。鞍区麻醉效果满意，但需术前禁食，术中及术后要观察血压变化。由于麻醉后感觉消失，如膀胱冲水过度，操作粗暴损伤膀胱时，患者无知觉，操作时应注意。

(3) 骶管麻醉：实际为低位硬膜外神经阻滞麻醉，麻醉范围仅限于会阴部，效果满意，术后患者可行走，适于门诊患者。注意有些患者麻醉药物扩散平面较高，需门诊观察。

(4) 全身麻醉：对于幼儿、对上述麻醉药物过敏或不能配合检查的成人患者，可考虑实施全身麻醉。

（四）操作步骤

1. 进镜方法

(1) 男性患者进镜方法：检查者站于患者两腿之间，用左手中指及环（无名）指夹住阴茎冠状沟部，向上提起，消除悬垂尿道部弯曲，此时阴茎与腹部呈锐角。用左手拇指及示指分开尿道口，右手持已组装闭孔器的镜子，按以下 3 步插入膀胱。

1）第一步：将膀胱镜插入尿道外口，先贴尿道后壁推进 3cm，可避开 Guerin 窦，然后紧贴尿道前壁，同时抬起内镜后端使镜身与腹部呈垂直位，借镜身重力缓慢下降至尿道球部。

2）第二步：左手继续上提阴茎，右手保持镜身于中线，稍加压力，做一弧形动作将镜鞘下压向前推进，缩小第二个弯曲角度，使尿道外括约肌被迫开放，将膀胱镜导入前列腺部尿道。

3）第三步：进一步压低镜身，使之呈水平位或更低，后尿道遂呈一直线，同时将镜身轻柔推进，镜体能顺利进入膀胱。若见尿液自水门开关流出，证实内镜已进入膀胱。拔出闭孔器，安装内镜、光源、冲水装置。

为防止盲目插放损伤尿道，可采用直视插入法：待闭孔器镜鞘进入尿道口后，拔出闭孔器，装入 0° 观察镜后左手上提阴茎，边冲水、边观察、边推进，根据进入位置相应调整镜身。整个插镜过程均在直视下沿尿道腔前进，可避免尿道损伤，同时也可初步了解尿道情况。此方法在使用软性膀胱镜时更为方便。

（2）女性患者进镜方法：女性患者尿道粗而短，基本呈一直线，较容易插放。膀胱镜进入尿道外口后轻轻向内推进 4~5cm 即进入膀胱，可见少许尿液从水门开关流出。插放过程中应注意两点：①防止滑入阴道，特别是老年患者尿道外口常较紧，且缩进阴道口，稍有疏忽，镜体即滑入阴道。要求先看清尿道外口位置，慢慢将镜鞘插入尿道；②膀胱基底部被子宫顶起，插入时不小心可造成该处损伤。应动作轻巧，进尿道外口后镜体稍向上挑，可避免造成损伤。

2. 膀胱镜下观察

（1）观察时基本动作：膀胱镜检查时，每个检查者均有自己习惯的动作，一般有以下 3 种，可视具体情况尽量减少视野盲区。

1）前后移动法：按膀胱长轴方向做前进及后退动作，移动范围在膀胱后壁至尿道内口之间。每次前后移动可观察到与镜轴方向一致的狭长区域的膀胱黏膜，通过对不同区域的前后移动，便可全面了解膀胱情况。

2）旋转运动法：将膀胱镜围绕其长轴做旋转动作。每转动 1 圈，即可观察到与镜轴横断面一致的 1 个环形区域的膀胱黏膜，通过不同区域的旋转可观察到膀胱全部。

3）自由摆动法：即前后移动法与旋转运动法相结合，以膀胱颈部作为支点，按物镜在膀胱内向各个方向旋转摆动。从不同角度观察膀胱各部分，前后移动接近和远离观察视野，从而得到整体观感。

（2）膀胱镜观察顺序：检查尿道一般选用 0° 或 5° 镜，可清晰观察到内镜前端所在尿道腔全貌。若按直视插入法，首先观察到前尿道。正常尿道为光滑的管腔，至尿道外括约肌部为放射状皱褶环，再深入则为隆起的精阜及前列腺部尿道。正常前列腺部尿道呈洞状，前列腺两侧叶增生时呈纵行裂隙状，如并发中叶增生则呈“人”字形。通过膀胱颈即进入膀胱，可根据实际需要更换不同角度观察镜。如从膀胱内逐渐向外检查，所见内容的次序则相反。

检查膀胱要求有顺序地观察，一般将膀胱分为 6 个观察区域，即前壁、顶壁、后壁、左右两侧壁、底部三角区及颈部。每个区域之间无明显分界，并在一定程度上相互重叠，目的主要是方便观察和描述。内镜插入膀胱后，左手持冲水装置进水，右手控制后端，边进水边观察，当膀胱黏膜皱襞随容量增加逐渐消失，黏膜清晰可见时停止进水。通过镜体进退、旋转及角度变化进行观察。

一般来说按照前壁、顶壁、后壁、左右两侧壁、底部三角区及颈部的次序有条不紊进行观察。膀胱底部和三角区是病变好发部位，75%~80% 的膀胱病变发生于此，应在最后仔细观察，可避免在先检查三角区发现病变后忽视对其他部位的检查。膀胱颈部应在膀胱腔观察结束后检查，以免过早造成患者不适，影响检查流程。这种观察顺序的具体方法如下。

1）内镜进入膀胱颈后，从膀胱颈部开始，分段将镜子推向后壁，每次推进约 2cm。每进入一个新的位置，应左、右转动内镜，同时配合摆动，可清楚地观察前壁、顶壁、后壁。如膀胱过度充盈，前壁、后壁距镜口较远，可在下腹部轻压膀胱，以便接近观察。

2）将内镜顺势转向左侧，缓慢分段后退，在退至每一部位时，左右转动配合摆动内镜，从后壁退至膀胱颈部，完成对膀胱左侧壁的观察。

3）将内镜转向膀胱右侧壁，通过进退、转动和摆动的配合，自膀胱颈部推向后壁，完成对膀胱右侧壁的观察。

4）将物镜完全转向下方，此时物镜接近膀胱后壁。逐段后退观察，从后壁观察至膀胱底部。底部与三角区有一横行隆起的嵴，称输尿管间嵴，此嵴的两端相当于 4 点和 8 点处，为两侧输尿管开口。内镜再退少许，便可观察到血管分布与其他部分膀胱壁不同的三角区，稍行左、右转动，可看到输尿管间嵴外侧的左、右两个侧窝。

5）内镜再向后略退，物镜达尿道内口处，转动 1 周，可清晰地观察膀胱颈全貌。弃膀胱内冲洗液，在缓慢退镜的同时，少量冲水观察前列腺部尿道、精阜、两侧射精管开口及之间的前列腺管开口。观察完毕后，如无其他治疗，可拔出膀胱镜。

3. 膀胱镜下组织活检　经膀胱镜做连续多处活组织病理检查，确定肿瘤（图 5-1-3）的性质，是膀胱镜检查的重要内容和早期诊断的方法之一，尤其通过膀胱镜检查不能明确诊断时，膀胱镜下组织活检对病变的诊断有重要价值。需要注意的是同一乳头状瘤的不同部位其恶性程度并不一致，一般在肿瘤顶部的组织恶性程度比底部高，活检取材时应分别在肿瘤的顶部和底部取材，以便全面了解，同时还应在肿瘤周围可疑部位及膀胱各区随机取材，以确定有无原位癌及上皮发育不良存在。特别是膀胱原位癌常呈慢性炎症样外观，肉眼观察很难鉴别，特别是黏膜突起处应多处活检。

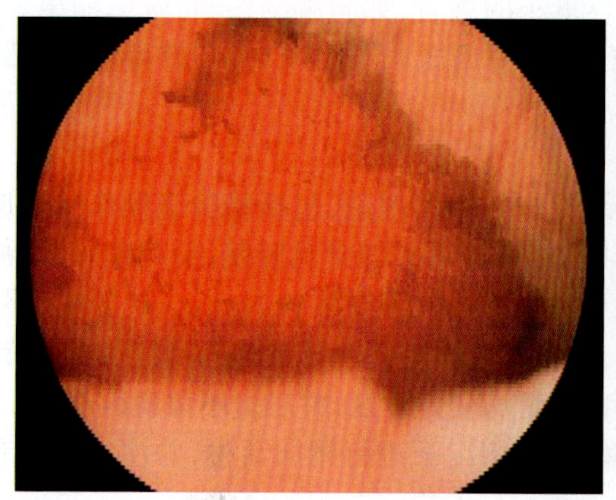
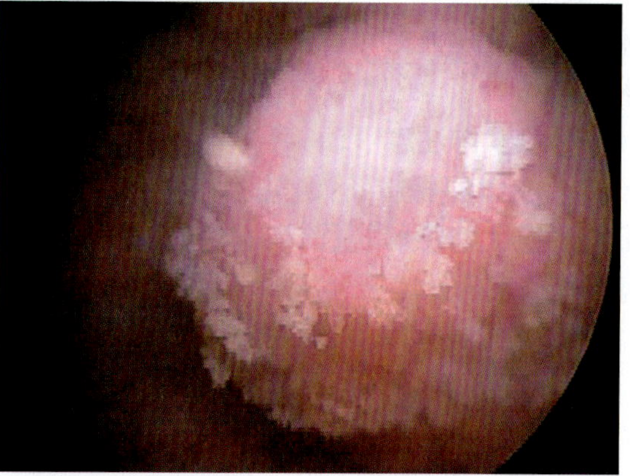

图 5-1-3　膀胱镜下膀胱肿瘤典型表现

活组织钳取材技术：通常先用普通观察镜检查膀胱的全貌，并仔细观察肿瘤的大小、位置和数目，并选择好取材部位，然后更换插管镜（中间隔取下），将活组织钳从插管镜的中间孔内插入镜鞘，在内镜的直视下将钳嘴靠近肿瘤的取材部位，张开钳嘴对准肿瘤，将钳嘴顶住肿瘤组织，夹紧钳子夹一块肿瘤组织后，左、右旋转，然后拔出活检钳，可从肿瘤或疑有病变的部位钳取约 2mm 大小的组织，为明确肿瘤或原位癌浸润范围，可在病变外围再取 2~3 块。将活组织标本放入事先准备好的标本瓶，用甲醛溶液固定送检。一般膀胱创面出血在 2~3 分钟内停止，如持续不止，可行电凝止血。必要时术后行持续膀胱冲洗。

（五）并发症及处理

1. 心脑血管意外及肺部并发症　包括心脏意外如心绞痛、心肌梗死、心律失常和心脏骤停，肺部并发症如低氧血症、呼吸困难，还可出现脑血管意外等，尤其是老年人或原有心、脑、肺疾病的患者容易出现，主要由操作时注水过多使冠状动脉血流量减少，操作时间过长，患者耐受度降低等可能引起心电图异常，血压升高等所致。预防措施：操作轻柔，膀胱内注水不能过多，术前应询问病史，老年人或原有心、脑、肺疾病的患者术前检查血压、完善心电图及肺功能。一旦出现心脑血管意外，应立即中止检查，就地组织抢救。

2. 麻醉意外　鞍区、骶管或全身麻醉下膀胱镜检查过程中可能出现过敏反应、呼吸困难、误吸、苏醒延迟等，甚至出现意识障碍乃至死亡。因此鞍区、骶管或全身麻醉下膀胱镜操作过程中必须由专职麻醉医生进行麻醉，避免严重并发症。预防措施：操作轻柔，注水不能过多，术前应询问病史，了解既往史及药物使用情况。

3. 血尿　膀胱镜检查后再次发现尿内带血。一般在检查后有尿内带血情况，多数是镜下血尿，无特殊处理，多饮水即可，可自行缓解。

4. 发热　在行膀胱镜检查后出现发热，可视为较重反应，应予以重视。其原因有两个方面：一方面，尿路原有感染，检查前未使用抗生素控制感染，检查后使感染加重，从而出现高热。另一方面，尿道插放困难时偶可引起尿道热，可迅速出现高热、寒战等。因此出现发热时应及时使用抗生素，并予以密切观察，虽然多可控制，但也需 5~7 天体温才能恢复正常。

5. 尿道损伤　多发生在尿道有梗阻病变的患者，如前列腺增生患者或尿道狭窄患者，特别是检查前未被认识，操作时力度未控制好，插镜过程中遇到阻力时试图强行通过，从而导致穿破尿道甚至进入直肠。因此必须轻柔操作，仔细询问病史，预判尿道情况。

6. 膀胱损伤　一般不多见，多发生在膀胱容量小的患者，如膀胱结核、膀胱挛缩患者，膀胱损伤发现及时则通过留置导尿管引流即可自愈，如当时未及时发现，则有可能发生尿外渗。

（六）操作注意事项

1. 在学习膀胱镜操作前，需学习有关膀胱镜检查的相关理论，包括膀胱镜操作的适应证、禁忌证；熟悉膀胱、前列腺、尿道及相关脏器的解剖结构，掌握常见膀胱、前列腺、尿道疾病及相关疾病的膀胱镜下表现及处理原则，轻柔操作，避免暴力进镜。

2. 操作过程中，需循腔进镜，保持视野清晰，如膀胱腔内有浑浊尿液等，需要清洁干净。

3. 在膀胱腔的过程中适当注水，仔细观察，特别是病变好发区，并尽量不留盲区。

4. 如需活检，需根据相关指南和共识意见在直视情况下进行靶向活检，并注意向患者交代活检后注意事项。

5. 术后处理　注意观察患者检查后的反应、有无膀胱憋胀感、尿频、尿痛、血尿、尿道口红肿等不良反应。并根据情况给予处理。

四、评价标准

见表 5-1-1、表 5-1-2。

表 5-1-1　膀胱镜操作规范核查表

项目	内容	是	部分	否
操作前准备	核对患者信息：包括患者姓名、性别、年龄、主诉			
	询问患者进食、进饮情况			
	询问患者既往有无高血压及心、肺、脑疾病等病史			
	询问有无服用抗血小板药物、抗凝药物如阿司匹林、氯吡格雷等的情况及有无出凝血异常疾病史。麻醉下膀胱镜检查需询问有无麻醉药物过敏史			
	查看患者血常规、凝血功能、心电图及既往检查结果			
	明确患者有无膀胱镜检查禁忌证			
	确定患者已签署膀胱镜检查同意书			
	物品（器械）准备：确定膀胱镜相关设备正常，包括一次性镊子，0.5%碘伏消毒液，生理盐水，无菌手套，一次性 20ml 注射器，一次性输液器，必要时备尿管、活检钳、标本瓶；图像采集系统及图文报告系统操作正常。监护设备、氧气及急救药品准备妥当			
评估	评估患者病情、向患者做好解释工作			
	了解患者情绪及合作程度			
操作过程	进镜过程			
	膀胱镜顺利通过尿道外口			
	按顺序通过尿道、前列腺部			
	按顺序通过膀胱颈达膀胱腔			
	观察拍照			
	观察并口述观察所见：尿道			
	前列腺部			
	膀胱前壁			
	膀胱顶壁			
	膀胱后壁			
	膀胱左右侧壁			
	膀胱底部三角区			
	膀胱颈			
	观察并能准确描述病变情况			
	部位			

续表

项目	内容	是	部分	否
操作过程	大小			
	形状			
	边缘			
	周围黏膜情况			
	可能诊断			
	鉴别诊断			
	并在病变部位活检			
操作后处置	向患者简要介绍检查情况			
	注意观察患者检查后的反应、有无膀胱憋胀感、尿频、尿痛、血尿、尿道口红肿等不良反应			
	交代患者术后注意事项			

表 5-1-2　膀胱镜规范检查评估表

单位：分

项目	好(5)	一般(3)	差(1)
操作过程流畅度			
操作检查熟练度			
人文关怀			

评分说明如下。

好：操作过程清晰流畅，无卡顿，检查熟练，进镜及退镜方法正确，人文关怀到位，有术前交流、术中安慰及术后注意事项的交代。

一般：操作过程能整体完成，卡顿少于 3 次，检查进镜及退镜中方法基本正确，膀胱镜反复触及膀胱壁少于 3 次，能有部分术前交流、术中安慰及术后注意事项的交代。

差：操作过程卡顿大于 6 次，操作粗暴，膀胱镜反复触及膀胱壁（次数 ≥ 3 次），无人文关怀。

五、常用训练方法及培训要点介绍

1. 模型训练　模型包括尿道、前列腺、膀胱各部器官，可以操作定位。优点是用相对真实的膀胱镜进行训练，触觉反馈、立体感觉与真实操作相近，但普遍存在真实性不足，相对操作变化较少，适合流程和基本操作手法的训练。

2. 虚拟训练　膀胱镜虚拟训练器通过模拟膀胱镜操作环境，使膀胱镜学习过程可视化，并具备可参与性，让膀胱镜学员能更好地学习到膀胱镜操作技能。目前较广泛使用的虚拟膀胱镜 - 电脑膀胱镜模拟器（URO Mentor），提供了更为真实的操作环境、解剖结构、触感及操作手感。同时给内镜学员提供了一个安全的教学环境，可以安全有效地进行全方位训练，提高其方向认知能力、手眼协调能力和操作诊断能力。

六、相关知识测试题

1. 患者，男，65 岁。因“无痛性肉眼血尿 2 周”就诊。疑为膀胱癌，需进行膀胱镜检查。应协助其采用的体位为

A. 侧卧位　B. 仰卧位　C. 半坐卧位
D. 截石位　E. 膝胸卧位

2. 患者，男，75 岁。因“无痛性肉眼血尿 4 个月”就诊。下列检查对诊断最必要的是

A. 心电图检查　B. 尿常规检查　C. 膀胱镜检查
D. 血常规检查　E. 测量血压

3. 患者，男，25 岁。既往史无特殊，膀胱镜检查后觉心慌、出汗。以下处理最有效的是

A. 测量血压　B. 吸氧　C. 做心电图
D. 补充糖水　E. 给予抗过敏治疗

4. 患者，男，70 岁。因“尿频、尿急、尿痛伴畏寒、发热 1 天”就诊。下列检查不适当的是

A. 尿常规检查　B. 膀胱镜检查　C. 泌尿系统超声检查
D. 血常规检查　E. 凝血功能检查

5. 患者，男，65 岁。3 个月前行经尿道膀胱肿瘤电切术。此次就诊必须进行的检查是

A. 血常规检查　B. 凝血常规检查
C. 心电图检查　D. 泌尿系统超声检查
E. 膀胱镜检查

答案：1. D　2. C　3. D　4. B　5. E

（刘建业）

第二节　输尿管镜技术

一、概述

输尿管镜技术是在膀胱镜基础上的延伸。1972 年，Hugh Hampton Yong 使用 9.5F 的儿童膀胱镜为 1 例后尿道瓣膜导致输尿管扩张的患儿检查，在检查过程中无意进入了输尿管，由此完成了世界上首例输尿管镜检。1977 年，Goodman 和 Lyon 报道了真正意义上的输尿管硬镜检查，并证实了输尿管镜检查的可行性。近 20 年，随着光学、电子显微镜等技术的发展，镜体外径更细、镜端弯曲度更大、画面清晰度更高的输尿管镜器械不断被研发出来，扩展了该项目检查在泌尿系外科疾病诊治到输尿管狭窄内切开和上尿路移行上皮肿瘤的诊断和治疗等领域。输尿管镜包括输尿管硬镜及输尿管软镜，本节主要讨论输尿管硬镜相关应用。

二、操作规范流程

（一）适应证

1. 可疑上尿路肿瘤的诊断。
2. 上尿路肿瘤的腔内治疗。

3. 上尿路肿瘤腔内手术后的随访和观察。

4. 不明原因的上尿路血尿的诊断。

5. 上尿路局部出血激光止血。

6. 输尿管狭窄和梗阻的诊断及治疗。

7. 输尿管结石的治疗。

8. 输尿管软镜可用于直径≤2cm肾结石和输尿管上段结石的治疗。

9. 输尿管软镜可用于肾盂旁囊肿治疗。

10. 上尿路异物取出。

11. 输尿管支架管置入与取出。

（二）禁忌证

1. 不能控制的出血性疾病。

2. 严重心肺疾病或体质虚弱，无法耐受麻醉。

3. 严重的尿路狭窄。

4. 膀胱挛缩寻找输尿管开口困难。

5. 严重骨盆和髋关节疾病，不能取截石位。

6. 泌尿道存在严重急性感染。

（三）操作前准备

1. 患者的准备

（1）完善血常规、尿常规、凝血功能、肝肾功能、尿细菌培养等检查。怀疑尿路上皮肿瘤应进行尿脱落细胞学检查。怀疑尿路结核需完善结核相关检查。

（2）完善泌尿系统超声、腹部X线片、静脉尿路造影检查。必要时行CT、MRI及逆行肾盂输尿管造影检查，了解患者泌尿系解剖结构。

（3）术前预防性使用抗生素。尿培养阳性者，根据药敏试验结果选择敏感抗生素。

（4）签署知情同意书。

2. 物品（器械）的准备

（1）输尿管硬镜、输尿管软镜、电视摄像系统、灌注泵、灌注液、碎石设备、导丝、支架管、活检钳、异物钳、取石网篮、软镜鞘。

（2）无菌布料包、无菌手术衣。

（3）麻醉药品、麻醉机、监护仪、氧气。

3. 操作者的准备

（1）核对患者信息：包括患者姓名、性别、年龄、主诉。

（2）确认禁食、禁饮时间。

（3）询问患者既往有无高血压及心、肺、脑疾病等病史，有无服用抗血小板药物、抗凝药物如阿司匹林、氯吡格雷等的情况及有无出凝血异常疾病史。

（4）询问有无麻醉药物过敏史。

（5）查看患者血常规、凝血功能、心电图及既往检查结果。

（6）明确患者有无手术禁忌证。

（7）了解患者的基本情况，向患者或家属解释输尿管肾镜检查的目的和必要性，消除患者紧张心理，取得患者的合作。征得患者及家属同意后在手术同意书上签字。

（四）操作步骤

1. 麻醉方式　一般采用全身麻醉或椎管内麻醉，少数不适合全身麻醉或椎管内麻醉者，可采用局部麻醉联合静脉麻醉。

2. 体位　常规采用膀胱截石位，髋关节屈曲受限者可采用“大”字位。

3. 消毒、铺单　消毒范围以尿道外口为中心，半径 15cm。先铺四块无菌巾：臀下一块；大腿内侧各一块；耻骨联合上一块。然后铺三块中单：双下肢各一块；胸腹部一块。若条件允许，可增加一张脑外科贴膜，以达到防水目的。

4. 连接设备　输尿管镜连接摄像头、电源线、泵水管，打开电视摄像系统、冷光源、灌注泵。精确调节摄像头焦距，进行白平衡。

5. 进镜方法　男性：上提阴茎，消除耻骨前弯。直视下置入输尿管镜，将尿道腔置于视野中央，观察前尿道情况。到达膜部尿道后，将输尿管镜逐渐放平，进入后尿道，观察精阜、前列腺部尿道、膀胱颈情况。女性：拨开小阴唇，直视下置入输尿管镜，将尿道腔置于视野中央，观察尿道、膀胱颈情况。进入膀胱后，先观察膀胱三角区、后壁、侧壁、顶壁、前壁等有无异常情况。沿输尿管间嵴寻找双侧输尿管开口。找到目标侧输尿管开口后，经输尿管镜操作通道置入安全导丝或 3F 输尿管导管。在导丝或导管引导下，借助灌注压力将输尿管镜插入输尿管开口进入输尿管。保持输尿管管腔位于视野中央，在导丝或导管引导下，输尿管镜缓慢前进。观察输尿管腔内有无结石、狭窄、肿瘤等情况，输尿管黏膜有无充血、水肿、溃疡等炎症表现。

（五）并发症及处理

1. 感染　如果术前尿常规提示感染或尿培养阳性，则需应用敏感抗生素积极抗感染治疗；术中发现尿液混浊或脓尿等情况时，应尽快结束手术，放置输尿管支架管（双 J 管），通畅引流，术后加强抗感染治疗，严密监测生命体征变化。一旦发生脓毒血症，应立即强化抗感染、补液、循环和呼吸支持、重症监护等治疗。

2. 输尿管轻微损伤　在非直视下或暴力情况下可导致黏膜下损伤、假道、穿孔等并发症。一般放置双 J 导管引流 2~4 周。如果穿孔严重，应进行手术修补。

3. 输尿管严重损伤　输尿管黏膜撕脱或断裂，为最严重的并发症，一旦发生应积极手术治疗，包括回肠代输尿管术、输尿管膀胱吻合术、自体肾移植术等。

4. 出血　少量出血可能因尿道、输尿管黏膜轻微损伤所致，不需要特殊处理。严重出血有可能发生在输尿管开口撕裂，输尿管严重损伤，肾脏破裂等情况下，需要及时探明原因，积极处理。

（六）操作注意事项

1. 输尿管进入尿道时，注意将尿道腔置于视野中央，以免在前进过程中损伤尿道黏膜。

2. 注意勿寻找输尿管开口。一般先将输尿管镜置于膀胱颈部，先找到输尿管间嵴，再沿间嵴两侧寻找输尿管开口。

3. 进入输尿管。先直视下将导丝置入输尿管，然后输尿管镜沿留置的导丝贴近输尿管开口缓慢进镜，进镜过程中可保持一定的灌注压力便于输尿管口打开。由于输尿管壁内段走行是向外向下的方向，所以进镜时注意顺其方向进镜，以免造成假道。如果由于输尿管开口方向异常，导丝未能置入，可将输尿管镜靠近输尿管开口，镜体前段挑起开口游离缘，直视下缓慢进入，探及腔道后，及时置入导丝。进镜后在导丝引导下直视向管腔内部进镜并观察，禁忌视野不清的情况下盲目进镜。如果发生输尿管成角、扭曲，应在导丝引导下找到正确的方向，必要时可以让助手压迫患侧肾脏，使肾脏上移，矫正输尿管成角，如盲目进镜可导致输尿管穿孔或假道形成。

4. 如果输尿管开口狭窄，可更换更小型号的输尿管镜，或进行输尿管扩张。扩张方法有球囊导管扩张，输尿管扩张器扩张。或先放置双J管进行被动扩张，2~3天后再行输尿管镜检查。

5. 注意灌注压力。输尿管镜检查过程中注意灌注压力不宜过大，以保持视野清楚为宜，以免造成冲洗液反流和外渗。如果术中发现结石或肿瘤，应立即减少灌注压力，以免结石移位或肿瘤脱落。

6. 手术意外发生时需遵循以下原则处理：如出现输尿管穿孔、黏膜下假道形成、黏膜撕脱，情况尚不严重，可立即寻找到正常输尿管腔并留置双J管，停止手术；如果留置双J管失败，可行经皮肾穿刺造瘘术；如果损伤严重，则需要立即转为开放手术；如出现输尿管黏膜出血，若情况不严重，一般不需要特殊处理，如果出现严重的出血，则应考虑到穿孔、肾脏破裂，甚至损伤邻近器官的可能。

7. 如果出现抱镜现象，退镜困难，切不可盲目暴力操作，以免导致输尿管撕脱、断裂等情况，可增加肌肉松弛、缓慢旋转退镜等措施处理。

（七）相关知识

1. 输尿管硬镜　根据镜体长度可分为输尿管长镜和输尿管短镜。根据镜体外径又可分为输尿管粗镜（12.5F或13.5F）和输尿管细镜（4.5F、6F）。根据目镜与物镜的位置是否在同一直线上还可分为直视输尿管镜和斜视输尿管镜。镜体有冲水、排水及操作通道。目前临床常用的是斜视输尿管镜（图5-2-1、图5-2-2）。

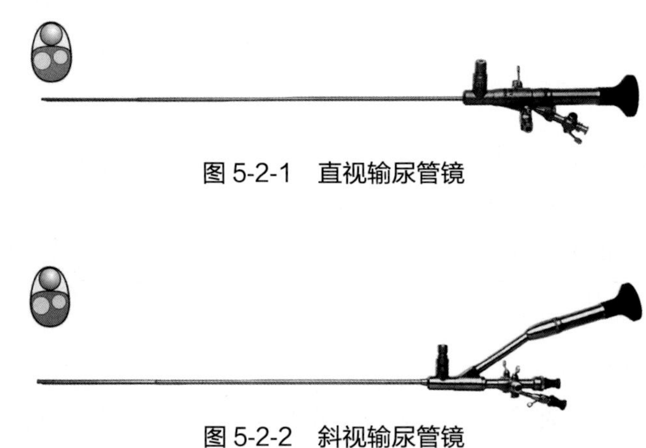

图5-2-1　直视输尿管镜

图5-2-2　斜视输尿管镜

2. 输尿管解剖组织学特点　正常输尿管长25~30cm，直径2~5mm。有三个相对狭窄段。近段输尿管上皮薄（1~2层细胞），肌层薄；远段输尿管上皮厚（5~6层细胞），肌层厚。输尿管壁内段以90°~135°进入膀胱。壁内段肌层少、弱，仅外侧有少量纵行纤维。

三、评价标准

见表5-2-1、表5-2-2。

表 5-2-1　输尿管镜操作规范核查表

项目	内容	是	部分	否
操作前准备	核对患者信息：包括患者姓名、性别、年龄、主诉			
	询问禁食、禁饮情况			
	询问患者既往有无高血压及心、肺、脑疾病等病史			
	询问有无服用抗血小板药物、抗凝药物如阿司匹林、氯吡格雷等的情况及有无出凝血异常疾病史，有无麻醉药物过敏史			
	查看患者血常规、凝血功能、心电图及既往检查结果			
	明确患者有无输尿管镜检查禁忌证			
	确定患者已签署输尿管镜检查同意书			
	体位准备			
	消毒铺巾			
	器械准备：连接输尿管镜与电视摄像系统、灌注泵、灌注液			
	调整焦距，进行白平衡			
操作过程	左手上提阴茎体部（女性：拇指和示指分开小阴唇），右手持镜直视下置入尿道外口			
	将尿道腔置于使用中央，观察前尿道情况			
	到达尿道膜部后逐渐放平输尿管镜，缓慢前进，观察后尿道精阜、前列腺部、膀胱颈情况。 （女性：观察尿道、膀胱颈情况）			
	进入膀胱后，观察膀胱内壁情况			
	寻找输尿管间嵴及双侧输尿管开口			
	将导丝或输尿管导管置入目标侧输尿管开口			
	镜体顺导丝或导管进入壁内段			
	将输尿管管腔置于视野中央			
	控制水压，镜体缓慢前进			
	观察输尿管下段			
	观察输尿管中段			
	观察输尿管上段			
	若有结石则予以碎石			
	若有新生物则夹取标本活检			

续表

项目	内容	是	部分	否
操作过程	留置导丝,退出输尿管镜			
	在导丝引导下留置双 J 管			
操作后处置	向患者简要介绍检查情况			
	向患者交代术后注意事项,如饮食建议,观察是否有疼痛、发热、出血等情况			

表 5-2-2　输尿管镜规范操作评估表　　单位:分

项目	好(5)	一般(3)	差(1)
操作过程流畅度			
操作检查熟练度			
人文关怀			

评分说明如下。

好:操作过程清晰流畅,无卡顿,检查熟练,操作方法正确,人文关怀到位,有术前交流、术中安慰、术后饮食及注意事项的交代。

一般:操作过程能整体完成,卡顿少于 3 次,操作方法基本正确,输尿管镜反复触及输尿管壁少于 3 次,能有部分术前交流、术中安慰、术后饮食及注意事项的交代。

差:操作过程卡顿大于 6 次,操作粗暴,输尿管镜反复触及输尿管壁(≥ 3 次),无人文关怀。

四、常见操作错误及分析

1. 输尿管镜体刮伤黏膜　如果不将管腔置于视野中央,输尿管镜前端下唇贴近管腔黏膜,容易刮伤尿道黏膜或输尿管黏膜。

2. 损伤输尿管开口　输尿管镜进入输尿管开口时,没有导丝引导或镜体未能与壁内段方向一致,盲目操作则容易损伤输尿管开口。

3. 肾脏内压增高　是由于进入输尿管后,没有控制水流量,导致肾盂内压过高,易出现尿源性脓毒血症、肾脏破裂等并发症。

五、常用训练方法及培训要点介绍

模型训练:主要用于膀胱镜、输尿管镜的技能训练。具体可练习的操作包括:膀胱镜(硬性、软性)检查、输尿管逆行插管及输尿管(硬性、软性)镜检查等;配合超声、气压弹道、钬激光等多种能量方式,湿式模型(即可浸入液体环境的模型)还可用于膀胱镜、输尿管镜碎石、输尿管狭窄段内切开等多种操作。对于低年资学员,模型训练可以加深其对泌尿内镜常用器械、耗材的认识,使让其更好地掌握膀胱镜进镜手法、输尿管逆行插管原则、半硬性输尿管镜进镜技巧等相关知识。对于高年资学员,模型训练可以让其掌握膀胱镜、输尿管镜碎石技巧、软性输尿管镜进镜的操作流程及肾盏探查顺序等,还可以提高其膀胱镜、半硬性输尿管镜操作的熟练程度。此外,该模型不但在膀胱内、输尿管内有很好的镜下仿真表现,而且软性输尿管镜进入肾脏集合系统后，可以清晰地显示肾盂肾盏的构造，甚至肾盏内的肾乳头也可以清楚地看到。该模型可用于膀胱镜、输尿管镜技术的训练，也可进行泌尿内镜技能训练及考核，是学员进行泌尿内镜培训的最佳选择，见图 5-2-3、图 5-2-4。

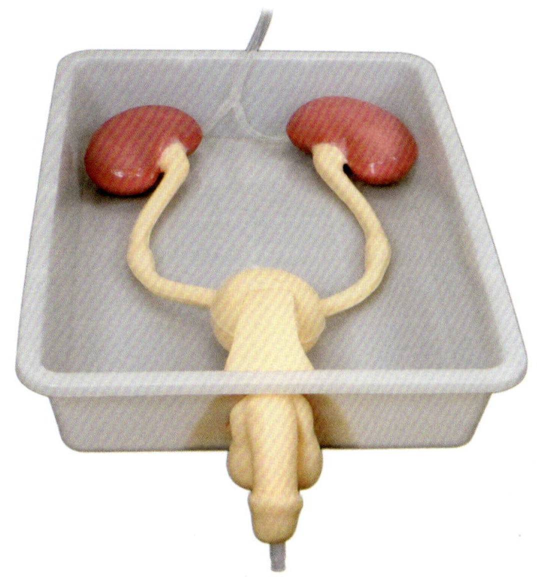

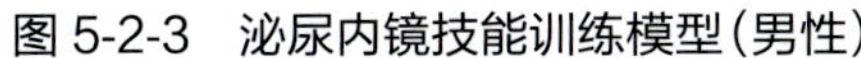

图 5-2-3　泌尿内镜技能训练模型（男性）

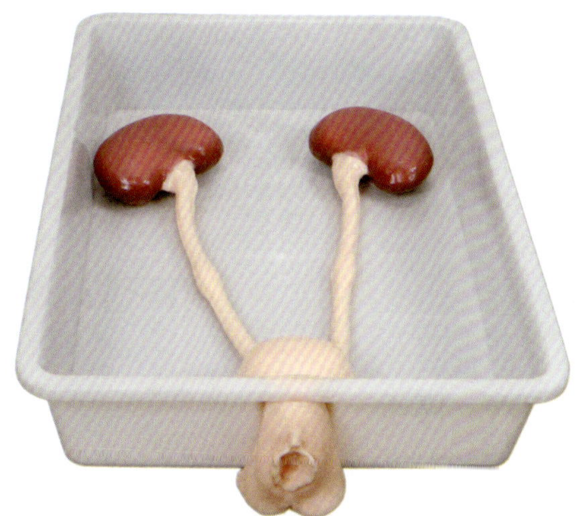

图 5-2-4　泌尿内镜技能训练模型（女性）

六、相关知识测试题

1. 下列**不属于**输尿管镜适应证的是
   A. 输尿管中、下段结石的治疗
   B. 直径 ≤2cm 肾结石和输尿管上段结石的治疗
   C. 上尿路输尿管狭窄扩张或内切开
   D. 肾上腺肿瘤的腔内治疗
   E. 上尿路异物取出
2. 当发生输尿管黏膜撕脱或断裂时，可选择的措施是
   A. 自体肾移植　　B. 输尿管膀胱吻合术
   C. 回肠代输尿管术　　D. 肾切除
   E. 不需要处理
3. 输尿管镜操作中，**不正确**的是
   A. 输尿管镜进镜时，先直视下将导丝置入输尿管内，然后输尿管镜沿留置的导丝贴近输尿管开口缓慢进镜
   B. 进镜后在导丝引导下直视向管腔内部进镜并观察，禁忌视野不清时盲目进镜
   C. 如果发生输尿管成角、扭曲，应在导丝引导下找到正确的方向
   D. 输尿管镜检查过程中不必注意灌注压力情况，以保持视野清楚为宜
   E. 如果术中发现结石或肿瘤，应立即减少灌注压力，以免结石移位或肿瘤脱落

4. 术前检查怀疑脓肾，应采取的措施为

A. 术前需应用敏感抗生素积极抗感染治疗

B. 若术中发现尿液混浊甚至脓肾等情况，应尽快结束手术，放置双J导管，通畅引流

C. 加强术中、术后监护及通畅引流等措施是避免脓毒症发生的重要手段

D. 一旦发生脓毒症应立即强化抗感染、补液、循环和呼吸支持、重症监护等治疗

E. 以上都不是

5. 输尿管镜操作的并发症有

A. 感染　　B. 穿孔　　C. 黏膜下损伤

D. 输尿管黏膜撕脱或断裂　　E. 假道

答案：1. D　2. ABC　3. D　4. ABCD　5. ABCDE

（黄　凯）

第三节　经皮肾镜技术

一、概述

经皮肾镜技术是泌尿外科手术的一个重要部分，是微创治疗肾结石及输尿管上段结石的主要方法之一。经皮肾镜技术是在腰部建立一条从皮肤到肾脏集合系统的操作通道，通过该操作通道将肾镜插入肾脏，对肾结石、输尿管上段结石及上尿路疾病进行诊断和治疗的一种方法。经皮肾镜技术彻底改变了传统开放手术治疗肾结石的方式。通过经皮肾镜碎石取石术，可微创处理肾结石，使患者免除开放性手术的创伤，快速康复。

二、操作规范流程

（一）适应证

1. 复杂性肾结石。

2. 开放手术残留和复发肾结石；有症状的肾小盏结石或憩室内结石。

3. 体外冲击波碎石（ESWL）无法粉碎的结石及其术后残留结石、严重石街（可结合输尿管镜技术处理）。

4. 输尿管上段 L_4 以上梗阻较重的结石或结石长径>1.5cm。

5. 输尿管上段结石息肉包裹或由于肾积水致输尿管弯曲，输尿管镜手术失败。

6. 各种梗阻性或不明原因的肾积水。

7. 术后上尿路梗阻、感染积脓。

8. 肾结石合并肾盂输尿管结合部狭窄。

9. 特殊类型的肾结石，如移植肾合并结石梗阻、马蹄肾合并结石梗阻等。

（二）禁忌证

1. 严重心肺疾病如严重心律失常、不稳定型心绞痛、心肌梗死急性期、重度心力衰竭、哮喘、呼吸衰竭，无法耐受手术操作的情况。

2. 未纠正的全身出血性疾病、凝血功能异常。

3. 未纠正的重度糖尿病和高血压，未控制的结核活动期。

4. 未接受治疗的急性尿路感染或肾积脓。

5. 结石体积巨大,估计进行合理次数的经皮肾镜手术无法取净的鹿角形结石;鹿角形结石合并需要治疗而估计无法通过经皮肾镜有效纠正的肾脏解剖畸形。

6. 脊柱严重后凸或侧弯畸形、过度肥胖或不能耐受俯卧位亦为相对禁忌证;但经过评估后可以采用仰卧、侧卧或斜卧位等体位进行手术。

(三) 操作前准备

1. 患者的准备

(1) 常规外科手术准备。三大常规、凝血功能、肾功能、电解质生化、血型、输血四项、中段尿细菌培养及药敏试验、心电图、胸片。

(2) 对于体质弱、贫血患者,术前应改善身体一般条件并纠正贫血。

(3) 影像学检查如泌尿系统超声、腹平片、泌尿系统 CT 或静脉尿路造影,了解肾脏集合系统内结石形态和分布。

(4) 服用阿司匹林、氯吡格雷等抗血小板药物者,需停药 1~2 周。

(5) 控制尿路感染,手术前预防性应用抗生素,降低术后尿脓毒症的发生率。严重尿路感染如肾积脓,可先经皮肾穿刺造瘘引流。

(6) 术前应向患者做好解释工作如术后需要卧床休息,并给予心理护理。

2. 物品(器械)的准备

(1) 手术操作器械:穿刺针、导丝(斑马导丝或 J 形导丝)、扩张器(筋膜扩张器、球囊扩张器或金属扩张器)、输尿管镜或肾镜、取石钳。

(2) 穿刺定位设备:超声机(超声定位)、C 形臂机(X 线定位)、CT 机(CT 定位)。

(3) 腔内灌注设备:灌注泵。

(4) 碎石设备:气压弹道碎石器、超声碎石器、钬激光碎石器。

(5) 引流管:输尿管导管、输尿管支架管和肾造瘘管,导尿管。

(6) 电视监视装置。

3. 操作者的准备

(1) 核对患者信息:包括患者姓名、性别、年龄、主诉。

(2) 确认禁食、禁饮时间,查看患者血常规、凝血功能、心电图等结果。

(3) 询问患者既往有无高血压及心、肺、脑疾病等病史,有无服用抗血小板药物、抗凝药物如阿司匹林、氯吡格雷等的情况及有无出凝血异常疾病史。

(4) 麻醉方式的选择,询问有无麻醉药物过敏史。

(5) 明确患者有无经皮肾镜手术禁忌证。

(6) 核对手术部位,标记经皮肾镜手术穿刺范围。

(四) 操作步骤

1. 经皮肾镜操作通道建立

(1) 取截石位,输尿管镜或膀胱镜向患侧输尿管内插入 F6 输尿管导管至肾盂并留置导尿管。

(2) 改取俯卧位,在超声或 X 线引导下行经皮肾穿刺。目前国内常用超声定位。用手触摸 12 肋尖,探头轻压皮肤扫描肾长轴集合系统,注意避开胸膜、结肠等脏器;超声确定目标肾盏穹窿部,使用彩色多普勒探测避开供血丰富小动脉;沿超声探头头侧或侧方进针,监测到针道及针尖进入肾盏集合系统，拔除穿刺针内芯见尿液自针孔中流出；如进入集合系统但位置不满意，退出穿刺针并重复穿刺。

(3) 自穿刺针引入导丝，记录穿刺深度并拔除穿刺针；选择合适大小的筋膜扩张器；扩张器在导丝引导下由 8F 开始，依次递增扩张，注意感觉扩张器的阻力，观察扩张器尾部出水情况，原则上扩张器进入深度不超过穿刺深度 1~2cm。

(4) 扩张最后将所需管径的 Peel-away 鞘连同扩张器同时旋转扩张至肾内，退出扩张器，留置 Peel-away 鞘作为经皮肾操作通道。

2. 经操作通道肾内碎石取石

(1) 调整 Peel-away 鞘的深浅和角度，输尿管肾镜探查肾内上、中、下盏及肾盂，明确肾结石部位。

(2) 自输尿管肾镜置入碎石工具，进行碎石，先处理肾盏结石后处理肾盂结石，注意控制碎石时间和操作通道水流通畅情况。常用的碎石钬激光碎石、气压弹道碎石、超声气压弹道碎石。

(3) 通过输尿管肾镜的低压冲洗或结合负压吸引和取石钳将肾内碎石取出。

(4) 留置输尿管支架管和肾造瘘管。沿输尿管导管找输尿管起始端，置入导丝达膀胱，助手从尿道外拔除输尿管导管，沿导丝套入输尿管支架管（双 J 管）用推杆推入并调整末端位置；再次通过 Peel-away 鞘观察集合系统，留置肾造瘘管于合适位置。

（五）并发症及处理

1. 经皮肾镜术中出血　经皮肾镜术中出血多为静脉性出血，多见新建立的肾皮质通道的渗血或损伤肾盂、肾盏黏膜的小血管所致。通过 Peel-away 鞘压迫皮质通道、暂时封闭通道并使用止血药常可止血。经皮肾镜术中动脉出血常较严重，常与穿刺点选择不佳，术中操作不当如扩张过深、肾盏颈损伤有关。出现严重的动脉出血应及时中止手术，留置肾造瘘管后二期经皮肾镜取石。

2. 经皮肾镜术后出血　经皮肾镜术后近期出血多是术中出现的动脉性出血，术后需严密观察，通过绝对卧床休息、抗炎、止血等对症处理常可成功止血。术后远期出血常见于肾内较大分支动脉损伤，由于形成动静脉瘘或假性动脉瘤导致出血。可通过留置气囊导尿管压迫肾皮质通道止血。术后严重出血可行肾动脉血管造影、超选择动脉栓塞止血，必要时开放手术缝合止血甚至行肾切除术止血。

3. 感染并发症　经皮肾镜术后可能出现感染并发症，如术后泌尿系统感染、发热；严重时出现尿源性脓毒血症、感染性休克甚至危及生命。感染并发症重在预防，经皮肾镜术前需要对患者一般状况进行评估，对于容易出现脓毒血症的高危患者，如糖尿病患者术前控制血糖；肾功能不全患者引流改善肾功能；复杂性肾结石、尿培养阳性患者术前预防性使用敏感抗生素治疗。经皮肾镜术中注意控制肾盂内压力和手术时间；肾结石负荷大、肾内有积脓等建议分期手术取石。出现尿脓毒血症后要积极处理，维持血压及水、电解质平衡；在脓毒血症诱发低血压 1 小时内，使用敏感抗生素或广谱抗生素治疗。

4. 脏器损伤　经皮肾镜术操作不当可能出现肾及周围脏器损伤。肾集合系统穿孔常由于穿刺、扩张过深，碎石过程不仔细所致。根据肾集合系统损伤的大小及时中止手术、引流或改开放手术修补。周围脏器损伤如胸膜、肺、肝脾、结肠损伤多见，与操作通道建立过程中穿刺点选择不佳有关，术前应结合泌尿系统 CT，KUB 片选择合适穿刺点。出现相关损伤后应及时、积极处理，必要时请相关科室协助手术处理。

（六）操作注意事项

1. 在学习经皮肾镜技术前，需学习以肾脏为主体的泌尿系统解剖，特别是熟悉肾集合系统的解剖结构；掌握输尿管镜碎石取石术的基本操作及处理原则，轻柔操作，避免暴力进镜。

2. 经皮肾镜术操作过程中，需循腔进镜，保持视野清晰，肾内解剖结构较复杂，如有肾盏颈狭窄、肾盏颈角度大等情况，不可暴力操作，必要时建立多个操作通道行经皮肾镜术。

3. 经皮肾镜术穿刺和操作通道建立是操作关键点。超声定位及 X 线定位各有优缺点。常用的超声定位穿刺过程中，需要明确穿刺针针尖位置进入肾盏和集合系统，不建议凭经验盲穿操作。筋膜扩张器扩张过程中，注意把握扩张深度，逐步推进扩张，把握好“宁浅勿深”的道理。

4. 经皮肾镜术中出现严重出血、肾积脓，建议及时中止手术，待行二期经皮肾镜取石术。

5. 术后加强病情监测，注意卧床休息。一般肾造瘘管引流尿液清亮后 2~3 天可下床活动。术后出现高热需积极治疗，1 小时内使用敏感或广谱抗生素，中止尿脓毒血症可能导致的恶性循环。

（七）相关知识

1. 肾集合系统解剖　肾皮质组织由肾小球组成。肾锥体由髓袢、集合管和乳头管组成。乳头管在肾乳头表面开口，将尿液引流进入肾小盏。2~3 个肾小盏合成 1 个肾大盏，2~3 个肾大盏合成肾盂，见图 5-3-1。

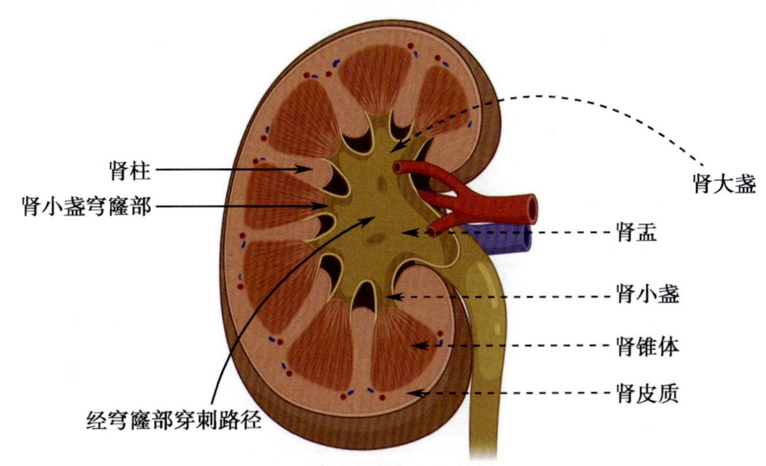

图 5-3-1　肾集合系统解剖

2. 肾血管解剖　肾动脉分为前干、后干，前干于肾盂前又分为上段动脉、上前段动脉、下前段动脉和下段动脉；后干走行于肾盂后。在进入肾实质前，肾段动脉分成叶间动脉，沿肾盏盏颈和肾小盏前行，在肾锥体间进入肾柱。在肾锥体的基部附近叶间动脉发出弓状动脉，弓状动脉发出小叶间动脉，小叶间动脉到末梢发出肾小球的入球微动脉。前干、后干动脉间无吻合，于肾外侧缘后 1~2cm 处形成相对“无血管区”，即 Brodel 线位置。小叶间动脉和弓状动脉的损伤常可自行愈合,所以经过肾锥体中央和肾小盏穹窿部穿刺及建立经皮肾镜操作通道是最佳位置,能避免叶间动脉及其上级动脉损伤常导致的严重大出血,见图 5-3-2。

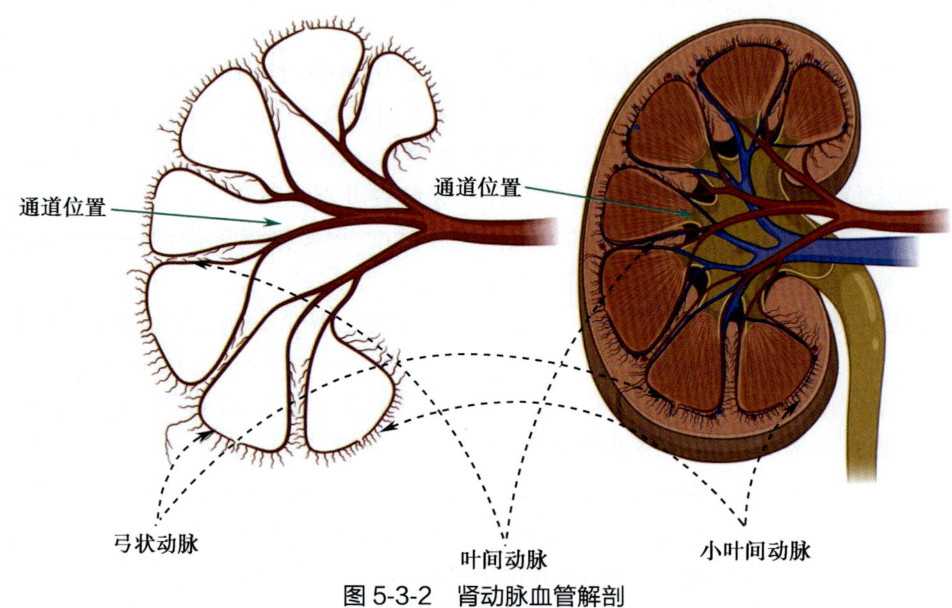

图 5-3-2　肾动脉血管解剖

3. 术中使用输尿管肾镜　经皮肾镜操作通道建立后常使用硬性输尿管镜或肾镜碎石取石。前者可见"输尿管镜技术"章节介绍。肾镜相对输尿管镜镜体较短,长 20~22cm,有直角肾镜及 30° 角肾镜,更适合经过经皮肾通道操作。

三、评价标准

见表 5-3-1、表 5-3-2。

表 5-3-1　经皮肾镜操作规范核查表

项目	内容	是	部分	否
操作前准备	核对患者信息:包括患者姓名、性别、年龄、主诉			
	询问禁食、禁饮情况			
	询问患者既往有无高血压及心、肺、脑疾病等病史			
	询问有无服用抗血小板药物、抗凝药物如阿司匹林、氯吡格雷等的情况及有无出凝血异常疾病史。询问有无麻醉药物过敏史			
	查看患者血常规、凝血功能、心电图及既往检查结果			
	明确患者有经皮肾镜手术禁忌证			
	确定患者已签署经皮肾镜手术同意书			
	物品(器械)准备:确定经皮肾镜相关设备正常。监护设备、氧气及急救药品准备妥当			

续表

项目	内容	是	部分	否
操作过程	穿刺过程			
	选择正确的穿刺部位			
	超声探头能否观测到针尖			
	针尖是否到达肾盏			
	拔出针芯后是否出水清亮			
	是否测量穿刺深度			
	操作通道建立			
	置入引导导丝是否熟练到位			
	扩张器是否同轴同向			
	是否依大小扩张			
	扩张深度是否一致			
	置入 Peel-away 鞘位置良好			
	肾内操作			
	是否观测肾集合系统情况			
	碎石取石熟练程度			
	留置双 J 管位置是否良好			
操作后处置	向患者介绍手术情况，收集碎石			
	向患者交代术后注意事项，如饮食建议、卧床休息、观察导尿管通畅性等情况			

表 5-3-2　经皮肾镜术操作规范评估表　　单位：分

项目	好(5)	一般(3)	差(1)
肾穿刺定位的精准性			
操作通道建立熟练度			
人文关怀			

评分说明如下。

好：操作过程清晰流畅，无卡顿，快速定位，穿刺顺利，通道建立方法正确，人文关怀到位，有术前阅片、术中操作熟练及交代术后注意事项。

一般：操作过程能整体完成，穿刺定位欠精准，穿刺大于 2 次，操作通道建立成功，注意了术前、术中及术后的一些注意事项。

差：操作过程不熟练，肾穿刺不准确，通道建立失败，无人文关怀。

四、常见操作错误及分析

1. 经皮肾穿刺失败　对于无明显积水，肾结石较小的患者，肾盏及肾集合系统显示欠清晰，定位需要精准，如果超声定位欠熟悉，不能顺利观察到穿刺针针尖进入肾盏或刺中目标结石，导致穿刺失败。需要重复训练，熟悉超声定位引导。

2. 经皮肾镜术中操作通道丢失　常见原因有：肾盏结石充填，导丝置入脱出集合系统外；通道扩张时未与导丝同轴同向，带出导丝；退镜观察肾盏时将镜鞘带出肾外。操作通道丢失应尽快寻原通道找回，可经输尿管导管注入亚甲蓝帮助寻找原通道位置；必要时重新穿刺扩张建立操作通道。

3. 经皮肾镜术中大出血，视野不清常见于操作者操作欠规范，穿刺扩张过深，损伤对侧肾实质；肾镜操作角度过大、暴力操作撕裂肾盏颈。

五、常用训练方法及培训要点介绍

1. 模型训练　目前经皮肾镜训练常用训练模型有 BIX-CS310 型超声、X 线引导经皮穿刺肾镜技能训练模型。适用于超声、X 线引导下目标肾盏的穿刺、导丝置入、经皮肾通道的扩张、进镜观察乃至碎石等相关操作。

与真实经皮肾镜手术类似，穿刺成功后可从针尾抽吸出清亮液体，置入导丝后的筋膜扩张器扩张过程中所能感受到的阻力与人体组织相近。该模型可制作成正常及多种畸形的肾内构造，并可人工置入结石，以便扩张完成后进镜观察及配合超声、气压弹道及钬激光等方式完成碎石等相关操作。优点是相对真实的经皮肾镜训练，包括肾镜下进行各个肾盏的探查，与真实操作相近，充分的练习可大大缩短初学者经皮肾镜技术学习曲线，显著提高培训和考核效果。不足是训练模型相对固定，要有自超声设备配合，适合基本操作流程和手法的训练。

2. 虚拟训练　泌尿系统内镜虚拟训练器通过模拟泌尿系统内镜操作环境，使内镜学习过程可视化，并具备可参与性，让内镜学员能更好地学习到消化内镜操作技能。目前较广泛使用的虚拟内镜为 GI Mentor Ⅱ模拟器、URO Mentor 系列，它们均采用了人体解剖视觉重现和力反馈技术、触觉反馈系统等，使模拟器的画面清晰、脏器逼真，在使用过程中，模拟患者可给予相应的触觉反馈，使操作更为真实，加深了使用者对操作的感觉体会。虚拟内镜可以使内镜学员安全有效地进行全方位训练，提高其方向认知能力、手眼协调能力和操作诊断能力。

3. 其他　经皮肾镜训练可以利用自制简易模型，如用凝胶做基质，其内镶嵌猪肾自制模型，进行经皮肾穿刺训练。

六、相关知识测试题

1. 患者，女，35 岁。因“右侧腰痛伴血尿 1 天”就诊；既往体健。以下检查对诊断最有价值的是

A. 泌尿系统超声检查　　B. 泌尿系统 CT 检查
C. 尿常规检查　　D. 血常规检查
E. 凝血常规检查

2. 下列情况**不是**经皮肾镜手术适应证的是

A. 大于 2cm 以上的肾结石　　B. 鹿角状肾结石
C. 肾下盏结石　　D. 输尿管上段结石

E. 输尿管中段结石

3. 患者，男，43岁。经皮肾镜术后2小时出现心慌、畏寒，术中有输血。下列情况可能性最大的是

A. 输血反应　　B. 麻醉反应　　C. 药物过敏

D. 心血管病变　　E. 尿源性脓毒血症

4. 经皮肾镜术后1天，下列医嘱**不适当**的是

A. 积极抗炎　　B. 下床活动促进康复　　C. 抽血复查血常规

D. 流质饮食　　E. 止痛处理

5. 以下**不是**经皮肾镜手术穿刺点常选择的部位是

A. 十二肋下腋后线附近

B. 十二肋下肩胛下角线附近

C. 十二肋上腋后线附近

D. 十二肋上肩胛下角线内侧附近

E. 十二肋上肩胛下角线外侧附近

答案：1. B　2. E　3. E　4. B　5. D

（谭　靖）

第四节　前列腺穿刺术

一、概述

前列腺癌的发病率在世界范围内位居男性恶性肿瘤的第二位，在欧美国家位于第一位。尽管亚洲国家前列腺癌的发病率低于欧美国家，但近年来呈明显上升趋势。在我国，前列腺癌已成为男性第六常见恶性肿瘤，且确诊时以中晚期为主，病死率呈明显的持续增长趋势，5年生存率远低于欧美国家。早期检出前列腺癌是我国前列腺癌临床诊疗中的重大挑战。目前，前列腺穿刺仍是诊断前列腺癌的"金标准"，同时有助于明确病理类型及分期，判断预后。超声引导下前列腺穿刺活检术因其相对高的穿刺阳性率及相对易推广而成为目前应用最为广泛的前列腺穿刺活检方法。

二、操作规范流程

（一）适应证

1. 直肠指诊发现前列腺结节，任何前列腺特异抗原（PSA）水平。
2. 超声、CT或MRI发现异常影像，任何PSA水平。
3. PSA>10ng/ml，任何f/tPSA（血清游离PSA/血清总PSA）和PSA密度（PSAD）水平。
4. PSA为4~10ng/ml，f/tPSA异常或PSAD异常。

（二）禁忌证

1. 有严重出血倾向的疾病。
2. 处于急性感染期、发热期。
3. 高血压、糖尿病等合并症控制不良。

4. 心功能不全失代偿期。

5. 高血压危象。

6. 合并严重的内、外痔。

（三）操作前准备

1. 患者的准备

(1) 前列腺穿刺前完成血常规、凝血功能、PSA、MRI 等相关检查。

(2) 目前抗凝药或抗血小板药物对穿刺出血风险的影响尚存在争议，欧洲泌尿外科指南认为不需要停药，但有学者有不同意见。如有心脑血管疾病、支架植入史，应与相关专科一起综合评估心脑血管疾病，慎重决定是否停药；如可停药则建议阿司匹林停用 3~5 天，氯吡格雷停用 7 天。

(3) 经直肠前列腺穿刺患者穿刺前一天口服或静脉使用抗生素，首选喹诺酮类；经会阴穿刺患者无须术前使用抗生素。

(4) 经直肠前列腺穿刺患者术前灌肠，粪便排空后穿刺；经会阴穿刺患者可不行肠道准备。

(5) 穿刺前谈话，签署手术同意书。

2. 物品（器械）的准备

(1) 超声机。

(2) 穿刺包、穿刺针、标本固定液、注射器。

(3) 强力碘溶液、液体石蜡、利多卡因。

3. 操作者的准备

(1) 核对患者信息：包括患者姓名、性别、年龄、主诉。

(2) 询问患者既往有无高血压及心、肺、脑疾病等病史，是否存在脊柱畸形、下肢骨折等影响截石位体位因素，有无服用抗血小板药物、抗凝药物及有无出凝血异常疾病史。

(3) 查看患者血常规、凝血功能、PSA 及超声、MRI 等检查结果。

(4) 明确患者有无前列腺穿刺禁忌证。

(5) 向患者解释操作的基本流程，及术中可能出现的不适，使患者有充足的心理准备。

(6) 确定患者已签署前列腺穿刺同意书。

（四）操作步骤

当前较常用的超声引导下前列腺穿刺有经直肠及经会阴两种穿刺途径。鉴于当前越来越多的证据表明，经会阴超声引导下前列腺穿刺活检术术后并发症更少，且为前列腺穿刺新技术（如融合穿刺）的操作基础，本节主要介绍经会阴超声引导下前列腺穿刺活检术的操作步骤。

完善术前准备后，患者取截石位，以胶带向上提拉阴囊暴露会阴部。行直肠指诊，检查前列腺大小、质地、移动度、有无结节等。术区常规消毒铺巾，必要时留置导尿管。20ml 注射器抽取 10ml 2% 利多卡因，以 10ml 生理盐水稀释后，在超声引导下进针至前列腺包膜外及尖部进行浸润麻醉，推注前回抽确认无血液。麻醉部位见图 5-4-1。

麻醉成功后，将超声探头缓缓插入直肠探查前列腺，确定穿刺平面及穿刺位点后，首先在超声定位下对可疑病灶行前列腺靶向穿刺，针数为 1~2 针，然后行 12 针系统穿刺，系统穿刺部位见图 5-4-2。

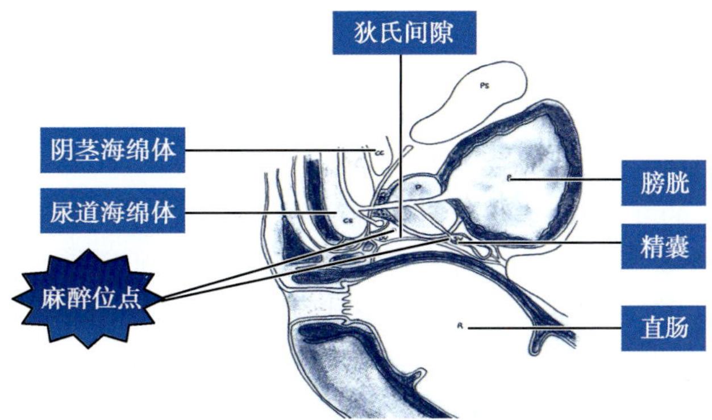

图 5-4-1 前列腺包膜及尖部浸润麻醉

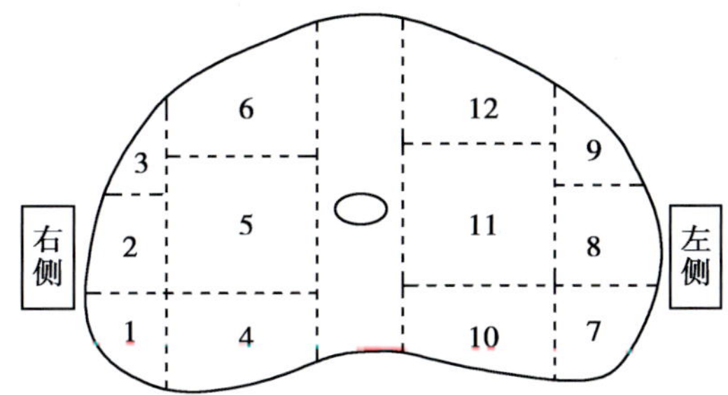

图 5-4-2 经会阴前列腺 12 针系统穿刺活检模式图

1. 右外下；2. 右外中；3. 右外上；4. 右内下；5. 右内中；6. 右内上；
7. 左外下；8. 左外中；9. 左外上；10. 左内下；11. 左内中；12. 左内上。

穿刺完毕后术区消毒，加压包扎会阴部进针点。恢复体位，向患者简要介绍穿刺情况，告知患者穿刺后注意事项。将穿刺组织逐次放入标本瓶送病理检查。做好穿刺记录，追踪病理结果。

（五）前列腺穿刺针数

Hodges 等于 1989 年提出的前列腺 6 针系统穿刺法阳性率仅为 20%~30%，已不作为初次穿刺的首选。前列腺体积为 30~40ml 的患者，需接受不少于 8 针的穿刺活检，10~12 针系统穿刺的诊断阳性率明显高于 10 针以下，且并不明显增加术后并发症，推荐作为基线（初次）前列腺穿刺策略。穿刺过程中，可根据术中所见酌情增加或减少穿刺针数。但当穿刺针数大于 20 针（饱和穿刺）时，虽然前列腺癌检出率提高，但术后出血、感染、尿潴留等并发症的风险相应增加。

（六）并发症及处理

1. 心脑血管意外及肺部并发症　包括心脏意外如心绞痛、心肌梗死、心律失常和心脏骤停，肺部并发症如低氧血症、呼吸困难，另外还包括脑血管意外等。预防措施：操作轻柔，术前应询问病史，老年人或原有心、脑、肺疾病的患者术前检查血压、完善心电图及肺功能检查。一旦出现心脑血管意外，应立即中止检查，就地组织抢救。

2. 血尿　是常见并发症，主要由穿刺针刺破尿道或膀胱引起。穿刺前停用抗凝血类药物，穿刺时避开尿道和膀胱减少穿刺损伤，能够有效减少血尿的发生。轻症可自行缓解，不需要使用止血药物，严重时可留置三腔气囊导尿管行膀胱冲洗，防止膀胱血块形成，必要时可使用止血药。保守治疗无效时，可考虑经尿道手术止血。

3. 血便　血便的发生率较低，由穿刺针损伤直肠黏膜引起，常在穿刺术后很快消失。如术中出现直肠出血，可手指压迫出血点进行止血。如穿刺部位出血量增多，压迫止血无效，需立即急诊止血处理。

4. 感染　属严重的并发症，如不及时处理可危及生命。穿刺后48小时内，表现为脓毒血症，血液细菌培养主要为大肠埃希菌。需注意监测生命体征变化，警惕感染性休克，一旦出现明显感染症状，无须等待细菌培养和药敏试验结果，立即使用美罗培南抗感染治疗，体温正常3天才能停用抗生素。

5. 尿潴留　由直接损伤或反应性炎症引起的尿道刺激症，可加重下尿路症状。尿潴留时可留置导尿管，并于1周后拔除。

6. 迷走神经反射　常由过度紧张和不适引起中度或严重呕吐、心动过缓和血压下降，发生率为1.4%~5.3%。可将患者体位调整为头低足高位并静脉补液，以缓解相关症状。

（七）穿刺后注意事项

1. 术后如出现明显血尿、血便、发热等，及时告知医生并诊治。

2. 穿刺后适当多喝水，如无特殊不适，可以恢复正常饮食。

3. 穿刺后2周内避免剧烈运动，如骑自行车、骑电瓶车、骑马等。

4. 穿刺后将标本送至病理科，领取病理报告后复诊，根据病理结果制订后续治疗方案。

（八）相关知识

1. 超声引导下经直肠前列腺穿刺活检术　超声引导下前列腺穿刺活检术除经会阴途径外，还可选择经直肠途径。相比经会阴穿刺，经直肠穿刺具有操作简单、手术时间短、易推广等特点，然而，经直肠穿刺后感染的概率明显高于经会阴穿刺，且对前列腺前部、尖部肿瘤检出率低。同时，行经直肠前列腺穿刺前后建议使用抗生素，以降低感染的可能性，同时建议停用抗凝、抗血小板药物以降低出血风险。总之，经直肠穿刺与经会阴穿刺两者各有优缺点，可根据患者实际情况，灵活选择最佳穿刺途径。

2. 靶向穿刺及融合穿刺　随着影像学技术的发展，基于前列腺多参数MRI的前列腺靶向穿刺已逐渐应用于临床。借助多参数MRI，术者可更精准定位可疑病灶，既提高了穿刺的准确率，提高临床显著癌的检出率，又可减少穿刺针数，减少术后并发症的发生。近年来，借助影像融合技术，多参数磁共振-超声融合穿刺在部分医院得以展开。该技术将前列腺多参数磁共振图像与经直肠超声（TRUS）图像关联融合，在超声实时引导下，对多参数MRI定位的可疑病灶实施穿刺，从而使前列腺穿刺更精准，对前列腺癌的检出具有重要的临床意义。然而，该技术因设备、技术、成本等多方面因素的限制并未得到广泛应用。在此背景下，认知融合穿刺活检应运而生。术者首先在MRI上锁定可疑病灶，再在超声引导下对可疑病灶部位进行穿刺。该方法成本低，简单快速，并且有研究报道两种融合穿刺在前列腺癌总检出率及临床显著癌的检出率上并没有显著性差异。

3. 重复穿刺

（1）重复穿刺的指征

1）第一次穿刺病理发现非典型性增生或高级别上皮内瘤变（PIN）。

2）PSA>10ng/ml，任何f/tPSA或PSAD。

3）PSA为4~10ng/ml，复查f/tPSA或PSAD异常或直肠指诊或影像学异常。

4）PSA 为 4~10ng/ml，复查 f/tPSA、PSAD、直肠指诊、影像学均正常。严密随访，每 3 个月复查 PSA。如 PSA 连续 2 次 > 10ng/ml 或 PSA 速率（PSAV）> 0.75/（ml·年），应再穿刺。

（2）重复穿刺前的准备：除常规检查外，推荐行多参数 MRI 检查，基于多参数 MRI 的靶向穿刺可显著提高重复穿刺阳性率并避免漏诊高危前列腺癌。2 次穿刺间隔时间尚有争议，目前多为 1~3 个月。

（3）重复穿刺的次数：对 2 次穿刺阴性结果，属上述 1）~4）情况者，推荐进行 2 次以上穿刺。有研究显示，3 次、4 次穿刺阳性率仅 5%、3%，而且近一半是非临床意义的前列腺癌，因此，3 次以上穿刺应慎重。如果 2 次穿刺阴性，并存在前列腺增生导致的严重排尿症状，可行经尿道前列腺切除术，将标本送病理进行系统切片检查。

三、评价标准

见表 5-4-1、表 5-4-2。

表 5-4-1　前列腺穿刺操作规范核查表

项目	内容	是	部分	否
操作前准备	核对患者信息，包括患者姓名、性别、年龄等			
	询问患者既往有无心、肺、脑疾病等病史			
	评估患者是否存在脊柱畸形、下肢骨折等影响截石位体位因素			
	查看患者血常规、凝血功能、PSA、心电图、MRI 等结果			
	再次确认患者有无前列腺穿刺适应证及禁忌证			
	查看是否术前会阴区备皮			
	确定患者已签署前列腺穿刺同意书			
	物品（器械）准备：确定前列腺穿刺相关设备正常，监护设备、氧气及急救药品准备妥当			
操作过程	患者截石位，暴露穿刺区			
	直肠指诊：感受前列腺大小、质地、移动度、有无结节等			
	术区消毒、铺单			
	留置导尿（视情况）			
	皮下局部麻醉			
	超声下前列腺局部浸润麻醉			
	超声下检查前列腺			
	定位穿刺平面及穿刺点			
	超声引导下对可疑病灶行靶向穿刺			

续表

项目	内容	是	部分	否
操作过程	超声引导下行系统穿刺			
	穿刺组织按顺序分装标本瓶			
	询问患者有无明显不适			
	观察有无明显出血			
	穿刺区覆盖敷料并固定			
	恢复平卧位			
	向患者简要介绍穿刺情况			
	向患者交代术后注意事项，如观察是否有血尿、血便、发热等			
	穿刺组织送病理科			
操作后	记录穿刺信息			
	追踪病理结果			

表 5-4-2　前列腺穿刺操作规范检查评估表　　单位：分

项目	好(5)	一般(3)	差(1)
操作过程流畅度			
操作检查熟练度			
人文关怀			

评分说明如下。

好：操作过程清晰流畅，无卡顿，检查熟练，操作方法正确，人文关怀到位，有术前交流、术中安慰、术后饮食及注意事项的交代。

一般：操作过程能整体完成，卡顿少于 3 次，操作方法基本正确，能有部分术前交流、术中安慰、术后饮食及注意事项的交代。

差：操作过程卡顿大于 6 次，操作粗暴，无人文关怀。

四、常见操作错误及分析

1. 新入院患者常规进行前列腺直肠指诊，第二天早上抽血查 PSA　抽血前直肠指诊会影响 PSA 的真实性，应在抽血后行直肠指诊。

2. 穿刺时直接将超声探头插入患者肛门，引起患者不适　穿刺前应在直肠指诊的同时使患者逐渐适应肛门内异物不适感，如患者明显不适，应及时停止操作。

3. 穿刺时首先进行系统穿刺，然后对可疑病灶靶向穿刺　应首先对可疑病灶行靶向穿刺，以免穿刺出血等影响对可疑病灶位置的判断。

4. 靶向穿刺时对可疑病灶尽可能地增加穿刺针数　有研究显示，对可疑病灶穿刺第 2 针和第 3 针均显著增加累积穿刺阳性率，但大于 3 针检出率无显著差异。

五、常见训练方法及培训要点介绍

目前尚无适宜的模拟训练方法，临床上多采用实际操作进行培训。

六、相关知识测试题

1. 患者，男，65岁。因“体检发现PSA升高”就诊。既往患者有心脏病史，具体用药不详。下一步处理**不恰当**的是

A. 告知前列腺穿刺风险，患者签字后立即穿刺
B. 完善前列腺MRI检查
C. 直肠指诊
D. 血常规检查
E. 凝血常规检查

2. 患者，男，73岁。因“进行性排尿困难2年”就诊。直肠指诊在前列腺上扪及质地坚硬的结节。下列检查对诊断最必要的是

A. 尿培养
B. 尿脱落细胞学检查
C. 告知前列腺穿刺风险，完善检查、排除手术禁忌后进行前列腺穿刺活检
D. 骨扫描
E. 盆腔CT

3. 患者，男，63岁。行前列腺穿刺后以下错误的做法是

A. 口服喹诺酮类抗生素
B. 睡硬板床
C. 适量饮水
D. 骑马
E. 洗澡

4. 相比于经直肠前列腺穿刺，下列**不属于**经会阴前列腺穿刺特点的是

A. 穿刺前不需要肠道准备
B. 有一定的设备及技术要求
C. 穿刺后急性尿潴留风险较低
D. 穿刺后脓毒症风险较低
E. 穿刺后直肠出血风险较低

5. 以下方法的应用有助于提高前列腺穿刺阳性率的是

A. 多参数磁共振引导下的前列腺靶向穿刺
B. 多参数磁共振超声融合引导下前列腺靶向穿刺
C. 认知融合下前列腺靶向穿刺
D. 结合PI-RADS评分指导前列腺靶向穿刺
E. 结合PSMA PET/CT检查指导前列腺穿刺

答案：1. A　2. C　3. D　4. C　5. ABCDE

（姚　鲲　王炳智）

第六章

烧伤外科技能

第一节　深度烧伤创面的处理

一、概述

烧伤创面的处理，贯穿在烧伤治疗的全过程。烧伤后病情变化皆因烧伤创面所引起，并随创面修复而告终。如何正确处理创面，是烧伤治疗成败的关键，因此一直被烧伤外科医生所关注。烧伤创面处理的主要目的是：保护创面、减轻损害和疼痛；防治感染，及时封闭创面，以杜绝病菌入侵及减少体液外渗；创面愈合后不留或少留瘢痕，最大限度地恢复功能与外形。此外，创面处理的方法应简单易行，取材方便，无论平时或战时，还是城市或偏远地区，均简单方便，适于应用。

二、操作规范流程

（一）切痂术

深度烧伤的坏死组织被称为焦痂，是烧伤后中毒、感染及一系列病理生理改变的主要根源，用手术方法将其切除称为切痂。

1. 适应证

(1) 早期切痂植皮（自体、异体或异种皮），是当前处理大面积Ⅲ度烧伤最有效的方法。

(2) 关节及功能部位的Ⅲ度及偏深的深Ⅱ度烧伤，如手、腕、肘、足、踝、膝关节和颜面部、会阴部等处，切痂后植以大张自体皮，可有效地保留较好的外观与功能。

(3) 在发生创面脓毒症时，旨在清除病灶为目的的切痂，一次切除病灶，去除感染源，是挽救患者脱离险境的重要措施。

(4) 某些有毒物质，如无机磷、铬酸或酪酸盐等烧伤，毒物可经创面吸收导致中毒，应尽早切除烧伤组织，以减轻和防止中毒反应。

2. 禁忌证

(1) 绝对禁忌证

1) 严重心肺疾病如严重心律失常、心肌梗死活动期、重度心力衰竭、哮喘、呼吸衰竭，无法耐受手术。

2）入院后有严重休克，尚未得到纠正。

3）有严重的水与电解质平衡失调和／或酸碱平衡紊乱未及时纠正。

4）创面脓毒症或败血症，病灶不明确，难以通过一次手术将主要病灶较彻底切除。

5）严重出血倾向未经纠正或纠正不力。

（2）相对禁忌证　急性或慢性病急性发作，经治疗可恢复。

1）心肺功能不全。

2）急性肺部感染。

3）血压波动较大或偏低。

4）严重高血压者，血压偏高。

5）重度贫血及低蛋白血症，血红蛋白低于 60g/L 或白蛋白低于 30g/L。

3. 术前准备

（1）患者的准备

1）全身准备：①详细询问病史及全身体检，完善相关术前检查，特别注意心、肺、肾、脑等脏器功能状况及休克期是否平稳渡过等情况；②积极抗休克及纠正水、电解质和酸碱失衡；③补充血容量，使血红蛋白及白蛋白尽量接近正常水平；④给予大剂量的维生素，如 B 族维生素、维生素 C、维生素 K 等，如有凝血功能障碍，尽可能查清原因，及时纠正；⑤针对创面细菌培养结果，选用有效抗生素；⑥术前常规禁食、禁饮；⑦签署手术同意书、麻醉同意书及输血、血液制品同意书。

2）局部准备：①对准备切除的焦痂，应妥善保护，促进局部干燥；②感染创面，术前 1~2 天行浸浴（泡）疗法，清除脓液及坏死痂皮，每日换药 2 次；③无论切痂还是植皮，均应根据创面大小、供皮区多少及患者的耐受能力，安排好手术范围、方法、麻醉及间隔时间；④每次手术前应检视上一次手术后移植皮片的存活情况，若皮片没有存活应寻找原因并进行补救，必要时适当缩减本次切（削）痂范围，也可将本次手术推迟；⑤按常规对术区及供皮区备皮；⑥麻醉后创面常规消毒，铺消毒单后用亚甲蓝划出切痂范围。

（2）人员、物品准备

1）大面积烧伤切痂手术常需切痂及取皮，几个手术部位同时进行；另外还需一组人员准备异体（种）皮，因此术前讨论时应制订实施方案及进行人员安排，并估计术中可能发生的问题，制订出预防及应急措施。要有足够人员分工合作，密切配合，才不致拖延手术时间。

2）准备充足血液。据统计，每切除 1% 面积的痂皮，失血 50~100ml，感染创面则失血 100~150ml。四肢应用止血带切痂可减少出血；躯干切痂，由于不能上止血带，失血量较多，备血应更充分。

3）按切痂面积，准备相应的异体皮或异种皮。

4）建立两条静脉通路，一条为麻醉用，另一条为输血、输液用。应在术前先建立好静脉通路。可提前进行深静脉置管，以保证术中快速输血、输液。

（3）术者的准备

1）按《手术安全核查表》依次核对患者身份（姓名、性别、年龄、病案号）、手术方式、知情同意情况、手术部位与标识、麻醉安全检查、皮肤是否完整、手术野皮肤准备、静脉通路建立情况、患者过敏史、抗菌药物皮试结果、术前备血情况、异体／异种皮准备情况、影像学资料等内容。

2）确认禁食、禁饮时间。

3）询问患者既往史、有无服用抗血小板药物、抗凝药物如阿司匹林、氯吡格雷等的情况及有无出凝血异常疾病史。

4）麻醉需询问有无麻醉药物过敏史。

5）查看患者术前检查。

6）明确患者有无禁忌证。

7）确定患者已签署手术、麻醉及输血同意书。

4. 麻醉与体位 单纯上肢切痂可选用臂丛麻醉，下肢可用椎管内麻醉，大面积全身烧伤选用全身麻醉。手术体位以能充分暴露不影响操作为宜，一般采用仰卧位。

5. 手术步骤（以肢体切痂为例）

（1）手术在止血带下进行，以气囊止血带为首选。使用前应对止血带进行仔细检查，看压力表是否灵敏，气囊是否漏气，如果漏气则不能达到止血目的。创面已有明显感染时，不宜使用驱血带，以免造成感染扩散。上止血带前先将肢体抬高几分钟，并尽可能将其绑在肢体根部。气压止血带外再用绷带加压固定 2 圈，防止充气后松动脱落。如果在两个肢体进行手术，应注意不要同时绑或松开止血带，时间间隔至少 10 分钟，以免过多地影响循环血量。

止血带充气的压力因人而异，目前对止血带压力的设定没有统一的国家标准，设定止血带压力值的方法主要有 2 种：其一、基于收缩压（systolic blood pressure，SBP）设定，上肢充气压力为 SBP+50mmHg，下肢充气压力为 SBP+100mmHg，上、下肢再次使用止血带中间间隔时长均为 15min。其二、基于肢体闭塞压力（limb occlusion pressure，LOP）设定。LOP 是最近在骨科学及麻醉学等领域提出的一个新概念，是指在特定的时间肢体的特定部位使用特定的止血带，通过气囊阻断动脉血流入肢体末端的最小压力值，有条件的医院可以选择使用基于 LOP 的智能化止血带仪器。（当 LOP ≤ 130mmHg 时，止血带充气压力为 LOP+40mmHg；当 131mmHg<LOP ≤ 190mmHg 时，充气压力为 LOP+60mmHg；当 LOP>190mmHg 时，充气压力为 LOP+80mmHg；儿童均为 LOP+50mmHg。）

上好止血带后巡回护士和麻醉医生应做好时间记录，术中注意加强对患者呼吸、循环功能的监测。一般止血带的维持时间上肢不超过 1 小时，下肢不超过 1.5 小时，松开止血带前伤口须加压包扎，防止渗血。松止血带后密切观察患者的生命体征，预防止血带休克的发生，放松止血带间隔 10 分钟后再次上止血带充气。当止血带中途松脱造成静脉淤血时，必须先放松，重新驱血后再充气。

（2）于肢体近端（止血带下）和远端（腕部或踝部以上）分别环形切开，再沿肢体前外侧纵向切开，直达深筋膜平面。在深筋膜平面浅层，将焦痂连同皮下脂肪组织一并去除。注意找准深筋膜平面，不但容易分离，出血少，而且植皮存活也好。有的部位皮下组织含深、浅两层筋膜，如烧伤仅局限于浅筋膜以上组织，则可切痂至浅筋膜平面。现主张保留深筋膜上有活力的脂肪层，以改善切痂植皮后外观。大的皮下静脉，如未烧伤或栓塞，可予保留。

（3）焦痂及脂肪组织清除完毕后，大血管结扎止血，小血管电凝止血，然后用一层浸有 0.002%~0.005% 肾上腺素溶液的纱布敷创面（有心血管疾病或心动过速者禁用），或温热盐水纱布敷创面，绷带加压包扎，压迫止血，以减少渗血。

（4）放松止血带 5~10 分钟后，自近端逐步解开绷带，边松边止血。对于心功能代偿不全的患者抬腿和驱血都要缓慢。双下肢同时手术的患者更要谨慎。严防静脉回心血量突然加大引起心力衰竭。

(5)生理盐水反复冲洗创面后敷贴皮片。也可将可见血管断端结扎后移植大张异体皮，经压迫包扎后再松止血带，这样可使手术时间缩短，但易导致皮片下血肿。

6. 并发症及处理

(1)麻醉意外：麻醉过程中出现过敏反应、呼吸困难、苏醒延迟等，甚至出现意识障碍乃至死亡。预防措施：术前应询问病史，了解既往史及药物使用情况，术中控制出血量。

(2)出血：主要原因包括手术时止血不彻底；肢体的挪动而出血；缝合时将较大血管刺破未能及时发现并妥善处理；肾上腺素溶液的暂时作用消失后重复出血；麻醉撤除过早，包扎时患者躁动，致使血管结扎线脱落而再出血；包扎过松，敷料摩擦创面或肢体包扎时从肢体近端开始使肢体远端静脉压增高而出血等。手术中要注意避免。切痂后，注意妥善止血。术中、术后及时补充血容量。

(3)心、脑血管意外及肺部并发症：包括心脏意外如心绞痛、心肌梗死、心律失常和心脏骤停；肺部并发症如低氧血症、呼吸困难，还包括脑血管意外等，尤其是老年人或原有心、脑、肺疾病的患者容易出现。主要由术中出血过多使心脑血管血流量减少所致。预防措施：不可盲目追求手术面积的大小，控制出血量。

(4)肢体神经损伤：避免使用橡皮条止血带，改用气囊止血带。放置止血带的部位应正确，止血带要绑在肢体肌肉较丰富的部位，以防损伤神经。选择缚扎部位上肢应在肱骨中上1/3段，应避免在上臂中1/3缚扎，这样可避开桡神经。使用前应先在肢体上垫数层软布或敷料，作为止血带的保护垫再平整地绑上止血带，松紧以可插入一指为宜。注意上止血带时勿用力过猛，持续时间上肢不超过1小时。

(5)应激性溃疡：严重烧伤的病象常掩盖急性消化道溃疡的症状，增加应激性溃疡早期诊断的困难。疑为本症时，可行纤维胃镜检查，多能确诊。若并发心肺功能不全、神志不清难以合作，或疑有溃疡穿孔者，应慎用胃镜检查。一般不行X线钡餐检查。大出血和溃疡穿孔的诊断，一般较容易。预防措施：对大面积烧伤患者应注意防止休克和感染，常规使用制酸剂，发现血便要及时采取止血措施，包括经胃管喷洒冰盐水、去甲肾上腺素溶液；注射1∶10 000肾上腺素溶液或硬化剂，必要时输血及消化内科协助处理。

(6)感染：在烧伤患者很难避免，一旦发生又难以控制，已成为大面积烧伤患者死亡的首要原因。烧伤创面是微生物入侵的主要门户。烧伤患者未被直接伤及的内脏如肠道、呼吸道也是细菌移居的部位，易发生内源性感染。此外，在烧伤后原为非致病性细菌也会成为条件致病菌引起感染。预防措施：早期注意平稳渡过休克期，尽早覆盖创面。

(7)其他：包括骨关节并发症、神经系统并发症等。预防措施：烧伤早期注意平稳渡过休克期，尽早消灭创面。

7. 术中注意事项

(1)大面积Ⅲ度烧伤的肢体切痂时，腕、踝关节以下焦痂一般不同时切除，是因为这些部位分层不如肢体清楚，出血较多，止血困难，加之植皮缝合时间也较费时，往往使手术时间大大延长，增加对全身的影响。大面积切痂的主要目的是缩小创面、抢救生命。从缩小创面的角度来看，不宜先选择这些面积不大而操作却较复杂的部位。特别是早期初次切痂，患者刚从休克打击中复苏，内环境尚未完全稳定，过多及过长时间的手术，可降低身体抵抗力，导致迅速发生全身感染的严重后果。

⑵躯干部切痂时，应前、后躯干分两次进行。由于躯干部不能上止血带，解剖层次不如肢体清楚，出血较多，干扰大，所以每次切痂面积不宜过大。尽可能避免一次环状切痂。肩部、锁骨上、腋窝、耻骨上等部位的焦痂通常不考虑早期切除。理由与腕、踝关节以下焦痂相同。为了解除胸部焦痂对呼吸的影响，可先切胸部焦痂。

⑶多数情况下，应将焦痂连同皮下组织一次切除，切忌分层切除，以减少损伤和出血。

⑷在切干净坏死组织的前提下，功能部位如腘窝和跟腱应保留浅筋膜和薄层脂肪组织。

⑸女性胸部切痂，力争保留乳腺组织和乳头。

⑹有重要血管、神经处，应注意重点保护。

⑺颌颈部手术后应防止呕吐物及进食时污染切痂植皮的创面；口周手术后，宜采用管饲或鼻饲饮食；大面积切痂植皮或会阴部周围植皮，术后应留置导尿管；会阴部、下腹部手术后应避免大小便污染。术后抬高患肢，注意局部渗血。及时纠正贫血及水、电解质紊乱。

（二）削痂术

削痂术是在烧伤早期用辊轴取皮刀或其他取皮刀，将深度烧伤的坏死组织削除，保留健康或近乎健康的创面。由于去除了创面坏死组织，可以减少或避免创面感染，促进创面愈合。

1. 适应证

⑴深Ⅱ度烧伤创面，早期削除坏死组织，保留健康的真皮组织，以防止感染，促进创面愈合。

⑵偏浅的Ⅲ度烧伤创面，早期削除坏死组织，尽可能多地保留浅筋膜及皮下组织，不仅可以避免感染、缩短愈合时间，而且有利于最大限度地恢复功能。尤适于手背部烧伤。

⑶某些致毒性物质烧伤，早期削痂可防止和减轻中毒反应。

2. 禁忌证　同“切痂术”。

3. 术前准备　同“切痂术”。

4. 麻醉与体位　同“切痂术”。

5. 手术步骤（以肢体切痂为例）

⑴手术前将所需削除的痂皮标记。

⑵创面消毒与应用止血带等方法均同“切痂术”。根据削除组织的厚度，配合肉眼观察，边削边调整辊轴刀的刻度。应注意有时辊轴与刀片之间的距离在刀片两端并不完全相同。刀片的锋利程度、辊轴刀与创面表面的角度及术者使用的力量，均可影响削除组织的厚度，应注意调整。此外应将辊轴与刀片间的组织碎片随时清除，以免妨碍削切，影响深度。

⑶如果同一部位重复削切，渗血多，手术时间长，最好是争取一次将坏死组织削除干净。经验不足时，应先削薄，如果深度不够，再补削。使用辊轴刀不易削除小区域（如指蹼、面部）的痂皮，可换用其他较小的徒手取皮刀。

⑷削痂后应辨认组织是否健康：健康的真皮，在用止血带的情况下，应为白色（乳白、瓷白色）、致密、有光泽、无血管栓塞；放松止血带后，出血活跃，密布针尖样出血点。如果切削后的组织为红褐、黄褐、晦暗无光泽，有血管栓塞，或松止血带后的出血点稀疏，均说明削切深度不够，还应补削。此外还可参考削下组织深面的颜色、致密度等来帮助判定削切后组织

是否健康。如削切后出现黄色颗粒，表明已达脂肪层。

(5)削痂后创面渗血的处理，在肢体同“切痂术”的方法。在躯干等不能上止血带、同时也不便于包扎止血的部位，则边削切边用浸有肾上腺素溶液的纱布或浸有热盐水的纱垫压迫止血，并随时结扎活跃出血点或用电凝止血。如出血量较多，而输血一时无法满足机体需要时，应暂停手术。由于躯干削痂后失血量较多，所以在手术一开始即应输血。

6. 并发症及处理　同“切痂术”。

7. 术中注意事项

(1)削痂术主要适用于深Ⅱ度烧伤。Ⅲ度烧伤创面一般不使用削痂术，因为该方法常不易整齐地达到同平面，不仅出血较多，而且如果削切层面过浅则将损伤的脂肪组织存留，过深则可将健康深筋膜甚至肌肉削除。

(2)对已经开始自溶的痂皮，有时为了挽救重要部位的功能，如手背部痂皮，经充分清洗及消毒后，可采用削痂(或切痂)的方法去除坏死组织及肉芽组织，再立即移植大张自体皮。但应注意的是，当痂皮开始自溶后，局部炎症感染充血较多，削痂时渗血也较多，术前应有所准备。

(3)削痂的时机、范围与切痂类似。轻度、中度烧伤，如全身无特殊情况，可在伤后立即削痂；重度、特重度烧伤可在休克期过后，伤后3~7天开始。一次削痂的面积一般在15%~30%。

(4)除会阴部、面部、腋窝等凹凸不平的部位不易实施削痂外，凡能用徒手切取薄皮片的部位均可进行削痂，尤以皮肤较厚部位如背部、四肢伸面施行削痂术，易获较好的效果。

(三) 剥痂术

剥痂术是在焦痂或痂皮开始自溶，初见松动时，以刀剪将其清除，称为剥痂术。剥痂术可以缩短焦痂或痂皮自然分离过程，应用于伤后早期由于延误或情况不允许切痂、削痂的患者，以及来不及或不宜进行切痂、削痂的部位。剥痂的时机较切痂或削痂要晚，较脱痂则要早。一般在伤后2~3周施行，作为处理焦痂或痂皮的一种补充措施。虽然剥痂基本上是依赖焦痂或痂皮本身的溶解分离，但与“脱痂”相比，可以较主动而有选择性地进行，也可控制在一定的范围。

1. 适应证　应用于伤后早期由于延误或情况不允许切剥痂、削痂，以及来不及或不宜进行切、削痂的部位。

2. 禁忌证　同“切痂术”。

3. 术前准备　剥痂前全身及创面通常无须特殊准备。但对较大面积的剥痂，患者一般情况差，应注意纠正及改善全身情况。

4. 麻醉与体位　小面积剥痂，不用麻醉或在局部麻醉下进行。大面积剥痂面积一般用强化麻醉，必要时可加用静脉复合麻醉。不用驱血带或止血带。根据手术部位采取不同的体位。

5. 手术步骤

(1)创面常规消毒，不用驱血带或止血带。

(2)用刀、剪在已开始松动的焦痂或痂皮的深面进行锐性分离，剪断粘连纤维束带。由于剥痂时间已是伤后2~3周，区别坏死组织与健康组织通常多无困难。但应尽量做到少出血及避免损伤健康组织。将焦痂与痂皮整张剥除后，如创面仍遗留有坏死或脂肪组织，则可用辊轴刀或刀片将其削除，力争剥痂后的创面能立即植皮，或经短期湿敷后即可植皮，避免创面裸露时间过长。

(3)一次剥痂的面积依情况而定,一般不应过大。如剥痂后创面能立即受皮,可考虑一次剥痂为体表面积的15%~20%;如不能立即受皮,则一次剥痂面积应控制在较小的范围内,一般不宜超过体表面积的5%~10%。

6. 并发症及处理 剥痂术通常是安全的,鲜有并发症发生。

7. 术中注意事项

(1)焦痂或痂皮与基底组织粘得很紧,而使剥痂发生困难时,多是由于焦痂或痂皮尚未自溶,有时亦可由于该区域创面为深Ⅱ度与Ⅲ度烧伤混合,即深Ⅱ度烧伤痂皮已开始松动,而Ⅲ度烧伤的焦痂尚未开始自溶。所以在焦痂或痂皮尚无松动迹象时,均不宜过早剥痂。如在手术时出现此类情况,应中止剥痂,不应勉强进行。但如果面积小、范围局限,也可考虑将其切除或削除(切削痂)。

(2)剥痂的目的是促进创面愈合,减少全身性感染的威胁。因而首先必须掌握剥痂的时机,操作必须细致轻柔,沿着正确平面剥离。烧伤后2~3周,肉芽屏障已形成,如剥痂操作正确、细致、出血少,损伤组织少,通常不会引起全身性感染。相反,如果剥痂的平面不正确、粗暴,出血多,使肉芽与真皮组织大片遭受创伤与破坏,就有可能造成全身性感染。

(3)剥痂后应尽早将创面覆盖。

(四)脱痂术

脱痂术是烧伤换药操作之一。烧伤焦痂下溶解,坏死组织与创面基底的肉芽面分离,痂皮自行脱落,称为脱痂。

1. 适应证

(1)散在的非功能部位的Ⅲ度烧伤创面。

(2)特殊部位Ⅲ度烧伤创面,如头面部、颈部、肩部、会阴部等。

(3)焦痂已糜烂,开始溶解,失去了切痂、削痂或剥痂的时机。

2. 禁忌证 脱痂术属烧伤换药操作之一,无明显禁忌证。

3. 操作前准备 脱痂前患者全身及创面通常无须特殊准备。

4. 脱痂时间

(1)坏死组织与肉芽组织开始自然溶解分离通常是伤后3~5周。

(2)对于暴露的干性焦痂,创面涂碘酊或抗菌药物控制感染的创面,以及大部分酸、碱所致的深度烧伤,脱痂时间较迟。若烧伤深达肌肉、骨骼,焦痂可延至伤后6周或更长的时间才开始分离脱落。

(3)创面感染、受压,包扎及应用油膏、湿敷等,脱痂时间往往提前。

(4)血液循环较丰富的部位如面部和不易暴露的部位如颈部、会阴部,以及不易干燥的部位如眼、鼻、口周创面,脱痂时间较早,可在伤后2周左右开始脱痂。

5. 脱痂方法

(1)自然脱痂法:待烧伤坏死组织自溶,渐次"蚕食"除去分离的焦痂。但脱痂过程长,创面裸露久,治疗被动,目前已少用。

(2)计划脱痂法:根据全身情况及焦痂变化的规律,实施按部位有计划的脱痂。一次脱痂面积不宜过大,一般不超过10%,通常采用下述四种方法。

1)油膏或霜剂,如中药膏、凡士林等都可促进溶痂。

2)持续湿敷,创面敷以灭菌等渗盐水浸湿的纱布,外盖塑料薄膜防止水分蒸发,有助于溶痂。

3)酸性药物激活坏死组织与有活力组织之间的蛋白分解酶,可促进脱痂。

4)酶制剂:植物蛋白酶、细菌酶、动物蛋白酶等都有良好的脱痂作用。

6. 并发症及处理　脱痂术鲜有并发症发生。

7. 脱痂后处理　脱痂后暴露的肉芽创面一般较新鲜,立即植皮成活率高。创面如有少量脓液,可经湿敷后植皮,即便有一部分肉芽坏死组织未脱尽,可先在新鲜肉芽组织处植皮。即采取边脱痂边植皮,出来多少创面,覆盖多少创面,不必等待一次性植皮,以免肉芽老化,影响植皮成活率。

(五) 焦痂切开减张术

Ⅲ度烧伤创面皮肤全层烧毁后,往往呈“皮革样”改变,失去弹性,且由于在烧伤渗出期组织水肿,痂下组织张力急剧增加。当肢体为环形Ⅲ度烧伤时,可影响肢体血液循环,严重者甚至发生肢体坏死;颈部环形Ⅲ度烧伤时,水肿可压迫咽喉及口腔底部,导致上呼吸道梗阻或窒息;躯干环形Ⅲ度烧伤时,焦痂限制胸、腹伸展,影响呼吸,甚至发生呼吸困难。故环状焦痂一旦出现压迫症状,最好早期立即将焦痂切除;若烧伤面积大,压迫症状出现早,伤情重而难以耐受大面积切痂,可施行环状焦痂切开术,以解除焦痂的压力,故焦痂切开减张术又名环状焦痂切开减压术。

1. 适应证

(1)肢体环形Ⅲ度烧伤,远侧血液循环不良,如苍白、青紫、皮肤温度降低、动脉搏动减弱或消失。

(2)局限性肢体环形Ⅲ度烧伤,远端明显肿胀或毛细血管充盈甚差,感觉迟钝。

(3)胸腹部环形Ⅲ度烧伤影响呼吸运动。

(4)颈部环形Ⅲ度烧伤,发生上呼吸道梗阻或窒息危险。

(5)指/趾环形Ⅲ度烧伤,最好早期立即将焦痂切除。

如果烧伤面积大,压迫症状出现早,伤情重而难以耐受大面积切痂时,应常规尽早进行焦痂切开减张术。

2. 禁忌证

(1)严重心肺疾病如严重心律失常、心肌梗死活动期、重度心力衰竭、哮喘、呼吸衰竭,无法耐受手术。

(2)入院后有严重休克,尚未得到纠正。

(3)严重出血倾向未经纠正或纠正不力。

3. 操作前准备　焦痂切开减张为急诊手术,通常无须特殊准备。

4. 麻醉与体位　由于Ⅲ度烧伤焦痂无痛觉,故无须麻醉。

5. 手术步骤

(1)上肢于屈、伸侧(或两侧)正中线切开焦痂,切口线应有足够长度,超过腕部到手背、手掌。下肢于内外侧(或前后侧)正中切开,过踝关节。胸部沿腋前线向下达肋弓,再沿肋弓横向剑突,切口呈“W”形。切口一般达深筋膜,如筋膜下张力大,应将其切开,如肌束内张力大,肌膜也要切开,以求彻底减张。颈部减张,可结合气管切开进行。

(2)止血后,切口以碘仿纱布覆盖,间断缝合,外加无菌纱布,无须加压包扎。

6. 并发症及处理

(1)出血：多为术中止血不彻底所致。

(2)感染：焦痂切开后，局部感染难以避免，故创面暴露时间不可过长。一经出现感染，应尽早行切痂植皮术，去除病灶，以免感染扩散。

7. 术中注意事项

(1)切开减压有效时，肢体颜色可迅速改善，肿胀减轻，远端动脉搏动恢复，麻木感迅速消失，远端肢体的活动能力亦有改善；如为颈部、躯干减压，立即可见呼吸改善。如果经切开后，情况未见改善，首先应考虑切开是否彻底，如有无贯穿环状深度烧伤全长，是否够深。在肢体尤其要注意深筋膜下张力。深筋膜下张力过高，往往是焦痂需要切开减压的重要原因。因此，有人主张常规切开深筋膜减压。但是深筋膜切开后，肌肉外露及突出，增加后期处理的困难，因此如果深筋膜下张力不高，仍以不切开深筋膜为好。

(2)对于环状焦痂是否常规切开，目前做法不一。常规切开虽可纠正血运和呼吸障碍，但切口不断渗液使焦痂潮湿，有利于细菌生长；敞开的伤口又是细菌入侵的门户，增加了全身感染的机会。因此一般来说，应根据有无压迫症状而定，不作常规切开。但应密切观察，随时准备切开。

(六) 烧伤创面相关知识

烧伤创面是引起体液丢失的途径和感染的门户，可诱发全身病理生理改变、免疫功能障碍及高代谢反应等，需及时清理创面。烧伤创面的修复是烧伤治疗永恒的主题，烧伤创面处理是烧伤科医生每天必须面对的常规工作。尽管日复一日、年复一年都在重复着创面处理，仍有许多不尽如人意之处，如处理不及时、措施不到位、技术无改进、手段无创新等。大量临床实践证明，创面处理首先要“早”。

三、评价标准

见表 6-1-1、表 6-1-2。

表 6-1-1　深度烧伤创面处理操作规范核查表

项目	内容	是	部分	否
操作前准备	核对患者信息：包括患者姓名、性别、年龄、主诉、手术部位			
	询问禁食、禁饮情况			
	询问患者既往有无高血压及心、肺、脑疾病等病史			
	询问有无服用抗血小板药物、抗凝药物如阿司匹林、氯吡格雷等的情况及有无出凝血异常疾病史。询问有无麻醉药物过敏史			
	查看患者血常规、肝肾功能、电解质、凝血功能、心电图及既往检查结果，高龄患者有无心肺功能等检查			
	明确患者有无手术禁忌证			
	确定患者已签署手术及麻醉同意书			
	人员、物品、器械准备：确定相关设备正常，异体(异种)皮准备妥当，静脉通路通畅，血液及血液制品、监护设备、氧气及急救药品准备妥当			

续表

项目	内容	是	部分	否
操作过程	手术过程			
	创面及患者全身情况再次评估			
	按顺序从清洁区向污染区消毒			
	切（削）痂手术的顺序及层次			
	特殊部位的切（削）痂			
	止血方法的正确使用			
	创面包扎固定			
	观察并能准确描述创面情况			
	部位			
	面积			
	边缘			
	周围皮肤、软组织情况			
	基底深筋膜情况			
手术后处置	向患者和/或家属介绍手术情况			
	向患者交代术后注意事项，如饮食建议，观察创面是否有污染、渗血等情况			

表 6-1-2　深度烧伤创面处理操作规范检查评估表　　单位：分

项目	好(5)	一般(3)	差(1)
手术过程流畅度			
手术操作熟练度			
人文关怀			

评分说明如下。

好：手术过程清晰流畅，无卡顿，熟练；手术方法选择正确；人文关怀到位，有术前交流、术中安慰、术后饮食及注意事项的交代。

一般：手术操作过程能整体完成；操作方法基本正确；能有部分术前交流、术中安慰、术后饮食及注意事项的交代。

差：手术操作生疏粗暴，甚至错误；无人文关怀。

四、常见操作错误及分析

1. 盲目追求切痂或削痂的面积　大面积烧伤患者早期切痂或削痂已经成为患者能否成功救治的关键。切痂或削痂实施前提是患者生命体征平稳，切不可盲目追求手术面积的大小。根据经验，第一次手术时间一般在伤后 3~5 天，此时肿胀明显，术中出血少，烧伤毒素尚未大量吸收，手术宜首选四肢、前胸等易操作的部位，患者采取仰卧位，避免在术中翻动。总之，应在保证患者安全的前提下积极治疗。

2. 采用小面积烧伤患者的治疗方法用来救治大面积危重患者　大面积烧伤切痂的主要目的是缩小创面、抢救生命。从缩小创面的角度来看，不宜先选择腕、踝关节以下、会阴部等面积不大而操作却较复杂的部位。特别是早期初次切痂，切痂或削痂术本身虽不复杂，但是对一严重大面积烧伤患者来说，是对全身脏器功能和内环境的进一步干扰，尤其当患者休克期刚过即进行大面积切痂或削痂时，应十分慎重。不要只考虑切痂或削痂对患者有利的一面，而忽视不利的一面。复苏阶段的切痂或削痂，只宜用于全身情况稳定，烧伤面积不太大而预计能承受手术者。脓毒症时切痂，必须对能清除病灶，并预计切痂后对全身抵抗力有利者实施，否则很可能加剧感染而导致死亡。

3. 术前准备不充分　术前人员、物品的准备要妥当，术前讨论时制订具体的实施方案，并估计术中可能发生的问题，制订出预防及应急措施。

五、常见训练方法及培训要点介绍

目前尚无适宜的模拟训练方法，临床上多采用实际操作进行培训。

六、相关知识测试题

1. 以下引起烧伤的原因中通常**不会**出现水疱的是
   A. 沸水　B. 火焰　C. 钢水
   D. 电火花　E. 强酸
2. 烧伤急救过程中，最早的一个环节实施的场所是
   A. 各个基层医院　B. 烧伤专科医院的急诊室
   C. 重症烧伤监护病房　D. 烧伤现场
   E. 急救中心
3. 烧伤患者早期主诉口渴，最适宜饮用
   A. 凉开水　B. 大量糖水
   C. 少量多次饮生理盐水　D. 大量茶水
   E. 橘子水
4. 大面积烧伤患者伤后 48 小时内最主要的并发症是
   A. 创伤性休克　B. 毒血症　C. 脓毒症
   D. 急性肾衰竭　E. 低血容量性休克
5. 大面积烧伤患者发生休克后进行清创的时机是
   A. 生命体征完全正常后　B. 休克纠正后的简单清创
   C. 立即清创　D. 烧伤后 24 小时内清创
   E. 烧伤后 12 小时内清创

答案：1. E　2. D　3. C　4. E　5. B

（钱　利）

第二节　自体游离皮片的制备

一、概述

皮肤移植用于烧伤外科已有很久的历史。Ⅲ度烧伤(或深Ⅱ度烧伤被感染后)时,由于全层皮肤的毁损,赖以再生的上皮细胞,包括毛囊、皮脂腺、汗腺等均被破坏,除很小面积烧伤者可由创面周围上皮向中央爬行生长将其覆盖外,其余烧伤都需要自体皮肤游离移植。尽早消灭创面是治愈大面积烧伤必由之路和最根本的措施。Ⅲ度大面积烧伤的患者,由于可被利用的自体皮源有限,必须最经济、最有效地利用自体皮肤,以达到尽早消灭烧伤创面和最大限度地减少瘢痕挛缩、畸形和功能障碍的目的。除此之外尚需考虑将尽可能地保留后期整形所需皮肤。因此对烧伤早期自体皮的应用,应根据自体皮源量(包括可重复切取的部位和面积)、拟植皮的部位和面积、采用何种植皮方式(包括皮肤的大小、厚度、大张或小张、单纯自体移植或自体异体混合移植等),进行整体地计划。

二、操作规范流程

(一) 适应证

皮片移植是封闭创面的有效方法,游离皮片移植术适用于全身各部位不能或不宜直接拉拢缝合的皮肤全层缺损的覆盖,但其基底须满足血运良好、无重要深层组织器官的暴露等条件。

(二) 禁忌证

1. 绝对禁忌证

(1) 严重心肺疾病,如严重心律失常、心肌梗死活动期、重度心力衰竭、哮喘、呼吸衰竭,无法耐受手术。

(2) 入院后有严重休克,尚未得到纠正。

(3) 有严重的水、电解质平衡失调和 / 或酸碱紊乱尚未得到纠正。

(4) 皮源不充裕时,非功能部位的创面植皮。

(5) 供皮区有感染。

2. 相对禁忌证　急性或慢性病急性发作,经治疗可恢复。

(1) 心肺功能不全。

(2) 急性肺部感染。

(3) 血压波动较大或偏低。

(4) 严重高血压者,血压未纠正。

(5) 重度贫血及低蛋白血症未纠正。

(三) 术前准备

1. 患者的准备

(1) 全身准备:①详细询问病史及全身体检,完善相关术前检查,特别注意心、肺、肾、脑等脏器功能状况及休克期渡过的情况;②积极抗休克及纠正水、电解质和酸碱失衡;③补充血容量,使血红蛋白及白蛋白尽量接近正常水平;④针对创面细菌培养结果,选用有效抗生素；⑤术前常规禁食、禁饮；⑥签署手术同意书、麻醉同意书及输血、血液制品同意书。

（2）局部准备：①供皮区术前以清洗为主，每日1次；②对女性及儿童，除头皮外，供区不必强调剃毛；③头皮剃发需准备两次，应在手术之前一日和手术当日进行，眉部手术不需剃眉。

2. 物品器械的准备　特殊手术器械的准备：根据手术情况及医疗单位手术室的器械情况，分别准备辊轴取皮刀（图6-2-1）、鼓式取皮机（图6-2-2）和/或电（气）动取皮机（图6-2-3）。

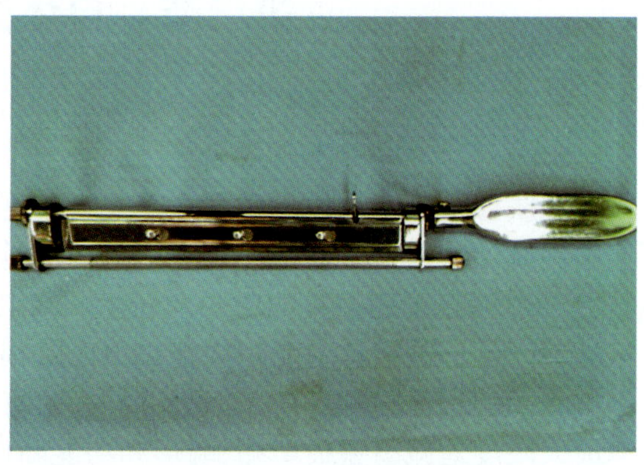

图6-2-1　辊轴取皮刀

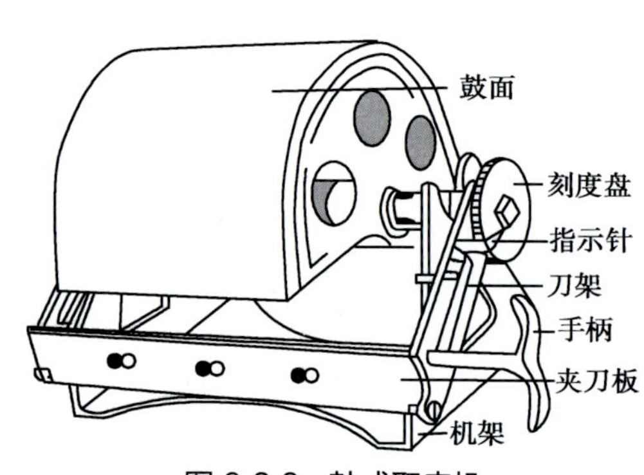

图6-2-2　鼓式取皮机

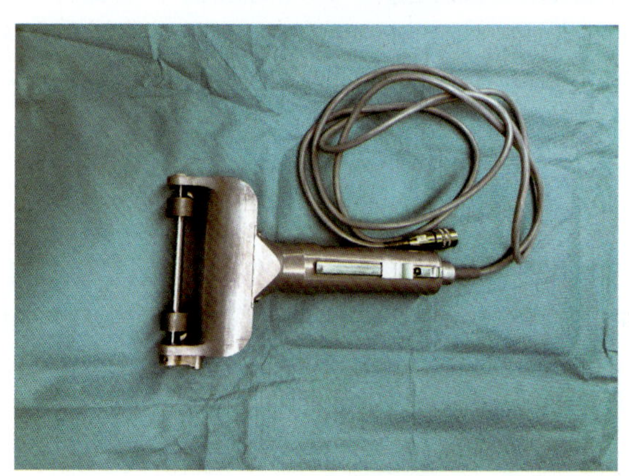

图6-2-3　电动取皮机

3. 术者的准备

（1）按《手术安全核查表》依次核对患者身份（姓名、性别、年龄、病案号）、手术方式、知情同意情况、手术部位与标识、麻醉安全检查、皮肤是否完整、术野皮肤准备、静脉通路建立情况、患者过敏史、抗菌药物皮试结果、术前备血情况、影像学资料等内容。

（2）确认禁食、禁饮时间。

（3）询问患者既往史。

（4）对于麻醉患者需询问有无麻醉药物过敏史。

（5）查看患者术前检查。

（6）明确患者有无禁忌证。

（7）确定患者已签署手术、麻醉及输血同意书。

（四）麻醉与体位

麻醉的选择要综合取皮和植皮部位。术区集中在单侧上肢可用臂丛阻滞麻醉，双侧则宜用静脉复合麻醉；集中在下肢可用脊髓麻醉或硬膜外麻醉；其他部位及小儿宜用全身麻醉。有时取皮与植皮的体位不同，术中要更换体位，麻醉前应予充分考虑。体位以能充分暴露，便于操作为宜。

（五）手术步骤

1. 刃厚皮片的切取法　用辊轴取皮刀切取。术者右手持刀，左手固定好皮肤的一端，助手固定好皮肤的另一端，使皮肤平坦绷紧以免切取皮片时滑动。术者控制刀与皮肤约成15°，轻轻均匀地、拉锯式移动切取皮肤。皮片的厚度以透过皮片隐约可见刀片或所取下的皮片的深面有一层薄薄的白色的真皮组织即可。为了获得厚薄均匀的皮片，应注意：刀片与皮肤的角度越大，所取皮片越厚；刀片锋利时切取的皮片易均匀，厚度亦易控制。

2. 中厚皮片的切取法　目前常用的器械有鼓式取皮机、电（气）动取皮机及辊轴取皮刀。以鼓式取皮机切取为例：①供皮区常规消毒，铺消毒单所留手术视野应较拟切取皮肤面积周围大 2~3cm。再次用酒精脱碘，不留碘渍，待干后用乙醚涂擦脱脂。②将医用胶水均匀地涂抹在供皮部位及鼓面上，鼓的前端亦应涂少许胶水，或在鼓面贴双面取皮胶。③将鼓式取皮机刀片装好，调整刻度盘至所需厚度。左手握取皮机轴，右手握刀架把手，将鼓面前端置于拟取皮部位的一端，垂直压在皮肤上 1~2 分钟，使鼓面与皮肤黏牢后，轻轻将鼓面向前向上转动，同时向下轻压皮肤，略将鼓面前缘的皮肤翘起。轻轻放下刀架，刀刃接触翘起的皮肤，左右拉动刀架的同时，鼓面徐徐向后转动，逐渐将所需皮肤取下。转动时注意始终略带向前和向下压的力量。切断皮肤时，可先将刀刃紧贴皮片末端，再将鼓向前翘起，拉动刀刃，皮片即可切断。也可将刀架移开，用剪刀沿皮片末端剪断。④将皮片轻轻自鼓面揭下，撕净皮片上的胶水膜。将皮片置于等渗盐水纱布上，深面向上、铺平。⑤为了获得长条皮片，可以在取完一鼓后不切断皮片，把鼓取下，于皮肤远侧涂上胶水再连续切取即可获得长40cm 的长条皮片。

目前鼓式取皮机已很少使用，基本已被电（气）动取皮机替代，这是一种较为理想的取皮工具。电（气）动取皮机的构造及操作方法为：①由电动机驱动刀片的电动取皮机，其构造主要包括两部分：一部分为有柄的切皮器，前端有调节皮片厚度的刻度装置；另一部分为马达，有电线与取皮机相连，以带动刀片左右迅速摆动切取皮片。②手持取皮机压在供皮区上，马达开动后，向前推进。可以调节切皮的厚度和宽度，操作容易，大大缩短了取皮时间，不必在供皮区使用黏胶。③如果供皮区不平坦，仍需皮下注射生理盐水使其变平。④所切取适当厚度的长条皮片，经网状轧皮机滚切成网状皮片移植，能够缩短手术时间，应用方便。

3. 全厚皮片切取法

（1）供皮区的选择：应尽量选择与植皮区色泽和质地相似、隐蔽，可直接拉拢缝合的部位。取皮面积少者，可取自锁骨上、锁骨下、上臂内侧、耳后等区域；面积大者，多取自侧胸壁、下腹部、腋下、髂腰等部位。一般在上臂内侧不超过 7cm、腹部不超过 9cm 的情况下，供皮区多可直接缝合。由于全厚皮片供区无自愈能力，取皮面积过大而超出可以直接缝合的限度时，需另植断层皮片闭合。

（2）印样：切取的全厚皮片大小和形状需与受区创面基本一致，以保持移植后原来的皮肤张力不变，易于成活。可先用消毒纸片或布片剪出与受皮区创面大小、形状相同的模型，将其铺放在供区皮面上，标记描绘出轮廓然后依图形切取，这样可使皮片与植皮创面更加吻合，避免剪接。面积小时也可直接作梭形切口。

（3）切取：有两种方法，一种方法为依梭形线切开，深及真皮，但不切入皮下脂肪。将切口向外牵引，可见一层白色纤维粘连于皮下组织，以锐利刀片依此白色纤维层浅面剥离。切取完毕后，供皮区创面应为一层白色纤维所覆盖，且不应有较大的出血点。为了防止切穿皮片，必须密切注意切开白色纤维层时，不可过浅。皮片切下后，如有脂肪组织附着，则应细心地用剪刀修除，防止剪破皮片。供皮区缝合时，仍需切除皮下组织方能顺利闭合。另一种方法是将皮肤、皮下脂肪自深筋膜浅面一并切下，再逐步剪除脂肪，制成全厚皮片。皮片取下后，供区创面彻底止血，创缘略加游离直接拉拢缝合。供区闭合张力大时可作辅助切口或局部皮瓣移植，必要时也可行断层皮片移植。

4. 保留真皮下血管网皮片切取法　真皮下血管网皮片供区一般选择上臂内侧、上胸部、中下腹、腹股沟等部位。先根据创面大小、形状，于供区画出取皮轮廓。沿线切至皮下脂肪层，连同皮下脂肪组织取下，再细心剪除过多的脂肪，保留脂肪层约 2mm，暴露出其下的真皮下血管网且勿损伤。为求血管网完整不损伤，也可带少许小细颗粒脂肪。如果是局部麻醉下取皮，局部麻醉药物中注意勿加入肾上腺素。受皮区创面应严格止血，将皮片植于创面，边缘缝合固定，留长线，皮片打包固定。打包压力要适度，如果过紧则会压迫真皮下血管网，影响血运重建和皮片成活。术后压迫包扎很重要，打包固定时间要长，一般无感染症状 3 周后再拆包、拆线。若过早打开，局部压迫不够，静脉回流不佳可导致植皮失败。表皮有水疱时勿撕去，可以抽出水疱液后加压包扎。

5. 供皮区的处理

(1) 刃厚皮或中厚皮供皮区：皮片切取完后，忌对供皮区创面作不必要的擦拭、止血或其他接触，以免损伤与污染，应立即用凡士林纱布覆盖，外加多层纱布加压包扎。特殊部位，例如：头皮出血较多，如无禁忌，可用一层浸有 0.005% 肾上腺素溶液的纱布覆盖止血。如有条件，也可选用生物敷料覆盖，以减少渗出、防止感染、促进愈合。术后供皮区局部如无感染迹象，可以在 2 周后打开外敷料，观察供皮区愈合情况，一般多能Ⅰ期愈合。在下肢的供皮区，未完全愈合前，应予以抬高，避免下地活动，防止局部肿胀、出血或损伤，导致愈合时间延长。供皮区也可用暴露疗法，用红外线治疗仪或其他方式保持创面干燥。愈合后，油纱会自动脱落。但为了减少出血、渗出，可先用棉垫包扎 48 小时左右，待渗出基本停止后，再除去外层敷料，只留内层凡士林纱布，将其暴露形成干痂。供皮区暴露疗法可减少感染的机会，常用于头部及其他不便于包扎的部位。若所取的中厚皮片较厚时，为防止日后的破溃与瘢痕增生，可以考虑在术中用自体刃厚皮片覆盖。

(2) 全厚皮或保留真皮下血管网皮片供皮区：供皮区如为一梭形缺损，可将切口两侧皮下组织游离后分层用细丝线间断缝合。如果供皮区闭合张力大可作辅助切口或局部皮瓣移植，必要时可在其他隐蔽的非功能部位切取刃厚皮片移植，以消除创面。

（六）并发症及处理

1. 麻醉意外　麻醉过程中出现过敏反应、呼吸困难、苏醒延迟等，甚至出现意识障碍乃至死亡。预防措施：术前应询问病史；了解既往史及药物使用情况；术中控制出血量。

2. 出血　主要原因有手术时止血不彻底；肢体的挪动而出血；肾上腺素溶液的暂时作用消失而重复出血；麻醉撤除过早，包扎时患者躁动；包扎过松，敷料摩擦创面或肢体包扎时从肢体近端开始使肢体远端静脉压增高而出血等。手术中要注意避免。

3. 心脑血管意外和肺部并发症　包括心脏意外如心绞痛、心肌梗死、心律失常和心脏骤停；肺部并发症包括低氧血症、呼吸困难，还可出现脑血管意外等，尤其是老年人或原有心、脑、肺疾病的患者容易出现。预防措施：术前应询问病史；不可盲目追求手术面积的大小；控制出血量。

4. 感染 供皮区如无感染迹象，可延至术后 10~14 天打开外敷料，观察供皮区愈合情况。如无特殊，待创面完全愈合，包扎敷料已松动后，再移除敷料。如供皮区包扎敷料被血或渗液浸渍，应及时将外层敷料移去，另用消毒敷料加压包扎。预防措施：供皮区的选择应远离污染区，术后避免搔抓，尤其是小儿和神志障碍者。

（七）术中注意事项

1. 供皮区应尽量选择与植皮区色泽、质地相似，较隐蔽，不影响日后局部功能和外观的部位。如刃厚皮片或中厚皮片面积较大者，一般选择四肢的宽敞部位或躯干，如大腿、小腿、腹部、下胸部及上臂等处；俯卧位手术者可取背部或臀部皮片。大面积烧伤时常选用头皮为供皮区，因皮肤较厚，毛囊多、血运丰富，愈合快，5~7 天可以重复供皮。

2. 对于污染或感染创面的手术，供皮区一般应远离污染创面，避免交叉感染。

3. 对于后期需多次整形手术的患者，要全面考虑供皮区的合理利用，以免后期手术缺乏合适的供皮区。

4. 检查与熟悉取皮机的性能和特点。注意刻度是否准确，刀架两侧是否平整，轴与刀架有无松动。要求刀刃锋利。不够锋利的刀片是取皮失败的原因之一。

5. 供皮区如在肋间、肋缘、髂嵴等高低不平或骨突隆起处，可皮下注射生理盐水使局部变平坦后再取皮。注射药液的进针点应在取皮范围外，以免渗液，影响切皮。胸部取皮时，留意勿伤及乳头、乳晕。四肢取皮时可托起供皮区的软组织，使切皮面平整。对于消瘦而皮肤松弛的患者，皮下注入较多的生理盐水，皮肤表面积相对增大而平整，可切取较多的皮片。

6. 取刃厚皮或中厚皮时，如刀刃切入皮肤过深，应及时调整施于供皮区的角度和压力，遗留于边缘的皮下脂肪切口应予缝合。

7. 供皮区的选择，应注意受皮区的特点。如面部或体表相通的腔穴管道植皮时，应选择在毛发稀少的区域取皮；颜面部植皮还应注意选择色泽相近的皮片，需要皮片小者可取自耳后部或锁骨上窝，需要皮片大者可取自上臂内侧或侧胸壁、大腿内侧等部位。

8. 供皮区的包扎不应影响受皮区的血运。如肢体远端植皮，供皮区尽量不选在同侧肢体的近端，以免绷带压迫，造成远端充血，影响皮片成活。

（八）相关知识

1. 根据皮片厚度划分，自体皮片通常按皮片厚度可分为刃厚皮、中厚皮、全厚皮片及含真皮下血管网皮片四种。各种皮片的特点见表 6-2-1。

(1) 刃厚皮片（平均厚度 0.3mm）：包括表皮及少量的真皮。由于皮片薄，容易生长，但皮片耐磨性较差，愈合后收缩较多，因此不适于用在面部及关节、手背等功能部位。只适用于非功能部位。但有时为了暂时覆盖创面，亦可用在功能部位使用。此类皮片在烧伤早期治疗中应用最多。供皮区不留瘢痕，仅有暂时性色素沉着。

(2) 中厚皮片（平均厚度 0.3~0.6mm）：包括表皮和 1/3~3/4 的真皮，比较容易生长。根据所含真皮质的厚度，可分为薄中厚皮片和厚中厚皮片。前者约包含 1/3 真皮厚度，后者可达真皮厚度的 3/4。该皮片中含有较多的弹力纤维，故移植后收缩较轻，愈合后能承受一定的压力与摩擦。薄中厚皮片抗感染能力较强，在肉芽创面上也可生长，外观及质地较刃厚皮片好，供皮区能借毛囊、皮脂腺、汗腺上皮的生长而自行愈合；厚中厚皮片含真皮量较多，其韧性和弹性较强，由于含真皮稍多，愈合后耐磨性较刃厚皮片好，收缩较少，外观与功能均较刃厚皮片好。此类皮片常用于功能部位的创面覆盖及晚期瘢痕挛缩的修复。用于新鲜肉芽创面时，可减少后期挛缩畸形。供皮区可自行愈合，但不能切取过厚，否则可能有增生性瘢痕。尤其在妇女和小儿手术中取皮时不宜过厚。

(3)全厚皮片：包括表皮和真皮的全部。由于皮片较厚，营养要求高，与前两者相比，较不易存活，特别是有感染、瘢痕较多或血液循环较差的部位。但愈合后皮肤收缩较前两种皮片少，耐磨性也较好，色素沉着较少，肤色接近正常。常用于修复面部和功能部位的皮肤缺损。

(4)保留真皮下血管网皮片：保留真皮下血管网皮片包括全层皮肤及完整的真皮下血管网，较全厚皮片厚，借助真皮下血管网，皮片易建立血液循环，术后弹性好，不收缩，柔软近于正常，色泽亦好，无挛缩。但手术操作要求高，效果有时不稳定。用于颜面部、颈部等外露部位的皮肤缺损修复和特殊功能部位，如手掌、足底等处修复，耐磨性较好。

(5)培养细胞皮片移植：近年来有用异体(种)皮肤或自体皮肤上皮细胞经体外组织培养形成细胞皮片，用以覆盖烧伤创面获得成功，为烧伤创面、皮肤缺损的覆盖提供了新的治疗途径和方法。

表 6-2-1　不同厚度皮片的特点

种类	切取层次	皮片厚度 / mm	存活难易度	收缩性	弹性及耐磨性	色泽改变	质地改变	皮源量
刃厚皮	表皮 + 真皮乳头层	0.2~0.25	易	40%	差	明显	较硬	丰富
		0.3~0.4(薄)	易	10%~20%	较差	明显	较软	丰富
中厚皮	表皮 + 部分真皮	0.5~0.7(一般)	较易	10%~20%	较好	较明显	较软	丰富
		0.7~0.75(厚)	难	10%~20%	好	不明显	软	丰富
全厚皮	表皮 + 全层真皮	不同部位厚度不一	难	几乎没有	好	不明显	软	受限
含真皮下血管网皮片	表皮 + 全层真皮 + 真皮下血管网	不同部位厚度不一	难	无	好	不明显	柔软	受限

2. 按皮片的形态划分，分为整张皮、筛状皮、条形皮、网状皮、邮票状皮、小片状皮等。

三、评价标准

见表 6-2-2、表 6-2-3。

表 6-2-2　自体游离皮片的制备操作规范核查表

项目	内容	是	部分	否
操作前准备	核对患者信息：包括患者姓名、性别、年龄、主诉、手术部位			
	询问禁食、禁饮情况			
	询问患者既往有无高血压及心、肺、脑疾病等病史			
	询问有无服用抗血小板药物、抗凝药物如阿司匹林、氯吡格雷等的情况及有无出凝血异常疾病史。询问有无麻醉药物过敏史			

续表

项目	内容	是	部分	否
操作前准备	查看患者血常规、肝肾功能、电解质、凝血功能、心电图及既往检查结果，高龄患者有无心肺功能等检查			
	明确患者有无手术禁忌证			
	确定患者已签署手术及麻醉同意书			
	人员、物品、器械准备：确定相关设备正常，取皮刀准备妥当，静脉通路通畅，血液及血液制品、监护设备、氧气及急救药品准备妥当			
操作过程	手术过程			
	患者全身情况再次评估			
	按顺序从清洁区向污染区消毒			
	创面的正确评估及确定取皮部位及厚度			
	取皮手术的顺序及层次			
	特殊部位的取皮			
	取皮后创面的正确处理			
	创面包扎固定			
	观察并能准确描述不同厚度自体游离皮片的制备情况			
	取皮部位			
	取皮面积			
	取皮边缘			
	供皮区边缘周围情况			
	供皮区基底情况			
手术后处置	向患者和/或家属介绍手术情况			
	向患者交代术后注意事项，如饮食、活动建议，观察创面是否有污染、渗血等情况			

表 6-2-3　自体游离皮片的制备操作规范检查评估表　　单位：分

项目	好(5)	一般(3)	差(1)
手术过程流畅度			
操作熟练度			
人文关怀			

评分说明如下。

好：手术过程清晰流畅，无卡顿，熟练，手术方法正确，人文关怀到位，有术前交流、术中安慰、术后饮食及注意事项的交代。

一般：手术操作过程能整体完成，操作方法基本正确，能有部分术前交流、术中安慰、术后饮食及注意事项的交代。

差：手术操作生疏粗暴，甚至错误，无人文关怀。

四、常见操作错误及分析

1. 供皮区的选择缺乏合理计划　在大面积烧伤治疗中，供皮区的选择非常重要。常需要用很少的供皮皮片来覆盖较大的创面。常用的比例是 1∶6、1∶7，最大可达 1∶10 以上，即取下一小块皮片要用来覆盖 10 倍左右的创面。因此如何有计划地选用供皮区甚为重要。不仅要保证有足够皮肤用来覆盖创面，以保全患者生命，同时尽可能地为后期的整形留下较好的供皮部位，为恢复功能创造条件，因此要全面考虑供皮区的合理利用，以免后期手术缺乏合适的供皮区。胸、腹部、大腿内侧皮肤尽可能保留作为后期整形时用，特别是需要带蒂皮瓣时，胸腹部皮瓣较为方便。在纠正睑外翻、上唇外翻时，常需要全厚皮片，多选用上臂内侧、侧胸壁及腹股沟区皮肤，其色泽较接近，厚度亦适宜，效果比较好。在严重大面积深度烧伤时，如果自体皮源不够，足底的皮肤和浅度烧伤愈合的皮肤亦可应用。

2. 供皮区的浪费　烧伤患者的治疗过程中，尤其是对大面积烧伤患者的救治，皮源珍贵，来源有限，应避免浪费供皮区，合理利用有限皮源。头皮血液循环丰富、毛囊多，断层切取后，一般经过 7 天左右即愈合。因此可以多次重复切取，据报道有病例可切取达 6~8 次，少数达 10 次以上，对头发的生长无明显影响，且未发现有明显的瘢痕增生及皮肤愈合后过分痒痛等后遗症。在大面积烧伤治疗中，充分利用头皮作为供皮区以消灭创面应列为首选。但是头皮取皮时要注意避免过深，否则可能出现瘢痕性秃发。另外头皮因血运丰富，取皮时出血较多。

3. 盲目选择供皮区　颜面部、关节功能部位皮肤缺损取皮时，供皮区皮肤的质地、色泽和毛发分布等，愈靠近受区部位愈相似，在颜面部皮肤缺损整复时选择供皮区，尤其要注意到这一特点。人体皮肤厚度一般为 0.5~4mm。表皮厚度悬殊较大，平均为 0.07~1.2mm，手掌、足跖可达 0.8~1.4mm，而肘窝处仅 0.3mm。皮肤厚度有显著的个体差异，我国成人男性皮肤平均厚度为 1.15mm，可因部位不同而有很大差别，如躯干背部及臀部较厚，约 2.23mm，眼睑、耳后皮肤较薄，约 0.5mm。同一肢体，内侧偏薄，外侧较厚，如大腿外侧约 1.13mm，内侧为 0.95mm。成人皮肤厚度为新生儿的 3.5 倍，但至 5 岁时，儿童皮肤厚度基本与成人同。女性皮肤比男性薄，老年人皮肤较年轻人薄。基于以上情况，在选择供皮区和决定切取皮片厚度时，应酌情考虑。

五、常见训练方法及培训要点介绍

目前尚无适宜的模拟训练方法，临床上多采用实际操作进行培训。

六、相关知识测试题

1. 患者，男，40 岁，烧伤面积为 80% 全身体表面积（total body surface area，TBSA），均为Ⅲ度烧伤，创面处理方法宜选择

A. 有计划分期切痂植皮　　B. 局部应用中草药

C. 一次性切痂植皮　　D. 自然脱痂植皮

E. 磺胺嘧啶银冷霜保痂

2. 面部皮肤缺损，下列处理方法**错误**的是

A. 彻底清创

B. 利用周围组织设计局部皮瓣早期覆盖创面
C. 创面愈合后尽早抗瘢痕治疗
D. 创面无法直接缝合时取刃厚皮覆盖创面
E. 如果需要植皮取上臂内侧的全厚皮

3. 关于中厚皮的应用特点，下列说法**错误**的是
A. 修复面部或关节处的皮肤缺损，切除瘢痕或肿瘤后所遗留的创面
B. 修复功能部位的新鲜创面，如新鲜创伤或整形手术所造成的继发创面
C. 健康的肉芽创面，功能与外观要求较高的部位
D. 有肌腱或骨面外露的创面
E. 如有血管、神经外露时，应先设法用附近的软组织将其覆盖后再行植皮

4. 关于刃厚皮的特点，下列说法正确的是
A. 对植皮区要求较高　　B. 柔软有弹性
C. 收缩小，较耐磨　　D. 色素沉着明显
E. 供皮区要另外植皮

5. 眼睑、眉部损伤的处理措施**不正确**的是
A. 有组织缺损时尽量拉拢缝合　　B. 清创后应准确对位缝合
C. 应保持上下睑的长度　　D. 有组织缺损应植全厚皮片
E. 清创时应尽量保存组织

答案：1. A　2. D　3. D　4. D　5. A

（皮 立　钱 利）

第三节　自体游离皮片移植

一、概述

当外伤或其他因素造成皮肤连续性破坏和缺损时，必须及时予以闭合，否则可能产生创面急性或慢性感染；如果重要血管、神经、肌腱失去皮肤、软组织的保护，则可致创伤加深、加重；较大面积皮肤缺损时可导致水、电解质、蛋白质的过量丢失，长期可致机体贫血、营养不良和电解质紊乱。皮片移植的应用始于 19 世纪后叶，当初仅限于刃厚皮及全厚皮的切取和移植。自 1939 年 Padgett-Hood 发明鼓式取皮机后，外科医生可精确切取各种厚度的断层皮片，使取皮、植皮术在临床上应用更为普遍。外科医生面对创口，应对其所在部位、大小、深度、重要结构暴露的程度等进行全面评估，再制订修复计划。考虑修复方法时，要优先选择简单的手段。皮片移植简单易行，只要受区有足够的血供来维持移植皮片存活的需要，即可用于人体任何部位皮肤缺损的修复。

二、操作规范流程

（一）刃厚皮片移植术

此类皮片因真皮含量很少，菲薄，易成活，抗感染能力较强，在肉芽创面上生长易于存活。供皮区不受限制，且愈合较快，取皮后 7~10 天即可完全愈合，无明显瘢痕遗留。

1. 适应证

(1)肉芽创面：如创伤、烧伤及感染等所致的肉芽创面、慢性溃疡。

(2)非功能及外观部位的大面积皮肤缺损：如皮肤撕脱伤、深度烧伤早期切削痂或体表肿瘤切除术后的创面。

(3)用以修补口腔、鼻腔、眼窝、阴道的黏膜缺损。

(4)瘢痕溃疡、皮瓣供区创面的暂时覆盖，待其愈合后，以便在后续有条件的情况下进行整形外科手术治疗。

2. 禁忌证

(1)绝对禁忌证

1)严重心肺疾病如严重心律失常、心肌梗死活动期、重度心力衰竭、哮喘、呼吸衰竭，无法耐受手术。

2)入院后有严重休克，尚未得到纠正。

3)有严重的水、电解质平衡失调和/或酸碱紊乱未得到纠正。

4)严重出血倾向未经纠正或纠正不力。

5)手掌、足底、关节部位及面部缺损的修复。

6)骨面、肌腱外露的深部组织创面，皮片难以成活。

(2)相对禁忌证　急性或慢性病急性发作，经治疗可恢复。

1)心肺功能不全。

2)急性肺部感染。

3)血压波动较大或偏低。

4)营养不良，重度贫血及低蛋白血症，血红蛋白低于60g/L或白蛋白低于30g/L。

5)过度增生老化水肿的肉芽组织，如不经处理，植皮不易成活。

6)未经控制的感染创面。

3. 术前准备

(1)患者的准备

1)全身准备：①详细询问病史并进行全身体检，完善相关术前检查，特别注意心、肺、肾、脑等脏器功能状况的了解；②大面积烧伤患者积极抗休克治疗及处理吸入性损伤，纠正水、电解质和酸碱失衡；③补充血容量，使血红蛋白及白蛋白尽量接近正常水平；④术前给予大剂量的维生素，包括B族维生素、维生素C、维生素K等，如有凝血功能障碍，尽可能查清原因，及时纠正；⑤针对创面细菌培养结果，选用有效抗生素；⑥术前常规禁食、禁饮；⑦签署手术同意书及输血、血液制品同意书。

2)植皮区准备：无菌创面和新鲜创伤创面，刃厚皮片易于成活，只需按一般外科手术前准备即可。肉芽创面植皮，术前准备至关重要，术前创面准备使肉芽创面适于植皮的措施包括：①及早彻底清除残留于创面的坏死腐烂组织；②清洁和消毒创面周围的正常皮肤；③清洗、浸浴、湿敷创面，术前2~3天每天换药2~3次；④分泌物进行细菌培养和药敏试验，必要时使用有效抗生素药液湿敷和冲洗，以减轻或消除感染，减少分泌物，以利植皮成活。经上述处理措施达到适合皮片生长的健康肉芽创面的标准是：肉芽颜色鲜红，质地致密，无水肿，易出血，无过度增生，分泌物少，创面周围无急性炎症。

(2)人员、物品准备

1）大面积烧伤植皮手术常需取皮、植皮，几个手术部位同时进行，因此要有足够的人员分工和配合。

2）创伤大，出血多的手术，要准备输血，尤其是头面部、躯干不能绑缚止血带的部位。

3）因较大的肉芽创面及坏死组织导致的感染，发热不是手术禁忌证。相反，需要加紧全身营养支持及创面准备，创造条件及早植皮覆盖创面。

4）植皮面积超过 10% 体表面积的手术，应建立好静脉通路，以保证术中快速输血输液。

（3）术者的准备

1）按《手术安全核查表》依次核对患者身份（姓名、性别、年龄、病案号）、手术方式、知情同意情况、手术部位与标识、麻醉安全检查、皮肤是否完整、术野皮肤准备、静脉通路建立情况、患者过敏史、抗菌药物皮试结果、术前备血情况、影像学资料等内容。

2）确认禁食、禁饮时间。

3）询问患者既往史、有无服用抗血小板药物、抗凝药物如阿司匹林、氯吡格雷等的情及有无出凝血异常疾病史。

4）麻醉需询问有无麻醉药物过敏史。

5）查看患者术前检查。

6）明确患者有无禁忌证。

7）确定患者已签署手术、麻醉及输血同意书。

4. 麻醉与体位　根据植皮区的部位、范围，可选择局部浸润麻醉、神经阻滞麻醉或硬膜外阻滞麻醉及全身麻醉，儿童宜采用全身麻醉。手术体位以能充分暴露受皮区为宜。

5. 手术步骤

（1）整片（大张自体皮）植皮法：用大张自体皮覆盖创面，一次即可消灭创面，能缩短病程，功能与外观均可获得较满意的效果。但因要求大张皮片，受皮条件要求较高。主要应用于功能部位（如面部、手及重要关节部位）、肉芽组织较健康的创面。大面积Ⅲ度烧伤采用大张自体皮植皮时，要考虑皮源。若肉芽组织增生或水肿时，可刮除或切除肉芽组织，于浅黄色的纤维基底层植皮，不但能增加皮片的存活率，也可减少愈合后的瘢痕组织，有利于功能恢复。大张皮移植一般需要缝合固定，用打包法固定包扎。若皮源困难或创面渗液多需要引流时，可将大张皮用 11# 刀片戳成许多均匀的小切口或用制网机制成网状皮，将此筛网状皮片用一定张力固定于创面上，小切口成为椭圆形空隙，皮片可增大 1~2 倍。随着皮片的生长，小孔可以愈合。可遗留斑状瘢痕，但随着时间的推移可能减少。这种方法亦称为“筛网状植皮法”。

（2）小片皮（小片状）植皮法：为肉芽创面最常用的植皮方法。取下皮片后，将其表皮面贴于一层凡士林纱布上，连同纱布剪成 0.3~0.5cm（依皮源的多少，可予增大）方形小片，将此小片皮贴于肉芽创面上。皮片间距一般不超过 1cm，间距越小，被覆盖的创面愈合越快，创面一般可在 2 周内愈合（图 6-3-1）。为固定皮片且有利于引流，植皮创面上覆盖一层大网眼凡士林纱布，外层用纱布与绷带包扎，局部要制动。术后 2~3 天更换敷料，若创面分泌物不多，肉芽组织健康时，更换敷料可延至术后 4~5 天。小片皮植皮简便，要求受皮条件较低，有时创面虽有轻度感染或遗留有部分坏死组织，只要选择红润肉芽组织上植皮，同样可以生长。因此常与蚕食脱痂配合，边脱痂、边植皮。该植皮方法操作简单、易行，适用于体表皮源不够的大面积烧伤或撕脱伤的肉芽创面，愈合后留下鳞片状瘢痕，瘢痕挛缩明显。故在全身情况允许时，不应用于颜面部及手部，也尽量不要用在关节功能部位。

（3）包膜植皮：对眼窝再造、外耳道成形等，可取刃厚皮片，将皮面包裹于预制的模具上，对边缝合后，移植于腔穴创面，皮片边缘与腔穴创缘缝合后打包固定。

（4）微粒皮移植：取自体刃厚皮片，将其剪碎成 $1mm^2$ 以内的微粒，通过生理盐水漂浮，使微粒皮均匀分散在绸布上，其表皮面向外。然后覆盖在同种异体皮的真皮面上，揭去绸布，将制备的附有自体微粒皮的同种异体皮移植到受皮区，其扩展比率最大可达 18∶1，大大节省了自体皮源。

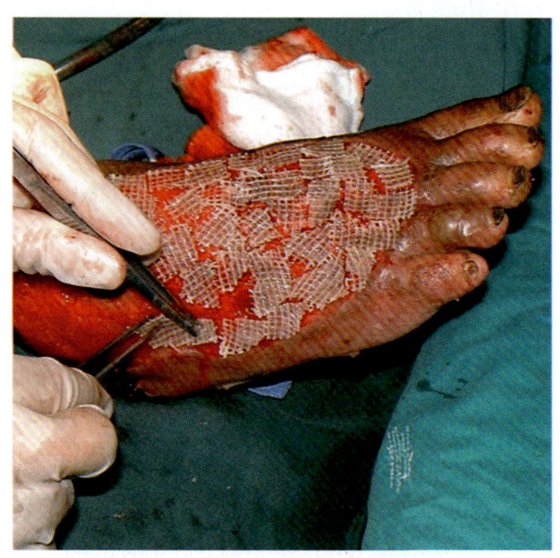

图 6-3-1　小片皮（小片状）植皮法

（5）自体与异体皮相间移植：将自体和异体皮片剪成宽 0.5~1.0cm 的长条，相间贴附于创面上，边缘不用缝合；也可剪成 0.5~1.0cm 的小邮票状，相间贴附于创面上。皮片的大小和自体皮间隔的距离，要根据自体皮的来源决定，原则上是自体皮越大、间距越小越好。自体与异体皮相间移植，一次将创面全部覆盖。皮片生长一段时间后（3~6 周），自体皮边缘上皮由两侧向异体皮片下伸展，异体皮逐渐脱屑，创面即愈合。应用此种方法能节约自体皮，并可达到全部覆盖创面的效果，减少创面暴露所引起的不良反应。但在异体皮生长期间，自体皮生长受到一定的机械阻滞，所以自体皮的间距不宜大，一般不超过 1cm。

（6）大张打孔异体皮移植：应用轧皮机预先将异体皮轧好小孔，小孔的大小和间距根据自体皮供应充足与否而定。一般选用 0.5~1.0cm 的孔径，间距 0.5~1.0cm 的刀具。大张异体皮移植于创面后，术后 48~72 小时再打开敷料，取薄层自体皮覆盖。另外也可在创面止血后，先把剪成小块的自体皮散在地、均匀地贴在创面上，然后用打有小孔的大张异体皮覆盖。

6. 并发症及处理

（1）麻醉意外：麻醉过程中出现过敏反应、呼吸困难、苏醒延迟等，甚至出现意识障碍乃至死亡。预防措施：术前应询问病史，了解既往史及药物使用情况，术中控制出血量。

（2）心脑血管意外和肺部并发症：包括心脏意外如心绞痛、心肌梗死、心律失常和心脏骤停；肺部并发症如低氧血症、呼吸困难，还可出现脑血管意外等，尤其是老年人或原有心、脑、肺疾病的患者容易出现。主要由术中出血过多使心脑血管血流量减少所致。预防措施：术前纠正及改善患者一般情况，术中控制出血量。

（3）出血、血肿：主要因手术时止血不彻底；肢体的挪动而出血；麻醉撤除过早，包扎时患者躁动出血；包扎过松，敷料摩擦创面或肢体包扎时从肢体近端开始使肢体远端静脉压增高而出血等。以上均可造成皮片下血肿。皮片下血肿是新鲜创面植皮失败最常见的原因。为此要求术者耐心地做好创面止血，只有在排除血肿或血块的情况下移植皮片才有望存活。植皮时如创面渗血难止，可暂时用皮片覆盖创面，压迫 5~10 分钟，渗血多数可停止。然后掀起皮片，清除创面及皮片上的小血块，再植皮。包扎前可考虑在低位皮片下放引流条，24 小时后拔除。

(4) 感染：该并发症有时很难避免，因为创面的存在是微生物入侵的主要门户。大多数皮片下感染不会发生在术后 24 小时内。低热、局部异味和疼痛加剧、创面周围炎症反应等是感染的征象。感染发生后不能单纯寄希望于全身使用抗生素，要重视局部处理，如清除坏死组织、加强引流等十分重要。补充植皮应待感染控制后进行。预防措施：术前创面准备及湿敷，尽早覆盖创面。

(5) 植皮失败：①包扎固定不当：妥善的包扎固定，并有适当的压力，有利于创面毛细血管向皮片的生长。植皮区包扎的压力一般 20~25mmHg。压力过小，皮片与创面贴附不良，容易出现皮片下积血或积液。但过度压迫也不利于毛细血管生长，尤其在枕部、额部及胫骨前面等处，可使已经开始建立血运的皮片受压迫而坏死。骨突周围要用松纱布垫平，包扎压力均匀分布又不过紧。颈、臀、会阴、四肢植皮应用石膏固定关节，以免皮片挪动错位。用弹性绷带包扎植皮区可达到压迫和限制活动的效果。另外，面颈部植皮后给全流质或鼻饲 3~5 天，少说话，也是为了减少皮片移动，有助于创面血管长入。②其他原因导致的植皮失败：在裸露的骨皮质或肌腱上植皮，直径超过 5mm 时，可影响皮片成活，手术时应先转移局部皮瓣或筋膜瓣、肌瓣等组织瓣将裸露肌腱与骨质覆盖后再植皮。对于下肢静脉曲张小腿溃疡；广泛瘢痕中间的慢性溃疡；较长时间的压疮；或神经瘫痪性溃疡等，局部瘢痕多，血供差等存在感染或失去神经营养的部位，游离皮片难以生长。③全身情况方面的原因导致的植皮失败：贫血、低蛋白血症、慢性衰竭、营养不良等均不利于皮片成活。烧伤败血症时，可致植皮失败。糖尿病患者应首先控制血糖，植皮才有成功的可能。

7. 注意事项

(1) 肉芽创面植皮的准备除与新鲜创面植皮要求相同外，植皮成活的关键在于始终要做好控制感染的处理。术前创面的准备是首要的，包括肉芽创面周围健康皮肤积垢和皮屑的清洗，以及创面内残余坏死组织的清除与湿敷。大面积烧伤创面可施行肢体局部浸洗或全身浸浴治疗，效果良好。创面分泌物应进行细菌培养和药敏试验。

(2) 对过度增生的肉芽组织，手术时可用锐刀削去，或用刀柄刮除，直至基底部纤维板，周围的新生菲薄上皮也可切除 0.5cm 左右。但要注意创面过大，出血较多的四肢手术应在止血带下施行。如果刮除肉芽时将纤维板也刮除，即露出皮下脂肪组织。在此脂肪层上植皮，可因脂肪组织损伤抗感染能力差，而出现创面感染、坏死、液化，使植皮失败，故应注意避免。

(3) 外伤创面一般在 24 小时内能彻底清创者，均可予以植皮。清创的创面，将局部清洗干净，切除周围挫伤皮肤及失活组织；凹凸不平的创面或裂开的软组织要缝合，使之平整；对于肌腱、骨质裸露区，应用邻近软组织覆盖后再植皮。另外要注意植皮的创缘是否顺皮纹。对非外露部位可选用筛状植皮。

(4) 一般植皮应优先考虑功能部位。如面部、手部及其他关节部位，只要焦痂脱落、出现肉芽组织，应尽早植皮，最大限度地保存面部及关节的功能。但在广泛Ⅲ度烧伤时，植皮的先后主要根据脱痂的情况，如果焦痂脱落，肉芽组织健康，不论任何部位，即应植皮。一般受压部位容易脱痂，所以植皮也常从这些部位开始，但也要有计划，采取各种方法，主动脱痂，边脱边植，逐片消灭创面。对于重要功能部位，可经积极准备待肉芽组织健康后，一次植以大张自体皮。肉芽组织短期内不能达到要求时，可先用异体皮覆盖，经过一段时间后，除去异体皮，再在清洁平整的肉芽组织上植皮；也可以将肉芽组织完全切除，植以大张自体皮，不仅植皮成活率高，功能恢复也较好。

（二）中厚皮片移植术

中厚皮片（断层皮片）的厚度包括表皮和部分真皮，相当于全层皮肤厚度的 1/3~3/4。按其厚度又分为薄、厚两种。中厚皮片兼有刃厚皮片（表层皮片）和全厚皮片的优点。

1. 适应证

（1）面颈部、手背、足背、四肢关节功能部位瘢痕挛缩的整复。

（2）体表肿瘤切除后创面的修复。

（3）创伤所致大范围皮肤缺损。

（4）Ⅲ度烧伤早期切痂创面。

（5）功能及外观部位的健康肉芽创面。

2. 禁忌证

（1）绝对禁忌证

1）深部组织如骨面、肌腱关节外露的创面。

2）其余同“刃厚皮片移植术”。

（2）相对禁忌证

1）全身及局部有感染病灶，未控制。

2）其余同“刃厚皮片移植术”1）~5）。

3. 术前准备　多用于功能及外观部位的整复，要求皮片尽可能全部成活，术前准备尤应充分和严格。

（1）患者的准备

1）全身准备：①在施行瘢痕或体表肿瘤切除后，成人植皮 200cm^2（小儿 100cm^2）以上者，应作好输血准备；②烧伤或创伤后引起的贫血、低蛋白血症、水和电解质紊乱等，术前应予纠正；③术前向患者讲明手术的目的和意义、预期效果和可能发生的问题，消除患者疑虑，做好心理准备；④术前常规禁食、禁饮；⑤签署手术同意书、麻醉同意书及输血、血液制品同意书。

2）植皮区准备：无菌创面植皮，术前应洗澡、剃毛、仔细清除凹凸不平的瘢痕区污垢。供皮区宜选择与受皮区色泽、质地相似和较隐蔽的部位，术前 1 天做好皮肤准备。肉芽创面准备同“刃厚皮片移植术”。

（2）人员、物品准备：同“刃厚皮片移植术”。

（3）术者的准备：同“刃厚皮片移植术”。

4. 麻醉与体位　同“刃厚皮片移植术”。

5. 手术步骤

（1）整张植皮

1）植皮：大张游离皮片移植时，先按创面所需的大小与形状用取皮机切取皮片后，将其平铺于创面，用细丝线间断缝合，大致固定于创缘上，然后剪去多余的皮片，继续缝合，使皮缘要与创面完全吻合且有适当的张力，如果张力过松，易在包扎时皮片发生皱褶，影响生长；过大则可牵扯附近组织，或撕裂皮片，影响手术效果，并注意皮片不应突出于创缘外，否则多余的部分将坏死而影响愈合。缝合时先自皮片穿入再于创缘皮肤穿出。如果创缘很厚，为了消除无效腔，可采用三点缝合法，即在缝过皮片后，在创缘真皮下缝一针，再向皮肤边缘穿出，如此可使皮片与创缘及其深部组织完全靠拢，而不致出现无效腔。皮片中部不需另加缝合固定，如果止血完善，也不必要在皮片上切小口引流，以免将来遗留痕迹，而且小口引流也不一定能达到引流的目的。缝合完毕后，用空针以灭菌等渗温盐水冲洗皮片下创面，使小凝血块或线头等异物不致存留于皮片下而影响愈合。

2）包扎固定：在局部形态不规则、不易用敷料包扎固定的部位，需采用结扎敷料的打包包扎法。如果创面较小，可将最初固定皮片的6~8针缝线留长，以备包扎敷料使用。如创面较大，所留长线往往影响操作，可先不留，待皮片完全缝合后，于创缘外0.5~1cm处用丝线间断缝合留长线已备包扎使使用。包扎前，于植皮区铺一层凡士林纱布后，依次将适量松散纱布盖上，再将四周所留长线相对结扎于敷料上，以固定敷料，使皮片与创面密切接触。然后用凡士林纱布条围绕敷料底部四周，以防污染。在此打包的敷料上可再加一些纱布及棉垫，用胶带固定，最后以绷带包扎（图6-3-2）。四肢关节和颈部活动部位需要用石膏托或石膏绷带，同时对创面皮片的压力也较均匀。手部创面植皮后固定，可应用手托夹板。

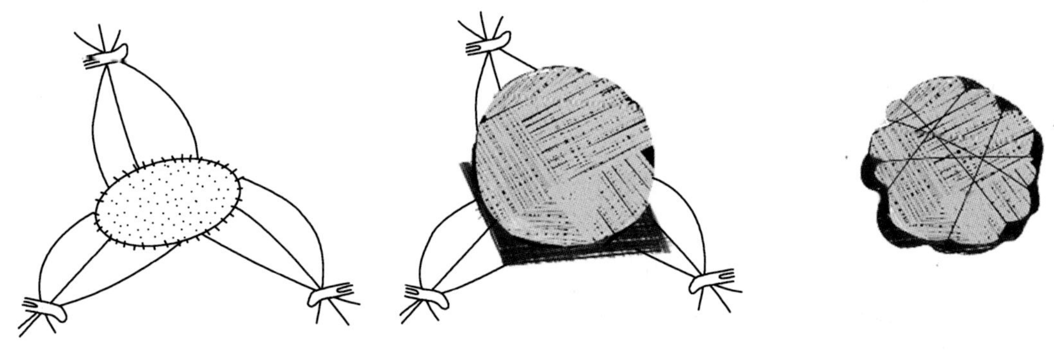

图6-3-2　整张皮片移植打包包扎

（2）网状植皮：用取皮机取下大张中厚皮片，将皮片平铺于胶木板上用轧皮机轧成网状。然后移植于受皮区创面，皮片边缘间断缝合，加压包扎。此法适用于烧伤切削痂创面，可节省自体皮。自体皮连续成网，创面愈合快、瘢痕较轻，功能恢复较好，但外观欠佳。

6. 并发症及处理　同“刃厚皮片移植术”。

7. 注意事项

（1）植皮创面如有肌腱、骨或有神经干裸露时，须先用组织瓣予以覆盖，再行皮片移植术。

（2）皮片移植后加压包扎非常重要，压力要适中。压力过小皮片下遗留无效腔；过大阻碍受区创面血运的建立，均影响皮片成活。

（3）术后24小时一般疼痛可逐渐减轻，若术后3天疼痛剧烈，或呈跳痛、胀痛，提示有发生感染或血肿形成的可能，应及时检视伤口。

（4）在肌腱、骨膜、神经及大血管等裸露部位，中厚皮片直接移植不能起到保护作用，移植后效果也不理想。在这些部位以采用皮瓣移植为宜。

（三）全厚皮片移植术

全厚皮片又称全层皮片，包含表皮和真皮全层。这种皮片因富含弹力纤维、腺体和毛细血管等组织结构，存活后柔韧、富有弹性，能耐受磨压，后期收缩小，肤色变化不大，色泽和质地接近正常，功能和外观效果均较满意。

1. 适应证

(1) 颜面部皮肤组织缺损的修复：颜面部的增生瘢痕、色素痣、毛细血管瘤、皮肤癌等肿瘤切除后，无菌创面均可采用全厚皮植皮修复。颜面部植皮可按额、眼睑、鼻、上唇、下唇和颏及颧颊等分区进行，或予以整张皮片全面部移植。眉毛缺损可用耳后毛发区头皮移植。

(2) 功能部位组织缺损的修复：颈部、会阴部、四肢关节及手足等部位的瘢痕挛缩或瘢痕增生，经松解或切除后用全厚皮片修复，可较好地恢复功能。

(3) 躯体外露部位皮肤缺损的修复：前臂及胸骨上窝、锁骨上窝等区的瘢痕和文身去除后，行全厚植皮则有利于外观的改善。

(4) 某些特殊创面的修复：由于全厚皮片生长能力及抗感染能力较差，对受区创面血供和无菌条件要求较高，故一般不用于感染创面。但颜面部的新鲜创伤经彻底清创或部分Ⅲ度烧伤切痂后，以及上、下眼睑创面肉芽组织切除后，也可谨慎地选用全厚皮片移植。

总之，凡外观或功能要求较高及需耐磨部位的无菌创面，均可采用全厚皮植皮修复。

2. 禁忌证　同“中厚皮片移植”。全厚皮片移植对植皮区的要求更高，污染创面、肉芽创面及血运不良的创面，全厚皮片移植难以成活，故不宜采用。

3. 术前准备　同“中厚皮片移植术”。

4. 麻醉与体位　同“中厚皮片移植术”。

5. 手术步骤　方法基本与中厚皮片整张移植相同，按受区创面大小及形状切取全厚皮片后，贴合在创面上，缝合后加压包扎或打包包扎（图 6-3-2）。但由于成活较难，故对受皮区创面条件和植皮技术要求更高。无菌、无损伤操作技术、止血及包扎固定更应严格和确实。

6. 并发症及处理　同“中厚皮片移植术”。

7. 注意事项

(1) 全厚皮片移植的效果取决于皮片是否全部成活，而要做皮片全部成活，必须严格选择适应证，受皮区应平整，血运丰富，止血彻底，加压包扎，妥善固定。

(2) 皮片修剪制备时，应掌握其厚度。如果过厚，带皮下脂肪，则不易成活；如果过薄，即变成中厚皮片，则丧失其性能。制成的全厚皮片，其底面应呈白色，有许多小斑点，即为伸向真皮的脂肪柱。

(3) 受区创面止血一定要可靠。血肿是影响皮片成活的主要原因，而颜面部及外露部位的全厚皮植皮又不宜打洞引流，故对全厚植皮来说彻底止血就更为重要。

(4) 关节部位受区创缘应呈锯齿状，避免直线瘢痕。如瘢痕不能全部切除，创面较深而边缘高起，应将边缘修成斜坡状，以利于皮片对合，此外，保持一定的皮面张力亦十分重要，既不可过紧，也不宜过松。

(5) 全厚皮片取下后，约收缩 10%，故取皮时要适当放大，移植时需适当舒展以保持一定的张力，使皮片与创面紧密接合。

8. 相关知识　含真皮下血管网皮片是一种最厚的皮片，包含表皮、真皮和真皮下血管网及其间少许脂肪。因其更富有弹力纤维、腺体、毛细血管和少许脂肪组织，完全存活后较全厚皮片更加柔软、松动而富于弹性，能耐受磨压，收缩小，达到犹如皮瓣的效果。含真皮下血管网皮片移植法在 20 世纪 80 年代较为盛行，但由于成活率不够稳定，易出现表皮水疱，形成花斑，影响效果，故限制了它在临床上的应用与推广。但是若能注意移植特点，进行小范围移植，仍可获得满意的结果。含真皮下血管网皮片游离移植修剪皮下脂肪时，务必不要损伤真皮下血管网。如皮片修剪时损伤血管网，或所带皮下脂肪太厚，对皮片成活质量均有影响。

含真皮下血管网皮片移植后的血运重建，一般在术后 7 天通过受皮区向皮片长入毛细血管而形成。根据植皮后血运重建过程，为取得良好疗效，术中应避免血肿或异物存留，尽量去除受皮区创面的脂肪及瘢痕等缺血组织；术后加压包扎，妥善固定；选择好首次更换敷料的时间。否则将影响血管重建的数量和速度，使血供不能及时达到真皮乳突层，出现表皮或浅层真皮的坏死，引起花斑及表浅瘢痕，降低植皮的效果。

三、评价标准

见表 6-3-1、表 6-3-2。

表 6-3-1　自体游离皮片移植操作规范核查表

项目	内容	是	部分	否
操作前准备	核对患者信息：包括患者姓名、性别、年龄、主诉、手术部位			
	询问禁食、禁饮情况			
	询问患者既往有无高血压及心、肺、脑疾病等病史			
	询问有无服用抗血小板药物、抗凝药物如阿司匹林、氯吡格雷等的情况及有无出凝血异常疾病史。询问有无麻醉药物过敏史			
	查看患者血常规、肝肾功能、电解质、凝血功能、心电图及既往检查结果，高龄患者有无心肺功能等检查			
	明确患者有无手术禁忌证			
	确定患者已签署手术及麻醉同意书			
	人员、物品、器械准备：确定相关设备正常，取皮刀准备妥当，静脉通路通畅，血液及血液制品、监护设备、氧气及急救药品准备妥当			
操作过程	手术过程			
	患者全身情况再次评估			
	按顺序从清洁区向污染区消毒			
	创面的正确评估			
	确定植皮种类			
	取皮手术的正确层次及取皮后皮片的处理			
	植皮区创面的正确处理			
	皮片的缝合和固定			
	观察并能准确描述不同厚度自体游离皮片植皮的适应证及禁忌证			
	植皮部位及要求			
	植皮前创面的处理			

续表

项目	内容	是	部分	否
操作过程	全厚皮植皮面部分区			
	跨关节植皮区周围边缘情况			
	大张中(全)厚皮植皮的固定要求			
	创面基底情况			
手术后处置	向患者和/或家属介绍手术情况			
	向患者交代术后注意事项,如饮食、活动建议,观察创面是否有污染、渗血等情况			

表 6-3-2　自体游离皮片移植操作规范检查评估表　　单位:分

项目	好(5)	一般(3)	差(1)
手术过程流畅度			
操作熟练度			
人文关怀			

评分说明如下。

好:手术过程清晰流畅,无卡顿,熟练,手术方法正确,人文关怀到位,有术前交流、术中安慰、术后饮食及注意事项的交代。

一般:手术操作过程能整体完成,操作方法基本正确,能有部分术前交流、术中安慰、术后饮食及注意事项的交代。

差:手术操作生疏粗暴,甚至错误,无人文关怀。

四、常见操作错误及分析

1. 皮片移植后皮下出血,形成血肿　是植皮失败最常见的原因。多见于新鲜创面上植皮后,由于止血不彻底,或固定不妥造成创面出血及患者凝血功能异常所致。皮片下形成血肿可使皮片部分或全部坏死。如术后发现活动性出血或血肿形成,应及时拆除敷料,清除血肿,再加压包扎,此时皮片仍有成活的可能。在植皮前清除受区创面的凝血块后,对活动性出血点应尽可能仔细止血。用电凝止血、结扎止血或用浸有温盐水的纱布压迫渗血创面5~10分钟,均有良好的止血效果。若受区创面充分止血无望时(常见于瘢痕挛缩切除松解、血管瘤切除、刮除肉芽组织的创面,以及经切痂或削痂的烧伤创面等),可采取延迟植皮。将已切取的皮片冷藏保存,受区创面用油纱布或异体皮覆盖后,加压包扎24~48小时,再轻柔地清除创面覆盖物和凝血块,换以自体皮片覆盖,移植的皮片可用打包包扎固定。延迟植皮有助于提高皮片存活率,遇到创面难以彻底止血时宜进行此操作。对渗液较多的创面如肉芽创面、象皮肿切除后的创面等,采用网状皮覆盖,通过皮片上的孔隙引流渗出液,可防止皮下积液而提高皮片存活率。

2. 皮片移植后固定不良　因固定不良而致皮片移动,可使皮片与创面间新生的毛细血管断裂,皮片不能及时获得必需的营养而导致坏死。故良好的缝合固定及术后的妥善制动十分重要。皮片固定的目的是使大张皮片紧贴于受区创面且不易移动。缝合是最常用的方法，一般从皮片缘（游离缘）向创缘（固定缘）缝合，在距皮片缘3~5mm处进针，穿过创缘皮下，从皮肤出针打结。如果受区一侧创缘是皮瓣，应将创缘侧皮瓣紧密缝合，防止皮瓣下血液渗入皮片下。

3. 皮片压力不当 皮片上压力应适当。如压力过小，皮片与创面接触不严则，出现无效腔；如压力过大则新生血管向皮片生长受到影响，所以者两种情况均可由于缺乏营养而致皮片坏死。打包包扎法是最可靠的方法，适用于新鲜创面整张皮片移植的受区。间断缝合，留长线或在每个皮钉上穿长线分成数组，供打包使用。用棉花或质软的细纱布，逐层堆在移植的皮片上，达到适当厚度后进行交叉打包包扎。

4. 皮肤移植床血运不佳 在无骨膜的骨皮质、软骨上或无腱鞘的肌腱上植皮时，由于创面血运不佳，移植的皮片均不能生长，此时应考虑选用带蒂皮瓣移植术，或可将邻近的皮下脂肪、筋膜、肌肉等组织行带蒂转移，以覆盖裸露的肌腱或骨骼，然后再进行皮片的移植。

五、常见训练方法及培训要点介绍

目前尚无适宜的模拟训练方法，临床上多采用实际操作进行培训。

六、相关知识测试题

1. 下列创面适于刃厚皮移植的是
   A. 面部肿瘤切除术后　　B. 手部瘢痕
   C. 足跟部缺损　　D. 面部凹陷
   E. 大面积烧伤切痂后
2. 下列关于皮片下血肿说法**错误**的是
   A. 由止血不彻底，或固定不妥造成创口出血及患者凝血功能异常所致
   B. 是皮片坏死的常见原因
   C. 如术后发现活动性出血或血肿形成，应及时拆除敷料，清除血肿，再加压包扎
   D. 血肿不影响皮片存活，处理措施是加压包扎
   E. 若受区创面充分止血无望时，可采取延迟植皮
3. 全厚皮片移植的特点，下列说法**错误**的是
   A. 对受区要求高，受皮区应平整，血运丰富
   B. 创面止血彻底，加压包扎，妥善固定
   C. 皮源广泛，供皮区无须另外植皮或缝合
   D. 血肿是影响皮片成活的主要原因
   E. 植皮时保持一定的皮面张力亦十分重要，既不可过紧，也不宜过松
4. 术前创面准备使肉芽创面适于植皮的措施包括：①及早彻底清除残留于创面的坏死腐烂组织；②清洁和消毒创面周围的正常皮肤；③清洗、浸浴、湿敷创面，术前2~3天每天换药2~3次；④分泌物作细菌培养和药物敏感试验，必要时使用有效抗生素药液湿敷和冲洗，减轻消除感染，减少分泌物，以利植皮成活。正确的是
   A. ①　　B. ①③　　C. ②④
   D. ①②③④　　E. ①②③
5. 游离植皮术后，皮片最初数小时的营养供应主要是靠

A. 创缘的毛细血管　　B. 皮片本身的营养
C. 创面血浆渗出　　D. 凝血块溶解
E. 术后静脉输入营养成分

答案：1. E　2. D　3. C　4. D　5. C

（皮　立　钱　利）

第四节　烧伤后期整形治疗

一、概述

烧伤治疗的宗旨不仅在于挽救生命，而且要尽可能预防和减轻后遗症，恢复功能。导致烧伤后畸形的因素很多，最常见的烧伤后畸形为瘢痕挛缩与瘢痕增生。瘢痕是人体创伤修复过程中的必然产物和最终结果，任何创伤的愈合都伴有不同程度的瘢痕形成。但当瘢痕生长超过一定的限度时，就会发生各种不良后果。如创面过度修复可形成增生性瘢痕，又痒又痛，影响工作和休息；有的瘢痕发生挛缩，造成器官移位，体表完整性破坏，伴有不同程度的功能障碍；时愈时溃的不稳定瘢痕更有引起癌变的可能。因此解除生长过度的瘢痕是烧伤外科治疗中的一项重要内容。

二、操作规范流程

（一）瘢痕手术治疗

1. 适应证　深度烧伤愈合后遗留的瘢痕，出现瘢痕挛缩畸形，如果不能通过体疗等方法纠正，则只有采用手术的方法修复。治疗的方法可以选择瘢痕松解切除、分次切除、切除后皮肤移植、瘢痕磨削术、组织扩张术及显微外科技术等进行修复。有损外貌，造成五官变形移位的瘢痕一般只有通过手术的方法才能改观。

2. 禁忌证

（1）绝对禁忌证

1）严重心肺疾病如严重心律失常、心肌梗死活动期、重度心力衰竭、哮喘、呼吸衰竭，无法耐受手术。

2）有严重的水与电解质平衡失调和/或酸碱紊乱未及纠正。

3）术区（包括供区和受区）感染没有控制。

4）严重出血倾向未经纠正或纠正不力。

（2）相对禁忌证　急性或慢性病急性发作，经治疗可恢复。

3. 术前准备

（1）患者的准备

1）全身准备

①详细询问病史及全身体格检查：应了解烧伤的原因、部位、面积和深度，早期治疗经过及手术情况，创面愈合时日等。如创面新近愈合，最好待瘢痕稳定后再考虑整形；如曾有骨感染，应在创面愈合后 3~6 个月再考虑整形手术；若曾有合并伤，须注意其他组织器官恢复情况，再决定行修复术；还要询问是否在其他医院施行过烧伤后畸形整复术等。完善相关术

前检查,特别注意心、肺、肾、脑等脏器功能状况的了解。

②纠正贫血、低蛋白血症等不利于创面愈合的因素。

③如有凝血功能障碍,尽可能查清原因,及时纠正。

④创面如有感染,行创面细菌培养。

⑤术前常规禁食、禁饮。

⑥签署手术同意书、麻醉同意书及输血、血液制品同意书。

2)局部准备

①应注意瘢痕畸形的范围、形状、性质;有无组织的缺损、移位;与附近器官或肢体有无牵拉,两侧是否对称;关节功能障碍的程度及影响生活的程度等。检查瘢痕的颜色、充血情况、移动性、软硬度、高度及与深部肌肉、神经是否有粘连与损伤。

②病历记录应对局部情况与功能作详细的描述,并进行医学摄影,以对比手术前后治疗效果;对手术过程进行必要的图像记录。

③按常规对术区及供皮区备皮。

④标记手术部位及范围。

⑤合并感染或有肉芽创面的瘢痕,参照肉芽创面植皮进行术前创面准备。

(2)人员、物品准备

1)大范围瘢痕松解时,供区、受区几个手术部位同时或先后进行,要有足够人员分工、配合,以不致拖延手术时间。

2)大面积瘢痕松解时,出血量多,注意血容量的补充;躯干、头面颈部瘢痕松解,由于不能上止血带,出血量较多,必要时备血。

(3)术者的准备

1)除着重了解患者一般健康状况是否适于手术外,对于较长时间的麻醉及术后肢体需要固定者,还应对其心、肺、肝、肾等内脏功能进行较全面的了解。包括患者有无皮肤感染灶或溃疡;肢体活动度如何;正常皮肤是否够整形手术供皮使用;瘢痕是否痒、痛、增生或萎缩,有无瘢痕疙瘩倾向等。

2)按《手术安全核查表》依次核对患者身份(姓名、性别、年龄、病案号)、手术方式、知情同意情况、手术部位与标识、麻醉安全检查、皮肤是否完整、手术野皮肤准备、静脉通路建立情况、患者过敏史、抗菌药物皮试结果、术前备血情况、影像学资料等内容。

3)确认禁食、禁饮时间。

4)询问患者既往史、有无服用抗血小板药物、抗凝药物如阿司匹林、氯吡格雷等情况及有无出凝血异常疾病史。

5)麻醉需询问有无麻醉药物过敏史。

6)查看患者术前检查。

7)明确患者有无禁忌证。

8)确定患者已签署手术、麻醉及输血同意书。

4. 麻醉与体位 单纯上肢手术可选用臂丛麻醉;下肢可用椎管内麻醉;手术部位多范围大,采用全身麻醉。根据手术部位及供皮(瓣)区,采取合适的体位。

5. 不同瘢痕手术治疗的基本原则

(1)表浅性瘢痕:大多不需治疗。如发生在面部,且有损容貌,可慎重考虑手术切除。面积小的可按皮纹方向切除缝合。如瘢痕与皮纹呈直角交错，可应用“Z”成形打断瘢痕挛缩进行修复，否则远期效果差。面积较大者，按上述原则行分期切除。先在瘢痕中央部分或靠瘢痕一侧切除，游离、拉拢缝合。3~6 个月后行第 2 次或多次切除。此类瘢痕不宜行游离皮片移植，以免影响疗效。

⑵条索状（线状）瘢痕：如影响外观或挛缩引起功能障碍，可进行手术切除。手术方法：先切除线状增生性瘢痕，应用“Z”成形术交错缝合以松解挛缩，纠正畸形。如瘢痕两侧伴有明显的针孔凸出的点状瘢痕，可按多个“W”成形术进行修复。

⑶蹼状瘢痕：一般可用“Z”成形术矫正。将蹼状皱襞剖为两层，可设计一对或数对互相对应的三角皮瓣，以解除挛缩。如皮瓣不能覆盖全部创面，用游离皮片移植补充。对于腋窝和会阴部的蹼状瘢痕，为保持腋毛、阴毛于正常位置，可用五瓣“Z”成形术矫正。

⑷凹陷性瘢痕：对简单的凹陷性瘢痕，可切除瘢痕上薄层表皮，保留表皮下纤维结缔组织，将瘢痕两侧的皮下组织作潜行分离，拉拢两侧缘于保留的瘢痕表皮下纤维结缔组织之上逐层缝合，也可在创缘附近，转移脂肪瓣充填凹陷，但以不影响外形为原则。广泛性凹陷性瘢痕应用局部皮瓣覆盖较理想；局部或邻近组织无皮瓣可转移者，可根据情况选用远处皮瓣。因骨缺损引起的凹陷，可用自体软骨、骨组织或医用硅橡胶等充填。

⑸萎缩性瘢痕：没有功能障碍者通常无需治疗。位于面部因色泽差异有损容貌者，如面积较小且在适当部位，可行分期切除缝合术，或行瘢痕切除局部皮瓣转移修复术。但此类瘢痕常因轻微外伤形成经久不愈的慢性溃疡，此时应将溃疡连同基底部瘢痕一起切除，用皮瓣修复，防止晚期恶变。

⑹挛缩性瘢痕：对大片挛缩性瘢痕，应将瘢痕部分或全部切除，行中厚或全厚皮片移植，必要时可用皮瓣修复。一般挛缩较轻、瘢痕不深者，采用中厚皮片移植较为合适。如挛缩严重、瘢痕紧贴深部组织，与肌腱、血管、神经或骨骼粘连，用皮瓣转移覆盖较合适。彻底解除挛缩是手术治疗的关键步骤。从与挛缩纵轴相垂直的切口开始松解，逐步进行剥离瘢痕与正常组织的分层层次，直至挛缩完全解除。有时还需行肌腱延长、关节囊切开、关节韧带切除等辅助手术，才能达到充分松解。松解中可以顺势施加适当外力，但切忌用暴力牵拉强求关节复位，以免发生神经、血管等软组织的撕裂伤或骨折。一时无法复位者，可根据情况行术后牵引、关节成形术或融合术。

⑺增生性瘢痕：手术治疗只用于有功能障碍或形态改变的增生性瘢痕。手术原则为切除瘢痕，充分松解，矫正畸形，以皮片或皮瓣修复创面。对于瘢痕面积广、皮源缺乏的病例，可只切开或切除部分瘢痕，只求挛缩松解，以皮片修复缺损。残余的增生性瘢痕，由于张力消失，可逐渐自行软化。

⑻桥状瘢痕：少数小的简单皮桥、皮赘可以切除缝合，对较大的复杂皮桥、皮赘，应将卷拢的皮肤切开展平，形成双蒂或单蒂皮瓣，用以修复切除瘢痕后的创面。

⑼瘢痕疙瘩：瘢痕疙瘩的手术治疗一般用于伴有挛缩畸形、妨碍功能或长期局部慢性感染，不愈合的患者。如主要以改善外观为目的，因单纯手术后复发率很高，而且较原有瘢痕范围更加增大，需慎重考虑决定。需结合其他疗法如激素类药物注射、放疗等进行综合治疗，可降低术后复发率，取得较好的疗效。对于进行植皮手术及皮瓣移植等方法的患者，还需管理好供皮（皮瓣）区的瘢痕，做好瘢痕控制。

6. 并发症及处理

(1)麻醉意外：麻醉过程中出现过敏反应、呼吸困难、苏醒延迟等，甚至出现意识障碍乃至死亡。预防措施：术前应询问病史；了解既往史及药物使用情况；术中控制出血量。

(2)出血：主要因手术时止血不彻底；术中将较大血管刺破未能妥善处理；肾上腺素溶液的暂时作用消失而重复出血；麻醉撤除过早，包扎时患者躁动，致使血管结扎线脱落而再出血；包扎过松，敷料摩擦创面等原因均可造成出血。术中要注意避免上述情况，妥善止血。

(3)心脑血管意外：包括心脏意外如心绞痛、心肌梗死、心律失常和心脏骤停；肺部并发症如低氧血症、呼吸困难，还可出现脑血管意外等，尤其是老年人或原有心、脑、肺疾病的患者容易出现。预防措施：合理完善的术前检查；充分的术前评估；合理安排手术范围；控制手术时间及出血量。

(4)肢体神经损伤：通常见于使用止血带止血后。放置止血带时，部位应正确，止血带要绑于肢体肌肉较丰富的部位，以防损伤神经。上肢放于上臂中上1/3处，下肢放于大腿根近腹股沟部。止血带下要垫一个小单(布)，并使接触皮肤面保持平整。止血带要绑得松紧适宜：上肢压力成人不超过40.0kPa(300mmHg)，小儿不超过26.7kPa(200mmHg)；下肢压力成人不超过80kPa(600mmHg)，小儿不超过33.3kPa(250mmHg)。准确记录气压止血带充气时间，上肢以1小时，下肢以1.5小时为限。

(5)感染：瘢痕组织表面凹凸不平，边缘不整齐，不易清洗，容易藏污纳垢，术后可能出现感染。预防措施：供区和受区术前清洗备皮，局部如有感染，控制后再行手术治疗。

7. 注意事项

(1)制订详细而完整的治疗计划，为了使患者能获得较好的功能恢复与满意的治疗效果，瘢痕治疗应该有详细而完整的治疗计划。治疗计划应从患者的要求和整体情况考虑，并认真地研究局部畸形及周围条件。每一畸形与缺损的修复，往往有多种方法，应依据患者的具体情况与医院的条件，确定最佳方案。然后仔细设计手术步骤。患者的年龄也是重要参考之一。如老年患者，不易耐受长期住院与多次手术，可选择较为简单的方法。总之，烧伤后畸形治疗方案的选择，应以缩短住院时间，减少痛苦，简便易行，功能上得到最大的恢复，并改善外形为原则。

(2)不同类型的瘢痕，处理方法不同，预后亦截然不同。切除瘢痕的多少，应根据患者全身情况、可利用的供皮区的多少和局部瘢痕形状、色泽、生长趋势及瘢痕是否稳定而定。患者的要求仅做参考。

(3)术中切除瘢痕时，一般应将瘢痕全部切除干净，以利止血和皮片的成活。但如果瘢痕下紧贴重要器官或组织，如骨、软骨、肌腱、神经、大血管等，应在组织表面留有薄层瘢痕组织，以免损伤重要的组织或器官，或形成皮片不易成活的基底。

(4)在严重的增生性瘢痕或瘢痕疙瘩的部位，可采用削切瘢痕植皮或瘢痕皮回植的方法。手术时将瘢痕全部切除后，再将削取的表层瘢痕组织回植于正常软组织创面上。采用此法后，外观不甚满意，但一定程度上可缓解瘢痕引起的痒痛等症状，可以节约供皮区。

(5)病历记录应对瘢痕局部情况及是否存在功能障碍进行详细描述，并进行医学摄影，以对比手术前后治疗效果。对手术过程做必要的图像记录。

8. 相关知识　临床上一般将瘢痕分为以下几种类型，各型瘢痕临床表现及引起的后果不同，手术方法和手术效果亦有所区别。

(1) 表浅性瘢痕：多见于皮肤擦伤，表浅的感染或浅度烧伤后形成。这类瘢痕外观粗糙，有时有色素改变，但局部平软，无功能障碍，随着时间的延长瘢痕逐渐不明显，一般不需手术。

(2) 条索状（线状）瘢痕：临床上常见于创伤或外科手术切口愈合后，大多无须特殊处理或通过非手术保守治疗即可。严重者可见条状增生性瘢痕，瘢痕每段粗细不尽相同，在整条瘢痕中，有一段或两段粗，有的部分则较细。有时还伴有条状瘢痕两侧各一排显著而突出的点状瘢痕即原来缝线的部位。这种瘢痕有时不仅后遗外形缺陷，也可因瘢痕挛缩造成功能障碍。

(3) 蹼状瘢痕：瘢痕呈皱襞状，形似鸭蹼，故称蹼状瘢痕。此类瘢痕好发于关节的屈侧，引起关节屈曲畸形，逐渐形成皱襞而成为蹼状瘢痕。也可见于脏器在体表的开口部位，如口角、鼻孔、尿道口、阴道口等部位。

(4) 凹陷性瘢痕：可由于皮肤、皮下组织或深部组织创伤愈合所致，也可由于皮肤软组织严重化脓性感染所致。瘢痕基底部常与其下的肌肉、神经、骨膜粘连。一旦与神经粘连，可发生疼痛。仅限于皮肤和皮下组织的瘢痕，凹陷畸形较浅，一般仅影响外观，不伴功能障碍。瘢痕范围广泛者常伴皮下组织、肌肉、骨骼等粘连或缺损，有功能障碍者，需行手术修复（图 6-4-1）。

(5) 萎缩性瘢痕：又称不稳定瘢痕，多见于头皮烧伤或颅骨电击伤后，大面积烧伤或慢性溃疡愈合后。外观多平坦，与四周的皮面相齐或稍低。表面平滑光亮，有的因色素减退呈苍白色，有的色素沉着呈暗褐色，也有苍白和暗褐色相间呈现于同一部位者。瘢痕硬，局部血管少，表皮极薄，基底部有大量胶原纤维，与深部组织紧密粘连，不能耐受摩擦与负重。破溃后常形成经久不愈的慢性溃疡。由于长期不断破溃和炎症刺激，晚期可导致恶变。此类瘢痕收缩性较大，邻近组织器官因受牵拉而造成严重的功能障碍。治疗应尽早切除瘢痕，松解周围及基底组织。

(6) 挛缩性瘢痕：严重破坏功能，多见于深度烧伤创面未行植皮而任其自行愈合者。因瘢痕挛缩引起的各部位功能畸形，如睑外翻、唇外翻、颏胸粘连及各关节屈曲挛缩畸形等。长期瘢痕挛缩可影响肌肉、肌腱、血管、神经的发育，还可引起关节僵硬、脱位、变形等。颏胸部瘢痕可造成脊柱后突。此类瘢痕应尽早手术，松解瘢痕挛缩，使移位的组织恢复原位（图 6-4-2）。

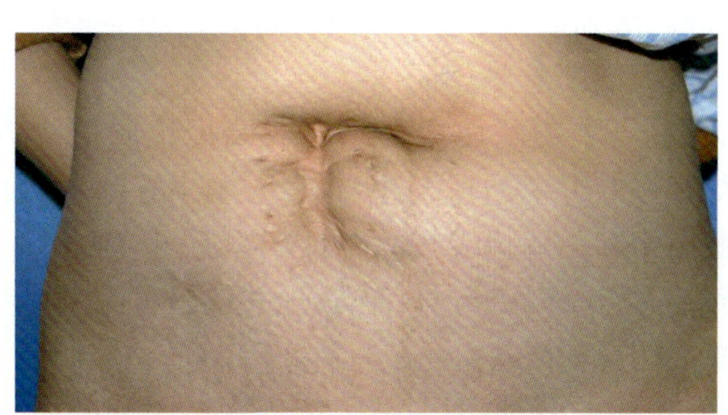

图 6-4-1　凹陷性瘢痕

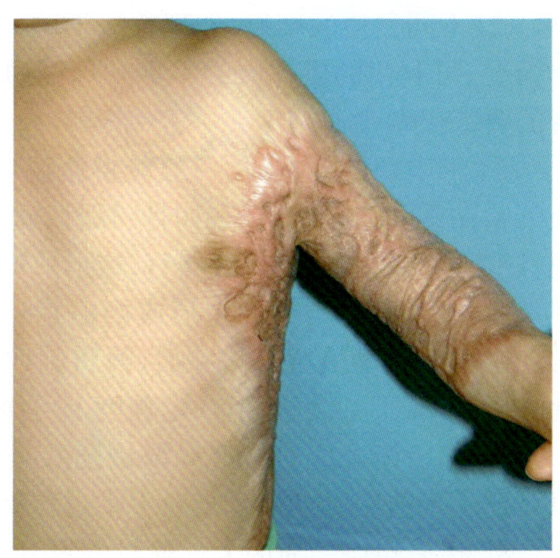

图 6-4-2　挛缩性瘢痕

(7) 增生性瘢痕：多见于深Ⅱ度烧伤和浅Ⅲ度烧伤及切取厚的中厚皮片的供皮区创面自行愈合后。此种瘢痕厚而硬，其厚度有时可达 1~2cm。早期瘢痕表面呈红色、潮红或紫色，又痒又痛，影响工作和休息。一般持续 6 个月至 1~2 年或更久，以后瘢痕充血减退，毛细血管减少，渐趋柔软，趋向平坦，痒痛症状亦逐渐减轻或消失。

(8) 桥状瘢痕：瘢痕两端以蒂与正常皮肤相连，下有通道与基底分离，形如桥，称为桥状瘢痕，多见于眼睑、下颌、颈前、腋下等部位。瘢痕一般均较短小，很少伴有功能障碍，但局部不平，有碍外观，且难以清洗保持洁净清洁，容易引起感染，常需手术修复。

(9) 瘢痕疙瘩：又称蟹足肿，是以具有持续性增生为特点的特殊瘢痕。瘢痕因烧伤、损伤或未引起患者注意的各种类型的极轻微损伤后形成，如打耳洞、毛囊炎、蚊虫叮咬、接种疫苗等，特别好发于身体上半部，前胸、肩部、下颌、背部为多发部位。其中，胸骨中线处、肩部和上臂是发生瘢痕疙瘩最常见的部位，而眼睑、乳晕和阴茎等处很少发生。瘢痕疙瘩形态不一，范围一般都超过原病变，向四周健康皮肤呈蟹足样浸润生长，瘢痕边缘明显突出于原病变部位界限外，病变隆起高出正常皮肤，高低不平，形状极不规则，质坚韧，多感奇痒，呈粉红色或紫红色，软骨样硬度，无弹性。瘢痕疙瘩单纯手术切除后极易复发。现多采用综合治疗以降低其复发率（图 6-4-3）。

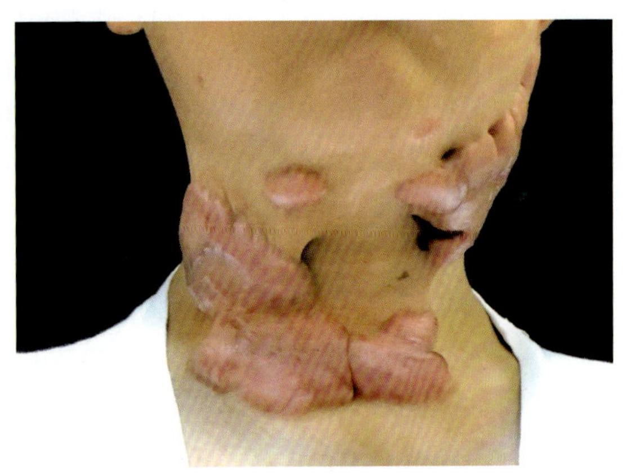
图 6-4-3 瘢痕疙瘩

（二）瘢痕非手术治疗

1. 加压治疗　以弹性织物对伤口愈合部位持续压迫而达到预防和治疗瘢痕增生的方法，称加压疗法。加压治疗瘢痕已被广为应用，加压疗法主要适用于增生性瘢痕，是全身大面积增生性瘢痕的主要治疗方法。单独加压治疗对瘢痕疙瘩疗效欠佳，可作为瘢痕疙瘩手术或放疗后的辅助治疗措施。加压疗法的主要治疗原则是：一早、二紧、三持久。一早：在伤口愈合后尽早开始压迫治疗。二紧：是在不影响肢体血液流动及能耐受的情况下，越紧越好。三持久：就是持续性、长期加压治疗，主张每天坚持 12 小时以上连续加压，更换衬垫物及清洗皮肤等一次时间不得超过 30 分钟，压迫治疗时间不得少于 3 个月，一般应达半年以上。加压疗法是应用较普遍的防治瘢痕增生的方法，原则上应实行 24 小时连续加压，睡觉时切勿解开，以免抵消白天加压的效果。

2. 局部药物注射　曲安奈德是临床上最常用的治疗瘢痕的药物，其作用机制：①抑制成纤维细胞分裂、增殖，减少胶原合成；②增强胶原酶活性，促进胶原降解；③促进黑色素刺激素排出，抑制瘢痕异常增生；④促进瘢痕内蛋白分解，降低合成，增强糖异生。用量（以曲安奈德为例）：瘢痕面积 1~2cm^2，为 20~40mg；瘢痕面积 2~6cm^2，为 40~80mg；瘢痕面积 6~12cm^2，为 80~120mg。瘢痕内注射，每 3~4 周重复 1 次，共用 4~6 个月，儿童慎用。长期大量应用有引起库欣综合征的可能。

3. 放射疗法　应用浅层放射线照射，对早期病变疗效较好。但由于放射线对全身的危害和对局部发育的不良影响，年幼者或大面积瘢痕者不宜用放射疗法。

4. 激光治疗　激光祛瘢是指利用不同波长的激光，对瘢痕部位进行治疗，对瘢痕组织进行表皮重建，使得胶原组织重塑再生，改善瘢痕颜色，使瘢痕组织在外观及功能形态上尽可能恢复到接近正常组织的一种医疗整形手段。适用于表皮和真皮浅层的瘢痕、增生性瘢痕。

三、评价标准

见表 6-4-1、表 6-4-2。

表 6-4-1　烧伤后期整形治疗操作规范核查表

项目	内容	是	部分	否
操作前准备	核对患者信息：包括患者姓名、性别、年龄、主诉、手术部位			
	询问禁食、禁饮情况			
	询问患者既往有无高血压及心、肺、脑疾病等病史			
	询问有无服用抗血小板药物、抗凝药物如阿司匹林、氯吡格雷等的情况及有无出凝血异常疾病史。询问有无麻醉药物过敏史			
	查看患者血常规、肝肾功能、电解质、凝血功能、心电图及既往检查结果，高龄患者有无心肺功能等检查			
	明确患者有无手术禁忌证			
	确定患者已签署手术及麻醉同意书			
	人员、物品、器械准备：确定相关设备正常，生物敷料（如需要）准备妥当，静脉通路通畅，血液及血液制品、监护设备、氧气及急救药品准备妥当			
操作过程	手术过程			
	瘢痕局部及患者全身情况再次评估			
	按顺序从清洁区向污染区消毒，从供皮区到植皮区消毒			
	止血带的正确使用			
	瘢痕的分类			
	瘢痕手术的指征及选择			
	术中止血方法的正确使用			
	创面包扎固定			
	观察并能准确描述瘢痕情况			
	部位			
	面积			
	边缘			
	对关节功能影响情况			
	对外观影响情况			
	瘢痕深部是否紧贴重要器官或组织，如何处理			

续表

项目	内容	是	部分	否
手术后处置	向患者和/或家属介绍手术情况			
	向患者交代术后注意事项，如饮食建议，观察创面是否有污染、渗血等情况			

表 6-4-2　烧伤后期整形治疗操作规范检查评估表　　单位：分

项目	好(5)	一般(3)	差(1)
手术过程流畅度			
操作熟练度			
人文关怀			

评分说明如下。

好：手术过程清晰流畅，无卡顿，熟练，手术方法正确，人文关怀到位，有术前交流、术中安慰、术后饮食及注意事项的交代。

一般：手术操作过程能整体完成，操作方法基本正确，能有部分术前交流、术中安慰、术后饮食及注意事项的交代。

差：手术操作生疏粗暴，甚至错误，无人文关怀。

四、常见操作错误及分析

烧伤晚期整形治疗虽限于局部，但考虑问题必须从整体出发。

1. 手术时机不正确　一般多见于瘢痕修复的时间过早。增生性瘢痕一般在 6 个月 ~2 年后，此时瘢痕渐趋成熟，变软而平坦，充血消退。因此，这种瘢痕的修复最好在 6 个月或 1 年之后进行，待瘢痕软化、稳定之后再行手术，效果较好。但在影响功能的部位则不应等待过久，应及时切除瘢痕，松解周围组织并进行皮片或皮瓣修复。例如：眼睑瘢痕挛缩可导致眼睑外翻，结膜外露，使角膜失去保护。如长期不纠正，多继发慢性结膜炎、睑板和结膜肥厚、角膜溃疡、白斑，严重者可导致失明；手烧伤或外伤，创面愈合后形成挛缩性瘢痕，常不能维持正常功能位，尤其是手背瘢痕，挛缩后可牵拉掌指关节背屈，甚至引起关节脱位，应早作处理。明显的小口畸形和严重的唇外翻，也应及早予以修复，不必等待。

2. 切口设计不合理　切口是烧伤晚期整形手术成功的重要因素之一。手术的设计包括切口的设计。切口关系到术后局部功能和外观，因而应注意切口的位置与方向，以及进行切口的方法。应顺皮纹或皱纹方向进行切口，因为这样切口皮肤张力小，功能好，瘢痕不明显。横过关节或皮纹时，切口应做成顺皮纹的锯齿形或“S”形，使术后运动功能不受影响。头面部的皮肤皱褶方向常与表情肌垂直。年龄较大者皮肤弹性减退，皱褶更为明显。面部手术时可先让患者作笑、皱眉等动作，然后依皱纹方向作切口，手术瘢痕常被皱纹所掩盖。

五、常见训练方法及培训要点介绍

目前尚无适宜的模拟训练方法，临床上多采用实际操作进行培训。

六、相关知识测试题

1. 可以采用加压疗法的瘢痕是

A. 胸骨前瘢痕疙瘩　　B. 下睑瘢痕挛缩致下睑外翻

C. 足跟部不稳定瘢痕　　D. 手背部扁平瘢痕

E. 前臂增生性瘢痕

2. 下列应提前手术的瘢痕是

A. 下睑瘢痕导致眼睑外翻、角膜暴露

B. 2 岁患儿腘窝增生性瘢痕、膝关节活动受限不明显

C. 腹部大面积瘢痕

D. 瘢痕导致下唇外翻

E. 手背瘢痕，手指活动正常

3. 下列瘢痕易发生癌变的是

A. 增生性瘢痕　　B. 瘢痕疙瘩　　C. 扁平瘢痕

D. 条索状瘢痕　　E. 萎缩性瘢痕

4. 对痤疮瘢痕治疗**无效**的是

A. 糖皮质激素局部注射　　B. 磨削术

C. 激光　　D. 口服抗生素药物

E. 美容手术

5. 烧伤后瘢痕的压力治疗，每天必须持续加压包扎至少 ___，才能最有效地预防和治疗增生性瘢痕

A. 2 小时　　B. 6 小时　　C. 8 小时

D. 12 小时　　E. 23 小时

答案：1. E　2. A　3. E　4. D　5. E

（钱　利）

第五节　负压创面治疗技术

一、概述

1954 年 Redon 等第一次提出真空负压伤口引流技术的概念，1977 年 Fox 等首先提出持续负压吸引可加速创面愈合的观点。1986 年，Kostiuchenok、Kolker 和 Karlov 等的一篇文章提出，用负压吸引与外科清创来治疗化脓的感染创面，能显著降低创面的细菌负荷，明显提高创面愈合的速度和质量。1992 年，德国 ULM 大学创伤外科 Fleischmann 将传统负压引流与现代封闭性敷料相结合，将首创的负压封闭引流技术最先用于骨科领域治疗软组织缺损和感染性创面并取得显著疗效。相对于现有各种外科引流技术而言负压引流技术是一种革命性的进展和创新。1994 年，负压引流技术开始在我国使用。近年来国内诸多学者将其应用于各种急、慢性复杂创面的治疗，在促进创面愈合及移植皮肤的成活方面取得了良好的效果。

二、操作规范流程

（一）适应证

创面负压治疗系统是一种综合性伤口处理系统，可保护创面、促进创面愈合；用于植皮区准备、提高植皮成活率；提高患者的舒适度等。在烧伤科较多地应用于成人或小儿深Ⅱ度烧伤创面、创伤创面、电烧伤创面、热压伤创面、肉芽创面、真皮替代物移植创面或植皮创面床术前准备、植皮创面术后固定，同时也适用于慢性创面，包括糖尿病足溃疡、压疮、静脉溃疡等。适应证如下。

1. 深Ⅱ度烧伤创面　对于坏死组织较多的深Ⅱ度创面，可以早期应用薄层削痂联合负压治疗，加速创面愈合。

2. 植皮创面床术前准备　负压治疗可用于植皮创面床的术前准备，培育肉芽组织（图 6-5-1）。

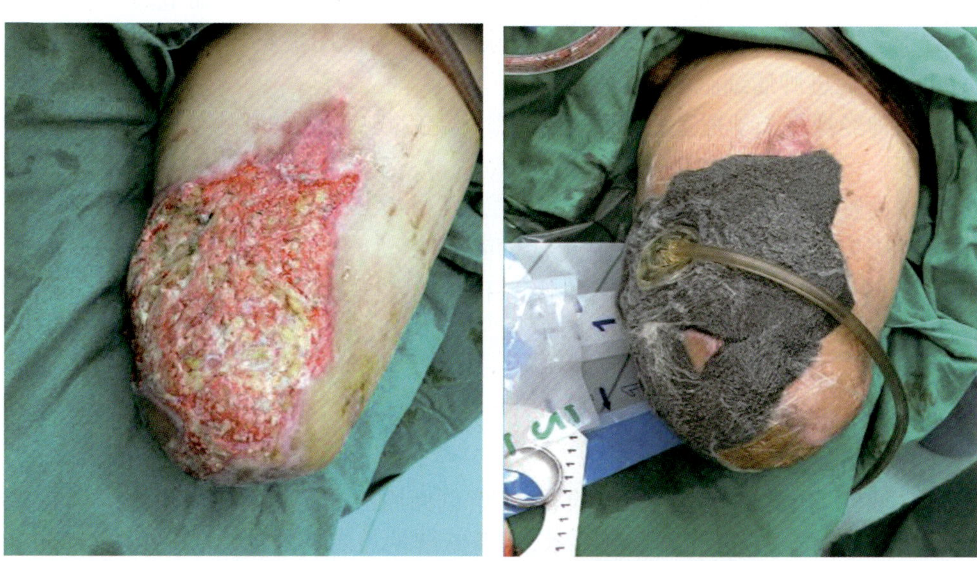

图 6-5-1　左下肢截肢术后感染创面植皮前准备

3. 植皮创面术后固定　负压治疗尤其适用于不规则部位如颈部、腋窝、臀部、会阴部、关节部位植皮术后的固定。

4. 真皮替代物移植创面　负压治疗可使真皮替代物支架与创面基底充分贴合、加速真皮支架的血管化、提高植皮成活率。

5. 电烧伤创面　电烧伤创面清创常联合负压治疗可减轻组织水肿，加速坏死组织脱落，保护间生态组织，促进肉芽组织生长。

6. 热压伤创面　热压伤创面主要分布在手、前臂。使用负压技术处理热压伤创面，能促进组织水肿消退和肉芽组织生长。

7. 慢性创面　包括糖尿病足、血管性溃疡、压疮、慢性感染创面等。

（二）禁忌证

负压创面治疗操作可大可小，大型操作就是一次手术，需要麻醉，在手术室进行。小型操作类似一次换药，可在床旁进行。手术大小由患者身体情况及创面情况决定。主要的禁忌证是两个方面。

1. 患者全身情况禁忌证

(1)严重心肺疾病如严重心律失常、心肌梗死活动期、重度心力衰竭、哮喘、呼吸衰竭，无法耐受手术甚至换药。

(2)严重休克，尚未得到纠正。

(3)有严重的水与电解质平衡失调和/或酸碱紊乱未及纠正。

(4)严重的全身感染，病灶不明确。

(5)严重出血倾向未经纠正或纠正不力。

2. 局部创面情况禁忌证

(1)伴有坏死焦痂的Ⅲ度烧伤创面，必须去除坏死组织后再应用负压治疗。

(2)存在活动性出血或血管裸露未予覆盖。因为负压治疗之后，活动性出血会更快，裸露血管可能破裂，使患者在短时间内大量失血，造成休克，甚至会有生命危险。

(3)对于恶性肿瘤的创面，肿瘤未彻底切除前。因为使用负压装置能够促进创面生长的同时，也可能会促进肿瘤细胞生长。

(4)创面神经裸露未予覆盖；创面存在大量坏死组织；滋养动脉病变；硬脑膜缺损伴脑脊液漏等创面。

(5)裸露内脏器官表面。

(6)合并厌氧菌、真菌感染创面；脓皮病创面。

(7)大面积烧伤，休克期没有纠正的状态下，使用负压治疗后，患者的体液丢失会加快，休克有可能会加重。

(三) 术前准备

1. 患者的准备

(1)全身准备

1)详细询问病史并进行全身体格检查，了解创面原因、部位、面积与深度；早期治疗经过及手术情况；创面局部感染等。大型手术，需要麻醉的患者还要注意完善相关术前检查，特别注意心、肺、肾、脑等脏器功能状况的了解。

2)纠正贫血、低蛋白血症等不利于创面愈合的因素。

3)如有凝血功能障碍，尽可能查清原因，及时纠正。

4)创面如有感染，行创面细菌培养。

5)术前常规禁食、禁饮。

6)签署手术同意书、麻醉同意书及输血、血液制品同意书。

7)慢性创面患者常规做病理检查。

(2)局部准备

1)应注意创面的大小、形状、性质；有无组织的缺损、移位；与附近器官或肢体有无牵拉，两侧是否对称；如在功能部位，注意关节功能障碍的程度及影响生活的程度等；检查创面缺损性质、感染及与深部肌肉、神经是否粘连和损伤等。

2)病历记录应对创面情况进行详细描述，并进行医学摄影，以对比手术前后治疗效果；对手术过程近必要的图像记录。

3）按常规对术区及供皮区备皮。

4）标记手术部位及范围。

5）合并感染或有肉芽组织的创面，参照肉芽创面植皮近术前创面准备。

2. 人员、物品、器械准备

（1）大范围创面手术，要有足够人员分工配合，以不致拖延手术时间。

（2）创面大、深、坏死组织多，清创时出血量多，术前需备血。

（3）负压材料及装置的准备。

3. 术者的准备

（1）除着重了解患者一般健康状况是否适于手术、较长时间的麻醉外，还应对其心、肺、肝、肾内脏功能进行较全面的了解；有无皮肤感染灶或溃疡；肢体活动度如何；还应对后期创面覆盖手术做好规划。

（2）按《手术安全核查表》依次核对患者身份（姓名、性别、年龄、病案号）、手术方式、知情同意情况、手术部位与标识、麻醉安全检查、皮肤是否完整、手术野皮肤准备、静脉通路建立情况、患者过敏史、抗菌药物皮试结果、术前备血情况、影像学资料等内容。

（3）麻醉患者确认禁食、禁饮时间。

（4）询问患者既往史；有无服用抗血小板药物；抗凝药物如阿司匹林、氯吡格雷等的情况及有无出凝血异常疾病史。

（5）麻醉需询问有无麻醉药物过敏史。

（6）查看患者术前检查。

（7）明确患者有无禁忌证。

（8）确定患者已签署手术、麻醉及输血同意书。

（四）麻醉与体位

根据创面大小选择不同的麻醉方式，范围小可以在局部麻醉下进行。创面集中在上肢可选用臂丛麻醉，下肢可选用椎管内麻醉，小儿或创面大而深者选用全身麻醉。手术体位以能充分暴露不影响操作为宜。

（五）操作步骤

1. 评估创面的大小和病理学情况 包括是否存在潜腔或瘘管 / 窦道。

2. 根据患者的全身耐受及创面局部情况清创 清除所有坏死、失活组织，包括坏死软组织、骨头、焦痂或腐肉；将创面锐缘磨平或去除；碎骨片从创面区域或覆盖区域清除。

3. 创面充分彻底的止血 必须对暴露的血管、吻合部位、暴露的器官和神经进行评估；给予负压治疗前，伤口内和周围所有外露的或浅表的血管和器官必须得到完全覆盖和保护。必须确保负压敷料不会与血管或器官直接接触。

4. 不要将负压敷料放入不明或尚未探明的瘘管 / 窦道。

5. 对创面和创面周围区域进行彻底清洁，必要时可以考虑使用皮肤保护产品来保护创面周围的皮肤。

6. 剪裁负压泡沫敷料，使其大小合适，将敷料轻轻地放入创腔，确保其贴附在整个创面上，不要使用暴力将敷料压入创面。创面与泡沫材料之间用凡士林纱布相隔。

7. 修剪并放置黏性薄膜，使其能完全覆盖负压敷料并能额外超出未受损创面周围皮肤边缘 3~5cm。可以将黏性薄膜剪裁成多片以便于操作。

8. 将黏性薄膜剪裁出一个直径 3~4cm 的圆孔，孔应足够大，以使液体和 / 或渗出物可以排出。放置密封垫。注意选定放置密封垫的部位，要特别考虑引流、管路定位，以使引流充分，流量最佳；并避免放置在骨性凸起部位或组织褶皱的部位。

9. 将负压引流罐从包装中取出，将其插入治疗仪直到卡入到位为止。管路连接到积液罐管路上，并确保每个管路上的夹子处于开启状态。打开负压治疗仪的电源并选择适宜的治疗设置。

10. 当负压积液罐装满时（报警器会响起）应予以更换，或每周至少更换一次。以防止引流液倒流和控制气味。

11. 如果需要进行检查或其他治疗，需要短时断开负压治疗，应首先关闭积液罐和敷料管路上的夹子，然后关闭治疗仪，最后将敷料管路从积液罐管路上断开。相应检查或治疗结束后，及时重新连接负压治疗，首先重新连接敷料管路和积液罐管路，然后将夹子打开，开启治疗仪。确认之前的治疗设置恢复。

（六）并发症及处理

1. 麻醉意外　麻醉过程中出现过敏反应、呼吸困难、苏醒延迟等，甚至出现意识障碍乃至死亡。预防措施：术前应询问病史，了解既往史及药物使用情况，术中控制出血量。

2. 心脑血管意外　包括心脏意外如心绞痛、心肌梗死、心律失常和心脏骤停；肺部并发症如低氧血症、呼吸困难；还可出现脑血管意外等，尤其是老年人或原有心、脑、肺疾病的患者容易出现。主要由术中出血过多使心脑血管血流量减少所致。预防措施：绝不可盲目追求手术的彻底和大小，适可而止，控制出血量。

3. 出血　主要原因为手术时止血不彻底；缝合时将较大血管刺破未能妥善处理；肾上腺素溶液的暂时作用消失而重复出血；麻醉撤除过早，包扎时患者躁动，致使血管结扎线脱落而再出血。手术中要注意避免。清创后，注意妥善止血。术中、术后及时补充血容量。如果在负压治疗期间，突然出现活动性出血；或引流量增大，出现大量的鲜红色血液；或在管路或积液罐中观察到明显的鲜红色血液，应立即停止负压治疗，将泡沫敷料保留在原位，采取加压包扎。如果出血逐渐停止，仍暂停负压治疗，密切观察直至出血完全停止，再逐步从小负压逐渐恢复治疗量。如果采取以上措施，出血没有停止，应立即去除负压敷料，采取措施进行止血。直到彻底止血，患者不存在继续出血的危险性为止。

4. 感染　感染并发症有时很难避免，因为创面是微生物入侵的主要门户。如果创面大而深，血液、肠道、呼吸道也可能成为细菌移居的途径，成为内源性感染的发生地。预防措施：尽早消灭创面，改善患者全身情况。

5. 肉芽组织过度生长　负压材料覆盖创面时间过长，会造成肉芽组织过度生长。移除材料时易造成创面出血及组织损伤，甚至造成泡沫材料遗留在创面组织中，形成异物残留，继发感染。预防措施：负压材料与创面之间用凡士林纱布相隔；一次负压治疗时间不超过 1 周。

6. 创面皮肤缺血坏死　多与负压值选择不当有关。预防措施：针对不同原因造成的创面，负压值不同；负压治疗期间密切观察，关注患者主诉，必要时提前拆除。

7. 周围皮肤浸渍、湿疹　预防措施：注意保护伤口周围皮肤；应用皮肤保护产品，如水胶体敷料或其他透明膜等。

（七）操作注意事项

1. 负压治疗不能替代外科清创手术。若使用负压后创面情况仍然不佳，需及时重新评估创面，选用或联用其他治疗方法。

2. 对于颅骨缺损、关节部位、重要血管、重要神经暴露的创面，应首选皮瓣、肌皮瓣、筋膜瓣等正常皮肤软组织封闭创面。暂时无条件者可以采用生物敷料覆盖后再酌情选用负压治疗。使用过程中需严密观察引流液情况，避免出血，并适当降低负压或缩短使用时间。

3. 大面积削痂术后或患者长期服用抗凝剂的情况下，应谨慎使用负压治疗。使用前应确切止血，使用后严密观察出血情况。必要时移除创面覆盖的负压材料，彻底止血。

4. 当出现以下情况：引流量过大；创腔容积大；负压材料填塞在创腔内或在窦道区域内；创面不能完全密封的情况时，应逐渐增加负压压力设置。

5. 当出现以下情况：年龄 ≥ 79 岁或 ≤ 6 岁；营养不良；存在出血过多的风险（如正在进行抗凝治疗）；肢体血液循环障碍（如外周血管疾病）；肉芽组织过度生长；适当麻醉后疼痛或不适的感觉未得到缓解；创面周围或创面基底瘀斑时，应逐渐减小负压压力设置，必要时移除创面覆盖的负压材料。

（八）相关知识

目前我国负压创面治疗医疗产品主要分为两类。第一类：内置吸管封闭式负压引流技术，为第一代负压治疗技术。临床操作较烦琐，耗材材质较硬，顺应性差，无剪力作用，目前已较少使用。第二类：外置吸盘封闭式负压治术，目前我国使用的第二、三代负压产品均采用该技术，使用率超过 90%。

关于负压创面治疗技术的命名，目前国内外对封闭式负压治疗技术还没有统一的命名，常见的几种英文缩写有 RNPT（regulated negative pressure treatment）、SWCT（suction wound closure therapy）、NPWT（negative pressure wound therapy）、VAC（vacuum assisted closure）、VSD（vacuum sealing drainage）。以上技术都被称为创面负压治疗技术。

三、评价标准

见表 6-5-1、表 6-5-2。

表 6-5-1　负压创面治疗操作规范核查表

项目	内容	是	部分	否
操作前准备	核对患者信息：包括患者姓名、性别、年龄、主诉、手术部位			
	如创面大，需在麻醉下进行，询问禁食、禁饮情况			
	询问患者既往有无高血压及心、肺、脑疾病等病史			
	询问有无服用抗血小板药物、抗凝药物如阿司匹林、氯吡格雷等的情况及有无出凝血异常疾病史。询问有无麻醉药物过敏史			
	查看患者血常规、肝肾功能、电解质、凝血功能、心电图及既往检查结果，高龄患者有无心肺功能等检查			
	明确患者有无手术禁忌证			
	确定患者已签署手术及麻醉同意书			

续表

项目	内容	是	部分	否
操作前准备	人员、物品、器械准备：确定相应负压材料及设备准备充分，正常运转，静脉通路通畅，血液及血液制品、监护设备、氧气及急救药品准备妥当			
操作过程	手术过程			
	创面及患者全身情况再次评估			
	按顺序从清洁区向污染区消毒			
	如需使用止血带，注意止血带的正确使用			
	创面及创面周围准备情况			
	负压材料的合理及正确使用			
	负压材料的固定及贴膜			
	观察并能准确描述创面情况			
	部位			
	面积			
	边缘			
	周围皮肤、软组织情况			
	基底深筋膜情况			
	是否存在潜腔或瘘管 / 窦道			
	慢性创面患者的鉴别诊断及病理检查			
手术后处置	向患者和 / 或家属介绍手术情况			
	向患者交代术后注意事项，如饮食建议，观察创面是否有污染、渗血、异味、漏气等情况			

表 6-5-2　负压创面治疗操作规范检查评估表　　单位：分

项目	好(5)	一般(3)	差(1)
手术过程流畅度			
操作熟练度			
人文关怀			

评分说明如下。

好：清楚手术适应证及患者基本情况，对创面情况了解清楚，手术过程清晰流畅，无卡顿，操作熟练，手术方法正确，人文关怀到位，有术前交流、术中安慰、术后饮食及注意事项的交代。

一般：大致清楚手术适应证及患者基本情况，对创面情况了解尚清楚，手术操作过程能整体完成，操作方法基本正确，能有部分术前交流、术中安慰、术后饮食及注意事项的交代。

差：对患者及创面情况不了解，手术操作生疏粗暴，甚至错误，无人文关怀。

四、常见操作错误及分析

1. 出血　发生在创面或创面周围，由于以下原因，血管或器官脆性增加容易破裂，出血的危险性增加：①血管（原位吻合或移植）/器官的缝合；②感染；③创伤；④放疗；⑤伤口止血不充分；⑥已经接受抗凝药物或血小板聚集抑制剂；⑦血管结构上组织覆盖不充分。由于负压治疗周期长，其间创面在负压环境中裸露，如果出血的风险未得到有效控制，一旦发生出血可能是致死性的。因此在负压治疗过程中，止血的要求较其他手术严格。术中注意妥善止血。对于存在活动性出血或血管裸露未予覆盖者，不能使用负压治疗。因为负压治疗之后，活动性出血会更快，患者会短时间之内丢失大量血液，造成休克，甚至会有生命危险。

2. 操作粗暴，造成组织损伤　由于操作者操作技术欠熟练或患者欠合作，操作粗暴引起组织损伤。组织腔隙内放置负压材料时，操作应轻柔，尤其深部组织为重要血管、神经时。

3. 慢性创面没有病理检查和病原学检查　对于慢性伤口，如果诊断不确定，要进行组织活检和病原学检查，进行组织学分析、细菌培养和其他特殊的确定性检查。

五、常见创面负压治疗方法简介

1. 深Ⅱ度烧伤创面　早期使用负压治疗，能减轻水肿和疼痛，提高创面愈合质量。负压治疗在清创削痂术后使用，帮助去除感染性物质并促进肉芽组织形成。负压治疗前，肌腱、韧带、血管、器官和神经等重要结构必须得到完全覆盖和保护，用肌瓣或其他自体组织厚层覆盖能提供最有效的保护。要始终保证负压敷料不与血管或器官直接接触（表 6-5-3）。

表 6-5-3　深Ⅱ度烧伤的负压设置建议

设置项目	建议
首次周期	治疗的前 48 小时，连续治疗
之后的周期	剩下的治疗，考虑间断治疗（5 分钟开 /2 分钟关）
目标压力	125mmHg
敷料更换间隔	每 48~72 小时更换一次，不少于 3 次 / 周

2. 网状移植物和生物工程组织　在移植物植入后立即应用负压敷料，并尽快开始治疗。目的：①为移植物提供支撑力，并保持移植物的稳定性；②帮助保护伤口环境，最大限度地降低剪切力；③去除渗出液；④提高皮瓣或皮肤 / 生物工程组织移植物存活率（表 6-5-4）。

表 6-5-4　网状移植物和真皮替代物的负压设置建议

设置项目	建议
周期	在治疗期内持续治疗
目标压力	75~125mmHg，渗出引流较多时，可以增大负压
敷料更换间隔	4~5 天后去除敷料（去除前引流物应逐渐减少）

3. 压疮　对于Ⅲ期和Ⅳ期压疮，负压治疗可以用于手术闭合前对伤口床优化处理。目的：①促进肉芽组织形成；②促进局部血液循环的改善及灌注；③改善局部伤口环境。压疮患者放置VAC管路时必须仔细评估，以预防进一步的创伤和/或压疮，尤其是置于骨质突出部位上时（压力性溃疡的负压设置建议同深Ⅱ度烧伤，见表6-5-3）。

4. 糖尿病足溃疡　负压治疗在糖尿病足治疗中的应用日益增加。其作用为：①促进肉芽组织形成；②促进血液灌注；③提供伤口愈合的环境（糖尿病足溃疡的负压设置建议同深Ⅱ度烧伤"，见表6-5-3）。

5. 慢性伤口　对于慢性伤口，如果诊断不确定，必须先行组织活检和病原学检查，进行组织学分析、细菌培养和其他特殊的确定性检查。确定潜在病因并采用相关治疗措施（慢性伤口的负压设置建议同深Ⅱ度烧伤"，见表6-5-3）。

6. 皮瓣　皮瓣移植术后，负压治疗可以提高皮瓣存活率。其作用为：①被用作维持组织位置的支撑物，为皮瓣提供固定作用，并保持皮瓣的稳定性；②帮助保护伤口环境；③引流体液和渗出液（表6-5-5）。

表6-5-5　皮瓣移植术后的负压设置建议

设置项目	建议
周期	在治疗期内连续治疗
目标压力	100mmHg
敷料更换间隔	术后72小时去除敷料

六、常见训练方法及培训要点介绍

目前尚无适宜的模拟训练方法，临床上多采用实际操作进行培训。

七、相关知识测试题

1. 患者，女，65岁。右小腿反复溃烂3年，具体治疗不详。下列对下一步处理**不恰当**的是

A. 清创，准备植皮　B. 心电图检查　C. 测量血压
D. 血常规检查　E. 凝血常规检查

2. 患者，男，70岁。因"头皮溃疡"就诊。下列检查对诊断最必要的是

A. 心电图检查　B. 凝血功能检查　C. 溃疡活检
D. 血常规检查　E. 测量血压

3. 患者，男，43岁。背部创面负压治疗后觉心慌、出汗，引流管内有新鲜血液。下列处理最有效的是

A. 测量血压　B. 吸氧　C. 做心电图
D. 停止负压治疗　E. 喝糖水

4. 下列情况**不需要**负压治疗的是

A. 下肢浅Ⅱ度烧伤　B. Ⅳ期压疮
C. 背阔肌皮瓣移植后　D. 休克已纠正的大面积烧伤

E. 人工真皮移植创面

5. 患者,男,50 岁。因“腹部术后 1 年,伤口不愈合”入院。此次就诊最必要的是

A. 血常规检查　　B. 凝血常规检查　　C. 心电图检查

D. 颅脑 CT 检查　　E. 伤口活检和细菌培养

答案:1. A　2. C　3. D　4. A　5. E

(钱 利)

第七章

胸心外科技能

第一节　胸心外科常用手术入路

一、概述

胸壁是胸腔内重要脏器的保护层，具有较为坚固的生理构造。适当的手术切口有利于合理暴露手术器官，降低手术难度和手术风险，并与手术效果和预后密切相关。手术切口的选择需根据手术目的、手术过程、手术视野要求和解剖结构来合理选择。近年来随着胸腔镜技术和机器人技术的迅猛发展，胸心外科手术切口的选择发生了极大变化。本节重点介绍胸外科、心外科手术中常用的手术切口入路的技巧和并发症。

二、操作规范流程

（一）适应证

1. 正中开胸切口入路是心脏外科手术最常用的手术入路，可以直接暴露心脏，有利于快速安全地建立体外循环，最大限度地暴露冠状动脉和心内结构；正中开胸也适用于前纵隔巨大占位性病变，尤其是累及心脏大血管、上腔静脉、无名静脉或凸向双侧胸腔的巨大肿块，以及原发于胸骨的占位性病变。

2. 前外侧开胸切口入路和后外侧开胸切口入路是肺叶切除最常用的手术入路。该入路对肌肉组织损伤较小，可以提供足够的手术视野暴露和手术空间来完成直视下的肺叶切除操作和系统性淋巴结清扫；对于食管肿瘤、纵隔肿瘤、气管肿瘤及进展期肺肿瘤需行心包内操作时，均可通过侧开胸切口完成。在心脏外科，右侧切口入路通常被应用于房间隔缺损修补术，近年来也可应用于二尖瓣、三尖瓣瓣膜手术。

3. 蛤壳状切口入路可以暴露纵隔和双侧胸腔，是早期心脏手术中常用的切口。蛤壳状切口可同时暴露肺门和纵隔，必要时可建立体外循环，是近年来双侧肺移植常用的手术入路。对于双侧肺转移性病灶和侵犯肺组织的纵隔肿瘤，亦可采用该入路。

（二）禁忌证

同拟进行手术的禁忌证。每种切口入路都应根据需要暴露的手术部位来合理规划。外科医生必须对胸部解剖了然于心，术前仔细研读患者的 CT 或其他影像学检查，对可能存在的解剖学变异及可能出现的重要组织器官的损伤作出预案。

（三）操作前准备

1. 正中开胸入路患者取仰卧位，单手或双手臂外展，置于托手架上或固定于患者身侧。

2. 采用侧开胸入路时，患者通常取侧卧位。将位于上侧的上臂置于托手架上，以适当角度离开身体，并避免牵拉损伤。应注意应用臀垫，并在肘、膝盖和大腿处放置合适的保护垫，避免神经损伤和压疮的发生。

3. 蛤壳状切口入路患者取仰卧位，单手或双手臂外展，置于托手架上或固定于患者身侧。

（四）操作步骤

以下主要阐述正中切口入路和前外侧切口入路开胸、关胸的操作步骤。

1. 正中切口入路

(1)开胸：正中切口通常从胸骨角水平到剑突；以电切分离皮下脂肪组织、筋膜和胸骨骨膜。拉钩暴露胸骨柄上方，在胸骨柄上方边缘处分离锁骨间韧带，向深面分离胸骨至后侧。切除或剪断剑突；以电刀在胸骨正中做标记，电锯沿胸骨正中标记纵向劈开胸骨。在劈开胸骨的过程中，麻醉医生应暂停呼吸机通气，使肺部塌陷，使肺损伤的风险降到最低。胸骨劈开后可用电凝控制骨膜出血，对于骨髓严重出血的患者，可以适当采用骨蜡控制出血。用棉垫保护胸骨切面，以撑开器撑开胸骨，进一步暴露胸骨后结构。应注意保护无名静脉，分离心包粘连时防止损伤无名静脉，向双侧胸腔分离时应小心，避免非必要情况下损伤胸膜而进入胸膜腔。

(2)关胸：术闭关胸之前，应放置纵隔引流管。如果进入胸膜腔，应在侧胸壁放置胸腔引流管。正中切口通常采用4~8根钢丝缝合固定胸骨，应特别注意钢丝眼出血，应反复检查并及时止血。应特别注意胸骨柄的固定缝合。周围可采用丝线加固，以帮助骨间融合、减少胸锁关节的损伤。钢丝应松紧适度，末端扭转后埋入胸骨和筋膜组织，防止刺伤皮肤。胸筋膜和腹白线通常用可吸收缝合线连续缝合，注意对合皮下组织。皮肤应该小心缝合，可采用皮内缝合。

2. 前外侧切口入路

(1)开胸：与后外侧切口入路相比较，前外侧切口术后疼痛较轻，对肺功能和肩关节的损伤也较小。患者取侧卧位，背朝手术台边缘，手术台中间弯曲抬高，呈“折刀位”。患者背部与手术台平面成45°，充分暴露侧胸部的前外侧。皮肤切口起自胸骨旁，沿第4或第5肋间隙水平延伸至腋后线肩胛骨下角前。对于女性患者，切口应位于乳房下褶皱，避开乳腺组织，并沿深筋膜和乳腺之间的乳后间隙无血管平面切开胸肌及前锯肌，并于下一肋上缘进入胸腔。通常情况下应保留胸大肌和背阔肌并向两侧牵拉，沿肌纤维方向切开前锯肌，暴露肋骨和肋间隙。应注意在切开前锯肌时避免损伤胸长神经的血管、神经束，避免神经损伤导致翼状肩胛。注意分离神经肌肉束并结扎，以避免术后出血。肋骨牵开器置于肋间，缓慢逐渐撑开肋间，避免快速过度撑拉引起肋骨骨折。

(2)关胸：对于前外侧胸部切口的关闭，可采用丝线或可吸收线跨肋缝合上下肋骨，并固定肋间肌。通过前左侧肋间缝合时应注意避免损伤心包或心脏。采用可吸收线按解剖层次仔细缝合胸大肌、前锯肌和背阔肌后，皮肤可采用美容缝合。

（五）并发症及处理

1. 肺部并发症　常见的肺部并发症包括肺部感染和肺不张。术前、术后应加强肺部管理，促进排痰，早期对患者进行呼吸功能训练。必要时可采用纤维支气管镜检查和吸痰、呼气末正压装置等防治肺部并发症。

2. 肺疝　较为少见。主要是由于肋间缝合时缝线位置不当或打结失误引起。临床表现为随呼吸而局部隆起的肿块，可伴有疼痛。体格检查时可发现，CT 可确诊。确诊肺疝后，应重新打开切口，回纳疝体后妥善缝合切口。

3. 胸骨错位　主要是由于胸骨相对移位导致对合不良。大部分患者由于有胸壁软组织覆盖，一般不影响外观，但少数患者会有疼痛。术中缝合时应注意钢丝的松紧程度，保证胸骨对合。

4. 慢性疼痛　约 2/3 的患者术后 3 个月存在切口不适，有的患者表现为慢性疼痛，部分患者需要服用止痛药物。研究发现，采用避免肋间神经压迫的缝合方法可以减低术后疼痛评分，这些技术包括肋骨上打孔缝合法，游离肋间肌肉包绕肋骨缝合以减轻神经压迫等。适当应用抗炎镇痛药物可改善神经性疼痛。

5. 切口感染　发生较少。主要由缝合时打结不当或组织对合不佳，留有残腔所致。应在缝合时分层对合组织，并适当冲洗切口，保证打结的质量。

6. 下肢疼痛　开胸手术时间较长时，由于侧卧位的压迫，可能导致术后患者下肢疼痛。术中应注意体位保护，合理使用体位垫。

（六）操作注意事项

术前根据患者情况合理规划手术入路，注意预防患者因体位引起的压迫、牵拉损伤。开胸时应分层切开组织，解剖层次清楚，防止可能的感染。关胸时应充分止血，分层缝合组织，正中切口应确保胸骨对合紧密，并适当冲洗切口，防止感染的发生。

（七）相关知识

近年来随着微创手术技术的迅猛发展，腔镜手术和机器人手术成为目前外科手术的重要方式。腔镜手术的普及对外科医生提出了更高的要求，医生必须对各种解剖结构和手术路径熟记于心，同时还应当掌握紧急情况下微创切口中转开胸的能力。常用的微创手术入路介绍如下。

1. 电视胸腔镜外科手术（video-assisted thoracic surgery，VATS）入路

(1) 适应证：随着电视胸腔镜技术和手术器械的快速发展，VATS 已成为目前胸外科最常用的手术方式。近年来机器人技术的出现，使得胸部手术的暴露和操作都更加精细。在心脏外科领域，国内很多心脏中心都开展了 VATS 辅助下房间隔缺损修补术，二尖瓣、主动脉瓣置换术，而机器人辅助下的心脏搭桥手术已经成为学科发展的方向之一。

(2) 操作前准备：VATS 的标准体位是正侧卧位。取头高足低体位后，弯折手术台中部或在手术台床垫下放置沙袋使侧胸壁抬高，充分暴露。上臂置于托手架上，上抬以确保相机和仪器的运行不受阻碍，但应注意避免过度牵拉。手术消毒范围同侧开胸手术，若有需要时，可便于转换至普通的开胸术。外科医生可根据个人习惯站于患者腹侧或背侧。

(3) 操作步骤：传统 VATS 通常采用三孔法，较为常见的切口选择为：在第 6 或 7 肋间腋后线作 10mm 观察孔，肩胛下角线第 7 肋间作辅助操作孔，第 4 肋间腋前线至腋中线之间作主操作孔。但近年来随着 VATS 技术的不断发展，双孔法和单孔法已逐渐成为主流。双孔法保留主操作孔和观察孔，不再需要辅助操作孔；而单孔法通常在第 5 肋间腋前线至腋中线之间作 3~4cm 切口，就可以满足肺叶手术的需求。

主操作切口的选择主要依据手术指征和组织结构。必须保证整个胸膜腔可以被探及，同时能够易于切口扩展。通常腋窝边缘肌肉游离的腋三角、胸大肌背侧缘和背阔肌腹侧缘是一个理想的区域。其他切口的数量和布局可根据术者习惯和病情需要而确定。术闭胸腔引流管一般置于最尾侧的切口（第6到第7肋间隙处）。其他切口可使用两层可吸收缝合线缝合。

2. 机器人手术切口入路

（1）适应证

1）大部分胸外科手术，如肺叶切除、肺段切除、纵隔肿瘤、食管肿瘤手术等。

2）部分心脏外科手术，如机器人辅助下房间隔缺损修补术、瓣膜置换术、冠状动脉搭桥手术等。

（2）操作前准备：机器人系统由操作台，计算机控制中心和机械臂组成。机械臂通过电缆与控制中心相连，操作台则通过一个摄像头臂和2~3个仪器臂与机械臂相连。术者通过操纵两个主控手柄操作镜头和机械臂的活动。

（3）操作步骤：患者取侧卧位，整体体位与常规后外侧开胸手术类似。切口的选择和合理布局至关重要。一般两个机械臂之间的距离应该达6~8cm。通常在腋中线第7或第8肋间作观察孔，置入摄像头。分别在腋后线第6或第7肋间、腋前线第4~5肋间作操作孔，置入操作臂。在观察孔和主操作孔之间还可根据情况作辅助操作孔，用于置入吸引器、吻合器等。

三、评价标准

见表7-1-1、表7-1-2。

表7-1-1　胸心外科常用手术入路操作规范核查表

项目	内容	是	部分	否
术前准备	核对患者信息：包括患者姓名、性别、年龄、主诉，核对患侧标记			
	询问禁食、禁饮情况			
	询问患者既往有无高血压及心、肺、脑疾病等病史，询问患者用药史			
	查看患者血常规、凝血功能、心电图及CT，心肺功能等相关检查结果			
	再次确认患者手术方式			
	明确患者有无手术禁忌证			
	确定患者已签署手术同意书			
	物品（器械）准备：手术器材，体位准备			
操作过程	麻醉完毕后			
	再一次确认手术部位			
	患者体位摆放，切口标记，做好体位保护			
	常规消毒、铺单			
	常规切皮，逐层开胸			

续表

项目	内容	是	部分	否
操作过程	分层切开组织，充分止血			
	术毕核对器械，敷料			
	对合胸骨、肋骨			
	冲洗切口			
	分层缝合组织			

表 7-1-2　胸心外科常用手术入路操作规范评估表　　单位：分

项目	好(5)	一般(3)	差(1)
操作过程流畅度			
操作检查熟练度			
无菌观念			

评分说明：
好：操作过程清晰流畅，解剖结构熟悉，层次清楚，熟悉手术流程。无菌观念强。
一般：操作过程能整体完成，方法基本正确，解剖结构基本正确，基本熟悉手术流程；没有明显无菌技术错误。
差：操作过程动作不规范，操作粗暴，不能辨识解剖结构，不了解手术流程，无菌观念差。

四、常见操作错误及分析

1. 胸骨对位不良　由于正中开胸术中固定胸骨的钢丝位置不佳，或固定不紧密，导致胸骨相对移位。术中钢丝固定胸骨时应根据患者体重，选择适当粗细和数量的钢丝，固定时应注意对称缝合，确保钢丝受力均匀，关胸时助手可协助对合胸骨，再拉紧钢丝，钢丝固定应松紧适中，防止因太紧导致钢丝断裂或胸骨切割。

2. 术后切口愈合不良或脂肪液化　主要由缝合时打结不当或组织对合不佳，留有残腔所致。缝合时应采用分层缝合，对脂肪组织不应缝合得过于严密，以防止脂肪组织缺血液化坏死。

五、常用训练方法及培训要点介绍

目前尚无适宜的模拟训练方法，临床上多采用实际操作进行培训。

六、相关知识测试题

1. 右侧切口入路进胸**不可**进行的手术是
   A. 右上肺叶切除术　　B. 房间隔缺损修补术
   C. 三尖瓣置换术　　D. 右后纵隔肿块切除术
   E. 左下肺切除术
2. 下列**不属于**正中开胸入路适应证的是
   A. CABG　　B. 房间隔缺损修补术

C. 三尖瓣置换术　　D. 后纵隔巨大肿块切除术
E. 主动脉瓣置换术

3. 下列**不属于**食管癌手术常用胸部入路的是
A. 左侧后外切口开胸入路　　B. 右侧后外切口开胸入路
C. VATS 右侧进胸入路　　D. 机器人辅助右侧进胸入路
E. 蛤壳状切口入路

4. 下列是胸部手术常见并发症的是
A. 切口感染　　B. 慢性疼痛　　C. 肺疝
D. 肺不张　　E. 胸骨愈合不良

5. 肺癌手术常用的手术入路有
A. 前外侧开胸手术　　B. 后外侧开胸手术　　C. VATS
D. 机器人手术　　E. 蛤壳状切口开胸手术

答案：1. E　2. D　3. E　4. ABCDE　5. ABCD

（陈　晨）

第二节　解剖式肺切除基本技术

一、概述

外科解剖式肺叶 / 肺段切除术是胸外科基本术式。肺切除术成功的关键在于肺血管的处理，原因为：①肺血管壁较体循环血管壁脆弱，容易撕破，尤以肺动脉为著；②大的肺静脉损伤时，由于负压吸引，可产生致命的空气栓塞；③肺血管直接相通心脏，一旦大出血，心排血量迅速降低，从而容易导致心脏骤停。因此，要求肺切除手术的操作一定要轻柔、谨慎、细致和准确。

肺切除的范围要根据肺部病变的性质、部位和累及肺组织的范围而定。一般可分为全肺切除、肺叶切除、肺段切除、楔形或局部切除。在特殊情况下可作扩大性切除，如胸壁、胸膜、主动脉外膜 / 心包、膈肌、左心房及上腔静脉及其分支的一部分或全部一并切除。总的原则要求是：①病变要切除彻底；②尽可能保留更多的健康肺组织。这不但有利于患者术后的呼吸功能，也可为再次肺切除手术留有余地。

二、操作规范流程

（一）适应证

1. 经内科治疗无效的支气管扩张症、肺囊肿、结核毁损肺等。
2. 某些先天畸形如肺隔离症、肺动静脉瘘等。
3. 某些特殊的肺部寄生虫病。
4. 实体肿瘤直径 >2cm 的 N_0M_0 期的非小细胞肺癌等。

（二）禁忌证

1. 绝对禁忌证　术前肺功能 $FEV_1<50\%$，$PaCO_2>50\%$，肺叶切除术后 $FEV_1<40\%$。动脉血气分析 $PaO_2<60mmHg$ 或 $PaCO_2>45mmHg$。合并 6 个月之内的新发心肌梗死及脑

梗死。

2. 相对禁忌证　年龄>80 岁,合并冠心病、未经系统治疗的糖尿病、高血压等。

(三) 操作前准备

1. 患者完善术前相关检查,无手术禁忌证。已签署手术同意书。

2. 手术室准备手术相关用物,如手术器械、无菌布包等。

3. 操作者及助手外科洗手,消毒铺无菌巾单,按无菌外科手术要求操作。

(四) 操作步骤

1. 体位及切口　侧卧位及仰卧位是肺切除术最常用的体位。由于麻醉技术的进步,现已很少应用俯卧位。常规开放肺切除术常用的切口如下。

(1) 后外侧切口:对手术视野暴露最好,对肺下叶或全肺切除,以及估计胸内粘连较多的患者最为适宜。此切口的缺点为切断胸壁肌层较多,创伤大、出血多、费时。由于手术取侧卧位,健侧肺在下受压挤,对呼吸功能差的老年患者不利。

(2) 前外侧切口:此切口虽然手术视野暴露较后外侧切口差,但可顺利完成肺上叶或中叶的切除,并有损伤胸部肌肉少、失血少、进胸快的优点。由于仰卧位对健肺干扰小,更有利于年老呼吸功能不全的患者。

(3) 腋下切口:优点是美观、创伤小,基本不切断任何肌肉(图 7-2-1)。

(4) 胸骨正中切口:主要适用于双侧肺转移瘤的切除。

2. 胸膜腔粘连的处理　术中经常可见胸膜腔粘连的情况。胸膜腔粘连一般可分为三种类型。

(1) 膜片状粘连:一般较疏松,不含血管,以手指或纱布团钝性分离即可。对较厚的膜片粘连,最好钳夹后切断、缝扎以防止出血。

(2) 索条状粘连:细小的索条(图 7-2-2)常不含血管,可直接剪断或电灼断。较粗大的索条多含血管,应在钳夹后剪断并结扎或缝扎。

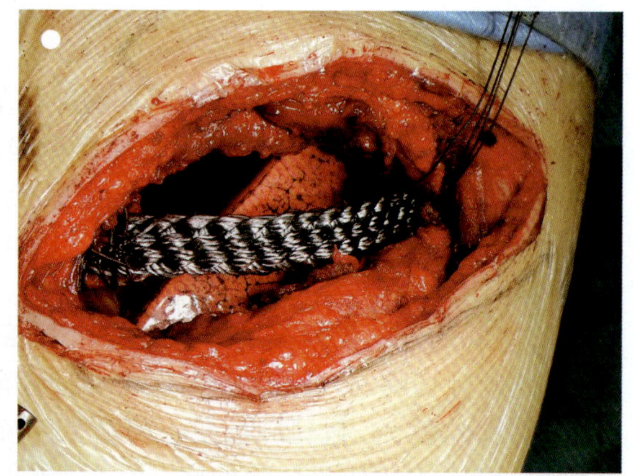

图 7-2-1　解剖式肺切除胸部切口:开放式侧切口

(3) 胼胝样瘢痕性粘连:长期粘连后,粘连组织增厚,呈骨样坚硬(图 7-2-3),按以上方法无法分离,并容易穿破进入病灶。因此,对接近病灶的瘢痕性粘连,应采取胸膜外入路的剥离方法。在紧密粘连附近将壁层胸膜切开,之后提起胸膜边缘,在胸膜外疏松的胸内筋膜层进行钝性分离,直至全部紧密粘连均脱离胸壁。胸膜外剥离有时容易,有时极费力。剥离后创面的出血点可用热盐水纱布垫压迫止血或电凝止血。当肿瘤累及壁层胸膜时,也宜采取胸膜外入路的剥离方法。

3. 胸腔内探查　探查是进行胸内下一步手术操作的必需步骤。胸内粘连充分游离后,应对胸内各个脏器和组织进行仔细探查,明确是否符合术前估计的情况。探查确定肺部病变的部位和范围,初步估计其性质,并判断能否切除及手术的种类。除非病变在肺门部成冻结状,无法解剖血管,一般均应尽量争取切除。有时需打开心包,证明仍无法切除时,才可放弃手术。

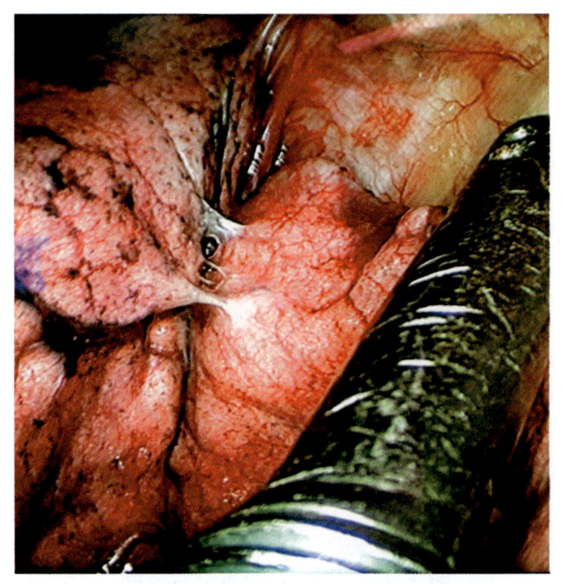

图 7-2-2　胸腔内条索条状粘连

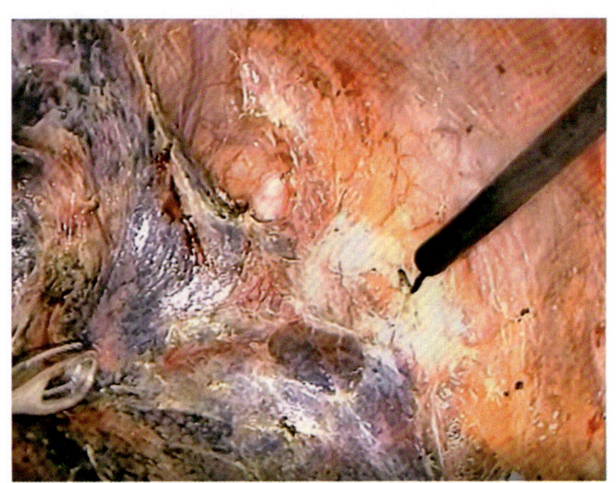

图 7-2-3　胸腔内胼胝体样瘢痕粘连

4. 肺裂的处理　发育完全的肺裂比较少见。临床上还有一些患者由于炎性粘连、病变外侵或先天发育不良，肺裂常发育不全，出现一部分肺组织与邻近肺叶粘连或融合一起。在切除肺叶时，应先将粘连或融合的肺组织分开。肺裂间的疏松粘连用钝性方法分开即可。如果为融合的肺组织，则须钳夹剪开、断面缝合，或用切割缝合器处理。

分开水平肺裂时，先用长弯血管钳，在肺门处从中叶肺静脉上方及肺动脉干的前面，向外侧打一个隧道达到水平裂与斜裂相交处，缓慢打开血管钳，然后在钳端的两侧插入两把血管钳，夹住水平裂的上、下肺组织，在插入的两钳之间切开。保留肺上的血管钳，行连续 / 间断缝合，这样可以保证不出血和不漏气。如遇斜裂上端发育不全但须切开时，可提起肺下叶背段，在背段肺动脉上方，用长弯血管钳穿过肺组织向后外方打通，再按上述方法钳夹、切断和缝扎肺组织。

有时肺裂处融合太厚实，为了缩短手术时间并避免意外出血，可先处理肺血管和支气管，然后提起支气管的远侧断端，麻醉医生鼓肺，即可清楚地看到萎陷切除肺与健康肺的界限，此即肺裂所在，用钳夹、切断、缝扎的方法处理或用切割缝合器处理。

5. 肺血管的处理　全肺或肺上叶切除时先在肺门处打开纵隔胸膜，下叶或中叶切除时则先打开肺裂间的胸膜，解剖肺血管。处理肺动静脉的顺序目前尚有一定争论。一般先处理肺动脉，然后处理肺静脉。有学者主张肺癌切除时先处理肺静脉，再处理肺动脉，以防止瘤细胞在操作过程中被挤压而进入血液循环。总之，减少术中多余动作，缩短手术时间，减少患者出血及创伤，提高手术效率应作为总体处理的原则。

肺血管暴露后，提起血管鞘用剪刀纵向剪开，然后钝性分离血管，其用力的方向与提起血管鞘的方向正好相反。血管的后壁先用手指游离，然后再通过直角钳（图 7-2-4）。血管完全游离的长度尽可能在 1cm 以上（图 7-2-5）。

肺血管切断可采用以下三种方法。

（1）用直角钳带过丝线，在近端及远端各作结扎，再在近端加一道缝扎，然后在缝扎线的远端切断血管。为防止远端结扎线脱落和出血，可在切断肺血管前将远端肺血管钳夹，切断肺血管后将其贯穿缝扎。这种方法适用于血管足够长的患者。

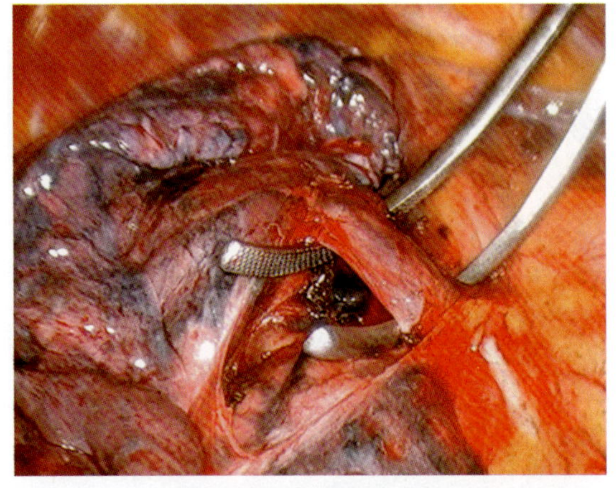
图 7-2-4　直角钳套右上肺静脉血管，血管游离长度在 1cm 以上

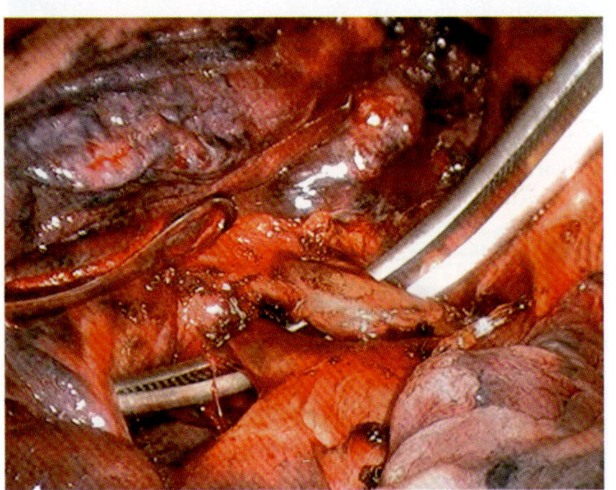
图 7-2-5　右上肺动脉分支解剖

(2) 如果肺血管游离不出足够的长度，可用无创伤血管钳夹住血管，中间切断，两端均进行连续缝合。

(3) 切割缝合器切断法：目前切割缝合器在胸外科肺叶切除手术中已经广泛应用（图 7-2-6）。其优点是缝合牢固，不会发生结扎法所遇到的缝线滑脱及大出血，特别适用于肺血管暴露较短的情况。切割缝合器切断的血管应当尽量靠近近心端（图 7-2-7）。如果用于肺动脉的处理，则肺动脉残端没有血液涡流，不会形成血栓，可降低术后肺栓塞的发生率。

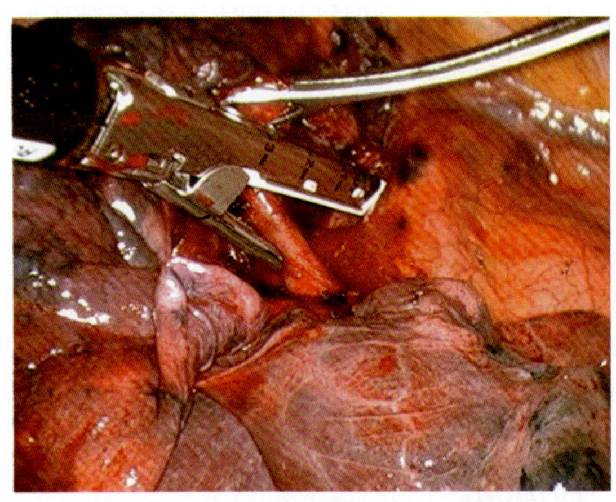
图 7-2-6　切割缝合器切断右上肺静脉

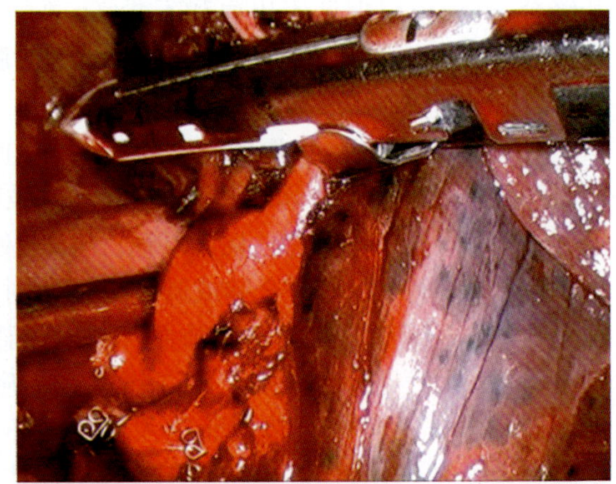
图 7-2-7　切割缝合器切断左上肺多支肺动脉分支血管

6. 支气管的处理　肺血管结扎切断后即可解剖相应的支气管。支气管游离不宜过度骨骼化，以免影响支气管残端的血运（图 7-2-8）。支气管动脉有两支，位于支气管壁前后，可先将其结扎、切断，亦可在支气管切断后再钳夹止血。支气管切断平面应选择在距分叉

0.5cm 处，避免残端过长而形成盲袋及导致感染（图 7-2-9）。闭合支气管断端有以下三种方法，因根据术者习惯及条件选用。

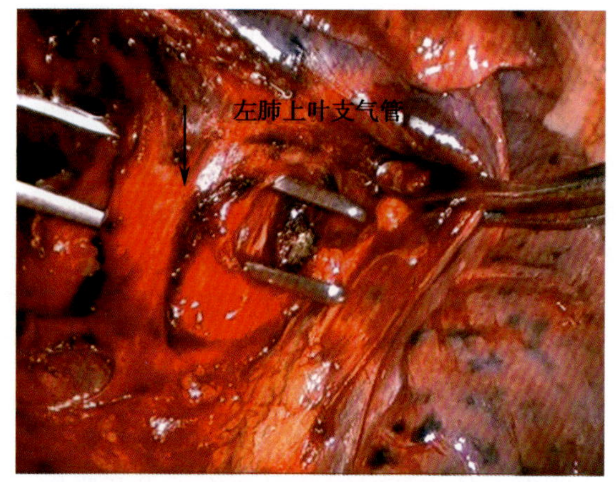

图 7-2-8　左肺上叶支气管解剖，保留血运

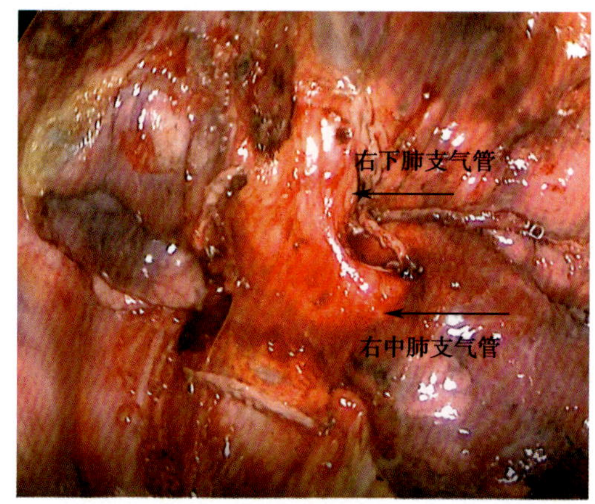

图 7-2-9　右下肺与右中肺支气管解剖

（1）连续或间断缝合法：为经典方法。在预定切断的支气管远端用气管钳将其钳夹，麻醉医生加压，证实为应切除的肺段后，在预定切断线两侧各缝一牵引线，用纱垫保护周围组织，然后切断支气管，此时可采取一次切断，开放缝合或边切边缝。常规使用 3-0 prolene 线，进针处距切缘 0.4cm，针距约 0.2cm。开放式缝合一般先在断端中点缝合 1 针，再向两侧加针。缝合以达到严密闭合支气管残端为原则。打结用力要适当，应防止过紧使缝线切入支气管组织，造成过早脱落，不利于愈合。在缝合过程中，应不断用吸引器吸走由支气管腔内溢出的分泌物，避免污染胸腔。

（2）切割缝合器法：目前为胸外科肺切除手术常用的方法。切割缝合器是利用订书机原理的多排金属钉的器械缝合器。优点为残端闭合整齐，患者对金属钉反应小，术后不易发生支气管残端瘘。

（3）支气管结扎法：在预定切断支气管平面的近端用直角钳将其钳夹，远端用支气管钳钳夹，在两钳之间切断支气管，移去病肺。用 7 号丝线在直角钳近端贯穿结扎。有时须补加间断缝合数针。这种方法适用于较小直径的支气管。

支气管残端闭合后，请麻醉医生加压通气，以检查残端闭合是否严密。若有漏气，应补缝一针或数针。对于再次手术的支气管胸膜瘘修补手术或支气管切除成形或袖式吻合术，支气管残端用附近的组织，如胸膜、奇静脉、带蒂的肌瓣或心包脂肪、心包及肺组织包埋。这种处理对于确保支气管切口愈合，预防支气管胸膜瘘的发生具有重要意义。

7. 关胸　全肺切除后，原由肺组织占据的胸内空间，可由膈肌上升、纵隔移位、胸壁下陷及胸腔积液机化而逐渐消失。肺叶切除后，余肺还可代偿性膨胀。因此，肺切除术后的残腔一般不成问题。但在肺上叶切除后，应常规将下肺韧带切断，有利于下肺叶上移，填补胸顶残腔。关胸前应仔细检查手术视野有无活动出血点或渗血处，并进行彻底止血。全肺切除后，放置一根胸腔闭式引流管；肺叶或肺段及局部切除后放置两根引流管。用生理盐水冲洗胸腔，清点纱布及物品，仔细检查手术视野，证明无异物残留后，才可合拢肋骨，逐层缝合胸壁。

（五）并发症及处理

1. 术中出血　术中较小的血管或淋巴结出血采用能量器械常可解决。术中一旦发生肺动脉 / 肺静脉破裂，处理不当会引起致命性大出血的严重后果。在常规开放手术中发生较大出血，常采用压迫方法控制，视情况可采用吸引器辅助下缝合血管创面修补或阻断一侧肺动脉主干再行修补的方法止血。若术中发生较大的肺静脉出血，在处理出血的同时还需将患者头部位置放低，预防空气栓塞这种致命性术后并发症。

2. 支气管胸膜瘘　术中气管 / 支气管损伤常见于术中解剖不清晰，操作粗暴所致。手术结束前需严格执行冲洗及术侧膨肺的检查操作，术中气管 / 支气管损伤可及时发现。常采用直接缝合修补的方法修补损伤。如术后发生支气管胸膜瘘，需要进一步行支气管纤维镜检查，较小的瘘口可尝试支气管纤维镜下蛋白胶封堵。较大的瘘口与封堵失败的情况下则需二次手术探查修补处理。

3. 术后出血　常由术中止血不彻底，关胸操作不仔细所致。术后观察患者引流，如每小时引流大于 200ml，持续 3 小时以上；患者心率逐步上升，血压逐步下降；查动脉血气分析，血细胞比容进行性下降等提示胸腔内有活动性出血的指征时需及时二次手术开胸探查处理。

4. 肺栓塞　为常见的致命性术后并发症。患者出现胸痛症状，心率加快而听诊呼吸音基本正常，同时监测提示血氧饱和度进行性下降。该并发症需第一时间抢救性处理：气管插管，静脉推注肝素抗凝，同时转入 ICU 治疗。待患者生命体征平稳可行肺动脉造影检查证实。确诊后按肺栓塞常规处理。

5. 肺不张　术后听诊患者患侧肺呼吸音低或无呼吸音，气管向患侧偏移，闭式引流瓶波动大及 X 线胸片提示肺不张等即可确诊。术后应加强患者肺部体疗，促进排痰，必要时可行支气管纤维镜下吸痰治疗。

6. 感染　肺手术为呼吸道手术，存在术中、术后感染的危险因素。术后患者出现感染征象时需及时按诊疗流程查找病原体，依据药敏试验选取敏感抗生素。加强术中保护意识，严格规范无菌操作。对于结核 / 霉菌等特殊感染需按专科会诊意见综合处理。

7. 持续漏气　术后患者用力咳嗽时胸腔闭式引流瓶内可见气体。这种情况需要与支气管胸膜瘘相鉴别。常由术后肺创面漏气所致，一般可自愈。如果漏气持续时间长，量大，则可考虑行自体血胸腔内注射或二次手术探查处理。

8. 其他　术后拔除闭式引流管胸腔进气、引流管拔管时断裂、伤口渗血等并发症通过加强基本技能培训可避免。

（六）操作注意事项

1. 在学习解剖性肺切除操作前，需先学习有关胸外科肺切除操作的基本理论，了解相关适应证及禁忌证；熟悉胸部及肺相关的解剖结构。掌握常见并发症的表现及处理原则，轻柔操作，避免损伤。

2. 操作过程中，需循序渐进，按术前规划的整体思路完成手术。

3. 血管 / 气管的处理按规范进行，不遗留不确切的问题，发现问题及时解决。

4. 如术中探查发现有术前检查未能发现的特殊情况，需术中再次同患者家属沟通，在术中谈话同意书上签字。

5. 术后处理　密切观察患者生命体征及胸腔闭式引流情况。严格按照拔除气管插管的规范操作。如需送患者进入监护室，要做好交接班；术中特殊情况及需要进行的特殊处理要及时交接。

（七）相关知识

目前临床上肺叶切除术中直线切割缝合器已经广泛被使用。学员在进行手术操作前需要了解和学习直线切割缝合器的基本原理和操作方法，同时加强外科基本操作如打结、剪线和缝扎等。

三、评价标准

见表 7-2-1、表 7-2-2。

表 7-2-1 解剖性肺切除操作规范核查表

项目	内容	是	部分	否
操作前准备	核对患者信息：包括患者姓名、性别、年龄、主诉			
	核对手术部位			
	询问患者既往有无高血压及心、肺、脑疾病等病史			
	询问有无药物过敏史			
	查看患者血常规、凝血功能、心电图及既往检查结果			
	明确患者有无手术禁忌证			
	确定患者已签署手术探查同意书			
	物品（器械）准备：确定手术相关设备正常			
操作过程	手术前准备			
	摆手术体位			
	划手术切口线			
	手术视野消毒			
	铺无菌巾单			
	按顺序连接手术器械，胸腔镜设备			
	手术过程			
	切皮			
	做胸部手术切口			
	切口止血			
	胸腔内探查			
	粘连分离			
	动脉解剖与处理			
	静脉解剖与处理			
	支气管解剖与处理			
	周边组织的分离与解剖（淋巴结）			

续表

项目	内容	是	部分	否
操作过程	术中止血			
	术中操作后检查			
	能准确操作与处理			
	病变探查与描述			
	粘连分离			
	肺动脉解剖与处理			
	肺静脉解剖与处理			
	肺支气管解剖与处理			
	止血			
	缝合技术			
	关胸			
操作后处置	向患者家属简要介绍术中情况，冷冻病理结果等			
	向患者家属交代术后注意事项			

表 7-2-2　解剖性肺切除规范检查评估表　　单位：分

项目	好(5)	一般(3)	差(1)
操作过程流畅度			
操作熟练度			
人文关怀			

评分说明如下。

好：操作过程清晰流畅，无多余操作，外科基本功熟练，血管及支气管处理方法正确，人文关怀到位，有术前核查、术中谈话（有必要时）及术后家属注意事项的交代。

一般：操作过程能整体完成，多余操作少于 5 次，血管及支气管处理的方法基本正确，术中有小出血，有术后同患者家属病情及注意事项的交代。

差：无法完成操作；术中大出血；术中有无关操作脏器的损伤；多余操作大于 5 次，动作粗暴，基本操作不熟练，无人文关怀。

四、常见操作错误及分析

1. 切口定位错误　常见原因是未能辨别清楚肋间隙，需查找体表定位标志，严格按规范定位手术切口部位。
2. 无法准确解剖血管鞘　肺血管解剖辨识不明确，操作不够精确。
3. 术后不检查漏气、出血等情况　操作欠规范，未执行关胸前常规流程。

五、常用训练方法及培训要点介绍

1. 模型训练　使用离体（图 7-2-10）或活体动物模型（图 7-2-11）（猪或狗肺）进行模拟练习。

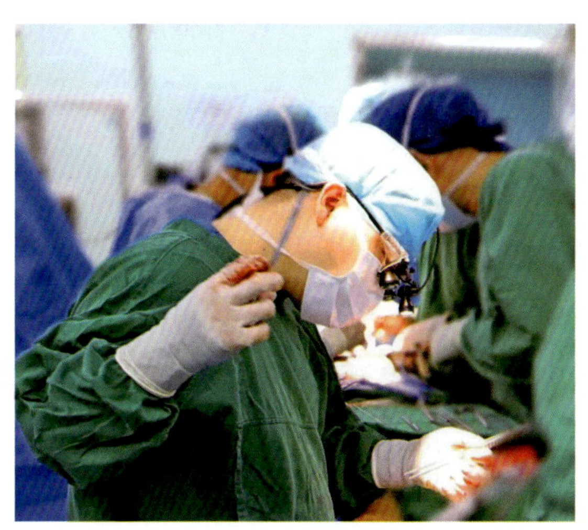

图 7-2-10　学员在离体模型上练习操作

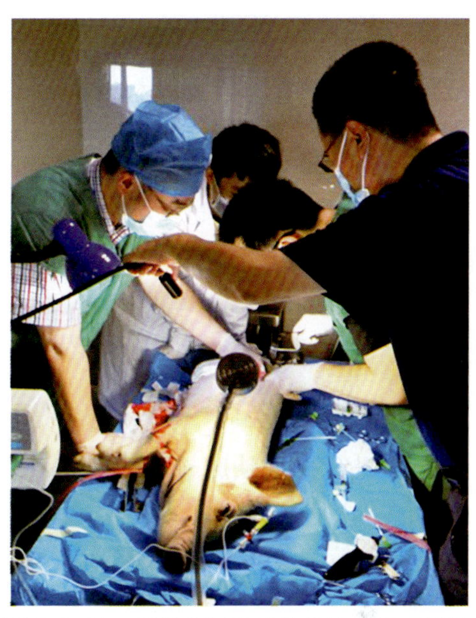

图 7-2-11　学员在活体动物(猪)上练习操作

2. 虚拟训练　在学员熟悉了解剖性肺切除的常规外科操作的基础上,可以进行胸腔训练模型的使用。虚拟操作机器在学员培训中有非常重要的作用(图 7-2-12)。通过使用实战使用操作系统,进行手术基本操作练习,有助于技能的飞速提高。

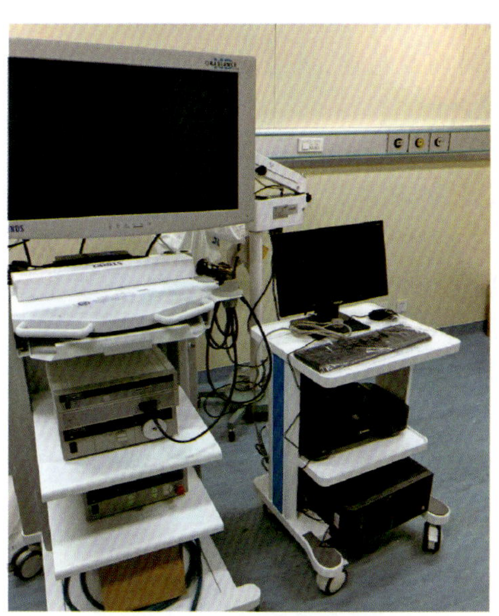

图 7-2-12　虚拟训练系统

3. 其他训练　可以利用自制简易模型,如用纸箱、葡萄等水果等自制模型来训练。

六、相关知识测试题

1. 进行解剖性肺切除手术，下列结构**不一定**需要解剖的是

A. 肺动脉主干　　B. 肺动脉分支　　C. 肺静脉分支

D. 支气管分支　　E. 支气管动脉

2. 在进行解剖性肺切除手术过程中，出现大出血情况时，**不宜**采用的策略是

A. 压迫，控制出血

B. 及时请示上级医生

C. 在血泊中使用血管钳钳夹可能出血的位置

D. 申请输血

E. 阻断肺动脉主干

3. 在进行解剖性肺切除手术中，发现肺裂发育不良，解剖关系不清晰，适宜选用的策略是

A. 马上请上级医生上台主刀完成手术

B. 反复左右翻动肺叶，寻找血管间隙

C. 同家属谈话，放弃手术

D. 耐心解剖，积极寻找突破口

E. 询问下级医生方案

4. 在使用胸腔镜微创方式进行解剖行肺切除手术中，发现患者胸腔广泛粘连，肺门解剖结构不清晰，可能存在较大的出血风险。以下选择**不合适**的是

A. 中转改开放手术

B. 继续胸腔镜下分离胸腔粘连，风险较高的操作改开放直视下进行

C. 尝试阻断肺动脉主干

D. 继续全胸腔镜操作，出现了具体情况再说

E. 术中告知患者家属，签署中转开放手术同意书

5. 患者，男，63 岁。右上肺叶切除术后 3 天，突发右胸疼痛伴呼吸困难。心电监护提示心率 140 次 /min，血压 140/100mmHg，血氧饱和度 80%。听诊双肺呼吸音清，心率快，无明显杂音。胸腔引流瓶内有淡红色引流液 200ml。心电图提示无明显心肌缺血改变。该患者最可能出现的术后并发症是

A. 肺不张　　B. 心肌梗死　　C. 肺栓塞

D. 肺部感染　　E. 胸腔内大出血

答案：1. A　2. C　3. D　4. D　5. C

（谭思创）

第三节　胸腔镜下右肺上叶切除

一、概述

胸腔镜手术又称为电视胸腔镜外科手术（VATS），是当前胸外科领域广泛关注的技术之

一。1992年，Lewis在国际上率先报道了胸腔镜下肺叶切除手术。从它的出现到推广，从最初的胸腔镜辅助技术到目前单孔胸腔镜技术，乃至达·芬奇机器人手术的应用，从循证医学角度来说，已有大量的数据表明，对于符合适应证的患者，有经验的胸外科医生使用胸腔镜技术不仅可获得与传统开胸手术相当甚至更好的近期和远期结果，而且具有创伤小，恢复快，外观美的优势，同时也是一种安全的手术方式。对胸外科专科医生来讲，胸腔镜技术已经是必备的基本技能。

二、操作规范流程

（一）适应证

大部分同开放肺叶切除手术，用于治疗因肺组织病变需要进行肺叶切除的患者，目前最常见的用于以下情况。

1. 肺部恶性肿瘤。
2. 部分无法行局部切除的良性病变。
3. 感染性肺部疾病，包括结核毁损肺。
4. 肺部真菌感染内科治疗无效。
5. 可疑恶性肿瘤但无法进行局部切除的肺部结节。

（二）禁忌证

1. 绝对禁忌证　大部分同开放肺叶切除手术。

(1)一般情况差，心肺功能不能耐受手术。

(2)肺功能严重下降。

(3)心血管系统严重受损。

(4)近3个月内发生急性心肌梗死。

(5)近期反复发作严重心绞痛。

(6)心衰，心功能Ⅲ~Ⅳ级。

(7)严重室性心律失常。

(8)凝血功能障碍。

(9)合并严重的传染病。

(10)重度感染。

2. 相对禁忌证　胸膜严重粘连，高龄，血糖控制不佳，甲状腺功能异常，吸烟患者戒烟不足2周等都需要仔细地术前评估。

（三）操作前准备

1. 术前准备　与常规手术相同。对患者的生化检查结果和心肺功能进行详细地术前评估。手术组人员精心术前讨论。需要强调的是：近期的高分辨率CT检查。强调近期是为了术前尽量精准的判断；强调高分辨是因为当前临床处理磨玻璃样病变需要对其大小、密度、实质占比精细分析，因此需要高分辨薄层CT。CT可以明确肺部病变的情况，包括病变的部位、大小、边界、质地及与相邻组织的关系。在CT片上，尤其需要注意与手术风险密切相关的因素如淋巴结钙化、肺裂的发育情况、支气管血管的解剖位置。

2. 麻醉前准备　术前探访患者，了解患者情况，并与手术医生沟通手术方案。做好呼吸道控制准备，监测血流动力学，建立静脉通路，进行区域镇痛。

3. 胸腔镜手术仪器和器械准备 包括胸腔镜系统和胸腔镜特殊器材。

4. 患者体位 患者取侧卧位，为使肋间隙打开可以采取折刀位，大多数主刀医生习惯站于患者腹侧。

（四）操作步骤

1. 切口位置 从最开始的四个切口到三个切口，再到两个切口，以及目前的单孔胸腔镜。理论上单孔操作比多孔操作的优势在于外观、疼痛的控制及术后康复。在开口设计上没有统一定论，可以根据医生不同学习阶段，个人的操作特点，病变特点的不同，依据实际情况决定。如右肺上叶和右肺中叶切除术，观察孔可以向腋前线前移；左侧肺叶切除由于心脏影响，观察孔可以向腋后线后移，肥胖患者常因膈肌位置较高，观察孔可以考虑上移一个肋间以保持良好视野。

（1）三切口设计：观察口、主操作切口和辅助操作切口。采用标准站位为术者与扶镜手在患者腹侧，第一助手在患者背侧。观察孔在第7肋腋中线，长度1~1.5cm。根据不同肺叶切除情况适当调整：主操作孔位于第四肋间腋前线，长度3~5cm，大约定位于肺门水平；辅助操作孔位于第7肋间肩胛下角线，长度约1.5cm，与观察孔处于同一肋间隙。

（2）二切口设计：观察孔第7肋腋中线，长度1~1.5cm。主操作孔位于第4肋间腋前线，长度3~5cm。根据切除部位，部分主操作孔会下移到第5肋间隙。

（3）单孔设计：根据《单孔胸腔镜手术治疗肺癌中国专家共识》的推荐，具体如下（括号中为推荐等级）。

1）视野依靠腔镜，不使用肋骨撑开器，切口≤4cm（Ⅱ级）。

2）切口位置：①肺叶切除术第5肋间，右肺上叶、右肺中叶、左肺上叶、左肺下叶（Ⅱ级）；右肺下叶（Ⅰ级）；②肺段切除术第5肋间，右肺中叶、左肺上叶（Ⅱ级）；右肺下叶、左肺下叶（Ⅰ级）；③肺段切除术第4肋间，右肺上叶（Ⅰ级）；④切口位于腋前线至腋中线之间（Ⅱ级）。

3）切口长度3~4cm（Ⅰ级）。

4）单孔胸腔镜手术使用切口牵开器（Ⅰ级）。

5）使用10mm腔镜镜头，且固定于切口背侧（Ⅰ级）。

6）术者站于患者腹侧（Ⅰ级）。

7）扶镜手站于术者对侧（Ⅱ级）。

8）术后引流管通过手术切口的同一肋间，放置1根胸腔引流管（≤24F引流，且引流管固定于切口背侧（Ⅰ级）。

2. 手术流程 常规探查胸腔，除探查病变位置外，还要注意是否存在胸膜腔种植转移、肺裂发育情况、脏壁层胸膜是否粘连，完成这些基本探查后，就可以开始肺叶切除的操作。右上肺肺叶切除顺序根据术者习惯、患者肺裂发育及操作孔位置都会有所不同，常见的处理顺序如下。

（1）从前向后：顺序依次为上肺静脉、尖前段动脉、支气管、后升支动脉和叶间裂。

手术床可稍向患者背侧倾斜，有利于前肺门暴露。用无创长圈钳将右肺上叶和中叶牵向患者背侧，游离上叶静脉干，注意保护右侧膈神经，分离上叶与中叶之间的间隙，在此处常需要清扫第10组淋巴结，游离暴露到肺静脉后方，可见白色的肺动脉干侧壁，沿动脉鞘游离动静脉间隙，充分游离上肺静脉上缘，可用直角钳穿过上肺静脉带10号丝线牵引，用内镜直线型缝合切开器白钉离断。

在此强调:游离的动静脉之间的空间要足够,尤其是单孔情况下,有利于内镜直线型缝合切开器通过;直角钳游离时注意动作轻柔,沿解剖间隙前进,注意钳尖的位置,避免损伤菲薄的肺静脉或动脉引起大出血;在闭合离断时注意减轻张力,可以减少血管断端渗血概率。从前向后游离右上肺尖前动脉干分支,此处常有第10、12组淋巴结需要清扫以更好暴露尖前动脉干,血管分离钳游离出足够间隙以通过直线型缝合切开器闭合离断。将手术床向患者腹侧稍倾斜,游离后肺门,如果需要清扫第7组淋巴结建议在切除肺叶之前进行,因为可以通过牵拉肺叶提供更好的暴露。向腹侧牵拉右上肺叶,找到右上肺支气管与右中间支气管间隙,清扫第11、12组淋巴结,用直角钳穿过右上叶支气管,直线型缝合切开器绿钉离断,在上叶支气管后下方沿肺动脉干找到肺动脉后升支,血管游离钳分离后直线型缝合切开器白钉闭合离断,也可以使用血管夹,最后用直线型缝合切开器蓝钉处理肺裂切除右上肺叶,装入取物袋后经操作孔取出。

(2)从后向前:顺序依次为右上肺支气管、尖前段动脉、后升支动脉、上叶静脉、肺裂。

手术床稍微向腹侧倾斜以更好地暴露后肺门,无创圈钳或圈钳带纱布将上叶扒向腹侧充分暴露后肺门,如有必要首先打开后肺门右主支气管处胸膜,游离切除第7组淋巴结。找到右上肺支气管与右中间支气管间隙,清扫第11、12组淋巴结,暴露右上肺支气管,直角钳紧贴支气管壁穿过上叶支气管,直线型缝合切开器绿钉闭合离断。

此处操作要注意:在穿过上叶支气管时注意不能误伤支气管上缘处尖前段动脉,先游离上叶支气管上缘胸膜,暴露尖前段动脉与支气管间隙可减少误伤血管的概率;游离上叶支气管下缘常有第11、12组淋巴结位置较深难以一次性清除,勉强进行可能会损伤肺动脉基底干或后升支,可予暂时留存,离断上叶支气管后,清扫视野将大大改善。

在三叶交界处打开胸膜,沿肺动脉鞘向后上方钝性游离,在后升支与背段动脉间做一通向后肺门上叶与中间干支气管间隙处隧道,直线型缝合切开器蓝钉闭合离断斜裂后部。该操作要注意由于肺叶的牵拉,必须准确判断背段动脉及回升支动脉间隙才可以避免误伤。用有齿圈钳夹持离断的上叶支气管远心端向腹侧牵拉,清除残余淋巴结及周围结缔组织,沿肺动脉干向近心端游离暴露尖前段动脉干,血管游离钳分离后直线型缝合切开器白钉闭合离断,游离后升支动脉直线型切割闭合器白钉闭合离断,也可以使用血管夹。手术床稍向患者背侧倾斜有利于前肺门暴露,同上处理上叶静脉,最后直线型缝合切开器蓝钉处理水平裂。

3. 胸膜粘连处理 术前CT阅片常不能准确预见是否有胸膜粘连,在手术作第一个切口时,进胸膜腔前应转为单肺通气,中弯钳钝性分离进入,有气体进入脏壁层胸膜多无严重粘连,否则应考虑全胸膜腔粘连。胸腔内粘连带或局限性粘连,可以用电钩或超声刀离断,部分膜性粘连可以钝性游离。对于弥漫性膜状粘连,可经手术切口进行钝性游离,其中一对切口的距离需小于10cm,以便手指与圈钳可在两切口间打通一个腔隙,再通过器械进行游离,直至提供正常手术视野。

4. 血管游离 因为肺血管直接与心脏连接,肺血管尤其是肺动脉管壁菲薄,如果出现血管损伤不但干扰视野,处理不当甚至危及患者生命。依个人习惯不同,一般左手吸引器右手电钩或超声刀,电钩电凝功率不宜过大,否则容易误伤血管引起出血。电钩勾起血管鞘及结缔组织,用抽吸器头钝性游离血管与血管鞘间隙,沿血管表面进行游离。

当间隙过小时可以尝试腔镜剪打开血管鞘。一般采用抽吸器头保护牵拉血管,电钩游离血管鞘交替行进，游离血管到足够的长度和周径后即可尝试用血管分离钳，直角钳游离目标血管，然后使用切割缝合器或结扎离断血管（图 7-3-1）。在使用切割缝合器时要注意预留足够的血管长度以方便闭合器通过，以及注意过钉角度，夹持后保持稳定防止血管撕裂，切割目标血管应尽量保持低张力状态，保留近心断端约 5mm，太长容易形成血栓，太短时如果出血会增加止血的困难。操作中除游离足够长度的血管外，目标血管过线悬吊（图 7-3-2），钉仓前使用导尿管导引，使用带喙突的改良钉仓，直接结扎离断，止血夹夹闭，prolene 线缝合都是可以选择的方法。切忌勉强过钉，否则容易撕裂血管。对于一些小血管，由于成钉高度限制及血管骨骼化后，闭合残端渗血，通常只要用纱布压迫即可，小血管更加合适结扎或血管夹。超声刀也可直接处理直径较小的肺血管，较常用的方法是使用丝线或血管夹闭合近心端后用超声刀离断远心端。在初始阶段电钩可以勾取少量组织，视野清楚后再进行切割，注意电钩的反弹伤及周围组织。使用超声刀要尤其注意高频振动能量输出头不要击穿周围组织。卡压的淋巴结与血管浸润程度，如果出现“门钉样”卡压，分离困难，往往需要术中改为开放式手术，必要时进行血管阻断与成形乃至袖式切除。

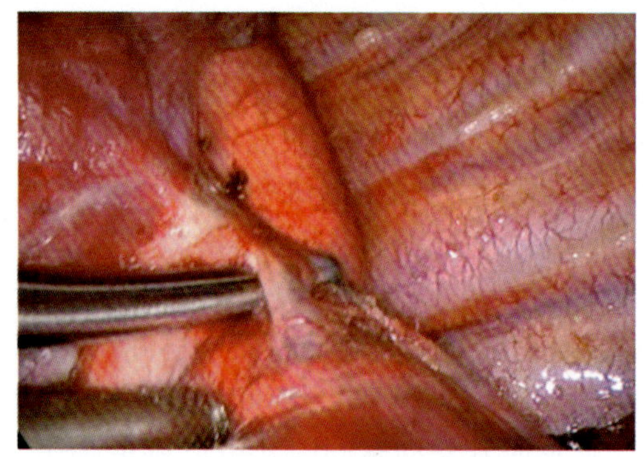

图 7-3-1 骨骼化血管后，游离目标血管

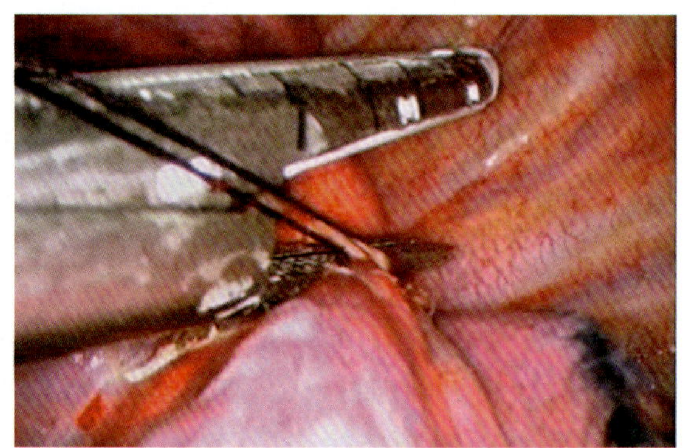

图 7-3-2 切割缝合器离断血管

5. 叶间裂分离 在肺叶切除术中，对于肺动脉的处理常用的方法是经过肺裂解剖并显示肺动脉，然后通过切割缝合器离断或手工结扎离断。在肺裂发育不全的情况下，可以考虑“隧道法”暴露动脉血管鞘，沿着血管鞘进行游离，建立切割缝合器可以通过的通道，明确解剖关系后进行离断（图 7-3-3）。该方法要注意，从前肺门或后肺门，沿水平裂斜裂交界处开始游离，明确肺动脉血管鞘的解剖层面，可以使用电钩或超声刀和抽吸器相结合进行游离，最后打通。在离断前，一定要注意确认钉仓位置，避免误伤。对于肺裂发育不全或没有发育的患者可以采用首先分离肺裂的方法，如“单向式肺叶切除”，从肺门解剖，依次切断血管支气管，最后处理肺裂。Walker 等行上叶切除时所采用的“后路法”亦可避免

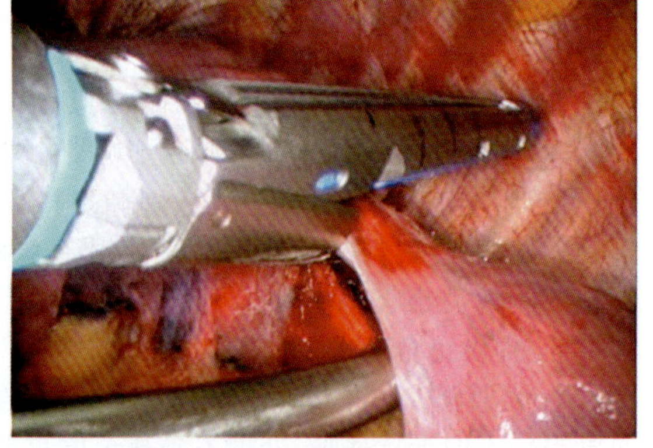

图 7-3-3 “隧道法”处理叶间裂

因肺裂发育不全所致的肺上叶切除的操作不便。

6. 系统淋巴结清扫　淋巴结转移是肺癌主要而常见的转移途径，也是术后癌残留而导致复发和转移的主要因素。系统淋巴结清扫是肺癌手术的重要步骤，直接影响患者预后。胸腔镜手术与传统手术对淋巴结清扫的要求是一致的，有助于明确患者的肿瘤分期及指导后期治疗，三孔胸腔镜肺癌手术对胸腔内淋巴结清扫尤其是纵隔淋巴结清扫已能达到与开胸手术相同的清扫效果。纵隔淋巴结模块化清扫可以提供一个系统的手术思路。具体是将纵隔淋巴结清扫分为不同模块：下纵隔第 8、9 组淋巴结模块；隆突下第 7 组淋巴结模块；右侧上纵隔 2R、3A/3P 及 4R 组淋巴结模块；左侧上纵隔 4L-6 组淋巴结模块。根据不同肺叶切除特点术中依次切除。总体路线是围绕肺门，从下到上，从后到前的顺序进行。从下方第 8、9 组淋巴结开始，沿后肺门清扫第 7 组，左侧肺叶切除术在 4L-6 组淋巴结清扫后即可清楚暴露肺门结构完成肺叶切除，右侧可以在病变肺叶切除后进一步切除 4R、2R、3A/3P 足淋巴结。

（五）并发症及处理

1. 出血　是胸腔镜手术中转开胸的最常见原因。常见的是肺血管出血，由于胸膜致密粘连或肿瘤侵犯，出现锁骨下动静脉、上腔静脉出血，也会出现奇静脉出血。

（1）出血原因

1）凝血功能障碍。

2）术中暴露不清，游离时过度牵拉或能量器械直接击穿导致出现。有时也会在游离不充分切割缝合器强行过钉时出现血管撕裂。

3）先天性血管变异、相对肺静脉、肺动脉分支数量及发出部位有较多变异如右肺动脉分支，少数情况下可有数支后升支动脉由肺动脉叶间段发出，甚至可由中叶动脉或背段动脉发出至上叶，左侧肺动脉出现纵隔型舌段肺动脉等，最有效的避免方式是术前 CT 阅片与 3D 重建。

（2）处理方法

1）少量的出血，常可以使用“花生米”或干纱布压迫几分钟，或肺实质压迫，止血材料处理往往可以控制出血，继续操作。

2）如果出血量比较大，可以使用吸引 - 侧压止血技术。

3）可以使用抽吸器头压迫阻断近心端血管控制出血，侧孔吸尽积血后，然后尝试 5-0 prolene 线在破口两端直接缝合后打结，出血量大时可以用一个吸引器压迫，另外一个吸引器抽掉积血后再行修补。游离近心端使用血管阻断钳 / 夹，或通过控制肺门，阻断肺静脉、肺动脉干都是临床常用的措施。左侧肺动脉干较长，相对容易游离阻断，右侧常需要在心包内进行阻断，阻断后缝扎，血管夹夹闭等止血。

4）致命性出血量大，速度快，可考虑纱布垫压迫后迅速开胸止血。

5）值得强调的是，对术中出血的处置，最为重要的是注意防范血管损伤，术前需要评估血管变异、致密粘连高风险因素，如术中发现血管解剖困难时，可采用“预阻断”处理，必要时果断改为开胸手术，以避免发生难以控制的出血。对于已经发生的血管损伤出血，首先术者要保持冷静，切忌在视野不清时进行盲目钳夹，导致破口进一步扩大，使出血不可控。

2. 肺门结构致密粘连　结核、慢性炎症和术前新辅助治疗患者也常存在肺门组织纤维化、致密粘连，尤其是肺动脉与支气管之间的融合钙化的淋巴结加大了手术难度与风险，对术前影像学提示肺门或纵隔钙化者尤应注意。处理方法如下。

(1)提前阻断肺动脉，与出血处理类似，预先控制肺动脉近心端，可以提供安全、清晰的解剖视野，保证手术安全。

(2)离断肺静脉后，切开支气管，留出处理肺动脉的空间，在处理肺动脉后再闭合支气管残端。

(3)在应对淋巴结钙化融合包裹支气管肺动脉时，不勉强解剖分离，直接用厚组织钉一并切割离断，残端用 3-0 prolene 线间断褥式缝合加固。

3. 病变外侵　术中探查发现病变累及范围广，侵犯邻近的胸壁、累及肺门结构或纵隔大血管等中央型肺癌或肺门转移淋巴结侵及支气管或肺动脉时，可尝试在胸腔镜下行支气管 / 肺动脉成形。对于部分肿瘤累及上腔静脉，亦可尝试腔镜下行上腔静脉部分切除成形。如评估无法在胸腔镜下控制出血，需尽快中转为开胸手术。

(六) 操作注意事项

1. 应该首先熟悉胸部外科解剖，熟悉相关疾病的诊断、鉴别诊断和治疗。
2. 实施胸腔镜手术前，要有开胸手术的经验及发生意外情况的处理预案。
3. 保证视野清晰是完成胸腔镜手术的基本要求，是手术安全的基本保障。
4. 操作过程应轻柔，切忌粗暴分离及过钉，要给钉仓留出足够的解剖空间，否则容易出现撕裂。出现淋巴结卡压、过钉角度困难等情况时不能勉强过钉，结扎后离断可能更安全。
5. 上钉准备切割前要仔细核对解剖，尤其是在非习惯性手术顺序或方向手术时，特别注意误伤的发生。
6. 术中注意无瘤操作，避免医源性种植转移的发生。
7. 术毕温无菌蒸馏水冲洗胸腔，并告知麻醉医生注意心率改变，曾发生过水温过低导致患者术中心脏骤停的情况。
8. 术后注意呼吸道管理　雾化，鼓励咳嗽排痰，加强呼吸训练。
9. 术后无胸腔出血、漏气、感染，复查胸片患侧肺复张良好，24 小时引流量小于 200~400ml 可考虑拔管。
10. 围手术期肺栓塞的预防　包括入院时栓塞高危因素的评估，入院体格检查明确是否有下肢静脉曲张，对有高度肺栓塞危险的手术患者围手术期采用低分子量肝素抗凝和充气加压泵对双下肢充气加压的方法进行预防，术后早期下床活动等。

三、评价标准

见表 7-3-1、表 7-3-2。

表 7-3-1　胸腔镜下右肺上叶切除操作规范核查表

项目	内容	是	部分	否
术前准备	核对患者信息：包括患者姓名、性别、年龄、主诉，核对患侧标记			
	询问禁食、禁饮情况			
	询问患者既往有无高血压及心、肺、脑疾病等病史			

续表

项目	内容	是	部分	否
术前准备	询问有无服用抗血小板药物、抗凝药物如阿司匹林、氯吡格雷等的情况及有无出凝血异常疾病史。麻醉患者需询问有无麻醉药物过敏史，准备双腔气管插管或分堵器			
	查看患者血常规、凝血功能、心电图及 PET/CT、CT、心肺功能等相关检查结果			
	明确患者有无手术禁忌证			
	确定患者已签署手术同意书			
	物品（器械）准备：手术器材，腔镜工作站及腔镜器械准备监护设备、氧气及急救药品准备妥当			
操作过程	麻醉完毕后			
	再次确认手术部位			
	患者体位摆放，并标记切口			
	常规消毒、铺单			
	腔镜系统连接，检查系统工作是否正常			
	常规切皮，逐层开胸并置入切口保护套			
	胸内操作			
	胸腔镜胸内探查，是否有胸膜粘连、胸腔积液、胸膜腔种植转移			
	病灶部位探查			
	能够正确辨别胸内解剖结构			
	能够维持良好视野（远 / 近范围，焦距）			
	掌握手术基本顺序			
	了解肺叶切除的处理流程（动脉、静脉、支气管、肺裂、淋巴结的处理）			
	术毕止血			
	温水冲洗胸腔			
	麻醉医生膨肺，观察肺复张情况，必要时肺修补			
	核对器械，敷料			
	放引流（位置，长度，侧孔）			
	逐层关胸			
术后处置	呼吸道管理			
	围手术期肺栓塞的预防			
	掌握术后引流管拔除指征			

表 7-3-2　胸腔镜下右肺上叶切除操作规范评估表　　单位：分

项目	好(5)	一般(3)	差(1)
操作过程流畅度			
操作检查熟练度			
人文关怀			

评分说明如下。

好：操作过程清晰流畅，无卡顿，检查熟练，进镜及退镜方法正确，视野清晰，解剖结构熟悉，熟悉手术流程。人文关怀到位，有术前交流、术中安慰、术后饮食及注意事项的交代。

一般：操作过程能整体完成，检查进镜方法基本正确，解剖结构基本正确，基本熟悉手术流程；能有部分术前交流、术中安慰、术后饮食及注意事项的交代。

差：操作过程动作不规范，操作粗暴，不能辨识解剖结构，不了解手术流程，无人文关怀。

四、常见训练方法及培训要点介绍

1. 模型训练　腔镜手术模拟训练系统（图 7-3-4）是专门用来进行腔镜手术培训的教学设备，采用了人体解剖视觉重现和力反馈技术，操作画面清晰、脏器逼真、器械真实、操作手感好，可以扩展学员的解剖知识，提高学员的手术技巧。通过不同模块配置，可以训练学员镜头操控、手眼协调训练、剪切、电切、钳夹及夹持等。优点是费用低廉，易于装配，缺点是缺乏真实感。

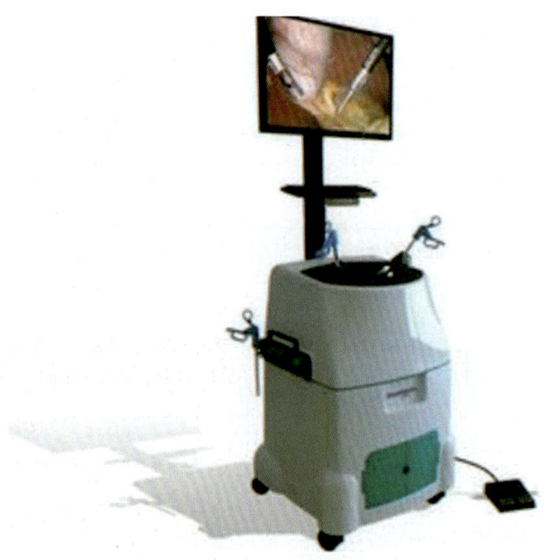

图 7-3-4　手术模拟训练系统 LAP MENTOR

2. 动物模型训练　需要动物实验室，对全身麻醉下的活体动物进行模拟操作，常用动物为猪，但因为犬有更宽阔的胸腔，发育良好的肺裂而更加合适做胸腔镜模拟手术。优点是有真实感，缺点是对动物房的要求较高，费用高。

五、相关知识测试题

1. 常见胸腔镜切口数目

A. 1　　B. 2　　C. 3

D. 4　　E. 以上都有

2. 右主支气管的特点是

A. 细而长　　B. 细而短　　C. 粗而长

D. 粗而短　　E. 以上都不是

3. 右上肺手术切除如果选择从后向前，一般手术顺序依次为

A. 右上肺支气管、尖前段动脉、后升支动脉、上叶静脉 - 肺裂

B. 尖前段动脉、右上肺支气管、后升支动脉、上叶静脉 - 肺裂

C. 肺裂、尖前段动脉、后升支动脉、上叶静脉、右上肺支气管

D. 右上肺支气管、上叶静脉、后升支动脉、尖前段动脉、肺裂

E. 以上都不是

4. 胸腔镜的手术禁忌包括

A. 一般情况差，心肺功能不能耐受手术

B. 肺功能严重下降

C. 心血管系统严重受损

D. 近 3 个月内发生急性心肌梗死

E. 高龄

5. 胸腔镜手术中转开胸的最常见原因是

A. 出血　　B. 淋巴结卡压

C. 胸膜致密粘连　　D. 肿瘤侵犯周围重要脏器组织

E. 乳糜胸

答案：1. E　2. D　3. A　4. ABCD　5. ABCD

（唐敬群）

第四节　机器人辅助肺叶切除术

一、概述

自 20 世纪 90 年代以来，随着手术技术的进步和微创手术器械设备的发展，胸外科逐步迈入微创时代，微创肺叶切除术已成为肺癌外科治疗的主要手段之一。2002 年，Melfi 等报道了首例机器人辅助胸外科（robot-assisted thoracic surgery，RATS）肺切除术。Cerfolio 等将 RATS 定义为“一种不撑开、牵拉或切除任何胸壁组织的微创术式，术者及助手的手术视野由镜头及显示器提供，手术操作由术者操控经计算机系统控制的能够模拟人手精细动作的机械手臂来完成，且需在所有关键的手术步骤中使用的术式”。

外科手术机器人系统设计的基本理念是通过使用微创的方法来实施复杂的外科手术，已经广泛应用于成人和儿童的腹部外科、泌尿外科、妇产科、胸外科及心脏手术等。机器人

手术系统主要包括外科医生控制台、床旁机械臂系统和成像系统三大部分。机器人手术较传统胸腔镜有其独特的优势，它可以为医生提供真实 3D 立体图像，放大 10 倍的高清视野，仿真手腕器械可 540° 旋转，能进入人手不便操作的狭窄解剖区域，还可以自动滤除人为颤抖，比单纯人手操作更稳定。随着技术的不断进步及国产化机器人的逐步上市，RATS 已经与 VATS 及开放手术共同成为肺癌治疗的常规术式。

二、操作规范流程

（一）适应证

机器人辅助肺叶切除术适应证基本同开放及胸腔镜肺叶切除术，包括但不限于以下：①可手术切除的肺部肿瘤（良性、恶性或交界性肿瘤）；②先天性肺疾病（肺隔离症、肺动静脉瘘等）；③肺部感染性疾病（支气管扩张，局限性肺真菌病，肺结核等）；④职业相关疾病（肺尘埃沉着病）等。

（二）禁忌证

机器人辅助肺叶切除术的禁忌证也基本同开放及胸腔镜肺叶切除术，主要包括具体病种的情况及患者全身重要器官的功能状态两个方面。

（三）手术前准备

1. 完善相关检查　手术前完成血常规、肝肾功能、凝血功能、输血前检查、运动心肺功能、肺部 CT、纤维支气管镜、骨扫描、PET/CT 等相关检查。

2. 患者的准备　术前常规备皮（剃除患侧腋毛）。术前常规禁食、禁饮。术前及时与患者及家属沟通，签署知情同意书。做好充分的术前宣教并做好患者的心理辅导。

3. 物品（器械）的准备

（1）外科手术机器人系统及相关耗材，如永久电钩、双极电凝、电剪、持针器、操作臂保护套等。

（2）手术常规耗材，如胸腔镜手术操作器械、切口保护套、电刀、抽吸器等。

（3）其他：强力碘溶液、标本固定液。

4. 操作者的准备

（1）行术前讨论，仔细阅读术前 CT 等影像学资料明确患者手术部位、肺切除术的方案及术中并发症应对方案。

（2）核对患者信息：包括患者姓名、性别、年龄、主诉。

（3）询问患者既往有无高血压及心、肺、脑疾病等病史，是否吸烟及戒烟时间是否超过 2 周，有无服用抗血小板药物、抗凝药物如阿司匹林、氯吡格雷等及有无出凝血异常疾病史。

（4）查看患者血常规、凝血功能、肺功能及彩超、CT 等结果。

（5）明确患者有无肺叶切除禁忌证。

（6）向患者解释手术后可能出现的不适及术后如何康复锻炼，使患者有充足的心理准备。

（7）确定患者已签署机器人辅助肺叶切除术同意书。

（四）操作步骤

1. 体位及切口　机器人辅助肺叶切除手术体位摆放与 VATS 相似，一般采取健侧卧位，双手抱头，胸部垫高或折刀体位，以最大限度打开肋间隙，暴露肺门结构。一般推荐采用双腔气管插管，但对于呼吸道狭窄、畸形或呼吸道较窄的瘦小成年人及儿童，可使用单腔气管插管＋封堵器。

机器人辅助肺叶切除手术切口设计尚无统一标准,不同术者根据经验可选择不同的切口方案。但切口设计应遵循如下原则:镜头便于探查整个胸腔,镜头口距操作区域最远端至少20cm,操作臂间距8~10cm。避免镜像效应发生,器械方便进出并相互不易干扰(图7-4-1~图7-4-3)。目前常用切口方案如下。

(1)五孔法:包括一个镜头臂孔、三个机械臂孔及一个辅助操作孔。

(2)四孔法:目前四孔(机器人三臂＋助手辅助孔)为最常见的打孔方式。打孔整体遵循Sasaki等提出的“三角形”原则,即两操作臂构成三角形的底边,镜头居中指向操作区域(为三角形顶点),助手辅助孔位于前侧胸壁锁骨中线,指向操作区域。该方法能够完成几乎所有肺叶及肺段切除手术,其优点为手术视野几乎与传统VATS一致,但需要一位有经验的手术助手参与。

(3)三孔法:该打孔方式为四孔法的进一步改良。观察孔在腋后线第7或第8肋间,辅助操作孔位于腋前线第5或第6肋间,一个机器臂从辅助操作孔上缘进入胸腔,另一个机器臂从肩胛线第7或第8肋间进入胸腔。其优点切口数量及使用的机器臂较少,但对手术助手经验要求较高。

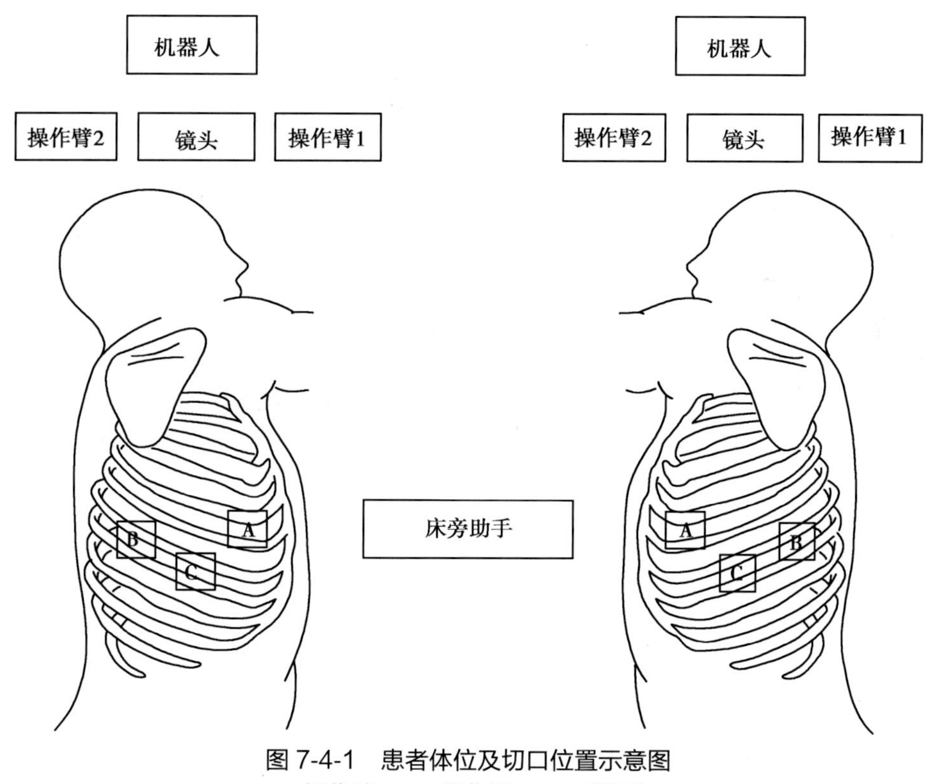

图7-4-1　患者体位及切口位置示意图

A. 操作臂1;B. 操作臂2;C. 观察孔。

2. 胸腔探查　术中首先置入内镜观察,若存在严重致密粘连,可先作辅助孔,分别于镜孔周围及辅助孔周围钝性分离,建立胸膜腔“隧道”,若能成功建立“隧道”,可不必中转开胸。手术机器人在分离胸膜顶、膈面处粘连具有较大优势(图7-4-4)。

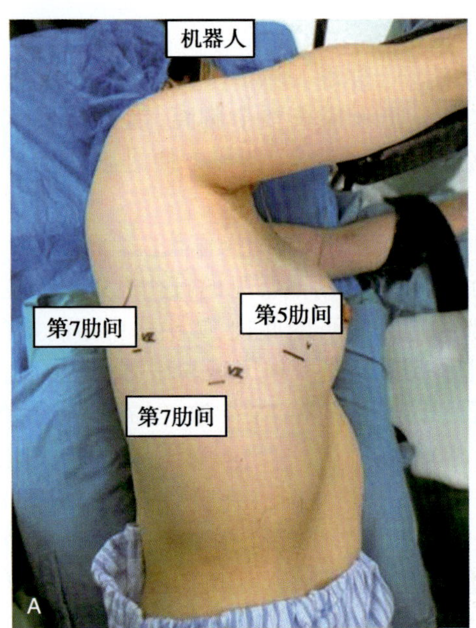

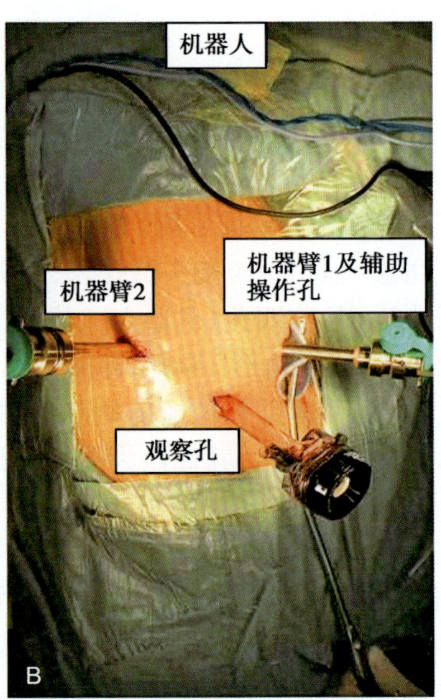

图 7-4-2　体表切口位置(A)及套管针置入位置(B)

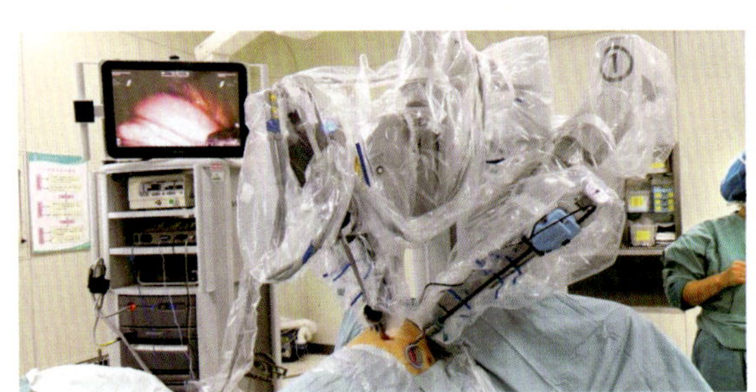

图 7-4-3　装机后照片

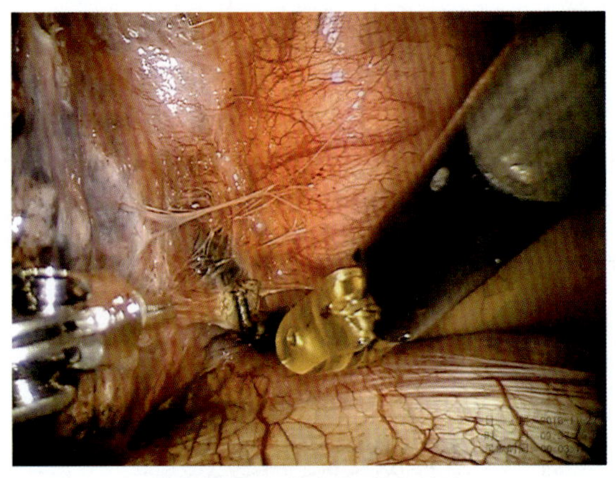

图 7-4-4　分离胸腔内粘连

3. 肺门结构处理　机器人辅助肺叶切除术中肺门结构处理与胸腔镜及开放肺叶切除术相似。主要分为避开肺裂和经肺裂解剖两种。肺裂发育较好的病例,可按照肺裂、动脉、支气管、静脉的顺序切除肺叶。对于肺裂发育不良的病例,一种策略可以按照 VATS 单向式肺叶切除术,先处理肺门结构,最后处理肺裂。叶裂发育不良的右肺上叶切除还可以采用经后路向前按照支气管、动脉、静脉、叶裂的顺序进行处理(图 7-4-5~ 图 7-4-8)。

4. 淋巴结清扫　系统淋巴结清扫是肺癌根治术的重要环节,根治性淋巴结切除淋巴结至少 6 组,其中肺内 3 组,纵隔 3 组(必须包括 7 区)。在淋巴结清扫过程中,淋巴结破碎出血往往容易导致手术视野模糊,甚至增加肿瘤播散种植风险,因此推荐整块切除淋巴结,包含站内淋巴结、脂肪结缔组织及淋巴管等所有组织。受限于操作角度、淋巴结暴露困难、淋巴结易破碎出血等难点,胸腔镜下淋巴结清扫与开胸手术相比往往清扫不够彻底,在评价淋

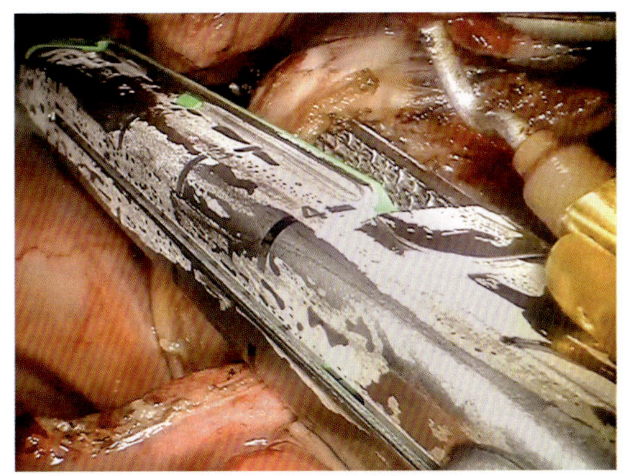

图 7-4-5　使用切割缝合器离断右上肺支气管

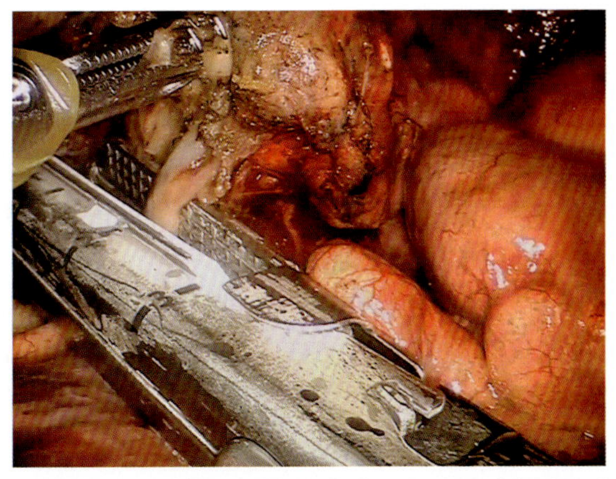

图 7-4-6　使用切割缝合器离断右上肺后升支肺动脉

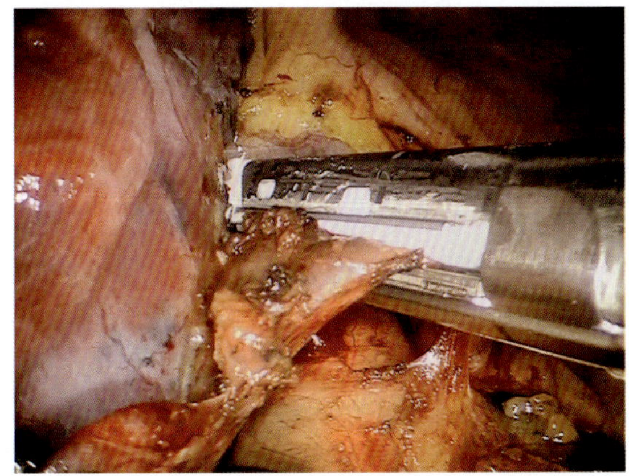

图 7-4-7　使用切割缝合器离断右上肺静脉

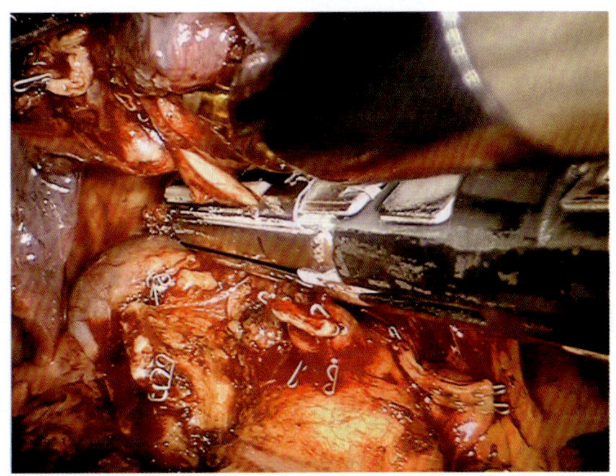

图 7-4-8　使用切割缝合器离断右上肺动脉尖前分支

巴结清扫彻底性的淋巴结升期方面胸腔镜均差于传统开胸手术。手术机器人较传统 VATS 操控更为灵巧，暴露更加充分，通过抓钳与电钩配合可增加淋巴结整块清除的可能，达到与开胸手术相同的效果。随着胸部 CT 筛查的推广，近年来以磨玻璃病变为主的早期肺癌逐渐增多，磨玻璃成分为主型早期肺癌可以进行选择性纵隔淋巴结清扫（图 7-4-9、图 7-4-10）。

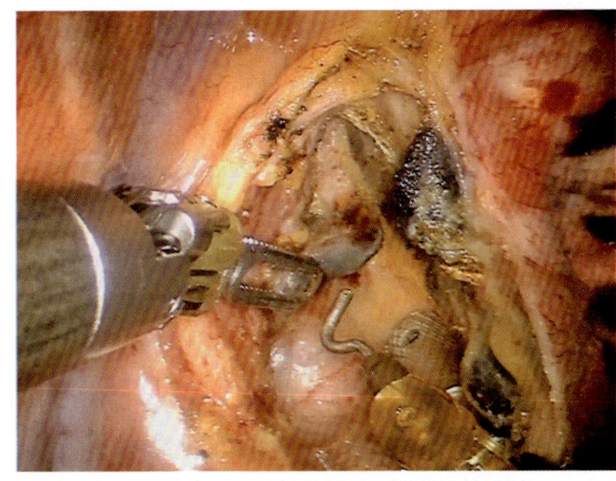

图 7-4-9　清扫右侧第 7 组淋巴结

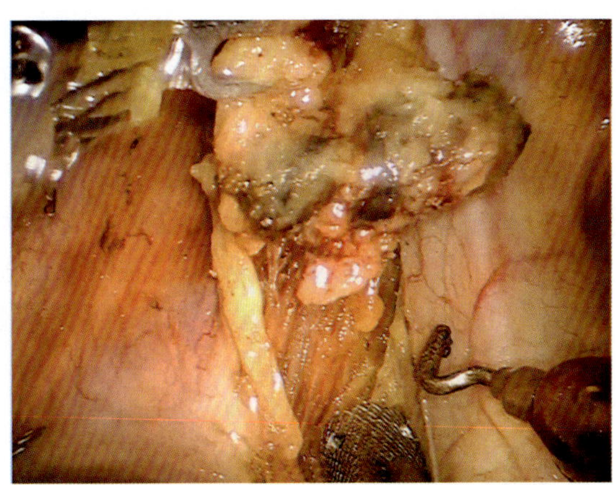

图 7-4-10　清扫右侧第 2、4 组淋巴结

5. 关胸　机器人辅助肺叶切除术后，常规检查各血管、支气管残端、淋巴结清扫创面、粘连分离创面是否有活动性出血。使用温生理盐水或灭菌水冲洗胸腔，嘱麻醉医生膨肺检查肺创面及支气管残端是否漏气。如有明显漏气，可在机器人辅助下使用 4-0 prolene 线或可吸收线修补。最后拔除各操作孔套管针及保护套，检查各操作孔是否有出血，确认无活动性出血后再关闭切口。一般经观察孔留置胸腔引流管。

（五）并发症及处理

1. 术中出血　肺切除术中发生出血可大致分为小出血及大血管出血。小出血如肺断面、淋巴结滋养血管、支气管动脉、淋巴结破碎出血等；大血管出血以肺动静脉出血、奇静脉出血、上腔静脉出血等最为常见。小出血往往可以通过能量器械（电凝钩、超声刀、氩气刀等）烧灼止血，但对于食管表面、支气管表面烧灼需谨慎，需暴露清晰再行止血，肺断面出血也可通过 prolene 线连续缝合止血，对于较粗大的支气管动脉可预先使用双极电凝处理或血管夹夹闭处理后再行离断。

大血管出血以肺动脉出血最为常见。对于淋巴结卡压致肺动脉游离困难的病例，可先游离肺动脉主干并套带，一旦发生大出血可及时阻断。对于肺动脉远端出血，可通过机器人抓钳夹闭破口以暂时控制出血；此时若血管已基本游离，可使用切割闭合器或血管夹处理血管，若无法游离血管则往往需要通过 prolene 线缝扎处理；发生于近端的血管出血，往往需要游离肺动脉总干并将其阻断，然后使用 prolene 线缝合破口，或是快速中转开胸处理破口。在处理术中出血时，助手可使用吸引器暴露手术视野，或辅助压迫出血点，主刀医生可同时使用抓钳和持针器缝合处理出血，相比 VATS 更有优势。一旦发生大血管出血，在保持镇定的情况下，首选使用小方纱布压迫止血，清理手术视野后判断能否在微创下缝合，与此同时备血和准备开胸器械，如果术者判断可微创下缝合，建议游离近端肺动脉干，并套好血管阻断带；若术者判断微创下缝合困难，则应立即开胸。肺静脉、奇静脉及上腔静脉等的出血处理原则同上。

2. 神经损伤　左侧喉返神经、迷走神经及膈神经走行于肺门或待清扫淋巴结区域，术中易损伤或误断，操作过程中应谨慎。

3. 肺部并发症　肺切除术后肺部并发症主要包括持续漏气、肺炎、肺不张、胸腔积液、呼吸功能不全 / 呼吸衰竭等。术后肺部并发症的发生大多可以通过术前充分评估、术前戒烟、呼吸道准备，术后加强拍背咳痰、尽早下地活动、加强雾化、呼吸功能锻炼等降低其发生率。手术结束试水膨肺，对于显著的肺实质损伤漏气予以烧灼或缝合处理预防术后持续漏气；对于术后发现的持续漏气，在保证引流通畅的前提下，可尝试胸腔内注射粘连剂（自体血、高糖水等）促进粘连。

4. 喉返神经麻痹　清扫喉返神经旁淋巴结后出现的喉返神经麻痹分为三型：Ⅰ型为无须治疗的短暂性损伤，可以通过改变食物性状减轻进食呛咳；Ⅱ型为需要选择性手术来矫正的损伤；Ⅲ型为因吸入或呼吸问题需要急诊手术干预的损伤。同时，根据损伤的严重程度分为单侧和双侧损伤。如怀疑术中双侧喉返神经损伤，建议术中即行预防性气管切开，防止术后发生呼吸功能不全或窒息。

5. 乳糜胸　乳糜胸分为三型：Ⅰ型为通过肠内低脂饮食可控制；Ⅱ型为需要停止肠内营养，改为全肠外营养；Ⅲ型为需要介入或外科治疗。肺癌淋巴结清扫所致的乳糜胸以右侧多见，整体发生率为 2% 左右，绝大多数肺癌术后乳糜胸均可通过低脂饮食、促胸膜粘连剂或禁食等保守方法治愈，低脂饮食或禁食后 24 小时内引流量 > 500ml 为需要手术干预的重要适应证。

（六）操作注意事项

1. 在学习机器人肺叶切除术前，需学习有关机器人操作的相关基础知识，了解机器人的使用方法。同时还需掌握肺叶切除操作的基本理论，了解相关适应证及禁忌证，熟悉相关解剖结构，轻柔操作，避免损伤。

2. 操作过程中，需循序渐进，按术前规划的整体思路完成手术。

3. 如术中有术前未能发现的特殊情况，需术中再次同患者家属沟通，在术中谈话签字同意书上签字。

4. 术后处理　密切观察患者生命体征及胸腔闭式引流情况。严格按照拔出气管插管指征操作。送患者入监护室要做好交接班，术中特殊情况及需要进行的特殊处理要及时交接。

三、评价标准

见表 7-4-1、表 7-4-2。

表 7-4-1　机器人辅助肺叶切除操作规范核查表

项目	内容	是	部分	否
操作前准备	核对患者信息：包括患者姓名、性别、年龄、主诉			
	询问患者既往有无高血压及心、肺、脑疾病等病史			
	询问有无药物过敏史			
	查看患者血常规、凝血功能、心电图、CT 等结果			
	综合评估患者有无机器人辅助肺叶切除术适应证及禁忌证			
	查看是否术侧腋窝备皮及手术标记			
	确定患者已签署手术知情同意书			
	物品（器械）准备：确定机器人手术相关设备正常，监护设备、氧气及急救药品准备妥当			
操作过程	健侧卧位，折刀位			
	标记手术切口位置			
	术区消毒、铺单			
	按顺序连接手术器械			
	切皮，进入胸腔			
	置入穿刺器及切口保护套			
	连接机器臂，置入机器人镜头及操作器械			
	胸腔内探查			
	分离粘连			
	游离肺门结构，解剖并使用合适的方式离断靶血管及支气管			

续表

项目	内容	是	部分	否
操作过程	移除患肺，标本交家属过目后送快速病理检查			
	若快速病理检查为癌，行系统淋巴结清扫			
	嘱麻醉医生吸痰膨肺，试水有无漏气			
	修补肺创面、止血			
	分层关胸，留置胸腔引流管			
	切口覆盖敷料并固定			
	恢复平卧位			
	组织标本送病理科			
操作后	向患者家属介绍术中情况、快速病理检查结果等，交代术后注意事项			
	追踪病理结果			

表 7-4-2　机器人辅助肺叶切除操作规范评估表　单位：分

项目	好(5)	一般(3)	差(1)
操作过程流畅度			
操作检查熟练度			
人文关怀			

评分说明如下。

好：手术指征把握正确，术式选择符合要求，切口选择合理。手术视野清晰，解剖结构熟悉，操作轻柔到位，手术流程合理。人文关怀到位，有术前交流、术后饮食及注意事项的交代。

一般：手术指征及术式选择基本符合要求，切口选择基本合理。操作过程能整体完成，手术视野基本清晰，解剖结构基本正确，基本熟悉手术流程；能有部分前交流、术后饮食及注意事项的交代。

差：手术指征把握不正确，术式选择不符合要求，切口选择不合适。操作不规范，动作粗暴，不能辨识解剖结构，不了解手术流程，无人文关怀。

四、常见操作错误及分析

1. 切口标记错误　未能准确定位肋间隙。

2. 穿刺时直接将穿刺器穿入胸腔损伤肺　穿刺时穿破胸膜后先用止血钳撑开切口，仔细听有无气体进入胸腔的声音。如未闻及明显进气的声音则提示胸腔内粘连可能，应先行辅助操作孔，手指钝性分离建立隧道。

3. 动作幅度过大，机器臂相互干扰　术者在操作时注意动作幅度不宜过大，防止机器臂互相干扰造成机器故障。应时刻保持机器臂在视野内，避免误伤重要结构。

4. 电切电凝及左右操作臂使用不当　在使用能量器械时，初学者容易混淆电切电凝及左右操作臂，造成一定风险。在操作时应注意提示灯，确认无误后再进行操作。

五、常见训练方法及培训要点介绍

可使用机器人训练模块进行操作训练，也使用活体动物模型（猪）进行模拟练习。

六、相关知识测试题

1. 患者，男，65 岁。因“体检发现肺结节”就诊；既往有心脏病史，具体用药不详。下一步处理**不恰当**的是

A. 告知手术风险，患者签字后立即手术
B. 完善心脏彩超、冠状动脉 CTA 等检查
C. 仔细询问有无近期心绞痛情况
D. 血常规检查
E. 凝血常规检查

2. 患者，男，73 岁。因“痰中带血 1 月”就诊；CT 发现左上肺近肺门处团块状影。下列检查对明确诊断最必要的是

A. PET/CT　B. 肿瘤标志物
C. 纤维支气管镜活检　D. 骨扫描
E. 头部 MRI

3. 患者，男，53 岁。行机器人右上肺叶切除术后以下做法**错误**的是

A. 咳嗽　B. 吹气球　C. 清淡饮食
D. 卧床　E. 锻炼深呼吸

4. 相比于胸腔镜肺叶切除术，下列**不是**机器人手术特点的是

A. 真实 3D 立图像　B. 仿真手腕器械
C. 切口少　D. 自动滤除人为颤抖
E. 放大 10 倍的高清视野

5. 机器人外科手术系统**不包括**

A. 外科医生控制台　B. 床旁机械臂系统
C. 成像系统　D. 胸骨锯
E. 高分辨率三维镜头

答案：1. A　2. C　3. D　4. C　5. D

（彭慕云）

第五节　房间隔缺损直视修补术

一、概述

房间隔缺损是指原始心房间隔在发生、吸收和融合过程中出现了异常，胎儿期左右心房之间正常交通的房间孔出生后未能如期关闭，导致左右心房之间仍存在血液分流的一种先天性心脏发育异常。继发孔型房间隔缺损是临床常见的一种先天性心脏畸形，占先天性心脏病的 10%~20%，在成年人先天性心脏病中占首位。房间隔缺损是最早能通过外科手术矫

治的先天性心脏畸形之一，除部分适合心导管介入的房间隔缺损外，目前心内直视修补术仍是房间隔缺损修补的首选治疗方案。

二、操作规范流程

（一）适应证

1. 1岁以内患儿，分流量大，有明显症状，如反复肺炎、生长发育明显受限、充血性心力衰竭等。

2. 1岁以上患儿自然闭合机会小，学龄前主张关闭。

3. 成人患者明确存在左向右分流，右心导管检查肺/体循环流量>1.5，全肺血管阻力<5Wood/m^2。

（二）禁忌证

1. 成人患者合并不可逆性肺动脉高压，右心导管检查肺/体循环流量<1.2，全肺血管阻力>8Wood/m^2。

2. 成人患者右心导管检查肺/体循环流量1.2~1.5，全肺血管阻力5~8Wood/m^2，可行靶向药物治疗降低肺动脉压至有手术指征后再行手术治疗。

3. 部分轻型病例无症状，活动不受限，心电图和胸片均显示正常，右心导管检查其左向右分流量30%以下，可定期随访，不必急于手术。

（三）操作前准备

1. 患者的准备

（1）手术前完成三大常规、凝血功能、传染病学、肝肾功能、输血前检查，以及心脏彩超、胸部X线片和心电图等相关检查。

（2）术前需控制好呼吸道感染。

（3）合并肺动脉高压患者应行右心导管检查，若无手术指征需行靶向药物治疗降低肺动脉压力。

（4）部分合并心功能不全者，应积极内科治疗，待心功能改善后再进行相关检查或手术治疗。

（5）术前谈话，签署手术同意书。

2. 物品（器械）的准备

（1）体外循环机及体外循环套管包。

（2）心脏手术器械包、布类包、消毒包。

（3）强力碘溶液、手术补片、缝线等。

3. 操作者的准备

（1）核对患者信息：包括患者姓名、性别、年龄、主诉。

（2）询问患者既往有无高血压、心及肺、脑疾病等病史，是否存在脊柱畸形等影响体位的因素，有无服用抗血小板药物、抗凝药物如阿司匹林、氯吡格雷等，有无出凝血异常疾病史。

（3）查看三大常规、凝血功能、传染病学、肝肾功能、输血前检查，以及心脏彩超、胸部X线片和心电图检查等结果。

（4）明确患者有无房间隔缺损直视修补术禁忌证。

(5) 向患者解释操作的基本流程及术后可能出现的不适，使患者有充足的心理准备。

(6) 确定患者已签署房间隔缺损直视修补术知情同意书。

(四) 操作步骤

胸骨正中切口为常规手术入路，纵劈胸骨，开胸止血后倒“T”形切开心包并进行悬吊，需先对心脏整体结构进行心脏表面探查，然后开始按步骤建立体外循环。

需游离及绕阻断带的结构为上、下腔静脉，需选择性游离及绕阻断带的结构为升主动脉和左上腔静脉。心脏手术需要插管，插管处需要缝合荷包进行固定及止血，一般依次行升主动脉荷包，右心耳(上腔静脉)荷包、下腔静脉荷包及冷灌荷包。荷包缝合同时静脉注射3mg/kg 肝素进行全身肝素化，10 分钟后抽血做激活全血凝固时间(ACT)检查，ACT 达 300 秒以上可动脉插管，400 秒以上可静脉插管，480 秒以上可转流。荷包缝合完毕后则进行插管，顺序依次为升主动脉、右心耳(上腔静脉)、下腔静脉和冷灌插管，若存在左上腔静脉开口于冠状静脉窦，可先游离左上腔静脉并绕阻断带，经冠状静脉窦口置引流管于左上腔静脉内。在所有插管都已完成后，则需与体外循环灌注医生最后确认所有管道是否正确，若确认无误，ACT 达标后开始转流。待转流稳定后，分别予以阻断上、下腔静脉，然后阻断升主动脉，并经主动脉冷灌插管灌入停跳液。

常规采用右心房斜切口，切口长度 3~4cm 即可，切口前后缘可分别予以缝线悬吊以暴露房间隔。三尖瓣口、冠状静脉窦口和房间隔全貌需得到良好暴露。切开右心房后需进行详细的心内探查，明确房间隔缺损类型、边缘组成及四周情况、冠状静脉窦开口位置、肺静脉引流情况、三尖瓣是否有关闭不全、左心房内有无间隔畸形等，以免漏诊误诊。

1. 直接缝合修补术　直接缝合法修补房间隔缺损，适用于缺损较小的儿童和左心房发育较好的中央型单纯房间隔缺损。修补房间隔缺损时，可先间断“8”字缝合，在缺损上下缘各缝 1 针后，交予助手轻提，使缺损呈一裂隙状以方便缝合。下腔型房间隔缺损因其下缘和下腔静脉入口相连，后下壁由左心房壁构成，所以下缘 1 针必须经房间隔、左心房壁、房间隔完成顺序缝合。上下两针之间的缺损可采用“8”字间断缝合，亦可用涤纶线或 prolene 线连续往返缝合。

2. 补片修补术　适用于所有房间隔缺损病例，特别对于中年以上成年病例，房间隔组织弹性不如儿童，直接缝合后容易造成局部张力过大，是术后房性心律失常的原因之一。补片材料可选用患者自体心包片或牛心包片等材料，对于单纯房间隔缺损，所用补片可稍小于缺损面积。首先将补片固定于无菌布上，从房间隔缺损下缘开始以 prolene 线连续缝合房间隔缺损下缘及补片 3~4 针，然后将补片下放至缺损部位，主刀同助手共同拉 prolene 线两端直至补片平整放入缺损，然后两端依次连续缝合至后缘中上部分汇合。

在缝闭最后一针时，在缝合处插入无损伤镊或钳子将切口撑开，请麻醉医生膨肺，将肺静脉血挤入左心房内以促进气体排出，待确认无明显气体逸出后则收紧缝线，打结关闭左心房。左心房关闭后，则将左心吸引管连接于冷灌针，以吸引冷灌针内空气，同时按摩左心室并请麻醉医生膨肺以促进气体排出。降低床头，待无明显气体逸出后请灌注医生降低动脉流量，开放升主动脉阻断钳。待心脏复跳后连续往返缝合关闭右心房切口。

心脏切口完全缝合后，开放所有腔静脉阻断带，使完全体外循环变成并行循环，以辅助心脏搏动和降低心脏负担。达到停机条件后，缓慢逐渐停机，待血流动力学稳定后逐步拔出各个插管,静脉注射鱼精蛋白以中和肝素,放置引流管,逐层止血关胸。

(五) 并发症及其处理

1. 建立体外循环前心脏破裂　包括游离上、下腔静脉及绕阻断带时导致的心脏破裂,首先判断破裂的程度和位置,若为浅表的小破口,可采用 porlene 线先行缝合再继续操作,若为深处或大破口,则停止当前操作,纱布压迫止血,并迅速建立体外循环。

2. 主动脉壁间血肿　应充分剪开壁间血肿,寻找出血点并充分止血。

3. 主动脉夹层　立即停止当前操作,按主动脉夹层进行处理。

4. 三度房室传导阻滞　应充分排气,冰水淋窦房结处,若未能恢复可考虑重新手术或安置临时心脏起搏器。

5. 残余分流　若术中经食管超声发现残余分流,应立即予以重新转流,打开心脏重新修补;若术后复查发现因撕裂导致的残余分流,可视症状及缺损大小采取再次手术或介入封堵治疗。

(六) 操作注意事项

1. 缝合要到位　缝合房间隔缺损时,一定要缝于前后肌缘,单纯缝于菲薄卵圆窝底时容易撕裂再通。

2. 避免损伤重要组织　Kock 三角在冠状静脉窦口和三尖瓣环之间,为重要的传导系统所在,应避免直接夹持、损伤而引起传导阻滞。较大的缺损前上缘与主动脉窦相距很近,缝针切忌过深。

3. 特殊类型房间隔缺损应特别对待　上腔型房间隔缺损有特殊缝法;下腔型房间隔缺损下缘需修补确实,同时缝合位置勿过低,造成下腔静脉入口狭窄。

4. 注意左心功能不全　房间隔缺损患者左心系统由于容量减少常发育较差,停止体外循环后,输血、输液速度应严格控制,尤其小儿病例和术前有心功能不全者,避免左心容量负荷过重而出现左心力衰竭和急性肺水肿。

(七) 相关知识

1. 体外循环管道　体外循环管道分为主动脉管道、静脉管道、冷灌管道、右心抽吸管道和左心抽吸管道,管道直径根据患者年龄、体重和体表面积进行选择。

2. 并行循环、完全体外循环及停循环　并行循环是指利用体外循环机将部分血流引入体外循环,但是人体正常血流并未阻断,此时可以进行右心系统操作或心脏外的操作;完全体外循环是指阻断上、下腔静脉和主动脉,身体所有循环完全由体外循环机提供,此时可进行所有心内操作;停循环是指将体温迅速降低至深低温范围,然后仅进行选择性脑灌注,身体其他部分循环完全停止,此时可进行主动脉手术操作。

3. 特殊类型房间隔缺损　包括冠状静脉窦型房间隔缺损、原发孔型房间隔缺损等,这些类型房间隔缺损缝合方法更为特殊。

三、评价标准

见表 7-5-1、表 7-5-2。

表 7-5-1　房间隔缺损直视修补术操作规范核查表

项目	内容	是	部分	否
心表探查	探查心房、心室、大动脉、大静脉、冠状动脉情况			
	心表扪震颤			
	准确描述探查结果			
建立体外循环	游离及绕阻断带			
	准确暴露需游离结构			
	游离正确的层次			
	完成绕阻断带			
	缝合荷包			
	选取正确的荷包位置			
	荷包大小、形状符合规范			
	缝合层次正确			
	插管			
	插管切口大小合适			
	插管动作符合规范			
	插管能顺利到达需要插管的部位			
	体外循环开始引流顺畅			
	主动脉泵压、冷灌泵压正常			
	右心房切口位置合适			
	左心房引流切口位置准确			
房间隔缺损修补	心内完整探查			
	注意避免损伤重要组织			
	缝合间距、边距适当			
	灵活使用缝合方法			
	缝合组织扎实			
撤除体外循环	心脏排气			
	左心房排气			
	主动脉排气			
	右心房排气			
	心脏复苏			
	心脏按摩			
	准确操作电复律			
	停止体外循环			
	准确判断停止体外循环时机			
	分步骤拔管打结止血			

表 7-5-2　房间隔缺损直视修补术操作规范评估表　　单位：分

项目	好(5)	一般(3)	差(1)
操作过程流畅度			
操作过程熟练度			
与其他人配合程度			

评分说明如下。

好：操作过程流畅清晰，无卡顿，操作熟练，基本无反复动作（不多于 2 次），与灌注医生、麻醉医生及助手沟通配合良好。

一般：操作过程能基本完成，基本无卡顿，操作方法基本正确，反复动作少（不多于 5 次），与灌注医生、麻醉医生及助手能及时沟通配合。

差：操作过程无法或很难完成，操作方法错误，反复动作多（多于 5 次），与灌注医生、麻醉医生及助手无沟通配合。

四、常见操作错误及分析

1. 绕阻断带时套破血管后壁　由于游离层次不清，操作时暴力或血管有变异（如肺静脉引流使肺静脉紧靠腔静脉）导致游离及绕阻断带时将血管后壁损伤，可能导致大出血，严重时甚至会危及患者生命。

2. 缝主动脉荷包时造成血肿　主动脉荷包缝合必须在主动脉中层，进针层次不对时容易造成血肿。进针过浅可能导致拔管打结后的血肿或出血，进针过深缝透血管则会导致主动脉荷包血肿，特别是对于主动脉本身有扩张导致主动脉壁较薄的病例，更要注意缝合深度。

3. 主动脉插管插不进　多是由于主动脉荷包过小、切口过小或荷包内外膜未充分游离，导致主动脉插管无法完全进入主动脉。此时切勿盲目反复插管，需找清原因解决问题，避免造成主动脉夹层。

4. 主动脉阻断钳开放后冠状动脉进气　多是由于开放前排气不充分或开放时未能将右冠窦压低从而导致冠状动脉进气，经常表现为心律失常，应在开放前尽量将空气排净。

5. 缝合后撕裂　缝合针距过大，或补片过小，缝合组织不扎实都可能导致缝合后撕裂。应注意缝合均匀，进针有一定深度。

6. 术后传导阻滞　可能因为术中冠状动脉进气或损伤 Koch 三角导致，应尽量注意避免。

五、常用训练方法及培训要点介绍

1. 手术实操练习　目前最主要的训练方法仍是手术实操练习，即在参与手术的过程中特别是在当第一助手的过程中掌握每一步的操作要领和方法，熟悉整个流程，逐渐过渡到独立操作。适用于有一定心外科基础的学员进行实战演练。

2. 动物模型练习　有条件的中心可以购置相应的动物模型进行练习，如分离的猪心甚至活体的模型猪或模型狗。这种模型有利于熟悉操作的细节及流程，为进入手术实操做好准备。适用于对心脏外科手术技术尚未完全掌握的学员进行练习。

六、相关知识测试题

1. 患者,男,49 岁。拟行上腔型房间隔缺损修补术。需要做的荷包为

A. 主动脉荷包、冷灌荷包、上腔静脉荷包、下腔静脉荷包

B. 主动脉荷包、冷灌荷包、右心耳荷包、下腔静脉荷包

C. 主动脉荷包、冷灌荷包、右心耳荷包

D. 主动脉荷包、冷灌荷包、下腔静脉荷包

E. 主动脉荷包、右心耳荷包、下腔静脉荷包

2. 患者,女,39 岁。拟行房间隔缺损修补术,阻断上、下腔静脉后灌注医生提示静脉血回流不多,灌注平面难以维持。此时需要做的是

A. 不需特殊操作,加快完成手术

B. 调节腔静脉插管位置,与灌注医生确定最佳位置

C. 调整主动脉插管位置,与灌注医生确定最佳位置

D. 调整冷灌插管位置,与灌注医生确定最佳位置

E. 与灌注医生配合,再进行一次冷灌

3. 患者,男,4 岁。行诱颤下房间隔缺损修补术,术后反复出现室性心律失常。最可能的原因是

A. 术中损伤传导系统

B. 术中电解质失衡

C. 术中代谢性酸中毒

D. 右冠状动脉进气

E. 左冠状动脉进气

4. 患者,男,51 岁。口唇轻度发绀,彩超提示房间隔缺损 50mm,重度肺动脉高压。此时**最不需要**做的检查是

A. 右心导管检查

B. 胸部 X 线片

C. 心电图

D. 冠状动脉造影

E. 心脏大血管 CTA

5. 患者,女,1 岁。行房间隔缺损修补术后心律呈三度房室传导阻滞改变。此时**不宜**进行的操作是

A. 冰水刺激窦房结

B. 观察右冠状动脉是否进气

C. 等待观察一段时间

D. 安装永久人工心脏起搏器

E. 安装临时人工心脏起搏器

答案:1. A　2. B　3. D　4. E　5. D

（胡世军　张伟志）

第六节　体外膜肺氧合技术

一、概述

体外膜肺氧合（extracorporeal membrane oxygenation，ECMO）是一种改良的体外循环技术，当常规生命支持无效时，为潜在可逆的循环和/或呼吸衰竭的患者提供临时生命支持，为患者从心肺疾病中恢复赢得宝贵的时间。ECMO 系统主要包括血管内插管、连接管、动力泵（人工心脏）、氧合器（人工肺）、供氧管、监测系统等部分。ECMO 是代表一个医院，甚至一个地区、一个国家的急危重症患者救治水平的一门技术。

二、操作规范流程

（一）适应证

1. 心脏骤停。
2. 急性严重心力衰竭。
3. 急性严重呼吸功能衰竭。
4. 其他严重威胁呼吸循环功能的疾病。
5. 器官移植，等待供体。

（二）禁忌证

1. 绝对禁忌证

（1）不可复性脑损伤。

（2）恶性肿瘤。

（3）严重的不可逆性多器官衰竭。

2. 相对禁忌证

（1）严重出血。

（2）体重严重超重。

（3）心肺复苏（CPR）时间超过 30 分钟。

（4）严重凝血病变或抗凝禁忌症。

（三）操作前准备

1. 患者的准备

（1）为避免交叉感染，制订合理的消毒措施，完善 HbsAg、抗 HCV 抗体、抗 HIV 抗体等相关检查。

（2）患者处于麻醉、气管插管的状态。

（3）插管部位处于能暴露状态。

2. 物品（器械）的准备

（1）设备：ECMO 机器、空氧混合器及气源、变温水箱、超声机、血气及激活全血凝固时间（ACT）分析仪等。

（2）耗材：ECMO 管道套包及其支架、动静脉插管、扩张器、刀片、缝线、贴膜、无菌纱布等。

(3)药品：肝素、生理盐水、多巴胺、肾上腺素、去甲肾上腺素、鱼精蛋白等。

(4)其他物品：皮管钳、经外周静脉穿刺的中心静脉导管(PICC)包、静脉切开包、一次性介入包、超声无菌保护套等。

3. 操作者的准备

(1)核对患者信息：包括患者姓名、性别、年龄。

(2)查看患者血常规、血气分析、凝血功能、肝肾功能等结果。

(3)明确患者有无 ECMO 治疗的适应证和禁忌证。

(4)确定患者家属已签署 ECMO 治疗同意书。

(四)操作步骤

1. ECMO 开机程序(以 Maquet roatflow 为例)

(1)连接电源，打开电源开关(前后各一，尤其注意背面开关)。

(2)按“钳夹”键(若此时泵头未装入泵槽，再按消音键，以消除报警音)。

(3)在流量探头凹槽内放入耦合剂，耦合剂体积约为凹槽体积的 1/3。

(4)置入预充好的离心泵头。

(5)转速窗出现“<=<=”，将转速旋钮归零；长按归零键听见 4 声“滴”声(三短一长)。

(6)转速窗显示四个“0”，进入工作状态。

(7)使用：选择操作模式，设置合适的转速(或流速)。

2. ECMO 管道预充(以 Maquet roatflow 为例)

(1)检查：外包装、有效期。

(2)打开包装，连接静脉引流管与离心泵头入口，并用扎带固定。

(3)连接变温水箱，设置适宜温度，并进行水循环，检查氧合器变温系统是否有渗漏，如有渗漏更换套包。

(4)打开氧合器上端的黄色排气帽，在预充过程中及 ECMO 运行期间均保持排气孔开放，以确保能持续排气。

(5)连接两根预充管，在两根预充管中间用皮管钳阻断。

(6)将靠近离心泵头静脉端预充管针头插入预充液容器内，将另一根预充管插入预充袋(如预充液容器内可插入两根预充管，则预充袋及本步骤均可省略)；利用重力作用将与预充液容器连接的预充管至离心泵头出口的气体排出，在离心泵头出口处用皮管钳夹住。

(7)离心泵头涂抹耦合剂后装入离心泵驱动装置，驱动离心泵，按“钳夹”键确认，消除报警音，离心泵转速调至 2 000r/min 左右，松离心泵头钳夹，预充氧合器与管道。

(8)当预充袋内预充液达到 200~400ml 时，将两根预充管均连接到预充袋。

(9)检查各接头是否有气泡残存，紧固各接头。

(10)松开两根预充管中间管道钳，再次确认管路内预充情况。

(11)预充结束，ECMO 套包自循环备用。

(12)台上动静脉插管插好后，打开台上管包装，将台上管递给台上置管医生。

(13)理顺整个循环管路，并固定于适当位置。

(14)连接空氧混合气管道(气源→空氧混合器→氧合器)。

3. ECMO 插管

(1)根据患者的体重，超声检查患者血管管腔直径及血管情况(弯曲，斑块、钙化，硬化等)

选择适当的插管型号。

(2)患者插管部位消毒、铺单。

(3)静脉注射肝素负荷量,50~100U/kg,等待3~5分钟进行插管。

(4)插管成功后,超声确定插管位置,调整至最佳。

(5)固定插管,标记日期和深度。

(6)连接ECMO管路,开始进入ECMO支持。

(7)记录ECMO上机情况。

(五)并发症及处理

1. 机械相关并发症

(1)离心泵故障:离心泵停泵,先手摇,维持ECMO功能,同时检查原因,更换故障单元。

(2)氧合器(膜肺)功能故障:包括血浆渗漏、膜肺内血栓形成等,定期检查氧合器气体流量是否与血流量匹配、氧合器血流量是否在氧合器性能范围内、气体管道连接是否正确、氧合器气体出口是否开放、氧合器前后压力差、目视氧合器内有无血栓形成等,必要时予以更换氧合器。

(3)插管障碍:包括插管移位、插管松动、插管处血管损伤等。应确认定位后再固定,持续观察阻力、引流负压和局部周围组织变化,必要时重新插管或另选部位插管,若出现血管损伤应外科修补。

(4)管道进气:静脉端因接口不严、负压过高等原因引起管道进气,最终导致空气栓塞。应保证插管、管道和接头连接的完整性,避免静脉段负压过高。一旦进气及时驱除进入的气体,必要时停机重新排气。

2. 患者相关并发症

(1)出血:最常见部位为插管位置、手术创面。原因可能与局部固定不当或插管时周围组织止血不彻底,ECMO治疗过程中侵入性操作,全身肝素化和凝血功能障碍,缺氧/再灌注等有关。一旦发生出血并发症,应充分外科止血,并维持新鲜冰冻血浆、血小板等凝血因子在相对安全范围内。

(2)血栓:流量不足,抗凝不足等都可引起患者血栓形成,常见为管道内、肺部、脑部等。一旦发现,立即取栓或溶栓治疗,并更换ECMO套包。

(3)感染:由于血管插管、全身炎症反应、输血等导致患者免疫功能抑制、医疗操作与血液循环频繁接触等,可引起患者感染,当ECMO治疗时间超过7~10天时,易发生ECMO相关感染,特别是血行感染的可能大大增加。患者死亡率相应明显增高。避免感染应严格无菌操作、预防性应用抗生素、加强肺部护理并尽量缩短ECMO治疗时间。

(4)插管侧肢体血液循环障碍:插管远端出现循环障碍,应选用满足流量的较细插管,并采用正确的插管方法,尽量保留股动脉侧支循环,连续监测末梢血运监测和测压,必要时建立人工侧支循环。

(六)操作注意事项

1. 在学习ECMO技术前,需学习有关ECMO治疗的相关理论,包括ECMO机器工作原理、ECMO的适应证及禁忌证等;熟悉心脏、大血管及相关脏器的解剖结构,掌握常见心肺疾病及相关疾病的处理原则。

2. 熟练操作设备,选用优质器材,尽量避免更换。ECMO器材出现血浆渗漏、性能降低等情况时，应及时更换。

3. 熟练的插管技术，选择适合的插管型号。严格遵守无菌操作原则，严密的抗感染措施。

4. 应保证插管、管道和接头连接的完整性，防止静脉段过度负压，避免管道进气，防止空气栓塞。

5. ECMO 机器运转成功后，应严密观察运转情况，及时记录上机情况。确保水箱、氧合器等运转正常。

（七）相关知识

1. 离心泵　物体在进行同心运动时产生一向外的力量，即离心力。其大小与转速和质量呈正比，离心泵即是根据此原理设计的。在密闭的圆锥容器（即离心泵）的圆心上端和圆周部各有一孔，当其圆锥部高速旋转时，圆心部为负压，可将血吸入，而圆周部为正压，可将血打出。

2. ECMO 分为静脉 - 静脉 ECMO（V-V ECMO）和静脉 - 动脉 ECMO（V-A ECMO），前者引流患者的静脉血至体外，气体交换后输回患者静脉，只能取代肺的气体交换功能，仅用于肺部疾病；后者引流患者的静脉血，气体交换后输回患者的动脉，同时支持心肺功能，用于心脏衰竭和肺脏衰竭的患者。

3. ECMO 对心肺支持作用　对于心脏，增加心肌组织灌注，减轻心脏工作量，较少血管活性药物和强心剂的使用；对于肺，提供氧气去除二氧化碳，减轻肺部工作量，使其避免高氧和机械损伤。

三、评价标准

见表 7-6-1、表 7-6-2。

表 7-6-1　ECMO 置入术操作规范核查表

项目	内容	是	部分	否
操作前准备	核对患者信息：包括患者姓名、性别、年龄、主诉			
	查看患者血常规、血气分析、凝血功能、肝肾功能等既往检查结果			
	明确患者有无 ECMO 治疗禁忌证			
	确定患者家属已签署 ECMO 治疗知情同意书			
	设备准备：ECMO 机器、空氧混合器及气源、变温水箱、超声机、血气及 ACT 分析仪等			
	耗材准备：ECMO 管道套包及其支架、动静脉插管、扩张器、刀片、缝线、贴膜、无菌纱布等			
	药品准备：肝素、生理盐水、多巴胺、肾上腺素、去甲肾上腺素、鱼精蛋白等			
	其他物品准备：皮管钳、PICC 包、静脉切开包、一次性介入包，超声保护套等			

续表

项目	内容	是	部分	否
操作过程	ECMO 开机程序			
	连接电源,打开电源开关,按“钳夹”键			
	流量探头凹槽内放入耦合剂			
	转速旋转归零,进入工作状态			
	选择操作模式,进入工作状态			
	ECMO 管道预充			
	检查外包装及有效期			
	连接静脉引流管与离心泵头,并用扎带固定			
	连接变温水箱,检查氧合器变温系统是否渗漏			
	打开氧合器黄色排气帽,以确保持续排气			
	将靠近离心泵静脉端预充管针头插入预充液,另一根插入预充袋(在离心泵头出口处用皮管钳夹住)			
	离心泵头涂抹耦合剂后装入离心泵驱动装置,驱动离心泵,离心泵转速调至 2 000r/min 左右,松离心泵头钳夹,预充氧合器与管道			
	当预充袋内预充液达 200~400ml 时,将两根预充管均连接到预充袋			
	检查各接头是否有气泡残存,紧固各接头			
	理顺整个循环管路,并固定于适当位置			
	连接空氧混合气管道(气源→空氧混合器→氧合器)			
	ECMO 插管			
	根据患者的体重,超声检查患者的血管管腔直径及血管情况(弯曲,斑块、钙化,硬化等情况)选择适当的插管型号			
	操作者洗手,插管部位消毒、铺单			
	静脉注射肝素负荷量,50~100U/kg,等待 3~5 分钟			
	进行插管,插管成功后,超声确定插管位置,调整至最佳位置			
	固定插管,标记日期和深度			
	连接 ECMO 管路,开始进入 ECMO 支持			
操作后处置	再次确认变温水箱、氧合器、机器运转情况			
	记录 ECMO 上机情况			

表 7-6-2　ECMO 置入术操作规范评估表　　单位：分

项目	好(5)	一般(3)	差(1)
操作过程流畅度			
操作检查熟练度			

评分说明如下。

好：操作过程清晰流畅，ECMO 开机流畅，ECMO 管道预充流畅，无卡顿，操作熟练，ECMO 插管选择正确，插管 1 次置入成功。

一般：操作过程能整体完成，卡顿少于 3 次，置管少于 3 次。

差：操作过程卡顿大于 6 次，操作粗暴，置管次数（≥3 次），或失败。

四、常见操作错误及分析

1. ECMO 管道预充时，管道内总是有气体　主要原因为忘记打开氧合器黄色排气帽，未夹闭离心泵头出口处。

2. ECMO 插管失败　主要原因为插管大小选择不当，插管部位没有完全暴露，未充分扩张皮肤及皮下组织，插管进入的方向欠佳等。

3. 变温水箱未连接　ECMO 运转时血液与外界环境接触，引起温度下降，务必连接变温水箱保证患者体温。

五、常见训练方法及培训要点介绍

ECMO 虚拟训练　ECMO 虚拟训练器通过模拟 ECMO 的操作环境，使学习过程可视化，并具备可参与性，让学员能更好地学习到 ECMO 操作技能。目前常见虚拟培训场景真实，并可设计各种故障，锻炼学员分析问题及处理问题能力。虚拟培训采用人体解剖视觉重现和力反馈技术、触觉反馈系统等，使模拟器的画面清晰、脏器逼真，在使用过程中，模拟患者可给予相应的触觉反馈，使得操作更为真实，可加深学员者对操作的感觉体会。该系统的问世同时给学员提供了一个安全的教学环境，可以安全有效地进行全方位训练（图 7-6-1）。

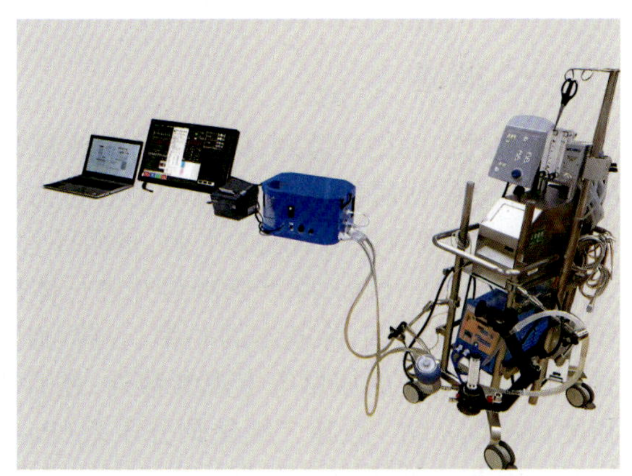

图 7-6-1　ECMO 模拟虚拟训练系统

六、相关知识测试题

1. 体外生命支持治疗的最终目的是

   A. 氧供最大化　　B. 脑组织高度氧合

   C. 限制气压损伤保存残余肺功能　　D. 尽可能降低氧耗

   E. 保留心功能

2. 下列使用 V-A ECMO 更好的患者是

A. 严重呼吸衰竭幼儿
B. 新生儿，超声心动图显示心肌病
C. ECMO 前，超声检查提示存在 1 级 IVH
D. 孕 36 周出生 3 天，体重 2.8kg，胎粪吸入综合征
E. 胎龄<32 周的 CDH 患儿

3. 下列**不属于**心脏病患者 ECMO 辅助禁忌证的是
A. 终末期或不能手术治愈的疾病　　B. 明显的神经系统损伤
C. 体形和体重过大　　D. 休克
E. 主动脉瓣反流

4. 以下选项中，更容易受体外循环导致严重全身炎症反应影响的器官是
A. 骨骼　　B. 大肠　　C. 皮肤
D. 肺　　E. 肾脏

5. 引起低钾血症的原因**不包括**
A. 血液稀释　　B. 经尿排钾过多
C. 钾向细胞内转移增多　　D. 代谢性酸中毒
E. 输注库血

答案：1. A　2. B　3. D　4. D　5. D

（王春乐　熊瑶瑶）

第七节　漂浮导管循环监测

一、概述

通过严密的循环监测，优化患者血容量，维持正常的心率、心律及心功能（收缩及舒张功能），并充分评估后负荷，保证合适的心排血量，使全身各脏器得到满意的灌注，达到良好的循环状态，实现氧供与氧耗的平衡，是循环管理的终极目标。

要实现这一目标，除严密观察并进行体格检查外，临床需要对患者进行较多的监测。循环的监测方法很多，除基本的心率、心律、血压、中心静脉压等常规参数，反映末梢循环的皮温及反映肾灌注的尿量等宏观参数外，还有很多血液化验指标，如乳酸值、中心静脉血氧饱和度（$ScvO_2$）、动 - 静脉二氧化碳分压差（$Pa\text{-}vCO_2$）及脑钠肽（BNP）也能反映心功能及循环状况。除此之外还有多普勒心脏超声等仪器，直接监测心功能并进行容量评估。将以上循环监测信息整合，结合患者临床表现，就能准确判断循环情况并作出相应处理。

随着循环监测技术的发展，目前可对心功能、前负荷、后负荷等循环参数进行更直观且量化地监测，以更精准地管理重症患者。这些新技术包括漂浮导管热稀释法心排血量监测、经肺热稀释 - 脉搏轮廓分析法持续心排血量监测及微创 / 无创心排血量监测技术等，但以漂浮导管循环监测技术最为经典。本节以标准漂浮导管热稀释法为例介绍循环监测技术。

1972 年 Swan 和 Ganz 医生发明了 Swan-Ganz 标准热稀释肺动脉漂浮导管（图 7-7-1）。通过直接心内和肺动脉压力监测评估患者的血流动力学状态。该导管可进行单次热稀释法的心排血量间断测定。通过肺动脉远端管腔采集混合静脉血样本，做血气分析的结果可用

于评估氧利用。

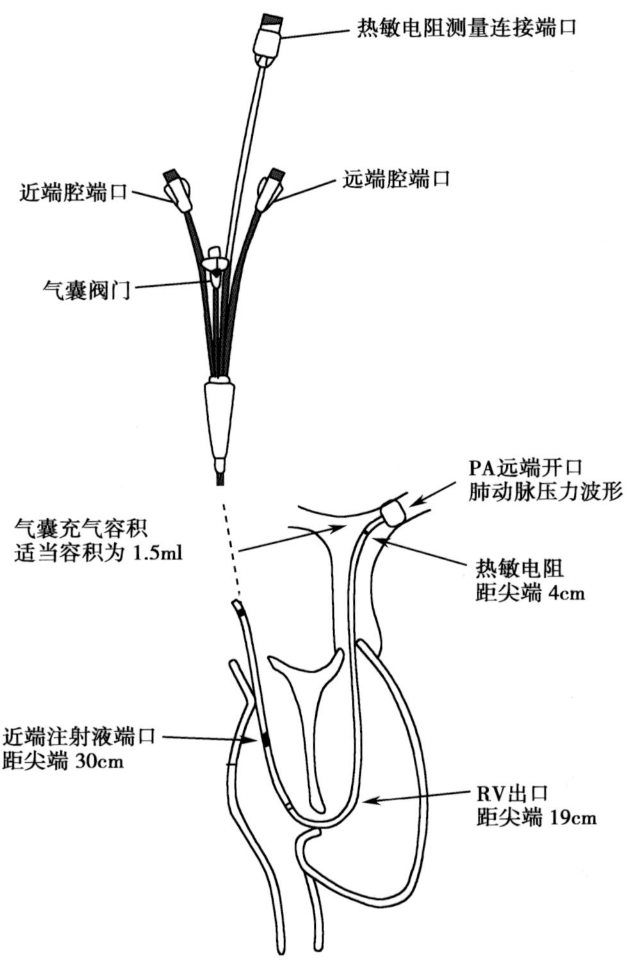

图 7-7-1　标准四腔 Swan-Ganz 导管结构及心内途径示意图

二、Swan-Ganz 导管测量的参数

1. 连续监测右心房压力、肺动脉压力（PAP）、肺小动脉楔压。
2. 通过热稀释法测量心排血量。
3. 间断或通过光纤法持续测量混合静脉血氧饱和度（SvO_2）。
4. 通过右心室舒张末期容积、肺动脉压力、肺小动脉楔压评估前负荷。
5. 通过外周血管阻力指数（SVRI）评估后负荷。
6. 间断计算氧供（DO_2）和氧耗（VO_2）。

三、操作规范流程

（一）适应证

1. 各种心脏病导致的心功能不全。

2. 高危外科手术术中或术后管理。

3. 心脏外科手术。

4. 任何形式的休克。

5. 急性呼吸窘迫综合征。

6. 肺动脉高压。

（二）禁忌证

1. 绝对禁忌证

(1) 三尖瓣置换术后。

(2) 三尖瓣或肺动脉瓣狭窄。

(3) 右心房或右心室内肿块(血栓或肿瘤)。

(4) 法洛四联症。

2. 相对禁忌证

(1) 严重心律失常。

(2) 凝血功能障碍。

(3) 近期置起搏导管。

（三）操作前准备

1. 管道部分　Swan-Ganz 导管，用生理盐水 100ml + 肝素 2 500IU 配置的肝素盐水冲洗管腔。

2. 传感部分　压力传感器套件及心排血量监测缆线(含温度传感器)。

3. 监测部分　具备有创压力和心排血量监测模块的监护仪，并调零。

4. 其他用物　输液加压袋、肝素生理盐水、冷 / 冰生理盐水、注射器、2ml 肝素化注射器、三通阀、肝素帽、无菌治疗巾、无菌手套、强力碘溶液及棉签。

（四）操作步骤

1. 置入途径　右颈内静脉、锁骨下静脉、股静脉均可选择。

2. 插管步骤

(1) 连接缆线：将心排血量监测缆线插入监护仪，缆线一头为温度传感器，另一头与漂浮导管热敏电阻测温连接端口相连。

(2) 根据置入途径的不同患者可取卧位或坐位。

(3) 常规消毒铺巾后，用套管针经皮中心静脉穿刺，插入引导钢丝后退出套管针，再沿引导钢丝插入扩张导管，拔出内管和引导钢丝后插入漂浮导管。

(4) 导管尖端送入深静脉的方向为心尖方向，左上 45°。一边向下插入导管，一边把无菌保护套攒起来。并将导管远端的 PA 端腔端口与压力传感器连接，便于从监护仪上观察导管尖端测得的压力及波形。

(5) 导管进入右心房后就把球囊充气，球囊将携带导管随血流漂入右心室，进入肺动脉，最后嵌入肺小动脉。肺小动脉楔压不能持续监测，仅能间断监测。测定时将气囊充气使其嵌顿，测定完成后立即放气，每次嵌顿的时间不宜过长。这一步最为关键，可根据右心房、右心室、肺动脉及肺小动脉楔压的压力波形来判断导管顶端的位置(图 7-7-2)。

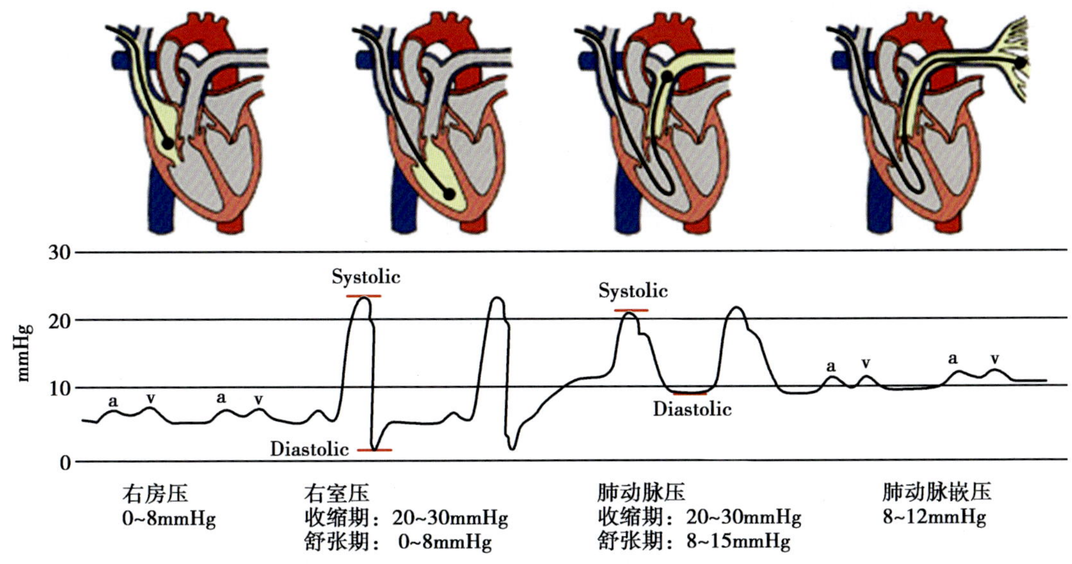

图 7-7-2　Swan-Ganz 导管置入过程中压力波形变化示意图

(6) 当导管置入过深或出现盘绕时，如要回退，可缓慢后撤 2~3cm，然后重新充气 1.5ml，再置入。

(7) 测定心排血量：从监护仪进入心排血量监测界面，选择温度探头类型，设置压力参数、注射液容量，选择导管尺寸，输入患者的身高、体重信息。从导管近端腔端口快速平稳注射冷 / 冰生理盐水 15ml（成人），测定单次心排血量，取 3 次测定心排血量的平均值，记录平均值和其他参数。

(8) 测定 SvO_2：从导管远端腔端口可抽取肺动脉内混合静脉血标本，用于测定 SvO_2，能间接了解氧的供给和需求平衡的总体情况。

（五）并发症及处理

1. 中心静脉穿刺置管相关并发症

(1) 穿刺点感染：穿刺部位严格消毒，操作者严格无菌操作，置管时间一般不超过 3 天。

(2) 刺破颈内静脉或邻近的颈内动脉导致血气胸：超声引导下精准穿刺，减少误穿刺，减少损伤。

2. 心律失常　操作者熟练掌握操作技术，动作轻柔，操作中应尽量减少导管尖端在心室停留的时间。操作应在心电监护下进行，如心律失常频发应暂停操作，必要时静脉推注抗心律失常药物。

3. 导管血栓形成　持续使用肝素生理盐水加压冲洗管腔，持续监测肺动脉压力和波形，导管放置时间不宜过长。

4. 气囊破裂　术前检查气囊有无漏气，气囊充气应缓慢，充气量不超过 1.5ml，充气时间不超过 20 秒，如发现导管气囊破裂，立即抽出气体，以免引起空气栓塞。

5. 导管移位　如导管发生移位需根据实际情况评估导管留置的必要性。如需保持导管功能应在严密监测下进行导管位置调整，使其尖端到达肺动脉内；如患者病情稳定无须保持导管功能则可拔除导管。

6. 漂浮导管漂入肺动脉失败　将气囊放气后，根据压力波形，将导管尖端退回至右心室，再充气缓慢漂入肺动脉。

（六）操作注意事项

1. 最常见的操作失误是放置失败，漂浮导管在右心房或右心室打折，未漂入肺动脉。操作时要根据压力波形及压力来判断导管尖端的位置，动作要缓慢、娴熟。

2. 患者翻身、活动时要注意保护导管，防止管道移位或脱出。

3. 漂浮导管留置期间，严禁向远端肺动脉管腔注入任何药物及液体，以免引发肺血管痉挛。

4. 通过热稀释法测心排血量时，注射液温度与患者体温最小温差为 10℃，以便获得准确的参数。

5. 将球囊充气测肺小动脉楔压，测定完成后立即放气，每次嵌顿的时间不宜过长。

6. 当临床不再需要监测时即可尽早拔管。先核实气囊确实已放气，再缓慢地将漂浮导管拔除并压迫止血。

（七）相关知识

1. 导管结构　以标准的四腔 Swan-Ganz 漂浮导管为例（图 7-7-1），导管长 110cm，共有四个管腔，远端 PA 腔开口于导管顶端，可以测定所在血管腔或心腔的压力。近端腔开口于离尖端 30cm 处，测心排血量时，从此腔注入冷 / 冰生理盐水，此腔亦可作为输液通路。气囊阀门与导管尖端的气囊相通，球囊充气后可以携带导管顺血流漂浮，到达肺动脉远端，进行肺小动脉楔压的测定。热敏电阻距导管顶端约 4cm，用来测定导管顶端周围肺动脉血流温度，用于获得热稀释曲线计算心排血量。

2. 心排血量测量原理　注射冰生理盐水后监测仪上出现时间 - 血液温度曲线（图 7-7-3），绘制血液温度相对于时间（较冷的液体到达热敏电阻的时间）的变化，可以得到热稀释曲线，该曲线的方程源自 Stewart-Hamilton 方程式。正常的特征性曲线显示在快速注射后一个尖锐的上升支，随后是平滑的曲线，缓慢回到基线。由于曲线代表的是一个热 - 冷 - 热的过程，实际曲线应该方向向下，为观察习惯起见制成向上的曲线。心排血量低时，需要更多时间使温度回到基线，曲线下面积就更大；心排血量高时，冷注射液很快从心脏排出，温度很快回到基线，曲线下面积就小。曲线下面积与心排血量呈反比。

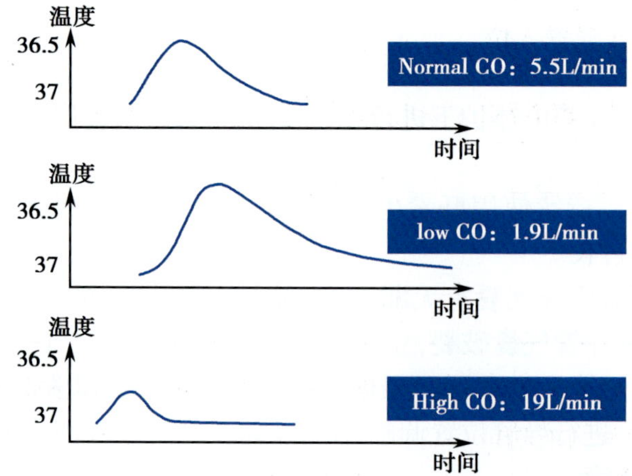

图 7-7-3　注射冰水后得到的时间 - 血液温度曲线下面积

3. 监测参数 通过漂浮导管热稀释技术，可以间断或连续精准获得心排血量等参数（表 7-7-1）。

表 7-7-1 参数计算及正常参考值

指标	公式	正常范围
右房压（RAP）		2~6mmHg
右室压（RVP）	收缩压（RVSP） 舒张压（RVDP）	15~30mmHg 0~8mmHg
肺动脉压（PAP）	收缩压（PASP） 舒张压（PADP）	15~30mmHg 8~15mmHg
平均肺动脉压（MPAP）	PASP+（2 × PADP）/3	9~18mmHg
肺动脉嵌顿压（PAOP）		6~12mmHg
心排量（CO）	HR × SV/1 000	4.0~8.0L/min
心指数（CI）	CO/BSA	2.5~4.0L/min/m^2
每搏量（SV）	CO/HR × 1 000	60~100mL/beat
每搏指数（SVI）	CI/HR × 1 000	33~47mL/m^2/beat
外周血管阻力（SVR）	80 ×（MAP–RAP）/CO	800~1 200Dynes-sec/cm^{-5}
外周血管阻力指数（SVRI）	80 ×（MAP–RAP）/CI	1 970~2 390Dynes-sec/cm^{-5}/m^2
肺血管阻力（PVR）	80 ×（MPAP–PAOP）/CO	<250Dynes-sec/cm^{-5}
肺血管阻力指数（PVRI）	80 ×（MPAP–PAOP）/CI	255~285Dynes-sec/cm^{-5}/m^2
右室舒张末容积（RVEDV）	SV/RVEF	100~160mL
右室舒张末容积指数（RVEDVI）	RVEDV/BSA	60~100mL/m^2
右室收缩末容积（RVESV）	RVEDV-SV	50~100mL
右室射血分数（RVEF）	SV/RVEDV	40%~60%
混合静脉氧饱和度（SvO_2）		60%~80%

4. 常见穿刺途径导管置入位置与深度见表 7-7-2。

表 7-7-2 常见穿刺途径导管置入位置与深度 单位：cm

置入位置	至右心房深度	至肺动脉深度
颈内静脉	15~20	40~55
锁骨下静脉	10~15	35~50
股静脉	30	60

5. 高端漂浮导管循环监测技术 在标准四腔 Swan-Ganz 导管基础上，通过不断发展与技术革新，已发展有带有输液功能的五腔导管，以及具备持续监测心排血量及 SvO_2 功能（与导管配套监测系统联合使用）的六腔、七腔导管，介绍如下。

(1)连续心排血量测定：其原理是在导管近端设置一个已知温度的电热源，脉冲式加热周围的血液，远端热敏换能器可感知血流的温度变化，与热稀释原理相同。可以连续自动测量心排血量，显示心排量指数(CI)、每搏量(SV)、每搏量指数(SVI)等参数，具有无须注射冰水、连续、自动、准确等优点。

(2)连续 SvO_2 测定：基于分光光度反射技术通过光学模块进行测定。一定波长的光线通过导管内的一根光导纤维传到血流经过的导管末端。反射光经由另一根纤维返回到光电探测仪，由于血红蛋白和氧合血红蛋白吸收不同波长的光线，通过反射光即可计算出 SvO_2。

四、评价标准

见表 7-7-3、表 7-7-4。

表 7-7-3　漂浮导管循环监测操作规范核查表

项目	内容	是	部分	否
操作前准备	核对患者信息，并记录身高、体重等			
	询问患者既往有无高血压及心、肺、脑疾病等病史			
	查看患者血常规、凝血功能、心电图等结果			
	患者取平卧位或半坐卧位，静息状态，清醒患者做好解释与沟通，取得配合			
	连接心电监护，建立静脉通路			
	确定患者已签署漂浮导管置入同意书			
	准备好 Swan-Ganz 导管、超声机、局部麻醉药物、消毒液等用物；备好急救药物、器材			
操作过程	Swan-Ganz 导管置入			
	选择穿刺静脉，术区消毒、铺单			
	局部浸润麻醉			
	定位穿刺平面及穿刺点			
	超声引导下深静脉穿刺			
	导管远端 PA 端口与压力传感器连接			
	监护仪上显示压力波形			
	导管尖端进入右心房后将球囊充气			
	根据波形特点，球囊引导导管缓慢漂入肺动脉			
	心排血量测定			
	连接缆线、传感器摆放与压力调零			
	从近端注射端口注入冰盐水(15ml)			
	监护仪上输入身高、体重			
	测量单次心排血量			

续表

项目	内容	是	部分	否
操作过程	连续测定三次，得出最终心排血量			
	肺小动脉楔压测定			
	从球囊端口注入 1.5ml 气体			
	观察压力波形变化，记录肺小动脉楔压			
	回抽球囊中气体 1.5ml			
	混合静脉血标本抽取			
	确定导管尖端位置			
	血标本采集：回抽并弃去 5ml 血液，抽取适量血标本			
	血气机上监测并读取数据			
操作后处置	记录好各种监测的参数			
	对参数进行分析			
	导管内腔抗凝保持通畅			
	固定好导管避免移位			

表 7-7-4　漂浮导管监测操作规范评估表

（总分 100 分，60 分以上合格）　　单位：　分

项目打分	好（8~10）	一般（5~7）	差（0~4）
患者准备			
物件准备			
局部麻醉			
中心静脉穿刺			
连接监测设备			
漂浮导管置入			
固定漂浮导管			
测量肺动脉压			
测量肺动脉嵌压			
人文关怀			

五、常见操作错误及分析

1. 右侧颈内静脉穿刺导致血管损伤、血肿形成　要有穿刺经验的医生采用超声引导下进行穿刺，避免损伤动脉。

2. 导管置入失败　根据压力波形进行判断，导管尖端进入右心房后，球囊充气，缓慢漂入右心室，进入肺动脉。如导管在心腔内盘曲，则放气后退出导管弯曲部分，重新充气再缓

慢置入。

3. 心排血量监测结果有误差　排查导管尖端位置准确后，要注意注射冷稀释剂时要求注射液温度与患者体温最小温差为10℃，需快速平稳注射液体，4~5秒内完成，以保证测量结果准确。操作过程中常出现注射液温度不适宜、注射速度过慢、注射速度不匀速、掌心握住注射器外壁导致注射液温度上升、冰桶内温度与注射液温度不一致等原因导致监测结果误差。主要由于操作者对热稀释法监测心排血量原理理解不透彻、操作不规范所致。

4. 导管管腔不通畅　导管置入后，远端PA及近端注射管腔要持续或间断肝素抗凝维持通畅，避免血栓形成。

5. 导管移位甚至脱出　导管置入后要做好固定，并嘱患者活动时要注意保护好导管勿脱出。

6. 气囊充气后不及时放气　气囊充气监测肺小动脉楔压后未及时放气，可能导致肺栓塞和气囊破裂，是漂浮导管留置过程中的严重并发症，一定不能遗漏。

六、常见训练方法及培训要点介绍

目前漂浮导管循环监测训练可通过线上观看视频学习，再结合模型训练，常用模型有全功能静脉穿刺模拟人和局部穿刺模型，同时临床上多采用实际操作进行培训。

七、相关知识测试题

1. 通过热稀释法测心排血量时，注射的冰盐水与血液温最小温差是
   A. 3℃　　B. 5℃　　C. 8℃
   D. 10℃　　E. 15℃
2. 通过Swan-Ganz导管获得的肺动脉血测得的SvO_2正常值是
   A. 50%~65%　　B. 60%~70%　　C. 65%~75%
   D. 50%~70%　　E. 45%~65%
3. 漂浮导管可以监测到的参数有(多选)
   A. CO　　B. SvO_2　　C. SVRI
   D. RVEF　　E. PAOP
4. 有关漂浮导管的说法，**错误**的是
   A. 监测的基本原理是PAWP≈LAP≈LVEDP
   B. 右锁骨下静脉是首选的穿刺静脉
   C. 可监测左、右心室功能
   D. 可为临床治疗提供指导
   E. 可以监测混合静脉血氧饱和度(SvO_2)
5. 漂浮导管的并发症为
   A. 肺栓塞　　B. 心律失常　　C. 出血
   D. 感染　　E. 电解质紊乱

答案：1. D　2. C　3. ABCDE　4. B　5. ABCD

(陈金兰)